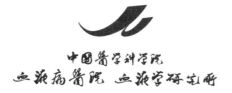 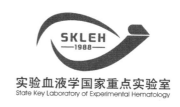

中国医学科学院
血液病医院 血液学研究所

实验血液学国家重点实验室
State Key Laboratory of Experimental Hematology

血液系统疾病诊疗规范

（第2版）

主　编	王建祥

副主编　肖志坚　邱录贵　杨仁池　张凤奎　王津雨

编　者　（按姓氏笔画排序）

王　迎	王建祥	王婷玉	井丽萍	付荣凤	冯四洲
曲士强	吕　瑞	刘　葳	刘　薇	刘兵城	刘晓帆
刘慧敏	安　刚	李　艳	李增军	杨仁池	肖志坚
邱录贵	何　祎	邹德慧	张　丽	张　莉	张　磊
张凤奎	张荣莉	陈云飞	陈晓娟	邵英起	林　冬
易树华	竺晓凡	周　康	周春林	郑以州	赵　馨
施　均	姜尔烈	秘营昌	徐泽锋	郭　晔	黄月婷
黄文阳	隋伟薇	韩明哲	熊文婕	薛　峰	

秘　书　宋　振　刘利军

中国协和医科大学出版社

北　京

图书在版编目（CIP）数据

血液系统疾病诊疗规范 / 王建祥主编． —2 版． —北京：中国协和医科大学出版社，2020.11
ISBN 978-7-5679-1533-6

Ⅰ．①血…　Ⅱ．①王…　Ⅲ．①血液病–诊疗–规范　Ⅳ．①R552-65

中国版本图书馆 CIP 数据核字（2020）第 074610 号

血液系统疾病诊疗规范（第 2 版）

主　　编：王建祥
责任编辑：杨小杰

出版发行：中国协和医科大学出版社
（北京市东城区东单三条 9 号　邮编 100730　电话 010-65260431）
网　　址：www.pumcp.com
经　　销：新华书店总店北京发行所
印　　刷：涿州市汇美亿浓印刷有限公司

开　　本：889×1194　1/16
印　　张：30.25
字　　数：870 千字
版　　次：2020 年 11 月第 2 版
印　　次：2022 年 4 月第 3 次印刷
定　　价：92.00 元

ISBN 978-7-5679-1533-6

第二版前言

近年来，血液系统疾病的诊治水平在医药卫生领域的进步日益提高，国内外血液学研究方面也取得了众多突破性进展。同时，《"健康中国2030"规划纲要》中明确要求，要全面实施临床路径管理，规范诊疗行为，优化诊疗流程，提升医疗服务水平和质量，增强患者就医获得感。第一版《血液病诊疗规范》自2014年出版以来，受到了血液学领域广大同仁和读者的好评，规范化诊疗正日益融入医务工作者的日常工作中。

中国医学科学院血液病医院（中国医学科学院血液学研究所）作为国家血液系统疾病临床医学研究中心，为国内各级医院提供符合中国人群特点的血液系统疾病诊治依据和规范是中心的重要任务之一。我院特组织专家在第一版诊疗规范的基础上进行再版，并更名为《血液系统疾病诊疗规范》（第2版）。本书结合国内外诊疗的最新进展，在疾病的诊断规程、治疗流程、治疗方案等基础上，结合临床路径表单，形成一套更加完整的血液病诊疗规范。

第二版诊疗规范的结构与第一版保持一致，修订专家组对其中部分内容进行了更新，同时增补了国内外学术前沿进展，旨在进一步规范我国血液系统疾病诊疗行为，提高医疗机构诊疗水平，改善血液病患者预后，更适合我国目前的诊疗实际。全书共七章，涉及血液系统各类疾病，包括各种白血病、淋巴瘤、贫血、出凝血疾病、骨髓增殖性疾病、造血干细胞移植和儿童血液病。本书是一本临床实用型专著，读者对象主要定位于临床医护人员、检验技术人员、医学高等教育院校师生及研究生等，期望能够为大家提供一部具有实际应用价值的血液病诊疗知识专著。

骐骥之速，非一足之力。本书凝结着编者们多年的科研与诊疗经验，是在临床实践与总结的基础上，使规范和路径得到进一步的丰富和发展，但仍难免包含疏漏或错误，希望得到读者的指正和同行的宝贵意见，我们将持续改进。

参编本书的作者们在忙碌工作之余，对本书不惜时间、反复雕琢，在此向所有参加过本书编写的各位同仁表示由衷的感谢。本书作为"十三五"重大新药创制国家科技重大专项——"血液系统疾病新药临床评价技术平台建设"课题成果的重要组成部分，也获得了该课题的资助。同时也要感谢中国协和医科大学出版社的支持和编辑的辛苦工作，再次对所有参与人员一并致以真挚的谢意。

王建祥

2020 年 11 月

第一版前言

　　现阶段公立医院改革是国家医药卫生体制改革的关键，开展临床路径，实施规范化诊疗是公立医院改革的重要内容之一。推动规范化诊疗工作，对于提高医院管理水平，增进医疗质量，控制医疗费用等都具有十分重要的作用。根据国家公立医院改革的要求及结合血液系统疾病的特点，按照开展临床路径工作的要求，我院特组织专家讨论、撰写和编制了本书。

　　本书是结合中国医学科学院血液病医院数十年对血液病研究经验和目前的临床研究前沿诊疗技术汇聚而成的指导性书籍，涉及目前常见的成人及儿童多种血液系统疾病，可以有效地帮助医务人员更好地掌握血液病的诊断及治疗过程，规范血液系统疾病诊疗行为，保障医疗质量与安全，更好地为患者服务。

　　本书是国内第一部血液系统疾病诊疗规范专著，涉及血液系统各类疾病，全书共分为七章：第一章主要为各类白血病的临床诊疗规范；第二章主要为各类淋巴瘤的临床诊疗规范；第三章主要为各类贫血的临床诊疗规范；第四章主要为各类出凝血疾病的临床诊疗规范；第五章主要为各类骨髓增生性疾病的临床诊疗规范；第六章主要为造血干细胞移植的临床诊疗规范；第七章主要为儿童血液病的临床诊疗规范。

　　本书是一本临床实用型专著，读者对象主要定位于各级和各科医师、护理人员、检验技术人员、高等教育院校师生及研究生等。

　　尽管我们在本书编写过程中查阅了国内外相关文献资料，但由于医学发展日新月异，书中难免存在遗漏、待商榷之处，恳请同道批评指正。

　　本书的出版得益于作者的长夜青灯，编辑的工笔匠心，此外，本书作为"十二五"重大新药创制国家科技重大专项"重大血液病新药临床评价研究技术平台体系建设"课题成果的重要组成部分，也获得了该课题的资助。在此，对本书的出版作出贡献的单位和个人一并致以深切谢意。

编　者

2014 年 6 月

本书常见药物缩写表

6-MP	巯嘌呤	FK-506	他克莫司
6-TG	硫鸟嘌呤	Flu	氟达拉滨
ACM	阿柔比星	G-CSF	粒细胞集落刺激因子
ADM	多柔比星	GEM	吉西他滨
AMSA	安丫啶	HHT	高三尖杉酯碱
Ara-C	阿糖胞苷	IDA	去甲柔红霉素
ASP	门冬酰胺酶	IFN	干扰素
ATG	抗胸腺细胞球蛋白	IFO	异环磷酰胺
ATO	三氧化二坤	IM	伊马替尼
ATRA	全反式维 A 酸	IVIG	静脉丙种球蛋白
AZA	阿扎胞苷	L-OHP	奥沙利铂
BCNU	卡莫司汀	Mel	马法兰
Bendamustine,B	苯达莫司汀	MMF	吗替麦考酚酯
Bu	白消安	MTX	甲氨蝶呤
CLB	苯丁酸氮芥	MTZ	米托蒽醌
CsA	环孢素	Pred	泼尼松
CTX,Cy	环磷酰胺	Rituximab,R	利妥昔单抗
DAC	地西他滨	SMZco	复方新诺明
DAS	达沙替尼	THP	吡柔比星
DDP	顺铂	VCR	长春新碱
DNR	柔红霉素	VDS	长春地辛
DXM	地塞米松	VM-26	替尼泊苷
EPI	表柔比星	VP-16	依托泊苷

（李 艳）

目　　录

第一章
白血病诊疗规范

Ph 染色体阳性急性淋巴细胞白血病

一、Ph 染色体阳性急性淋巴细胞白血病诊断

（一）目的

确立 Ph 染色体阳性急性淋巴细胞白血病（acute lymphoblastic leukemia，ALL）一般诊疗的标准操作规程，确保患者诊疗的正确性和规范性。

（二）范围

适用 Ph 染色体阳性急性淋巴细胞白血病患者的诊疗。

（三）诊断依据与要点

1. 诊断依据　根据 *World Health Organization Classification of Tumors.Pathology and Genetic of Tumors of Haematopoietic and Lymphoid Tissue*（2016），《血液病诊断及疗效标准》（第四版，科学出版社）。

2. 诊断要点及鉴别诊断

（1）诊断要点：在明确 ALL 诊断基础上，遗传学分析发现 Ph 染色体或 BCR-ABL1 融合基因。

（2）鉴别诊断：详见 ALL 规范。

（四）诊断规程

1. 采集病历

（1）现病史：包括患者症状（贫血、出血、感染及髓外浸润等相关症状）初始时间、严重程度以及相关治疗情况。

（2）既往史、个人史：包括是否有肿瘤病史以及肿瘤家族史；询问其他重要脏器疾病史。

（3）体检：包括贫血、出血相关体征，肝、脾、淋巴结肿大情况，有无感染病灶等。

2. 入院检查

（1）初诊时

1）必要检查

常规：血常规、尿常规、便常规+潜血、血型。

骨髓：①骨髓细胞形态（应包括三系病态造血的具体描述）。②骨髓病理：骨髓活检病理（石蜡包埋，同时进行骨髓病理免疫组织化学染色）。③骨髓细胞组织化学：全套组化。④骨髓或外周血细胞免疫表型：流式细胞仪免疫表型分析。

遗传学：①细胞遗传学：染色体核型（包括荧光原位免疫杂交：BCR-ABL1，P53）。②分子遗传学：BCR-ABL1 P210定量、BCR-ABL1 P190定量、BCR-ABL1 P230定量、BCR-ABL1 非典型；ABL1 激酶区突变检测；血液系统疾病突变基因筛查。

血生化：肝肾功能、血脂、空腹血糖、乙肝两对半、丙肝抗体、甲肝抗体、电解质七项、乳酸脱氢酶及同工酶、心肌酶谱。

出凝血：凝血八项。

细菌、真菌培养+药敏：入院时常规送鼻、咽、肛周、痰培养及感染部位分泌物培养。住院中体温大于38.5℃，持续2天以上，非感染原因难以解释者送可疑部位分泌物培养。

其他：心电图、胸片、胸部CT、腹部B超。

2）需要检查：①若存在髓外浸润：病理活检、免疫组化、细胞遗传及分子遗传（参见骨髓项目，明确髓外病灶细胞来源是否同骨髓）。②其他：眼底、口腔、耳鼻喉检查。

3）可选检查

骨髓细胞形态：电镜形态及免疫组织化学。

骨髓细胞化学：N-ALP、PAS、铁染色、巨核细胞酶标。

分子遗传学：①TCR/IGH 重排、IKZF1 缺失、MYC 重排、CRFL2 重排、BAALC、EGR、MN1 表达水平。②MLL、EVI1 等相关基因异常筛查。③MicroRNA 筛查。④脑脊液检查［疑存在中枢神经系统白血病（CNSL）时］：包括压力、常规、生化、β_2 微球蛋白、流式细胞仪白血病细胞检测。

免疫学：免疫球蛋白定量、淋巴细胞亚群、调节性 T 细胞。

（2）诱导治疗期

必要检查：①骨髓形态：诱导治疗第 14 天及疗程结束后 2 周内。②遗传学检测：诱导治疗结束后 2 周内行染色体核型（诊断时染色体核型异常者）、BCR-ABL1 融合基因定量（骨髓不缓解者加 ABL 激酶区突变检测）。③骨髓流式残留病监测：免疫表型分析残留病水平。

（3）缓解后治疗期

1）必要检查。①骨髓形态：每次化疗前进行，评价骨髓缓解状态；维持治疗阶段每 3 个月进行一次。②遗传学：染色体核型及免疫荧光原位杂交：初诊时存在异常复查至正常。③分子遗传学：分子生物学标志检测：BCR-ABL1 融合基因定量、ABL1 激酶区突变检测（融合基因定量反复者）每次化疗前进行，维持治疗阶段每 3 个月进行一次。④骨髓流式残留病监测（注明治疗前特点）：诱导治疗结束、早期强化结束、晚期巩固结束、维持治疗阶段每 3 个月进行。⑤腰穿鞘注患者进行脑脊液相关检查：包括压力、常规、生化、β_2 微球蛋白（β_2-MG）、流式细胞仪白血病细胞检测。

2）可选检查。淋巴细胞亚群、调节性 T 细胞、免疫球蛋白定量于缓解后、3、6、12、18、24、36 个月复查，维持治疗结束后每年复查 1 次，连续 2 年。

（4）复发后

1）必要检查：骨髓分类、染色体核型、流式细胞仪免疫表型分析、分子遗传学检查（参见初诊时）。

2）可选检查：周血淋巴细胞亚群、调节性 T 细胞、免疫球蛋白定量。

（五）治疗方案的选择

ALL 初步诊断确立尽快行诱导治疗，待遗传学结果回报确认 Ph（+）ALL 诊断后即可加用酪氨酸激酶抑制剂（TKIs，如伊马替尼、达沙替尼等），行 HLA 配型寻找潜在供者，择机于 CR1 期行造血干细胞移植。

1. 小于等于 55 岁患者按照图 1-1 治疗。

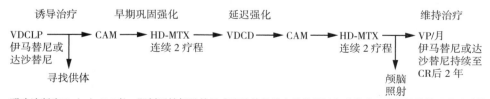

- 明确诊断为 Ph（+）ALL 者，即刻开始伊马替尼或达沙替尼治疗并停用门冬酰胺酶，建议伊马替尼或达沙替尼诱导巩固及巩固间歇期持续使用。
- 诱导治疗第 28～35 天进行骨髓穿刺检查，判断疗效。
- 诱导治疗第 14 天、诱导治疗结束、巩固强化每个疗程开始前进行残留病检测，维持治疗期间每 3 个月进行残留病检测，维持治疗结束后每 6 个月检测直至完全缓解 5 年。
- 早期强化结束有条件患者可进行 HSCT，分子残留病阴性患者可进行 ASCT，分子残留病阳性患者可进行 allo-HSCT。
- 巩固强化及维持治疗期间择机行腰穿及鞘注 12～16 次，拟进行移植患者在移植前需完成 6～8 次鞘注。不能或不愿进行鞘注的患者巩固治疗结束行 18Gy 预防性颅脑照射（照射后半年内不再鞘注预防）。

图 1-1　小于 55 岁成年人 Ph（+）ALL 治疗方案组成

（1）预治疗（CP）

环磷酰胺（CTX）200mg/（m²·d），第-2～0天；泼尼松（Pred）1mg/（kg·d），第-2～0天。白细胞计数（WBC）>30×10⁹/L或髓外肿瘤细胞负荷大（肝、脾、淋巴结肿大明显者）的患者建议接受预治疗，避免肿瘤溶解综合征。同时注意水化、碱化利尿。

（2）诱导化疗方案（VDCLP+IM）

长春新碱（VCR）1.4mg/（m²·d），最大剂量每次不超过2mg，第1、8、15、22天（可依照个体情况以长春地辛每次3～4mg取代VCR）。

柔红霉素（DNR）30mg/（m²·d），或去甲氧柔红霉素（IDA）6～8mg/（m²·d），第1～3天，第15～16天（依照血常规、第14天骨髓情况以及患者临床情况进行调整）。

CTX 1200mg/（m²·d）第1天（采用预治疗者应减除已经使用的剂量）、750mg/（m²·d）第15天。

门冬酰胺酶（ASP）6000IU/（m²·d），第5天开始，隔日一次，明确Ph⁺ALL诊断后停用ASP。

Pred 1mg/（kg·d），第1～14天，第15～28天剂量减半。

伊马替尼（IM）400～800mg/d或达沙替尼（DAS）100～140mg/d，若诱导治疗获得完全缓解则持续应用至HSCT；若诱导治疗未缓解，行BCR-ABL1突变分析，调整TKI的使用，进入挽救治疗。诱导治疗缓解患者行巩固治疗。

备注：基线评估不适合强烈化疗的患者可选择VIP（长春碱+TKI+泼尼松/地塞米松）方案诱导治疗。

诱导治疗疗效的判断：所有患者诱导治疗第14天行骨髓穿刺，预测疗效，调整治疗，第28～35天行骨髓形态学、遗传学检测，判断血液学和分子学疗效。诱导治疗缓解者尽快行三联鞘注1～2次。

（3）巩固化疗（巩固强化期间应持续应用TKI）

CAM 2个疗程：每疗程方案为CTX 0.75g/（m²·d），第1天，第8天；阿糖胞苷（Ara-C）100 mg/（m²·d），第1～2天，第8～9天；6-MP 60mg/（m²·d），第1～7天，血象恢复后（白细胞≥1×10⁹/L，血小板≥50×10⁹/L）行三联鞘注1～2次。

（4）早期强化

HD-MTX：MTX 3.0g/（m²·d），第1天；注意亚叶酸钙的解救，第1天行三联鞘注；首次MTX结束2周（第15天）可开始第二疗程MTX，前次用药后肝功能仍异常、血细胞计数仍处于抑制状态者可适当顺延用药）。

治疗分层：有条件进行异基因干细胞移植者早期强化结束后尽早接受移植。有HLA配型相合同胞供者或无关供者，HLA部分相合的家族供者，行异基因造血干细胞移植（allo-HSCT），TKI持续服用至预处理方案开始（估计用药周期为5～6个月）。Allo-HSCT后按照残留病情况选择TKI的使用。无供体、无条件或其他原因不能行异基因干细胞移植治疗者，分子残留病阴性患者可进行自体干细胞移植。

（5）延迟强化

1）VDCD

VCR 1.4mg/（m²·d），最大剂量每次不超过2mg，第1、8、15天（可依照个体情况以长春地辛每次3～4mg取代VCR）。

DNR 30mg/（m²·d），或IDA 6～8mg/（m²·d），第1、8、15天或1～3天。

CTX 750mg/（m²·d），第1天，第15天。

DXM 8mg/（m²·d），第1～7天，第15～21天。

2）CAM

CTX 0.75g/（m²·d），第1、8天。

Ara-C 100mg/（m²·d），第1～2天，第8～9天。

6-MP 60mg/（m²·d），第1～7天。

3）HD-MTX

MTX 3.0g/（m²·d），第 1 天；注意亚叶酸钙的解救，第 1 天行三联鞘注；首次 MTX 结束 2 周（第 15 天）可开始第二疗程 MTX，前次用药后肝功能仍异常、血细胞计数仍处于抑制状态者可适当顺延用药）。

（6）维持治疗：缓解后 2 年内，自延迟强化结束或自体移植后开始，VP 每月 1 次；TKI 持续应用，VP 维持治疗结束后仍应当持续使用 TKI。

VP：VCR 每次 1.4mg/m²（单次最大剂量 2mg）；Pred 1mg/（kg·d），第 1～5 天。

（7）CNSL 的预防治疗

1）三联鞘注：三联鞘注为 CNSL 的预防及治疗的主要方式，病程中未诊断 CNSL 的患者应鞘注 16 次，巩固治疗结束后应完成 8～12 次，维持治疗阶段强化治疗同时进行预防性鞘注。诱导治疗血象恢复后［中性粒细胞绝对值计数（ANC）≥1×10⁹/L，血小板（PLT）≥50×10⁹/L，外周血无原始细胞］进行首次鞘内注射（三联，每周鞘注不超过 2 次）并用流式细胞术进行脑脊液白血病细胞分析。

病程中出现 CNSL 者，应每周鞘注 2 次直至症状体征好转、脑脊液检测正常，此后每周一次连续 4～6 周，未行颅脑放射预防者行颅脑脊髓分次放疗 24Gy。

鞘注方案为：液体量不足时用生理盐水补充；MTX 10mg；Ara-C 50mg；DXM 10mg。

2）颅脑/脊髓放疗：拟行干细胞移植者移植前不建议行颅脑放疗预防 CNSL，无移植条件的 30 岁以上患者一般巩固强化治疗全部结束后进行颅脑分次（10～12 次）照射，总量 18～20Gy；如行脊髓照射，剂量为 12Gy。有 CNSL 的证据者照射剂量为 24Gy，照射野为颅脑+脊髓（脊髓照射 18Gy）。

已行颅脑照射的患者，若无 CNSL 的证据则半年内不进行鞘注治疗。放疗期间可予 TKI 维持治疗。

（8）诱导及巩固治疗结束后的随访监测治疗：患者维持治疗期间定期检测血象、骨髓形态、BCR-ABL1 融合基因检测，每 3 个月复查一次，有条件应行免疫功能监测（包括免疫球蛋白定量、免疫细胞亚群分析）。

2. 大于 55 岁患者治疗流程（图 1-2）。

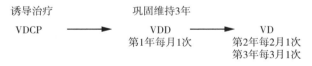

· 明确诊断为 Ph（+）ALL 者，即刻开始伊马替尼或达沙替尼治疗，建议诱导及巩固维持间歇期持续使用。
· 诱导治疗第 28～35 天进行骨髓穿刺检查，判断疗效。
· 诱导治疗第 14 天、诱导治疗结束、巩固维持每个疗程开始前进行残留病检测，维持治疗期间每 3 月进行残留病检测，维持治疗结束后每 6 个月检测直至完全缓解 5 年。
· 治疗 6 个月内分子残留病阴性患者可进行 ASCT，分子残留病阳性患者可行 allo-HSCT。
· 巩固维持治疗期间择机行腰穿及鞘注 8～12 次，拟进行移植患者在移植前需完成 6～8 次鞘注。不能或不愿进行鞘注的患者巩固治疗结束行 18Gy 预防性颅脑照射（照射后半年内不再鞘注预防）。

图 1-2 大于 55 岁成年人 Ph 染色体阳性 ALL 治疗方案组成

（1）预治疗（CP）

CTX 200mg/（m²·d），第 -2～0 天；Pred 1mg/（kg·d）第 -2～0 天。白细胞计数大于 30×10⁹/L 或者髓外肿瘤细胞负荷大（肝、脾、淋巴结肿大明显者）的患者建议接受预治疗避免肿瘤溶解综合征。同时注意水化、碱化利尿。

（2）诱导化疗方案（VDCP+TKI）

VCR 1.4mg/（m²·d），最大剂量每次不超过 2mg，第 1、8、15、22 天（可依照个体情况以长春地辛每次 3 ~ 4mg 取代 VCR)。

DNR 30mg/(m²·d)，或 IDA 6 ~ 8mg/(m²·d)，第 1 ~ 3 天，第 15 ~ 16 天（依照血常规、第 14 天骨髓情况以及患者临床情况进行调整）。

CTX 1000mg/(m²·d) 第 1 天（采用预治疗者应减除已经使用的剂量）、750mg/(m²·d) 第 15 天。

Pred 1mg/(kg·d) 第 1 ~ 14 天，第 15 ~ 28 剂量减半。

IM 400 ~ 800mg/d 或 DAS 100 ~ 140mg/d，若诱导治疗获得完全缓解则持续应用至整体治疗结束。

备注：基线评估不适合强烈化疗的患者可选择 VIP（长春碱+TKI+泼尼松/地塞米松）方案诱导治疗。

诱导治疗疗效的判断：所有患者诱导治疗第 14 天行骨髓穿刺，预测疗效，调整治疗，28 ~ 35 天行骨髓形态学、遗传学检测，判断血液学和分子学疗效。诱导治疗缓解者尽快行三联鞘注 1 ~ 2 次。

（3）巩固维持化疗（巩固维持期间应持续应用 TKI）

1）VDD（第一年每月一次）

VCR 1.4mg/(m²·d)，最大剂量每次不超过 2mg，第 1、8 天（可依照个体情况以 VDS 每次 3 ~ 4mg 取代 VCR）。

DNR 30mg/(m²·d)，或 IDA 8mg/(m²·d)，第 1 天。

DXM 6mg/(m²·d)，第 1 ~ 7 天。

2）VD（第二年每 2 个月 1 次，第三年每 3 个月 1 次）

VCR 1.4mg/(m²·d)，最大剂量每次不超过 2mg，第 1、8 天（可依照个体情况以 VDS 每次 3 ~ 4mg 取代 VCR）。

DXM 6mg/(m²·d)，第 1 ~ 7 天。

（4）移植：有条件进行异基因干细胞移植者在诱导达到完全缓解半年内，分子残留病阴性患者可进行自体干细胞移植。

（5）CNSL 的预防治疗

1）三联鞘注：三联鞘注为 CNSL 的预防及治疗的主要方式，病程中未诊断 CNSL 的患者应鞘注 8 ~ 12 次。病程中出现 CNSL 者，应每周鞘注 2 次直至症状体征好转、脑脊液检测正常，此后每周一次连续 4 ~ 6 周，未行颅脑放射预防者行颅脑脊髓分次放疗 24Gy。

鞘注方案如下：液体量不足时用生理盐水补充；MTX 10mg；Ara-C 50mg；DXM 10mg。

2）颅脑/脊髓放疗：拟行干细胞移植者移植前不建议行颅脑放疗预防 CNSL，无移植条件的患者一般巩固治疗全部结束后进行颅脑分次（10 ~ 12 次）照射，总量 18 ~ 20Gy；如行脊髓照射，剂量为 12Gy。有 CNSL 的证据者照射剂量为 24Gy，照射野为颅脑+脊髓（脊髓照射 18Gy）。

已行颅脑照射的患者，若无 CNSL 的证据则半年内不进行鞘注治疗。放疗期间可予 TKI 维持治疗。

（6）诱导以及巩固维持治疗结束后的随访监测治疗：患者维持治疗期间定期检测血象、骨髓形态、BCR-ABL1 融合基因检测，每 3 个月复查 1 次，有条件应行免疫功能监测（包括免疫球蛋白定量、免疫细胞亚群分析）。

3．难治复发患者的治疗

（1）临床试验：双功能抗体、CD22 抗体、CART、三代 TKI 联合化疗等。

（2）HD-MTX+ASP/ARA-C。

（3）VDCLP 再诱导。

（4）异基因造血干细胞移植（allo-HSCT）。

（5）敏感 TKI 联合化疗。

（6）支持治疗。

二、化疗前准备

详见相关化疗前准备及支持治疗规范。

三、化疗

一般于入院一周内开始。

四、化疗后恢复期35天内，必须复查的检查项目

1. 血常规、血生化、电解质。
2. 脏器功能评估。
3. 骨髓检查。
4. 微小残留病检测。

五、化疗中及化疗后治疗

（一）感染防治

参见血液科患者的抗生素使用。

（二）脏器功能损伤的相应防治及其他支持对症治疗

详见相关化疗前准备及支持治疗规范。

六、出院标准

1. 一般情况良好。
2. 没有需要住院处理的并发症和/或合并症。

七、初治Ph染色体阳性急性淋巴细胞白血病临床治疗表单

适用对象：第一诊断为Ph染色体阳性急性淋巴细胞白血病诱导化疗

患者姓名：_____ 性别：_____ 年龄：_____ 门诊号：_____ 住院号：_____

住院日期：____年__月__日　出院日期：____年__月__日　标准住院日：35天内

时间	住院第1天	住院第2天
主要诊疗工作	□ 向家属告病重或病危并签署病重或病危通知书 □ 患者家属签署骨穿同意书、腰穿同意书、输血知情同意书、静脉插管同意书（条件允许时） □ 询问病史及体格检查 □ 完成病历书写 □ 开化验单 □ 上级医师查房与化疗前评估 □ 根据血象及凝血象决定是否成分输血、是否白细胞单采、是否使用CTX/激素；是否行PICC插管或置输液港	□ 上级医师查房 □ 完成入院检查 □ 骨穿：骨髓形态学检查、免疫分型、细胞遗传学、组合融合基因和预后相关基因突变检测 □ 根据骨髓、血象及凝血象决定是否成分输血、是否白细胞单采、是否使用CTX/激素 □ 完成必要的相关科室会诊 □ 住院医师完成上级医师查房记录等病历书写
重要医嘱	长期医嘱： □ 血液病一级护理常规 □ 饮食：◎普食◎糖尿病饮食◎其他 □ 抗生素（必要时） □ 补液治疗（水化、碱化） □ 其他医嘱 临时医嘱： □ 血、尿、便常规，血型，血生化，电解质，凝血功能，输血前检查 □ 预约胸片、心电图、腹部B超 □ 预约超声心动（视患者情况而定） □ 静脉插管术（条件允许时） □ 病原微生物培养（必要时） □ 输血医嘱（必要时） □ 白细胞单采术（必要时） □ CTX（必要时） □ 激素 □ 其他医嘱	长期医嘱： □ 患者既往基础用药 □ 抗生素（必要时） □ 补液治疗（水化、碱化） □ 防治高尿酸血症肾病（别嘌醇） □ 其他医嘱 临时医嘱： □ 骨穿 □ 骨髓形态学、免疫分型、细胞遗传学、组合融合基因和预后相关基因突变检测 □ 血常规 □ 输血医嘱（必要时） □ 白细胞单采术（必要时） □ CTX（必要时） □ 激素 □ 其他医嘱
主要护理工作	□ 介绍病房环境、设施和设备 □ 入院护理评估	□ 宣教（血液病知识）
病情变异记录	□ 无　□ 有，原因： 1. 2.	□ 无　□ 有，原因： 1. 2.
护士签名		
医师签名		

时间	住院第 3~5 天
主要诊疗工作	☐ 根据初步骨髓结果制定治疗方案　☐ 化疗 ☐ 患者家属签署化疗知情同意书　☐ 重要脏器保护 ☐ 住院医师完成病程记录　☐ 镇吐 ☐ 上级医师查房
重要医嘱	**长期医嘱：** ☐ 化疗医嘱（以下方案选一） ☐ 预治疗：CTX 200mg/m²，第−2~0 天；Pred：1mg/kg，第−2~0 天 ☐ VDCLP+TKI 　　VCR 2mg，第 1、8、15、22 天 　　DNR 30mg/m²，第 1~3 天，15~16 天 　　CTX 1200 或 1000mg/m²，第 1 天（减去预治疗剂量），750mg/m²第 15 天 　　ASP 6000IU/m²，第 5 天开始，明确 Ph 染色体阳性 ALL 诊断后停用 　　Pred 1mg/kg，第 1~14 天，第 15~28 天减量 1/2 　　TKI 明确诊断后即刻开始持续至 HSCT 前 ☐ VIP 　　VCR 2mg，第 1、8、15、22 天 　　IM 400~600mg/d 或 DAS 100~140mg/d 　　Pred 1mg/kg，第 1~14 天，第 15~28 天减量 1/2 ☐ 镇吐、抗感染；补液治疗（水化、碱化）等对症支持治疗医嘱 ☐ 重要脏器功能保护：防治尿酸肾病（别嘌醇）、保肝等 ☐ 其他医嘱 **临时医嘱：** ☐ 输血医嘱（必要时） ☐ 心电监护（必要时） ☐ 每周复查血生化、电解质 ☐ 每周复查血常规 2~3 次 ☐ 血培养（高热时） ☐ 静脉插管维护、换药 ☐ 其他医嘱
主要护理工作	☐ 随时观察患者病情变化 ☐ 心理与生活护理 ☐ 化疗期间嘱患者多饮水
病情变异记录	☐ 无　☐ 有，原因： 1. 2.
护士签名	
医师签名	

时间	住院第6～28天	住院第28～34天	出院日
主要诊疗工作	□ 上级医师查房，注意病情变化 □ 住院医师完成病历书写 □ 每周复查血常规2～3次 □ 注意观察体温、血压、体重等 □ 成分输血、抗感染等支持治疗（必要时） □ 造血生长因子（必要时） □ 骨髓检查（化疗第14天）	□ 上级医师查房 □ 住院医师完成常规病历书写 □ 根据血常规情况，决定复查骨穿	□ 上级医师查房，进行化疗（根据骨穿）评估，确定有无并发症情况，明确是否出院 □ 完成出院记录、病案首页、出院证明书等 □ 向患者交代出院后的注意事项，如返院复诊的时间、地点，发生紧急情况时的处理等
重要医嘱	长期医嘱： □ 洁净饮食 □ 抗感染等支持治疗（必要时） □ 其他医嘱 临时医嘱： □ 血、尿、便常规 □ 血生化、电解质 □ 输血医嘱（必要时） □ G-CSF 5μg/（kg·d）（必要时） □ 影像学检查（必要） □ 病原微生物培养（必要时） □ 血培养（高热时） □ 静脉插管维护、换药 □ 骨穿（可选） □ 骨髓形态学（可选） □ 其他医嘱	长期医嘱： □ 洁净饮食 □ 停抗生素（根据体温及症状、体征及影像学） □ 其他医嘱 临时医嘱： □ 骨穿 □ 骨髓形态学、微小残留病检测 □ 血、尿、便常规 □ HLA配型（符合造血干细胞移植条件者） □ G-CSF 5μg/（kg·d）（必要时） □ 输血医嘱（必要时） □ 完全缓解后可行腰穿，鞘内注射（MTX 10mg，Ara-C 50mg，DXM 10mg） □ 脑脊液常规、生化、甩片（有条件时） □ 其他医嘱	出院医嘱： □ 出院带药 □ 定期门诊随访 □ 监测血常规、血生化、电解质
主要护理工作	□ 随时观察患者情况 □ 心理与生活护理 □ 化疗期间嘱患者多饮水	□ 随时观察患者情况 □ 心理与生活护理 □ 指导患者生活护理	□ 指导患者办理出院手续
病情变异记录	□ 无 □ 有，原因： 1. 2.	□ 无 □ 有，原因： 1. 2.	□ 无 □ 有，原因： 1. 2.
护士签名			
医师签名			

八、完全缓解的 Ph 染色体阳性急性淋巴细胞白血病临床治疗表单

适用对象：第一诊断 Ph 染色体阳性急性淋巴细胞白血病完全缓解拟行巩固化疗

患者姓名：_____ 性别：_____ 年龄：_____ 门诊号：_____ 住院号：_____

住院日期：____年__月__日　出院日期：____年__月__日　标准住院日：28 天

时间	住院第 1 天	住院第 2 天
主要诊疗工作	□ 患者家属签署输血同意书、骨穿同意书、腰穿同意书、静脉插管同意书 □ 询问病史及体格检查 □ 完成病历书写 □ 开化验单 □ 上级医师查房与化疗前评估	□ 上级医师查房 □ 完成入院检查 □ 骨穿（骨髓形态学检查、微小残留病变检测） □ 腰穿＋鞘内注射 □ 根据血象决定是否成分输血 □ 完成必要的相关科室会诊 □ 住院医师完成上级医师查房记录等病历书写 □ 确定化疗方案和日期
重要医嘱	长期医嘱： □ 血液病二级护理常规 □ 饮食：◎普食◎糖尿病饮食◎其他 □ 抗生素（必要时） □ 其他医嘱 临时医嘱： □ 血、尿、便常规，血型，血生化，电解质，凝血功能，输血前检查 □ 胸片、心电图、腹部 B 超 □ 超声心动（视患者情况而定） □ 静脉插管术（有条件时） □ 病原微生物培养（必要时） □ 输血医嘱（必要时） □ 其他医嘱	长期医嘱： □ 患者既往基础用药 □ 抗生素（必要时） □ 其他医嘱 临时医嘱： □ 骨穿 □ 骨髓形态学、微小残留病检测 □ 血常规 □ 腰穿，鞘内注射（MTX 10mg，Ara-C 50mg，DXM 10mg） □ 脑脊液常规、生化、细胞形态、流式细胞仪检测白血病细胞 □ 输血医嘱（必要时） □ 其他医嘱
主要护理工作	□ 介绍病房环境、设施和设备 □ 入院护理评估	□ 宣教（血液病知识）
病情变异记录	□ 无　□ 有，原因： 1. 2.	□ 无　□ 有，原因： 1. 2.
护士签名		
医师签名		

时间	住院第3天
主要诊疗工作	☐ 患者家属签署化疗知情同意书　　☐ 住院医师完成病程记录 ☐ 上级医师查房、制定化疗方案　　☐ 化疗 ☐ 重要脏器保护　　☐ 镇吐
重要医嘱	**长期医嘱：** ☐ 化疗医嘱（以下方案选一）：有条件者均应联合应用TKI ☐ CAM：CTX 750mg/m²，第1、8天；ARA-C 100mg/（m²·d），第1~2、8~9天；6-MP 60mg/（m²·d），口服，第1~7天 ☐ HD-MTX：MTX 3g/m²，第1天 ☐ VDCD：VCR 2mg，第1、8、15、22天；DNR 30mg/m²，第1、8、15天 　　CTX 750mg/（m²·d），第1、15天，DXM 6mg/（m²·d），第1~7、15~21天 ☐ VDD：VCR 2mg，第1、8天；DNR 30mg/m²，第1天；DXM 6mg/（m²·d），第1~7天 ☐ VD：VCR 2mg，第1、8天；DXM 6mg/（m²·d），第1~7天 ☐ 补液治疗（水化、碱化） ☐ 补液治疗（水化、碱化） ☐ 镇吐、保肝、抗感染等医嘱 其他医嘱 **临时医嘱：** ☐ 输血医嘱（必要时） ☐ 心电监护（必要时） ☐ 每周复查血生化、电解质 ☐ 每日复查血常规 ☐ 血培养（高热时） ☐ 静脉插管维护、换药 ☐ 其他医嘱
主要护理工作	☐ 随时观察患者病情变化 ☐ 心理与生活护理 ☐ 化疗期间嘱患者多饮水
病情变异记录	☐ 无　☐ 有，原因： 1. 2.
护士签名	
医师签名	

时间	住院第 4～27 天	出院日
主要诊疗工作	□ 上级医师查房，注意病情变化 □ 住院医师完成常规病历书写 □ 复查血常规 □ 注意观察体温、血压、体重等 □ 成分输血、抗感染等支持治疗（必要时） □ 造血生长因子（必要时）	□ 上级医师查房，确定有无并发症情况，明确是否出院 □ 完成出院记录、病案首页、出院证明书等，向患者交代出院后的注意事项，如返院复诊的时间、地点，发生紧急情况时的处理等
重要医嘱	长期医嘱： □ 洁净饮食 □ 抗感染等支持治疗 □ 其他医嘱 临时医嘱： □ 血、尿、便常规 □ 血生化、电解质 □ 输血医嘱（必要时） □ G-CSF 5μg/（kg·d）（必要时） □ 影像学检查（必要时） □ 病原微生物培养（必要时） □ 静脉插管维护、换药 □ 其他医嘱	出院医嘱： □ 出院带药 □ 定期门诊随访 □ 监测血常规、血生化、电解质
主要护理工作	□ 随时观察患者情况 □ 心理与生活护理 □ 化疗期间嘱患者多饮水	□ 指导患者办理出院手续
病情变异记录	□ 无　□ 有，原因： 1. 2.	□ 无　□ 有，原因： 1. 2.
护士签名		
医师签名		

（刘兵城　王建祥）

第二节

急性白血病

一、急性白血病门诊检查常规

（一）必要检查

1. 常规　血常规+网织红细胞+分类。

2. 骨髓（拟收住院的患者可以住院后行骨髓相关检查）

（1）骨髓分类：应包括有无三系病态造血的具体描述。

（2）骨髓活检病理：石蜡包埋，同时进行骨髓病理免疫组织化学染色；髓系加 MPO 及溶菌酶检查。

（3）细胞组织化学。

（4）染色体核型。

（5）细胞免疫表型分析：流式细胞仪免疫表型分析。

（二）需要检查

需要对骨髓、外周血进行以下的检查：

1. 分子学　待初步诊断确立并根据患者治疗意愿进行常见诊断分型和预后判断相关的检查项目，如 AML1/ETO（定量）、CBFβ/MYH11/（定量）、PML-RARA（定量）、BCR-ABL1 P210、BCR-ABL1 P190、TEL/AML1（ETV6-RUNX1）、E2A/PBX1（TCF3-PBX1）、SIL/TEL1、FLT3/ITD、FLT3/TKD、NPM1 突变、c-Kit 突变、CEBPα 突变。

诊断 B-ALL 者，可以进行 Ph 样急性淋巴细胞白血病相关基因筛查。

建议行二代测序检查进一步明确预后。

2. 染色体荧光原位杂交（FISH）　TP53、MLL、3号、5号及7号染色体等。

3. 部分患者可考虑电镜形态及免疫组织化学。

（三）可选检查

1. 常规　尿常规、便常规+潜血、血型（需急诊输注血制品者）。

2. 生化　需要急诊进一步治疗的患者应当依照临床情况进行以下检查：

（1）心肝肾功能、空腹血糖。

（2）乙肝两对半、丙肝抗体、甲肝抗体、HIV 及梅毒抗体。

（3）电解质六项。

（4）乳酸脱氢酶及同工酶。

（5）凝血八项。

3. 其他　心电图、胸片/肺CT、腹部B超。

二、急性白血病的支持对症治疗

（一）抗生素的使用

发热患者建议立即进行病原微生物培养并使用抗生素，有明确脏器感染患者应根据感染部位及病原微生物培养结果选用相应抗生素，同时治疗用药的选择应综合患者病情及抗菌药物特点制定。对初诊及复发患者，尤其接受大剂量化疗患者注意真菌预防，详情参见血液科患者的抗生素使用。

（二）血制品输注

1. 输注指征

浓缩红细胞：Hb<80g/L 或贫血症状明显建议输注，有心功能不全者可放宽输血指征。

血小板：PLT<20×10⁹/L 或有活动性出血时建议输注单采血小板，若存在弥散性血管内凝血（DIC）倾向则 PLT<50×10⁹/L 即可以输注单采血小板（急性早幼粒细胞白血病）。

2. 照射和过滤　接受免疫抑制性治疗（干细胞移植或使用氟达拉滨时），血制品输注前应当接受照射和/或过滤处理。

（三）高白细胞处理

多数患者在诊断明确后通过药物治疗可迅速降低白血病细胞负荷，少数患者因高白细胞淤滞导致生命危险时可行白细胞分离术。但急性早幼粒细胞白血病（APL）患者不推荐使用白细胞分离术。

（四）患者及家属知情同意

患者入院后应尽快进行医患沟通，患者及家属签署以下同意书：病重或病危通知书、化疗知情同意书、输血知情同意书、骨穿同意书、腰穿同意书、静脉插管同意书（有条件时）、患者标本留取知情同意书。

（五）肿瘤溶解综合征的预防

在利尿的同时加强水化及碱化，注意水电解质的平衡。白血病细胞计数升高迅速、高尿酸、出现肾功能损伤迹象的患者在化疗期间可考虑使用别嘌醇或拉布立酶。

（六）化疗期间脏器功能损伤的相应防治

镇吐、保肝、水化、碱化、防治高尿酸血症肾病（别嘌醇）、抑酸剂等。

（七）造血生长因子

化疗后 ANC≤1.0×10⁹/L，可使用粒细胞集落刺激因子（G-CSF）5μg/（kg·d）。

（八）出凝血异常的纠正

初诊 APL 患者往往合并严重的出凝血异常，临床出血症状严重，应当积极输注血小板维持血小板在 30×10⁹/L 以上，若合并重要脏器出血/DIC 的患者应维持血小板在 50×10⁹/L 以上；积极输注新鲜血浆、冷沉淀、纤维蛋白原等维持纤维蛋白原在 1.5g/L 以上，维持 PT、KPTT 接近正常。应当每日监测出凝血、临床出血症状，可采用小剂量肝素和抗纤溶药物，直至出凝血异常得到纠正。

（九）分化综合征的防治

ATRA 或亚砷酸诱导治疗中约 70% 以上的 APL 患者出现不同程度的白细胞计数升高，约 30% 患者出现分化综合征表现，合并应用化疗后严重分化综合征发生率降至 5%～7%。如果患者存在分化综合征的迹象，如发热、白细胞计数快速升高、气短、低氧血症、胸腔或心包积液，应当密切监测液体潴留以及肺功能情况并及时应用足量糖皮质激素进行防治。可应用地塞米松 10～20mg/d，3～5 天症状缓解后逐渐减量至停药。严重低氧血症时应当暂停维 A 酸的使用直至症状完全缓解。

（十）某些常用药物不良反应防治

1. 糖皮质激素　使用期间注意防治溃疡病、感染以及继发性糖尿病，长期应用应注意预防骨质疏松及化学性股骨头坏死，注意补钙。

2. 门冬酰胺酶　使用期间注意过敏反应、出凝血异常、肝功能损害及胰腺炎的发生，应予以及时对症支持治疗，Ph 染色体阳性 ALL 诊断确立后应停止使用门冬酰胺酶。

3. 环磷酰胺　应用期间加强碱化水化，应用美司钠解救，避免发生出血性膀胱炎。

4. 酪氨酸激酶抑制剂（伊马替尼、尼洛替尼及达沙替尼等）　使用期间若出现严重骨髓抑制合并严重全身性感染、严重消化道反应、酪氨酸激酶抑制剂相关的 3～4 级不良反应时可减量或暂时停药。监测血清电解质（尤其血钾、钙、镁）、血脂、脂肪酶、淀粉酶；监测心电图，注意 QTc 改变。应用达沙替尼者应注意监测肺动脉压。

5．亚砷酸　治疗前和治疗过程中应定期心电图检查 QT 间期，维持电解质尤其是血钾、镁、钙在正常水平，避免合并使用其他引起 QT 间期延长的药物。注意肝肾功能。

6．中大剂量阿糖胞苷

（1）中枢神经系统毒性：尤其是肾功能损伤的患者接受中大剂量阿糖胞苷治疗时应当注意中枢神经系统毒性。每次治疗前应当检查患者是否存在眼球震颤、口齿不清以及不对称运动等。如果患者出现中枢神经系统毒性应当立即停药，后续治疗中不应当再次尝试。

（2）肾功能损伤：如果出现肿瘤溶解导致的血肌酐水平升高，立即停用大剂量阿糖胞直至肌酐水平恢复正常，必要时行血液透析治疗。

（3）发热：部分患者治疗过程中出现非感染性发热，可对症应用糖皮质激素。输注前或阿糖胞苷配制液中加入小剂量糖皮质激素可明显降低发热的发生。

（4）结膜炎：部分患者治疗过程中出现结膜炎，多为非感染性。大剂量阿糖胞苷使用过程中常规使用皮质醇类眼药水可预防和治疗结膜炎。

（5）化学性腹泻：部分患者可有非感染性腹泻，表现为大便次数增多，为不成形便甚至水样便，部分可见肠黏膜。可考虑应用生长抑素治疗。

（十一）化疗前后肝炎病毒监测

联合化疗、免疫抑制性治疗均可能激活患者体内肝炎病毒复制，尤其是乙型肝炎病毒的激活导致爆发型乙型肝炎，危及生命。化疗前应常规进行肝炎病毒筛查，对于 HBeAg 阳性或存在 HBV-DNA 复制的慢性乙型肝炎患者或病毒携带者在接受化疗期间应当接受有效的抗病毒治疗。目前常用药物有拉米夫定、恩替卡韦等。治疗期间应当定期监测病毒复制以及肝功能情况。

（周春林　秘营昌）

第三节

急性淋巴细胞白血病

一、急性淋巴细胞白血病诊断

（一）目的
确立急性淋巴细胞白血病（ALL）一般诊疗的标准操作规程，确保患者诊疗的正确性和规范性。

（二）范围
适用急性淋巴细胞白血病患者的诊疗。

（三）诊断依据与要点

1. 诊断依据 根据 *World Health Organization Classification of Tumors.Pathology and Genetic of Tumors of Haematopoietic and Lymphoid Tissue*（2017，第4版修订版），《血液病诊断及疗效标准》（第四版，科学出版社）。

2. 诊断要点

典型临床表现：骨髓或外周血原始淋巴细胞≥20%可考虑ALL诊断，但需要细胞组织化学、细胞免疫表型分析进一步明确诊断。细胞和分子遗传学分析对ALL分型、预后判断、治疗选择具有重要意义。

ALL分型：按照细胞免疫表型可分为B-ALL、T-ALL二大类，依据细胞分化发育阶段行进一步划分（表1-1，表1-2）。

表1-1 按B细胞分化发育阶段划分的B-ALL/LBL分类

免疫学分型	CD79a	CD19	TDT	CD10	Cyμ	sIgM
Pro-B	阳性	阳性	阳性	阴性	阴性	阴性
Common-B	阳性	阳性	阳性	阳性	阴性	阴性
Pre-B	阳性	阳性	阳性	阳性/阴性	阳性	阴性
成熟B	阳性	阳性	阴性	阳性/阴性	阳性/阴性	阳性

表1-2 按T细胞分化发育阶段划分的T-ALL/LBL分类

免疫学分型	CyCD3	CD7	CD2	CD1a	CD34	CD3
Pro-T	阳性	阳性	阴性	阴性	阳性/阴性	
Pre-T	阳性	阳性	阳性	阴性	阳性/阴性	
皮质T	阳性	阳性	阳性	阳性	阴性	
髓质T	阳性	阳性	阳性	阴性	阴性	阳性

注：近年来提出ETP-ALL（early T-cell precursor acute lymphoblastic leukemia）的诊断，分别占儿童和成人T系ALL的10%~13%和5%~10%。免疫表型特点为：CD7阳性、CD8和CD1a阴性，至少表达1种髓系/干细胞标记（CD34、CD117、HLA-DR、CD13、CD33、CD11b和CD65），CyCD3阳性（少数甚至mCD3阳性），CD2和CD4可阳性，CD5常为阴性（或阳性率低于75%）。早期认为儿童ETP-ALL相比于其他T系ALL的疗效差，但随后较大样本量的临床研究认为，尽管ETP-ALL诱导治疗后分子缓解率相对较低，但采用包括异基因干细胞移植在内的强化治疗可改善长期疗效。成人ETP-ALL经强化治疗后，长期疗效与其他T系ALL亦无显著差异。

近年来，除 B、T 淋巴母细胞白血病/淋巴瘤外，又提出 NK-淋巴母细胞白血病/淋巴瘤的诊断。本病罕见，多认为是暂定病种。原始细胞 CD56 阳性，表达 T 细胞相关抗原（如 CD7、CD2，甚至 CD5 和 CyCD3-ε 等），缺乏 B 细胞和髓系标记，TCR、Ig 基因为胚系结构（未发生重排）。

3．鉴别诊断

（1）传染性单核细胞增多症：EB 病毒感染所致的疾病，临床表现有发热、咽峡炎、浅表淋巴结及肝脾肿大，部分有皮疹，外周血淋巴细胞比例增高，异性淋巴细胞细胞增多超过 10%。其中 Ⅲ 型细胞体大，细胞核形态幼稚，易与原始淋巴细胞混淆。但此类患者的骨髓和外周血没有原始淋巴细胞，血清嗜异凝集试验阳性，血清 EB 病毒抗体阳性，可与 ALL 鉴别。

（2）急性髓系白血病 M0、M1 及急性混合表型白血病：临床表现及体征与 ALL 相似，细胞形态亦难以区分，主要依据细胞免疫表型进行区分。

（3）慢性髓细胞白血病淋巴细胞急性变：伴有 Ph 染色体和/或 BCR-ABL1 融合基因阳性 ALL 与部分以淋巴细胞急性变起病的慢性髓细胞白血病有时难以区分。一般而言，前者的融合产物多为 P190，后者以 P210 更为常见。二者治疗反应亦不同。伴有 Ph 染色体和/或 BCR-ABL1 融合基因阳性 ALL 通过化疗获得完全缓解后往往能够获得细胞及分子遗传学的完全缓解，慢性髓细胞白血病急变的患者化疗缓解后通常恢复至慢性期或达血液学缓解，较难获得细胞及分子遗传学的完全缓解。

（4）再生障碍性贫血及免疫性血小板减少症：二者血象与白细胞不增多的白血病可能混淆，但患者的肝、脾、淋巴结无肿大，仔细检查骨髓象无异常增多的白血病细胞，染色体检查常无异常。

（5）慢性淋巴细胞白血病及幼淋细胞白血病：二者均表现为淋巴细胞计数增高，可有肝、脾、淋巴结肿大，但多数临床进展缓慢，骨髓及外周血中以成熟淋巴细胞为主，后者幼稚淋巴细胞超过 55%。可通过细胞免疫表型分析与 ALL 鉴别。

（四）预后分层

目前认为患者年龄、起病时白细胞数、细胞及分子遗传学标志以及治疗反应与成人急性淋巴细胞白血病的预后相关（表 1-3）。

表 1-3　成人 ALL 的预后分组标准（不含成熟 B-ALL）

危险因素	标危	高危	allo-HSCT
年龄		>35 岁	
细胞遗传学/分子生物学	超二倍体	亚二倍体	一线推荐 CR1
		t（9；22）/BCR-ABL1	一线推荐 CR1
		t（v；11）/MLL 重排	一线推荐 CR1
		Ph-like	一线推荐 CR1
		t（1；19）/E2A-PBX1	
白细胞计数（WBC）		$>30 \times 10^9$/L（B-ALL）	一线推荐 CR1
		$>100 \times 10^9$/L（T-ALL）	一线推荐 CR1
免疫表型		Pro-B，Pro-T，Pre-T	一线推荐 CR1
达完全缓解的时间		>4 周	
微小残留病			
诱导治疗后	$<10^{-4}$	$>10^{-3}$	
第 1 年	$<10^{-4}$ 或阴性	$>10^{-4}$ 或升高	

（五）诊断流程

1. 采集病历

（1）现病史：包括患者症状（贫血、出血、感染）以及髓外（如中枢神经系统、睾丸、纵隔）浸润等相关表现、初始时间、严重程度以及相关治疗情况。

（2）既往史、个人史：包括是否有肿瘤病史以及肿瘤家族史；询问其他重要脏器疾病史。

（3）体检：包括贫血、出血相关体征，肝、脾、淋巴结及纵隔肿大情况，中枢神经系统白血病（CNSL）表现，有无感染病灶等。

2. 入院检查

（1）初诊时

1）必要检查

常规：血常规、尿常规、便常规+潜血、血型。

骨髓形态学：骨髓细胞形态、细胞组织化学（全套组化）。

免疫表型：流式细胞仪免疫表型分析。

遗传学：①细胞遗传学：染色体核型（必要时行荧光原位免疫杂交：BCR-ABL1或其他融合基因、MLL、RUNX1）。②分子遗传学：BCR-ABL1 P210、BCR-ABL1 P190、BCR-ABL1 P230和BCR-ABL1不典型易位，MLL/AF4、TEL/AML1（ETV6-RUNX1）、E2A/PBX1（TCF3-PBX1）、IgH/IL3、SIL/TEL1。大龄儿童及年轻成人应行CRLF2、JAK2、PDGFR等Ph-like融合基因及突变基因筛查。

生化：肝功能、肾功能、心功能、空腹血糖、乳酸脱氢酶及同工酶、电解质六项。

其他：感染相关标志物，凝血八项，心电图，胸片，肺CT，腹部B超，眼底、口腔、耳鼻喉检查。

病原微生物学检查：入院时常规送鼻、咽、肛周、痰培养及感染部位分泌物培养；发热时抽取外周血培养和可疑部位分泌物培养。HBV、HCV、HIV和CMV等病毒检查。

2）需要检查。①骨髓活检病理（石蜡包埋，同时进行骨髓病理免疫组织化学染色）。②细胞化学：N-ALP、PAS、铁染色、巨核细胞酶标。③电镜形态及免疫组织化学。④髓外浸润：病理活检，免疫组化。

3）可选检查。①分子遗传学：IKZF1缺失、NOCTH1突变（T细胞系）、MYC突变；BAALC、EGR、MN1表达水平；TCR/IGH基因重排；MLL、EVI1等相关基因异常筛查、Micro-RNA筛查。②脑脊液检查：包括压力、常规、生化、β_2微球蛋白，流式细胞术白血病细胞检测（疑为CNSL时）。

（2）诱导治疗期：治疗第14天及疗程结束后10天以内，复查骨髓分类。

（3）缓解后治疗期

1）必要检查。①骨髓形态：每次化疗前评价骨髓缓解状态；维持治疗阶段每3月进行1次、监测病情变化。②染色体核型及免疫荧光原位杂交：初诊时存在异常复查至恢复正常。③分子生物学标志检测：初诊时存在异常者应定期复查。④采用流式细胞术监测微小残留病（注明治疗前特点）：诱导治疗结束、早期强化结束、晚期巩固结束、维持治疗阶段每3个月进行。

2）可选检查。①免疫球蛋白定量：于缓解后、3、6、12、18、24、36个月复查，维持治疗结束后每年复查1次，连续2年。②淋巴细胞亚群：于缓解后、3、6、12、18、24、36个月复查，维持治疗结束后每年复查1次，连续2年。

（4）复发后

1）必要检查。骨髓分类、染色体核型、流式细胞术免疫表型；分子生物学检查参见初诊时相关项目。

2）可选检查。周血淋巴细胞亚群；免疫球蛋白定量。

（六）治疗方案的选择

成人ALL总体疗效较差。初步确立诊断后即应尽快进行诱导治疗，根据患者预后分组调整治疗，高危患者积极寻找HLA配型相合供者，择机于CR1期行干细胞移植（图1-3）。清髓性异基因干细胞移植能显著提高35岁以下成人ALL的长期疗效，但年龄较大者因移植毒性而获益不多。儿童方案显著提高45岁以下成人ALL的疗效，这类患者宜推荐儿童方案治疗。儿童方案含较多的长春碱类、门冬酰胺酶和糖皮质激素等非骨髓抑制性抗代谢药物，CNSL防治更早、更强，维持治疗时间更长，并按治疗反应、药物毒性和个体药物代谢的特点来调整治疗。诱导治疗时儿童方案多为四药联合，成人方案常加入CTX构成五药联合。缓解后治疗无公认、一致的标准，治疗方案和疗程各治疗中心差别较大。一般采用原诱导方案、多药组成的新方案、大剂量化疗或干细胞移植。强化治疗方案通常包含鬼臼类（VM-26，VP-16）、安丫啶（AMSA）、米托蒽醌（MTZ）、IDA和大剂量Ara-C或大剂量MTX等。B系和T系ALL不区别治疗。研究发现，CD20单抗（利妥昔单抗）可显著提高65岁以下Ph-B系ALL的疗效。美国FDA批准利妥昔单抗用于CD20$^+$的B系ALL的治疗。2014年和2017年又分别批准Blincyto（CD19-CD3双功能单抗）和Ino（嵌合刺孢霉素的CD22单抗）治疗难治/复发（R/R-）B系ALL。2017年批准CD19-CAR-T治疗26岁以下CD19$^+$的R/R-B系ALL。奈拉滨是核苷类药物，可显著提高难治/复发T系ALL的疗效。应积极开展临床试验，努力尝试将新药联合一线化疗以进一步提高疗效。成人ALL常用的治疗方案组成见图1-4。

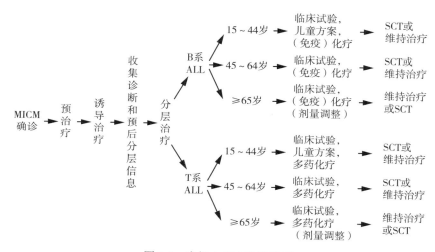

图1-3　成年人ALL诊治流程

1. 诱导治疗

・VDCLP/CAML　　　　　　・Hyper-CVAD/MA

2. 缓解后治疗

・CAML　　　　　　　　　・HD-MTX+Lasp

・VDCLP　　　　　　　　　・COATD

・EA　　　　　　　　　　　・Hyper-CVAD/MA

3. 维持治疗

・VMMP

图1-4　成年人ALL联合化疗方案

注：

1. 诱导治疗的第14天行骨髓检查，预测疗效，调整治疗。

2. 诱导治疗第28~35天行骨髓检查，判断诱导治疗疗效。

3. 缓解后巩固、强化治疗没有公认、一致的"标准"程序，不同诊疗中心的治疗方案和疗程数差别较大。应按预后分层、MRD监测水平和"庇护所"白血病清除的目的来合理选择全身化疗方案；在缓解后和维持治疗期间择机行腰穿鞘注预防CNSL。

4. 确诊Ph（+）ALL后应立即加用TKI，并停止门冬酰胺酶的使用。

5. Ph（+）ALL在维持治疗期间加用TKI。

1. 诱导化疗方案

预治疗：CTX 200mg/d，第-5~-3天起；Pred 1mg/（kg·d）第-5~-3天起。高白细胞患者（B系ALL≥30×10⁹/L，T系ALL≥100×10⁹/L）或髓外肿瘤负荷大（肝、脾、淋巴结肿大明显者）的患者接受预治疗以避免肿瘤溶解综合征，注意持续均匀水化、碱化，保持出入量平衡。

（1）诱导方案

VDCLP：VCR 1.4mg/（m²·d），最大不超过2mg/次，第1、8、15、22天（可依照个体情况以VDS每次4mg取代VCR）；DNR 30mg/（m²·d），第1~3天，第15~16天（依照第14天骨髓情况以及患者临床情况进行调整）；CTX 750mg/（m²·d）第1天，第15天（美司钠解救）；ASP 6000IU/（m²·d），第5、7、9、11、13、15、17、19、21、23天；Pred 1mg/（kg·d），第1~28天。

Hyper-CVAD：CTX 300mg/m²，q12h，第1~3天（美司钠解救）；VCR 2mg，第4、11天（可用VDS每次4mg取代）；ADM 50mg/（m²·d），第4天，DXM 20~40mg/d，第1~4天和第11~14天。

（2）方案调整

VDCLP方案诱导治疗时，如果化疗第14天白细胞<1×10⁹/L或骨髓幼稚细胞比例<5%，则可以不再应用DNR。反之，如果白细胞≥1×10⁹/L、骨髓幼稚细胞比例仍≥5%；白细胞<1×10⁹/L，而骨髓增生活跃及以上时可于第15、16天加DNR［30mg/（m²·d）］。

若患者年龄大于60岁、严重的脏器功能不良或疾病时，可酌情调整上述治疗，可以米托蒽醌替代柔红霉素，减少蒽环类/环磷酰胺的剂量，减少或停用ASP；合并严重的糖尿病患者，激素使用剂量应适当减少。

（3）诱导治疗疗效的判断：将于诱导治疗的第14天行骨髓穿刺，预测疗效，调整治疗。于第28~35天进行骨髓穿刺检查，判断血液学和分子学疗效。

若骨髓达到完全缓解，中性粒细胞≥1×10⁹/L，血小板≥50×10⁹/L，不依赖输红细胞，无严重感染，一般状况良好的患者进入早期巩固强化。

有移植指征的患者应行HLA配型，积极寻找干细胞供体。

（4）挽救治疗：第28~35天缓解与否均进入下一步治疗。VDCLP方案诱导治疗的，以CAM方案作为挽救治疗方案。Hyper-CVAD方案诱导治疗的，给予MA方案挽救治疗。

2. 缓解后巩固、强化化疗

（1）CAML：CTX 0.75g/（m²·d），第1天，第8天；Ara-C 100mg/（m²·d），第1~3天，第8~10天；6-MP或6-TG 60mg/（m²·d），第1~14天；ASP 6000IU/（m²·d），第5、7、9、11、13、15天；血象恢复后（中性粒细胞≥1×10⁹/L，血小板≥50×10⁹/L）行三联鞘注1~2次。

（2）HD-MTX+ASP：MTX 3.0g/（m²·d），第1、8、22天（四氢叶酸钙解救）；ASP 6000IU/（m²·d），第3~4、10~11、24~25天；第1、8、22天行三联鞘注。

前次用药后如肝、肾或肠道功能仍异常，血细胞计数仍处于抑制状态者可适当顺延用药。

T-ALL可以按5g/m²用药。

老年患者MTX剂量改为2g/（m²·d）。

（3）VDCLP：VCR 2mg，iv，第1、8、15、22天；DNR 30mg/（m²·d），静脉滴注，第1~3天；CTX 750mg/（m²·d）第1天，第15天（美司钠解救）；ASP 6000IU/（m²·d），静脉滴注，第5、7、9、11、13、15、17、19、21、23天；DXM 8mg/（m²·d），第1~7、第15~21天（口服或静滴）；血象恢复后（ANC≥1×10⁹/L，PLT≥50×10⁹/L）行三联鞘注1~2次。

（4）COATD：CTX 750mg/（m²·d），静脉滴注，第1天；VCR 2mg，iv，第1天；Ara-C 100mg/（m²·d），静脉滴注，第1~6天；VM-26 100mg/（m²·d），静脉滴注，第1~4天；DXM 8mg/（m²·d），第1~7天（口服或静滴）；血象恢复后（ANC≥1×10⁹/L，PLT≥50×10⁹/L）行三联鞘注1~2次。

（5）TA：VM-26 100mg/（m²·d），静脉滴注，第1~4天；Ara-C 100 mg/（m²·d），静脉滴注，第1~7天；血象恢复后（ANC≥1×10⁹/L，PLT≥50×10⁹/L）行三联鞘注1~2次。

注：老年患者（年龄55岁以上）Ara-C由7天用药改为5天；替尼泊苷（VM-26）由4天用药改为3天。

Hyper-CVAD方案诱导缓解者：采用A、B方案交替的形式治疗。

B方案为：MTX+AraC+甲泼尼龙

MTX 1.0g/m²，第1天（四氢叶酸钙解救）；Ara-C 3.0g/m²，持续静滴2小时，q12h，第2、3天（共4剂）；甲泼尼龙50mg，2次/天，第1~3天。行三联鞘注。

MTX+Ara-C方案与Hyper-CVAD方案交替应用，4周为一疗程，共8疗程（Hyper-CVAD第1、3、5、7疗程，MA第2、4、6、8疗程）。

MA方案应用时如出现3、4级骨髓抑制毒性，可随疗程递减用量：MTX 0.75、0.5和0.25g/m²，Ara-C 2.0、1.5和1.0g/m²。

治疗分层：高危患者，有同胞相合、半相合或无关供体者，行异基因干细胞移植。无合适供体的高危组患者、标危组患者可以考虑进行自体干细胞移植。

3. 维持治疗

VCR 1.4mg/m²，每3个月一次；DXM 8mg/（m²·d），5天/3个月；6-MP（或6-TG）60~75mg/（m²·d），7~14天/月；MTX每周20mg/m²，1~2次/月（与6-MP对应）；每月1疗程，直至缓解后3年。维持治疗期间尽量保证3个月复查一次。

维持中每6个月予MOACD或VMCLD强化治疗（可选）：①MOACD方案（30岁以上患者）：米托蒽醌8mg/m²，静脉滴注，第1天（应用2mg/支MTZ剂量调整为6mg/m²）；VCR 2mg，iv，第1天；CTX 600mg/m²，静脉滴注，第1天；Ara-C 75mg/（m²·d），静脉滴注，第1~5天；DXM 6mg/（m²·d），口服或静脉滴注，第1~7天。

青少年ALL及年轻成人（≤30岁）患者维持治疗期间强化治疗不再应用Ara-C，方案改为VMCLD方案：MTZ 8mg/（m²·d），静脉滴注，第1天；VCR 2mg，iv，第1天；CTX 600mg/（m²·d），静脉滴注，第1天；ASP 1万单位，第2、5天；DXM 8mg/（m²·d），口服或静脉滴注，第1~7天。

4. CNS白血病预防治疗

（1）三联鞘注：三联鞘注为CNSL的预防及治疗的主要方式，首次腰穿鞘注可在诱导治疗期间血象恢复后（ANC≥1×10⁹/L，PLT≥50×10⁹/L）进行，建议用流式细胞术进行白血病细胞分析。病程中未诊断CNSL的标危患者应至少鞘注12次，高危患者至少16次；巩固治疗结束后应完成8~12次，维持治疗阶段强化治疗同时进行鞘注。病程中若发现脑脊液蛋白等水平增高或临床有神经系统症状，怀疑中枢神经系统白血病可能时应及时采用流式分析脑脊液）。确诊出现CNSL者，应每周鞘注2次直至症状体征好转、脑脊液检测正常，此后每周一次连续4~6周。

鞘注方案：MTX 10mg，Ara-C 50mg，DXM 10mg。

（2）颅脑/脊髓放疗：未行干细胞移植者，30岁以上或18岁以上的高危组患者于完成六疗程治疗后可行头颅照射，总量18~20Gy；有CNSL的证据者照射剂量为24Gy，照射野为颅脑+脊髓。18岁以下的患者，未诊断CNSL时可以不进行头颅放疗。高危组、未行头颅照射的患者，每6个月强化的同时鞘注一次。放疗期间可予Pred口服或VP（VCR+Pred）方案维持。已行颅脑照射的患者，若无CNSL的证据则半年内不进行鞘注治疗。

5. 微小残留白血病监测　每次化疗疗程开始前进行骨髓检查。确诊时、达CR时、此后每3个月（第1年）或6个月（第2年）将采用流式细胞术（结合初诊时的免疫表型特点组合抗体）进行残留病监测。标危组但MRD持续阳性者应按高危病例对待，考虑行异基因干细胞移植。

6．诱导以及巩固治疗结束后的随访监测治疗　ALL患者完成全部治疗后仍需随访监测 3 年，有条件应行免疫功能监测（包括免疫球蛋白定量、免疫细胞亚群分析）。

7．难治复发 ALL 患者的治疗

（1）临床试验：如 CAR-T、单克隆抗体、双功能抗体等。

（2）HD-MTX+ASP/ARA-C。

（3）VDCLP 再诱导。

（4）allo-HSCT。

（5）FLAG。

（6）支持治疗。

二、治疗前准备及支持对症治疗

参见相关规范。

三、化疗

开始于入院第 3～5 天。

四、化疗后恢复期 35 天内，必须复查的检查项目

1．血常规，血生化、电解质。

2．脏器功能评估。

3．骨髓检查，包括骨髓形态分类、微小残留病检测。

五、出院标准

1．一般情况良好。

2．没有需要住院处理的并发症和/或合并症。

六、初治Ph染色体阴性急性淋巴细胞白血病临床治疗表单

适用对象：第一诊断为Ph染色体阴性急性淋巴细胞白血病诱导化疗

患者姓名：_____ 性别：_____ 年龄：_____ 门诊号：_____ 住院号：_____

住院日期：____年__月__日　出院日期：____年__月__日　标准住院日：35天内

时间	住院第1天	住院第2天
主要诊疗工作	□ 向家属交代病情，并签署病重或病危通知书 □ 患者家属签署骨穿同意书、腰穿同意书、输血知情同意书、静脉插管同意书（条件允许时） □ 询问病史及体格检查 □ 完成病历书写 □ 开化验单 □ 上级医师查房与化疗前评估 □ 根据血象及凝血象决定是否成分输血、是否白细胞单采、是否使用CTX/激素	□ 上级医师查房 □ 完成入院检查 □ 骨穿：骨髓形态学检查、免疫分型、细胞遗传学、融合基因筛查和预后相关基因突变检测 □ 根据骨髓、血象及凝血象决定是否成分输血、是否白细胞单采、是否使用CTX/激素 □ 完成必要的相关科室会诊 □ 住院医师完成上级医师查房记录等病历书写
重要医嘱	长期医嘱： □ 血液病一级护理常规 □ 饮食：◎普食◎糖尿病饮食◎其他 □ 抗生素（必要时） □ 补液治疗（水化、碱化） □ 其他医嘱 临时医嘱： □ 血常规、尿常规、便常规、血型、血生化、电解质、凝血功能、输血前检查 □ 预约胸片、心电图、腹部B超 □ 预约超声心动（视患者情况而定） □ 静脉插管术（条件允许时） □ 病原微生物培养（必要时） □ 输血医嘱（必要时） □ 白细胞单采术（必要时） □ CTX（必要时） □ 激素 □ 其他医嘱	长期医嘱： □ 患者既往基础用药 □ 抗生素（必要时） □ 补液治疗（水化、碱化） □ 防治高尿酸血症肾病（别嘌醇） □ 其他医嘱 临时医嘱： □ 骨穿 □ 骨髓形态学、免疫分型、细胞遗传学、融合基因筛查和预后相关基因突变检测 □ 血常规 □ 输血医嘱（必要时） □ 白细胞单采术（必要时） □ CTX（必要时） □ 激素 □ 其他医嘱
主要护理工作	□ 介绍病房环境、设施和设备 □ 入院护理评估	□ 宣教（血液病知识）
病情变异记录	□ 无　□ 有，原因： 1. 2.	□ 无　□ 有，原因： 1. 2.
护士签名		
医师签名		

时间	住院第 3~5 天	
主要诊疗工作	□ 根据初步骨髓结果制定治疗方案 □ 患者家属签署化疗知情同意书 □ 住院医师完成病程记录 □ 上级医师查房	□ 化疗 □ 重要脏器保护 □ 镇吐

重要医嘱	**长期医嘱：**
	 □ 化疗医嘱（以下方案选一）
	 □ 预治疗
	     CP：CTX 200mg/m², 第−5~−3天起；Pred：1mg/kg，第−5~−3天起
	 □ VDCLP
	     VCR 2mg，第 1、8、15、22 天
	     DNR 30mg/m²，第 1~3，15~16 天
	     CTX 750mg/m²，第 1 天（减去预治疗剂量），第 15 天
	     ASP 6000IU/m²，第 5、7、9、11、13、15、17、19、21、23 天
	     Pred 1mg/kg，第 1~28 天
	 □ Hyper-CVAD
	     CTX 300mg/m²，持续 3h，q12h，第 1~3 天（美司钠解救）
	     VCR 2mg，第 4、11 天（可用 VDS 每次 4mg 取代）
	     ADM 50mg/（m²·d）第 4 天
	     DXM 20~40mg/d 第 1~4 天和第 11~14 天
	 □ 镇吐、抗感染等对症支持治疗医嘱
	 □ 补液治疗（水化、碱化）
	 □ 重要脏器功能保护：防治高尿酸血症肾病（别嘌醇）、保肝等
	 □ 其他医嘱
	 临时医嘱：
	 □ 输血医嘱（必要时）
	 □ 心电监护（必要时）
	 □ 每周复查血生化、电解质
	 □ 每天复查血常规
	 □ 血培养（高热时）
	 □ 静脉插管维护、换药
	 □ 其他医嘱	

主要护理工作	□ 随时观察患者病情变化 □ 心理与生活护理 □ 化疗期间嘱患者多饮水	
病情变异记录	□ 无 □ 有，原因： 1. 2.	
护士签名		
医师签名		

时间	住院第6~28天	住院第28~35天	出院日
主要诊疗工作	☐ 上级医师查房，注意病情变化 ☐ 住院医师完成病历书写 ☐ 每日复查血常规 ☐ 注意观察体温、血压、体重等 ☐ 成分输血、抗感染等支持治疗（必要时） ☐ 造血生长因子（必要时） ☐ 骨髓检查（化疗第14天）	☐ 上级医师查房 ☐ 住院医师完成常规病历书写 ☐ 根据血常规情况，决定复查骨穿	☐ 上级医师查房，进行化疗（根据骨穿）评估，确定有无并发症情况，明确是否出院 ☐ 完成出院记录、病案首页、出院证明书等 ☐ 向患者交代出院后的注意事项，如返院复诊的时间、地点，发生紧急情况时的处理等
重要医嘱	长期医嘱： ☐ 洁净饮食 ☐ 抗感染等支持治疗（必要时） ☐ 其他医嘱 临时医嘱： ☐ 血、尿、便常规 ☐ 血生化、电解质 ☐ 输血医嘱（必要时） ☐ G-CSF 5μg/（kg·d）（必要时） ☐ 影像学检查（必要） ☐ 病原微生物培养（必要时） ☐ 血培养（高热时） ☐ 静脉插管维护、换药 ☐ 骨穿（可选） ☐ 骨髓形态学（可选） ☐ 其他医嘱	长期医嘱： ☐ 洁净饮食 ☐ 停抗生素（根据体温及症状、体征及影像学） ☐ 其他医嘱 临时医嘱： ☐ 骨髓形态学、微小残留病检测 ☐ 血、尿、便常规 ☐ HLA配型（符合造血干细胞移植条件者） ☐ G-CSF 5μg/（kg·d）（必要时） ☐ 输血医嘱（必要时） ☐ 完全缓解后可行腰穿，鞘内注射（MTX 10~15mg，Ara-C 50mg，DXM 5~10mg） ☐ 脑脊液常规、生化、流式细胞仪检测 ☐ 其他医嘱	出院医嘱： ☐ 出院带药 ☐ 定期门诊随访 ☐ 监测血常规、血生化、电解质
主要护理工作	☐ 随时观察患者情况 ☐ 心理与生活护理 ☐ 化疗期间嘱患者多饮水	☐ 随时观察患者情况 ☐ 心理与生活护理 ☐ 指导患者生活护理	☐ 指导患者办理出院手续
病情变异记录	☐ 无　☐ 有，原因： 1. 2.	☐ 无　☐ 有，原因： 1. 2.	☐ 无　☐ 有，原因： 1. 2.
护士签名			
医师签名			

七、完全缓解的Ph染色体阴性急性淋巴细胞白血病临床治疗表单

适用对象：第一诊断Ph染色体阴性急性淋巴细胞白血病（获CR者），拟行巩固化疗

患者姓名：_____性别：_____　年龄：_____门诊号：_____住院号：_____

住院日期：____年__月__日　出院日期：____年__月__日　标准住院日：28天

时间	住院第1天	住院第2天
主要诊疗工作	□ 患者家属签署输血同意书、骨穿同意书、腰穿同意书、静脉插管同意书 □ 询问病史及体格检查 □ 完成病历书写 □ 开化验单 □ 上级医师查房与化疗前评估	□ 上级医师查房 □ 完成入院检查 □ 骨穿（骨髓形态学检查、微小残留病变检测） □ 腰穿+鞘内注射 □ 根据血象决定是否成分输血 □ 完成必要的相关科室会诊 □ 住院医师完成上级医师查房记录等病历书写 □ 确定化疗方案和日期
重要医嘱	长期医嘱： □ 血液病二级护理常规 □ 饮食：◎普食◎糖尿病饮食◎其他 □ 抗生素（必要时） □ 其他医嘱 临时医嘱： □ 血常规、尿常规、便常规、血型、血生化、电解质、凝血功能、输血前检查 □ 预约胸片、心电图、腹部B超 □ 预约超声心动（视患者情况而定） □ 静脉插管术（有条件时） □ 病原微生物培养（必要时） □ 输血医嘱（必要时） □ 其他医嘱	长期医嘱： □ 患者既往基础用药 □ 抗生素（必要时） □ 其他医嘱 临时医嘱： □ 骨穿 □ 骨髓形态学、微小残留病检测 □ 血常规 □ 腰穿，鞘内注射（MTX 10~15mg，Ara-C 50mg，DXM 5~10mg） □ 脑脊液常规、生化、细胞形态、流式细胞仪检测白血病细胞 □ 输血医嘱（必要时） □ 其他医嘱
主要护理工作	□ 介绍病房环境、设施和设备 □ 入院护理评估	□ 宣教（血液病知识）
病情变异记录	□ 无　□ 有，原因： 1. 2.	□ 无　□ 有，原因： 1. 2.
护士签名		
医师签名		

时间	住院第3天
主要诊疗工作	□ 患者家属签署化疗知情同意书 □ 住院医师完成病程记录 □ 上级医师查房、制定化疗方案 □ 化疗 □ 重要脏器保护 □ 镇吐
重要医嘱	**长期医嘱：** □ 化疗医嘱（以下方案选一） □ CAML：CTX 750mg/m²，第1~8天；Ara-C 75mg/（m²·d），第1~3、8~10天；6-MP或6-TG 60mg/（m²·d），口服，第1~14天；ASP 6000IU/（m²·d），第5、7、9、11、13、15天 □ MTX+Ara-C：MTX 1.0g/m²，第1天（四氢叶酸钙解救）；Ara-C 3.0g/m²，持续2h，q12h，第2、3天（共4剂） □ HD-MTX+ASP：MTX 3g/m²，第1天（T-ALL可加量至5g/m²）；ASP 6000IU/m²，第3、4天 □ MA：MTZ 6~8mg/（m²·d），第1~3天，Ara-C每12小时0.75g/m²，第1~3天 □ VDCLD：VCR 2mg，第1、8、15、22天；DNR 30mg/m²，第1~3天；CTX 750mg/（m²·d）第1天，第15天（美司钠解救）；ASP 6000IU/m²，第5、7、9、11、13、15、17、19、21、23（至少用6次）；DXM 8mg/（m²·d），第1~7、15~21天（口服或静滴） □ COATD：CTX 750mg/m²，第1天；VCR 2mg，第1天；DXM 6mg/（m²·d）×7天；Ara-C 100mg/（m²·d），第1~7天；VM-26 100mg/（m²·d），第1~4天 □ HD-MTX+ASP：MTX 3g/m²，第1天（T-ALL可加量至5g/m²）；ASP 6000IU/m²，第2天 □ TA：VM-26 100mg/（m²·d），第1~4天；Ara-C 100 mg/（m²·d），第1~7天 □ MOACD：MTZ 6~8mg/m²，第1、2天；VCR 2mg，第1天；CTX 600mg/m²，第1天；Ara-C 100mg/（m²·d），第1~5天；DXM 6mg/（m²·d），第1~7天 □ 补液治疗（水化、碱化） □ 补液治疗（水化、碱化） □ 镇吐、保肝、抗感染等医嘱 □ 其他医嘱 **临时医嘱：** □ 输血医嘱（必要时） □ 心电监护（必要时） □ 每周复查血生化、电解质 □ 每周复查血常规2~3次 □ 血培养（高热时） □ 静脉插管维护、换药 □ 其他医嘱
主要护理工作	□ 随时观察患者病情变化 □ 心理与生活护理 □ 化疗期间嘱患者多饮水
病情变异记录	□ 无　□ 有，原因： 1. 2.
护士签名	
医师签名	

时间	住院第 4 ~ 27 天	出院日
主要诊疗工作	□ 上级医师查房，注意病情变化 □ 住院医师完成常规病历书写 □ 复查血常规 □ 注意观察体温、血压、体重等 □ 成分输血、抗感染等支持治疗（必要时） □ 造血生长因子（必要时）	□ 上级医师查房，确定有无并发症情况，明确是否出院 □ 完成出院记录、病案首页、出院证明书等，向患者交代出院后的注意事项，如返院复诊的时间、地点，发生紧急情况时的处理等
重要医嘱	长期医嘱： □ 洁净饮食 □ 抗感染等支持治疗 □ 其他医嘱 临时医嘱： □ 血、尿、便常规 □ 血生化、电解质 □ 输血医嘱（必要时） □ G-CSF 5μg/（kg·d）（必要时） □ 影像学检查（必要时） □ 病原微生物培养（必要时） □ 静脉插管维护、换药 □ 其他医嘱	出院医嘱： □ 出院带药 □ 定期门诊随访 □ 监测血常规、血生化、电解质
主要护理工作	□ 随时观察患者情况 □ 心理与生活护理 □ 化疗期间嘱患者多饮水	□ 指导患者办理出院手续
病情变异记录	□ 无　□ 有，原因： 1. 2.	□ 无　□ 有，原因： 1. 2.
护士签名		
医师签名		

（林　冬　王建祥）

第四节
急性髓系白血病（非急性早幼粒细胞白血病）

一、急性髓系白血病（非急性早幼粒细胞白血病）诊断

（一）目的

确立急性髓系白血病（acute myelocytic leukemia，AML）［非急性早幼粒细胞白血病（APL）］一般诊疗的标准操作规程，确保患者诊疗的正确性和规范性。

（二）范围

适用急性髓系白血病（非APL）患者的诊疗。

（三）诊断要点与依据

1. 诊断依据　根据 *World Health Organization Classification of Tumors. Pathology and Genetic of Tumors of Haematopoietic and Lymphoid Tissue*（2016），《血液病诊断及疗效标准》（第4版，科学出版社）。

2. 诊断要点　急性髓系白血病诊断主要根据临床症状、体征及实验室检查来确定，其中最主要的是骨髓/外周血细胞形态学改变。骨髓或外周血髓系原始细胞比例≥20%即可明确急性髓系白血病的诊断，某些伴有重现性染色体异常者［如t（8；21）（q22；q22）、t（16；16）（p13；q22）、inv（16）（p13；q22）、t（15；17）（q22；q12）］髓系原始细胞比例即使低于20%亦应当诊断为AML。细胞化学、细胞免疫表型分析以及遗传学检查对进一步明确诊断及白血病分型具有重要意义。

3. 临床表现　所有临床表现由于正常骨髓造血衰竭以及白血病细胞浸润引起的相关症状，包括贫血、出血、感染以及髓外浸润等相关症状和体征。

4. 实验室检查

（1）血常规：多数患者存在不同程度的贫血、白细胞计数增高以及血小板减少。多数患者白细胞分类可见不同比例原始/幼稚细胞。

（2）骨髓形态学：多数病例骨髓象有核细胞显著增多，主要是白血病性的原始幼稚细胞，偶有患者先表现全血细胞减少，骨髓增生低下，但细胞成分以髓系原始幼稚细胞为主。

5. AML分型（依照WHO 2016）

（1）伴有重现性遗传学异常AML，包括伴t（8；21）（q22；q22）/AML1-ETO、t（16；16）（p13；q22）或inv（16）（p13；q22）/CBFβ-MYH11、t（15；17）（q22；q12）/PML-RARα、t（9；11）（p22；q23）/MLLT3-MLL、t（6；9）（p23；q34）/DEK-NUP214、inv（3）（q21q26.2）或t（3；3）（q21；q26.2）/RPN1-EVI1、t（1；22）（p13；q13）/RBM15-MKL1、BCR-ABL1、NPM1突变、CEBPA突变、RUNX1突变的AML。

（2）具有MDS特点的AML。

（3）治疗相关的AML。

（4）其他非特指型AML：既往FAB分型提出AML微分化型（M_0）、AML未成熟型（M_1）、AML成熟型（M_2）、粒单核细胞AML（M_4）、单核细胞型AML（M_5）、红白血病（M_6）、巨核细胞型AML（M_7）、嗜碱性粒细胞型AML、全骨髓增殖症伴骨髓纤维化。

（5）髓系肉瘤。

6. AML鉴别诊断

（1）骨髓增生异常综合征：该疾患的EB-Ⅰ及EB-Ⅱ型除病态造血外，外周血中有原始和幼稚细胞，

全血细胞减少和染色体异常，易与白血病相混淆。MDS 起病和进展常比较缓慢，一般就诊前已有较长时间的一段血象异常病史，而急性白血病起病急，进展迅速；MDS 骨髓和/或外周血原始和幼稚细胞的比例增高，但比例<20%，骨髓活检可见 ALIP 现象；MDS 患者肝、脾、淋巴结肿大和其他髓外浸润的症状远较急性白血病患者的少见。

（2）类白血病反应：严重的感染可出现类白血病反应，白细胞明显增多伴有不同比例原始幼稚细胞出现，需与 AML 鉴别。类白血病反应一般无贫血和血小板减少，如果有也为轻度减少；外周血中原始、幼稚细胞比例多较低，更重要的是无形态异常；骨髓象虽然可见原始和幼稚细胞，但一般<20%，且无形态异常；无染色体异常；碱性磷酸酶活力显著增高；病程良性，血液学异常是暂时的，在去除病因或治疗原发病后即可恢复正常且不会复发。

（3）再生障碍性贫血及特发性血小板减少性紫癜：二者血象与白细胞不增多的白血病可能混淆，但肝、脾、淋巴结不大，仔细检查骨髓象无异常增多的白血病细胞，染色体检查常常无异常。

（4）急性粒细胞缺乏症恢复期：在药物或某些感染引起的粒细胞缺乏症的恢复期，骨髓中早幼粒细胞明显增加。但该症多有明确病因，血小板正常，早幼粒细胞中无 Auer 小体。短期内骨髓成熟粒细胞恢复正常。

7. AML 预后分层　目前参照中国 AML 指南（2017 年版）进行 AML 的预后分层（表 1-4）。

表 1-4　AML 遗传学/分子异常预后分层

预后等级	细胞遗传学	分子遗传学
预后良好	inv（16）（p13q22）或 t（16；16）（p13；q22） t（8；21）（q22；q22）	NPM1 突变但不伴有 FLT3-ITD 突变 CEBPA 双突变
预后中等	正常核型 t（9；11）（p22；q23） 其他异常	inv（16）（p13；q22）或 t（16；16）（p13；q22）伴有 C-kit 突变 t（8；21）（q22；q22）伴有 C-kit 突变
预后不良	单体核型 复杂核型（≥3 种），不伴有 t（8；21）（q22；q22）、inv（16）（p13；q22）或 t（16；16）（p13；q22）或 t（15；17）（q22；q12） −5；−7；5q−；−17 或 abn（17p） 11q23 染色体易位，除外 t（9；11） inv（3）（q21q26.2）或 t（3；3）（q21q26.2） t（6；9）（p23；q34） t（9；22）（q34.1；q11.2）	TP53 突变 RUNX1（AML1）突变* ASXL1 突变* FLT3-ITD 突变

注：*这些异常如果发生于预后良好组时，不应作为不良预后标志。

DNMT3a，RNA 剪接染色质修饰基因突变（SF3B1、U2AF1、SRSF2、ZRSR2、EZH2、BCOR、STAG2），这几种基因突变在非 t（8；21）（q22；q22）、inv（16）（p13q22）或 t（16；16）（p13；q22）或 t（15；17）（q22；q12）AML 时，预后不良。

（四）诊断规程

1. 采集病历

（1）现病史：包括患者症状（贫血、出血、感染以及髓外浸润等相关症状）初始时间、严重程度以及相关治疗情况。

（2）既往史、个人史：包括是否有肿瘤病史以及白血病、肿瘤家族史，对于存在家族性白血病可能的患者，应进行相关的检查；并询问其他重要脏器疾病史。

（3）体检：包括贫血、出血相关体征，肝、脾、淋巴结肿大情况，有无感染病灶等。

2．入院检查

（1）初诊时

1）必要检查

常规：血常规、尿常规、便常规+潜血、血型。

骨髓：①骨髓细胞形态学（应包括三系病态造血的具体描述）。②骨髓活检病理（石蜡包埋，同时进行骨髓病理免疫组织化学染色）。③细胞组织化学染色、巨核细胞酶标。④细胞免疫表型分析：流式细胞仪免疫表型分析。

遗传学：①细胞遗传学。染色体核型（含荧光免疫原位杂交检测MLL基因重排）。②分子遗传学。PML/RARa、AML1/ETO、CBFb/MYH11、MLL重排、BCR-ABL1、C-KIT、FLT3-ITD、FLT3-TKD、NPM1、CEBPA、TP53、RUNX1（AML1）、ASXL1、IDH1、IDH2基因突变，这些检查是AML分型和危险度分组的基础。

血液生化：肝肾功能、空腹血糖、电解质六项、乳酸脱氢酶及同工酶、心肌酶谱、感染相关标志物（乙肝两对半、丙肝抗体、甲肝抗体、梅毒螺旋体抗体、HIV抗体）、凝血八项。

其他：心电图、胸片、肺CT、腹部B超。

细菌、真菌培养+药敏：鼻、咽、肛周、痰培养及感染部位分泌物培养，住院中体温高于38.5℃，持续2天以上，非感染原因难以解释送可疑部位分泌物及血培养

2）需要检查。AML1/ETO（定量）、MLL/AF4、CBFβ/MYH11（定量）；髓外浸润：病理活检；眼底、口腔、耳鼻喉检查。

3）可选检查。①骨髓：细胞化学（N-ALP、PAS、铁染色）。②分子遗传学：DNMT3a、TET2及RNA剪接染色质修饰基因突变（SF3B1、U2AF1、SRSF2、ZRSR2、EZH2、BCOR、STAG2）突变，这些检查对于AML的预后判断及治疗药物选择具有一定的指导意义；WT1表达水平。③其他：电镜形态及免疫组织化学（MPO、PPO）；白血病综合药敏。④免疫学：免疫球蛋白定量、淋巴细胞亚群。⑤脑脊液检查：包括压力、常规、生化、β_2微球蛋白、流式细胞仪微小残留病检测（疑为中枢神经系统白血病时）。

（2）诱导治疗期

1）必要检查：疗程结束第一天及疗程结束后7~10天，复查骨髓分类及MRD。

2）需要检查：依照临床情况进行血液学、血液生化等检查。

（3）缓解后治疗期

1）必要检查。①骨髓细胞形态学：每次巩固强化治疗开始前必须进行以明确疾病状态。②遗传学：若有初诊时染色体核型异常及其他分子生物学标志物（如FLT3及NPM1异常等），复查至正常；初诊存在AML1/ETO、CBFβ/MYH11、NPM1突变的患者应定期使用定量PCR方法复查。③血液生化等：每次巩固强化治疗开始前复查肝肾功能、空腹血糖、电解质六项、乳酸脱氢酶及同工酶、心肌酶谱、感染相关标志物（乙肝两对半、丙肝抗体、甲肝抗体、梅毒螺旋体抗体、HIV抗体）。④其他：每次巩固强化治疗开始前进行心电图、胸片、肺CT、心脏及腹部B超。⑤细菌、真菌培养+药敏：鼻、咽、肛周、痰培养及感染部位分泌物培养，住院中体温高于38.5℃，持续2天以上，非感染原因难以解释送可疑部位分泌物及血培养。

2）可选检查。①免疫学：免疫球蛋白定量及淋巴细胞亚群于缓解后3、6、12、18、24、36个月复查（注明IL-2使用情况）。②残留病检测：采用流式细胞术监测微小残留病，诱导治疗结束、早期巩固强化结束、晚期巩固强化结束、治疗结束后每6个月直至结束后3年。

（4）复发后

1）必要检查。①骨髓细胞形态学。②细胞遗传学：染色体核型。③分子遗传学：FLT3-ITD、FLT3-TKD。④细胞免疫表型分析：流式细胞仪检测细胞免疫表型。⑤基因突变筛查，尤其是对于具有

靶向治疗药物的基因突变位点进行检查，从而治疗靶向药物的应用。⑥血液生化及脏器功能评价：若拟进行下一步治疗必须进行本类检查。

　　2）可选检查。①白血病细胞耐药检测：白血病综合药敏。②全基因组测序和/或 RNA 测序，寻找合适的治疗靶点。③免疫学：周血淋巴细胞亚群、免疫球蛋白定量。

二、治疗方案的选择

（一）诱导化疗方案

依照患者年龄、身体状况以及器官功能情况选择治疗方案（图 1-5）。

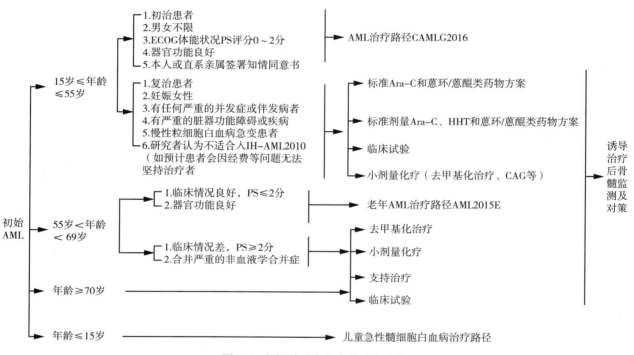

图 1-5　急性髓系白血病的治疗选择

　　1. 年龄在 15～55 岁的初治患者，符合进入 CAMLG2016 治疗路径者诱导以及缓解后治疗参见图 1-6 设定方案。应用中大剂量阿糖胞苷诱导及巩固治疗的患者，如无严重的药物相关副作用，诱导治疗及第一疗程巩固治疗原则不做调整。之后如果出现下列情况：①巩固治疗期间骨髓恢复时间（自化疗结束，至中性粒细胞恢复至≥1.0×10^9/L 和/或血小板≥100×10^9/L）超过 6 周。②巩固治疗期间中性粒细胞≤0.2×10^9/L 的持续时间（自停阿糖胞苷化疗开始计算）超过 21 天。③患者有活动性肺曲霉菌感染或既往有念珠菌败血症史、现仍有肝脾等部位潜在感染灶者。④治疗期间出现 3 级（NCI CTCAE 版本 3.0）或 3 级以上非血液学毒性者。⑤患者不同意大剂量化疗。

　　调整治疗方案，下一疗程终止中大剂量阿糖胞苷使用，应用替代方案，但总的缓解后治疗周期保证 6 个疗程。

　　替代方案：①DA：DNR 45mg/（m²·d）×3 天；Ara-C 100mg/（m²·d）×6 天。②MA：MTZ 6～8 mg/（m²·d）×3 天；Ara-C 100mg/（m²·d）×6 天。

　　2. 55～69 岁 AML 患者，临床情况良好、无严重脏器合并症，进入老年 AML 治疗路径 AML2015E（图 1-7）。

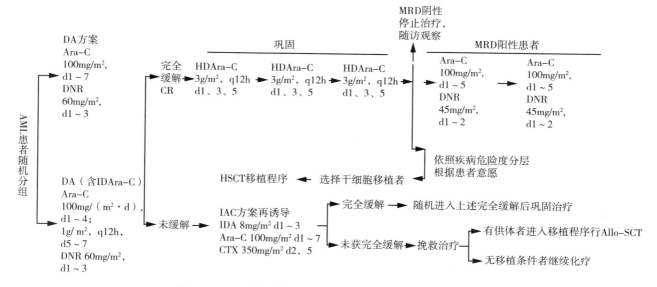

图1-6 AML治疗路径CAMLG2016（含诱导及缓解后治疗）

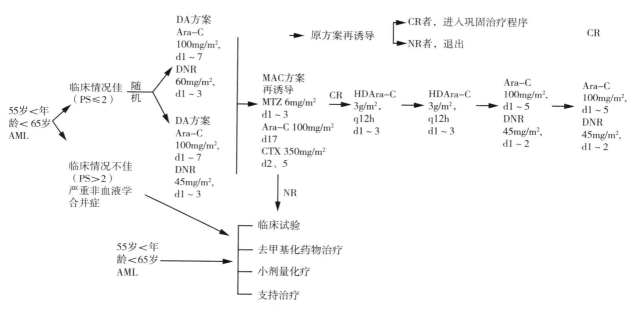

图1-7 老年AML治疗路径AML2015E

3. 未进入上述2类路径者，可选用下述诱导治疗方案：

（1）中剂量HAD

HHT 2mg/（m²·d）×7天

DNR 40mg/（m²·d）×3天

Ara-C 100mg/（m²·d），第1~4天；1g/㎡，q12h，第5~7天

（2）DA

DNR 60mg/（m²·d）×3天

Ara-C 100~200mg/（m²·d）×7天

（3）IA

IDA 10~12 mg/（m²·d）×3天

Ara-C 100 ~ 200mg/（m²·d）×7天

（4）HAD

HHT 2mg/（m²·d）×7天

DNR 45mg/（m²·d）×3天

Ara-C 100 mg/（m²·d）×7天

（5）MA

MTZ 6 ~ 8mg/（m²·d）×3天

Ara-C 100 ~ 200mg/（m²·d）×7天

（6）HAM

HHT 2mg/（m²·d）×7天

MTZ 6 ~ 8mg/（m²·d）×3天

Ara-C 100 mg/（m²·d）×7天

（7）去甲基化药物治疗：AZA 75mg/m²，第 1 ~ 7 天，或 DAC 20mg/m²，第 1 ~ 5 天。

（8）去甲基化药物联合 CAG

AZA 75mg/m²，第 1 ~ 7 天，或 DAC 20mg/m²，第 1 ~ 5 天

ACM 20mg/d，第 4 ~ 7 天

Ara-C 10mg/m²，q12h，第 4 ~ 14 天

G-CSF 200μg/（m²·d），第 4 ~ 14 天。当 ANC>5×10⁹/L 或 WBC>20×10⁹/L 时，G-CSF 暂停或减量。

（二）诱导治疗后监测

所有治疗患者诱导治疗结束当天、第 7 ~ 10 天以及 21 天左右行骨髓形态学监测，进入 CAMLG2016、AML2015E 的患者治疗方案调整参照路径设定原则，其他患者可根据骨髓增生、白血病细胞比例以及患者身体状况调整治疗方案，调整原则参见图 1-8。

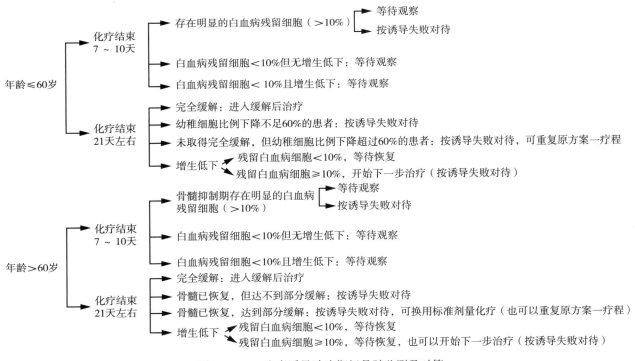

图 1-8　AML 患者诱导治疗期间骨髓监测及对策

（三）缓解后巩固化疗

1. 进入CAMLG2016以及AML2015E患者　进入CAMLG2016以及AML2015E治疗路径的患者参照路径设定方案进行缓解后巩固治疗及定期随访监测。干细胞移植选择参照图1-9进行。

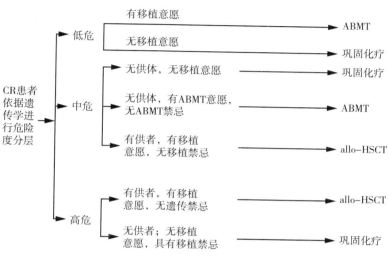

图1-9　CAMLG2016干细胞移植选择

2. 非CAMLG2016以及AML2015E路径患者　可参照CAMLG2016以及AML2015E设定方案进行。亦可依据临床情况进行6～8疗程化疗，大剂量Ara-C或含有中剂量Ara-C的方案不超过3个疗程。

大于60岁患者缓解后巩固方案：对于具有良好细胞遗传学的患者应尽可能选择中剂量阿糖胞苷巩固治疗，其他可选择标准剂量阿糖胞苷为基础的联合化疗；身体条件良好者可选择减低剂量预处理的HSCT。

巩固治疗方案选择：

（1）HA

HHT 2.5mg/（m²·d）×5～7天

Ara-C 100～200mg/（m²·d）×5～7天

（2）DA

DNR 45mg/（m²·d）×3天

Ara-C 100～200mg/（m²·d）×5～7天

（3）IA

IDA 10～12 mg/（m²·d）×3天

Ara-C 100～200mg/（m²·d）×5～7天

（4）MA

MTZ 6～8mg/（m²·d）×3天

Ara-C 100～200mg/（m²·d）×5～7天

（5）中剂量Ara-C 1～3g/m²，q12h×3天

（6）DA（含ID-Ara-C）

DNR 45mg/（m²·d）×3天

Ara-C 1.5g/m²，q12h×3天

（7）MA（含ID-Ara-C）

MTZ 6～8mg/（m²·d）×3天

Ara-C 1.5g/m², q12h×3天

(8) IA(含 ID-Ara-C)

IDA 8mg/(m²·d)×3天

Ara-C 1.5g/m², q12h×3天

(9) 去甲基化药物巩固维持治疗

AZA 75mg/m²,第1~7天,或 DAC 20mg/m²,第1~5天。

去甲基化药物联合 CAG:AZA 75mg/m²,第1~7天,或 DAC 20mg/m²,第1~5天;ACR 20mg/d,第四天开始×5~7天;Ara-C 100~200mg/(m²·d),第四天开始×5~7天。

(10) G-CSF 200μg/(m²·d),第4~10天。当 ANC>5×10⁹/L 或 WBC>20×10⁹/L 时,G-CSF 暂停或减量。

(四)诱导治疗失败

诱导治疗失败的 AML 患者,小于60岁患者依照身体情况、初始诱导治疗方案及治疗意愿考虑下一步挽救治疗方案;大于60岁者以支持治疗为主,亦可进入临床试验。

1. IAC/MAC 方案

IDA 8mg/(m²·d),第1~3天,或 MTZ 6~8mg/(m²·d),第1~3天

Ara-C 100mg/(m²·d),第1~7天

CTX 350mg/(m²·d),第2、5天(或拆分至第2、5天使用)

2. FLAG 方案

Flu 30mg/(m²·d),第1~5天

Ara-C 1~2g/(m²·d),第1~5天

G-CSF 300μg/d,第0~5天

3. 去甲基化药物联合 CAG

AZA 75mg/m²,第1~7天,或 DAC 20mg/m²,第1~5天

ACM 20mg/d,第4天开始×5~7天

Ara-C 100~200mg/(m²·d),第4天开始×5~7天

G-CSF 200μg/(m²·d),第4~10天。当 ANC>5×10⁹/L 或 WBC>20×10⁹/L 时,G-CSF 暂停或减量。

挽救治疗获得缓解的患者可参照 CAMLG2016 路径进行缓解后治疗。

(五)中枢神经系统白血病(CNSL)的防治

CNSL 的预防及治疗参见图1-10。鞘注方案如下:MTX 10mg,Ara-C 50mg,DXM 10mg。

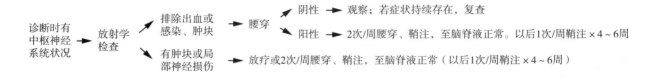

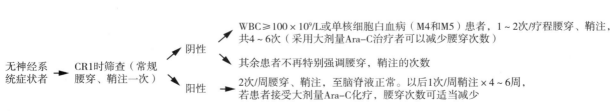

图1-10 AML 患者(中枢神经系统白血病的防治)

（六）造血干细胞移植（HSCT）

具有不良预后遗传学/分子标记、起病高白细胞（白细胞计数大于 $100 \times 10^9/L$）、前驱血液病史、治疗相关白血病、两疗程诱导治疗不缓解等高危患者均推荐诱导缓解后行异基因干细胞移植；具有中等预后遗传学/分子标记患者、无法判断危险分层的患者，亦可考虑 allo-HSCT。HSCT 详情参阅干细胞移植相关路径。

（七）诱导以及巩固治疗结束后的随访监测治疗

AML 患者完成全部治疗后仍需随访监测 3~5 年，详情参见图 1-11。

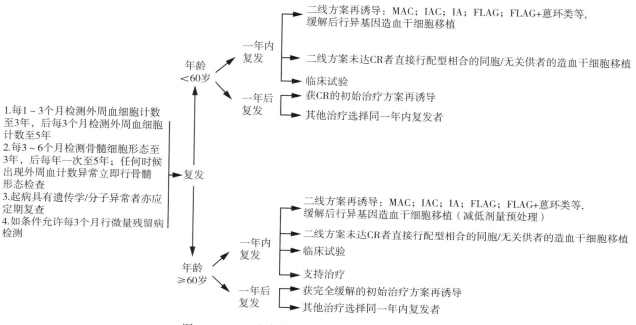

图 1-11　AML 患者诱导巩固治疗结束后的随访监测

三、化疗前准备

详见相关规范。

四、化疗

开始于入院第 3~5 天。

五、化疗后恢复期 21 天内，必须复查的检查项目

1. 血常规，血生化、电解质。
2. 脏器功能评估。
3. 骨髓检查（如 21 天时血象仍处于恢复过程中，可延长至出院日之前）。
4. 微小残留病变检测。

六、化疗中及化疗后治疗

参见相关规范。

七、出院标准

1. 一般情况良好。
2. 没有需要住院处理的并发症和/或合并症。

八、初治急性髓系白血病（非APL）临床治疗表单

适用对象：第一诊断为急性髓系白血病（初治非APL）（ICD10：M9840/3；M9861/3；M9867/3；M9870-4/3；M9891-7/3；M9910/3；M9920/3），行诱导化疗

患者姓名：_____性别：_____　年龄：_____门诊号：_____住院号：_____

住院日期：____年__月__日　出院日期：____年__月__日　标准住院日：32天内

时间	住院第1天	住院第2天
主要诊疗工作	□ 向家属告病重或病危并签署病重或病危通知书 □ 患者家属签署骨穿同意书、腰穿同意书、输血知情同意书、静脉插管同意书（条件允许时） □ 询问病史及体格检查 □ 完成病历书写 □ 开化验单 □ 上级医师查房与化疗前评估 □ 根据血象及凝血象决定是否成分输血、是否白细胞单采、是否用羟基脲	□ 上级医师查房 □ 完成入院检查 □ 骨穿：骨髓形态学检查、免疫分型、细胞遗传学、融合基因和预后相关基因突变检测 □ 根据骨髓、血象及凝血象决定是否成分输血，是否白细胞单采，是否用羟基脲、阿糖胞苷 □ 完成必要的相关科室会诊 □ 住院医师完成上级医师查房记录等病历书写
重要医嘱	长期医嘱： □ 血液病一级护理常规 □ 饮食：◎普食◎糖尿病饮食◎其他 □ 抗生素（必要时） □ 补液治疗（水化、碱化） □ 其他医嘱 临时医嘱： □ 血常规、尿常规、便常规、血型、血生化、电解质、凝血功能、输血前检查 □ 预约胸片、心电图、腹部B超（视患者情况而定） □ 预约超声心动（视患者情况而定） □ 病原微生物培养（必要时） □ 输血医嘱（必要时） □ 白细胞单采术（必要时） □ 羟基脲（必要时） □ 阿糖胞苷 □ 其他医嘱	长期医嘱： □ 患者既往基础用药 □ 抗生素（必要时） □ 补液治疗（水化、碱化） □ 防治高尿酸血症肾病（别嘌醇） □ 其他医嘱 临时医嘱： □ 骨穿 □ 骨髓形态学、免疫分型、细胞遗传学、融合基因和预后相关基因突变检测 □ 血常规 □ 输血医嘱（必要时） □ 白细胞单采术（必要时） □ 羟基脲（必要时） □ 阿糖胞苷 □ 其他医嘱
主要护理工作	□ 介绍病房环境、设施和设备 □ 入院护理评估	□ 宣教（血液病知识）
病情变异记录	□ 无　□ 有，原因： 1. 2.	□ 无　□ 有，原因： 1. 2.
护士签名		
医师签名		

时间	住院第 3~5 天	
主要 诊疗 工作	□ 根据初步骨髓结果制定治疗方案 □ 患者家属签署化疗知情同意书 □ 住院医师完成病程记录 □ 上级医师查房	□ 化疗 □ 重要脏器保护 □ 镇吐 □ 静脉插管术（条件允许时）
重 要 医 嘱	**长期医嘱：** □ 化疗医嘱（以下方案选一） □ HDA 　HHT 2mg/（m²·d）×7天 　DNR 40mg/（m²·d）×3天 　Ara-C 100mg/（m²·d）×7天 □ DA（ID-Ara-C） 　DNR 60mg/（m²·d）×3天 　Ara-C 100mg/（m²·d）×第1~4天 　Ara-C 1.0g/m²，q12h×第5~7天 □ DA 　DNR45~90mg/（m²·d）×3天 　Ara-C 100~200mg/（m²·d）×7天 □ MA 　MTZ 6~8mg/（m²·d）×3天 　Ara-C 100~200mg/（m²·d）×7天 □ 去甲基化+CAG 　AZA 75mg/m²，第1~7天 　（或 DAC 20mg/m²，第1~5天） 　ACR 20mg/d，第4~7天 　Ara-C 10mg/m²，q12h，第4~14天 　G-CSF 200μg/（m²·d），第4~14天。当 ANC>5×10⁹/L或 WBC>20×10⁹/L时，G-CSF 暂停或减量 □ 真菌感染的预防（泊沙康唑或伏立康唑） □ 补液治疗（水化、碱化） □ 重要脏器功能保护：防治高尿酸血症肾病（别嘌醇）等 □ 镇吐、抗感染等对症支持治疗医嘱 **临时医嘱：** □ 输血医嘱（必要时） □ 每周复查血生化、电解质 □ 血培养（高热时） □ 其他医嘱	□ HDA（ID-Ara-C） 　HHT 2mg/（m²·d）×7天 　DNR 40mg/（m²·d）×3天 　Ara-C 100mg/（m²·d）×第1~4天 　Ara-C 1.0g/m²，q12h×第5~7天 □ IA 　IDA 10~12 mg/（m²·d）×3天 　Ara-C 100~200mg/（m²·d）×7天 □ HAM 　HHT 2mg/（m²·d）×7天 　Ara-C 100mg/（m²·d）×7天 　MTZ 6~8 mg/（m²·d）×3天 □ 去甲基化药物治疗 　AZA 75mg/m²，第1~7天 　（或 DAC 20mg/m²，第1~5天） □ 其他医嘱 □ 心电监护（必要时） □ 每天复查血常规 □ 静脉插管维护、换药
主要 护理 工作	□ 随时观察患者病情变化 □ 化疗期间嘱患者多饮水	□ 心理与生活护理
病情 变异 记录	□ 无　□ 有，原因： 1. 2.	
护士 签名		
医师 签名		

时间	住院第6~21天	住院第22~31天	出院日
主要诊疗工作	□ 上级医师查房，注意病情变化 □ 住院医师完成病历书写 □ 每周复查血常规至少2次 □ 注意观察体温、血压、体重等 □ 成分输血、抗感染等支持治疗（必要时） □ 造血生长因子（必要时） □ 骨髓检查（化疗后7天可选）	□ 上级医师查房 □ 住院医师完成常规病历书写 □ 根据血常规情况，决定复查骨穿	□ 上级医师查房，进行化疗（根据骨穿）评估，确定有无并发症情况，明确是否出院 □ 完成出院记录、病案首页、出院证明书等 □ 向患者交代出院后的注意事项，如返院复诊的时间、地点，发生紧急情况时的处理等
重要医嘱	长期医嘱： □ 洁净饮食 □ 抗感染等支持治疗（必要时） □ 其他医嘱 临时医嘱： □ 血、尿、便常规 □ 血生化、电解质 □ 输血医嘱（必要时） □ G-CSF 5μg/（kg·d）（必要时） □ 影像学检查（必要） □ 病原微生物培养（必要时） □ 血培养（高热时） □ 静脉插管维护、换药 □ 骨穿（可选） □ 骨髓形态学（可选） □ 其他医嘱	长期医嘱： □ 洁净饮食 □ 停抗生素（根据体温及症状、体征及影像学） □ 其他医嘱 临时医嘱： □ 骨穿 □ 骨髓形态学、微小残留病检测 □ 血、尿、便常规 □ HLA配型（符合造血干细胞移植条件者） □ G-CSF 5μg/（kg·d）（必要时） □ 输血医嘱（必要时） □ 完全缓解后可行腰穿，鞘内注射（MTX 10~15mg，Ara-C 40~50mg，DXM 5mg） □ 脑脊液常规、生化、甩片（有条件时） □ 其他医嘱	出院医嘱： □ 出院带药 □ 定期门诊随访 □ 监测血常规、血生化、电解质
主要护理工作	□ 随时观察患者情况 □ 心理与生活护理 □ 化疗期间嘱患者多饮水	□ 随时观察患者情况 □ 心理与生活护理 □ 指导患者生活护理	□ 指导患者办理出院手续
病情变异记录	□ 无 □ 有，原因： 1. 2.	□ 无 □ 有，原因： 1. 2.	□ 无 □ 有，原因： 1. 2.
护士签名			
医师签名			

九、完全缓解的急性髓系白血病（非APL）临床治疗表单

适用对象：第一诊断急性髓系白血病（非 APL 获 CR 者）（ICD10：M9840/3 M9861/3；M9867/3；M9870-4/3；M9891-7/3；M9910/3；M9920/3），拟行巩固化疗

患者姓名：_____ 性别：_____ 年龄：_____ 门诊号：_____ 住院号：_____

住院日期：____年__月__日 出院日期：____年__月__日 标准住院日：21 天

时间	住院第1天	住院第2天
主要诊疗工作	□ 患者家属签署输血同意书、骨穿同意书、腰穿同意书、静脉插管同意书 □ 询问病史及体格检查 □ 完成病历书写 □ 开化验单 □ 上级医师查房与化疗前评估	□ 上级医师查房 □ 完成入院检查 □ 骨穿（骨髓形态学检查、微小残留病变检测） □ 腰穿+鞘内注射 □ 根据血象决定是否成分输血 □ 完成必要的相关科室会诊 □ 住院医师完成上级医师查房记录等病历书写 □ 确定化疗方案和日期
重要医嘱	长期医嘱： □ 血液病二级护理常规 □ 饮食：◎普食◎糖尿病饮食◎其他 □ 抗生素（必要时） □ 其他医嘱 临时医嘱： □ 血常规、尿常规、便常规、血型、血生化、电解质、凝血功能、输血前检查 □ 胸片、心电图、腹部B超 □ 超声心动（视患者情况而定） □ 静脉插管术（有条件时） □ 病原微生物培养（必要时） □ 输血医嘱（必要时） □ 其他医嘱	长期医嘱： □ 患者既往基础用药 □ 抗生素（必要时） □ 其他医嘱 临时医嘱： □ 骨穿 □ 骨髓形态学、微小残留病检测 □ 血常规 □ 腰穿，鞘内注射（MTX 10mg，Ara-C 40～50mg，DXM 5mg） □ 脑脊液常规、生化、细胞形态、流式细胞仪检测白血病细胞 □ 输血医嘱（必要时） □ 其他医嘱
主要护理工作	□ 介绍病房环境、设施和设备 □ 入院护理评估	□ 宣教（血液病知识）
病情变异记录	□ 无 □ 有，原因： 1. 2.	□ 无 □ 有，原因： 1. 2.
护士签名		
医师签名		

时间	住院第3天	
主要诊疗工作	□ 患者家属签署化疗知情同意书 □ 住院医师完成病程记录 □ 上级医师查房、制定化疗方案 □ 化疗 □ 重要脏器保护 □ 镇吐	
重要医嘱	**长期医嘱：** □ 化疗医嘱（以下方案选一） □ DA DNR 45mg/（m²·d）×3天 Ara-C 100～200mg/（m²·d）×5～7天 □ MA MTZ 6～8mg/（m²·d）×3天 Ara-C 100～200mg/（m²·d）×5～7天 □ HA HHT 2～2.5mg/（m²·d）×5～7天 Ara-C 100～200mg/（m²·d）×5～7天 □ IA（含 ID-Ara-C） IDA 8 mg/（m²·d）×3天 Ara-C 1.5g/m²·q12h×3天 □ AA ACM 20mg/d×7天 Ara-C 100～200mg/（m²·d）×5～7天 □ 补液治疗（水化、碱化） □ 镇吐、抗感染等医嘱 □ 其他医嘱 **临时医嘱：** □ 输血医嘱（必要时） □ 心电监护（必要时） □ 每周复查血生化、电解质 □ 每日复查血常规 □ 血培养（高热时） □ 静脉插管维护、换药 □ 其他医嘱	□ DA（ID-Ara-C） DNR 45mg/（m²·d）×3天 Ara-C 1.0～2.0g/m²，q12h×3天 □ MA（ID-Ara-C） MTZ 6～8mg/（m²·d）×3天 Ara-C 1.0～2.0g/m²，q12h×3天 □ 中大剂量 Ara-C Ara-C 1～3g/m²，q12h×3天 □ IA IDA 10～12 mg/（m²·d）×3天 Ara-C 100～200mg/（m²·d）×5～7天
主要护理工作	□ 随时观察患者病情变化 □ 心理与生活护理 □ 化疗期间嘱患者多饮水	
病情变异记录	□ 无 □ 有，原因： 1. 2.	
护士签名		
医师签名		

时间	住院第 4～20 天	出院日
主要诊疗工作	□ 上级医师查房，注意病情变化 □ 住院医师完成常规病历书写 □ 复查血常规 □ 注意观察体温、血压、体重等 □ 成分输血、抗感染等支持治疗（必要时） □ 造血生长因子（必要时）	□ 上级医师查房，确定有无并发症情况，明确是否出院 □ 完成出院记录、病案首页、出院证明书等，向患者交代出院后的注意事项，如返院复诊的时间、地点，发生紧急情况时的处理等
重要医嘱	长期医嘱： □ 洁净饮食 □ 抗感染等支持治疗 □ 其他医嘱 临时医嘱： □ 血、尿、便常规 □ 血生化、电解质 □ 输血医嘱（必要时） □ G-CSF 5μg/（kg·d）（必要时） □ 影像学检查（必要时） □ 病原微生物培养（必要时） □ 静脉插管维护、换药 □ 其他医嘱	出院医嘱： □ 出院带药 □ 定期门诊随访 □ 监测血常规、血生化、电解质
主要护理工作	□ 随时观察患者情况 □ 心理与生活护理 □ 化疗期间嘱患者多饮水	□ 指导患者办理出院手续
病情变异记录	□ 无　□ 有，原因： 1. 2.	□ 无　□ 有，原因： 1. 2.
护士签名		
医师签名		

（魏　辉　王建祥）

第五节

急性早幼粒细胞白血病

一、急性早幼粒细胞白血病诊断

（一）目的

确立急性早幼粒细胞白血病（acute promyeloid leukemia，APL）一般诊疗的标准操作规程，确保患者诊疗的正确性和规范性。

（二）范围

适用急性早幼粒细胞白血病患者的诊疗。

（三）诊断依据与要点

1. 诊断依据　根据 *World Health Organization Classification of Tumors.Pathology and Genetic of Tumors of Haematopoietic and Lymphoid Tissue*（2016）和《血液病诊断及疗效标准》（张之南、沈悌主编，第四版，科学出版社，2018年）诊断。

2. 诊断要点

（1）临床表现：可有急性白血病常见的贫血、出血及感染征象，显著的特点是多数患者出血倾向严重，部分出现弥散性血管内凝血表现。

（2）血细胞形态学（包括细胞化学）：骨髓和/或外周血出现异常早幼粒细胞。

（3）免疫分型：CD33⁺、CD13⁺、MPO⁺；CD34和HLA-DR常（–），CD15或弱（+），常共表达CD2和CD9。

（4）细胞遗传学：常规染色体显带技术证实第15与17染色体易位：t（15，17）（q22；q12）或第17号染色体与5号、11号等染色体易位：t（5，17）（q35；q12）；或t（11，17）（q23；q12）等；荧光原位杂交技术证实PML/RARα。

（5）分子遗传学：检测到PML/RARα及其变异型，包括PLZF/RARα、NuMA/RARα、NPM/RARα、STAT5b/RARα、BCOR1/RARα、TBLR1/RARα等分子学改变。

3. 鉴别诊断

（1）再生障碍性贫血/骨髓增生异常综合征：部分APL患者就诊时仅出现全血细胞减少，应仔细查看外周血以及骨髓细胞涂片寻找异常早幼粒细胞，以免误诊为再生障碍性贫血/骨髓增生异常综合征。

（2）其他类型急性髓系白血病：APL细胞形态尤其是颗粒减少的异常早幼粒细胞易与急性单核细胞白血病混淆，应当通过细胞组织化学、细胞免疫表型分析进行鉴别，APL诊断关键在于证实PML/RARα及其变异型的存在。

（四）诊断规程

1. 采集病历

（1）现病史：包括患者症状（贫血、出血、感染以及髓外浸润等相关症状）、初始时间、严重程度以及相关治疗情况，尤其注意出血症状的病史采集。

（2）既往史、个人史：包括是否有肿瘤病史以及肿瘤家族史；询问其他重要疾病史。

（3）体检：包括贫血、出血相关体征，肝脾淋巴结肿大情况，有无感染病灶等。

2. 入院检查

（1）初诊时

1）必要检查。①常规：血常规、尿常规、便常规+潜血、血型。②骨髓：骨髓分类；骨髓活检病理

（石蜡包埋），临床出血倾向明显/出凝血检查示明显异常者，暂停骨髓活检操作；细胞化学；染色体核型（包括PML/RARα荧光原位免疫杂交）；流式细胞仪免疫表型分析；43种白血病融合基因筛查（包含PML/RARα及部分变异型）、PML/RARα（定量）、WT1（定量）、血液系统疾病基因突变筛查全套。③生化：包括肝功能、肾功能、心功能、空腹血糖、血脂、电解质；乳酸脱氢酶及同工酶；心肌酶谱。④感染标志物：乙肝两对半、丙肝抗体、甲肝抗体、梅毒、HIV等。⑤凝血八项。⑥其他：心电图、胸片、胸部CT、腹部B超、心脏彩超、颅脑CT（疑诊颅内出血、中枢神经系统白血病）。⑦细菌、真菌培养+药敏：入院时常规送鼻、牙龈、咽、会阴（女）、肛周拭子培养及感染部位分泌物培养。住院中体温高于38.5℃，持续2天以上，非感染原因难以解释送可疑部位分泌物培养。

2）需要检查。眼底、口腔、耳鼻喉检查。

3）可选检查。①细胞组织化学：N-ALP、PAS、铁染色、巨核细胞酶标。②电镜形态及免疫组织化学（MPO，PPO）。③遗传学：RARα分离探针FISH。④免疫学：免疫球蛋白定量、淋巴细胞亚群、调节T淋巴细胞。

（2）诱导治疗期：诱导治疗开始第28～42天必须复查骨髓分类、PML-RARα转录本检测，血液学完全缓解者进入缓解后治疗。

（3）缓解后治疗期

1）必要检查。①常规：血常规、尿常规、便常规+潜血。②骨髓：形态、PML-RARα转录本定量（变异型复查定性）、WT1定量、染色体核型，每次巩固化疗前进行。若有初诊时染色体核型异常及其他分子生物学标志物（如FLT3异常等），复查至正常。③生化：包括肝功能、肾功能、心功能、空腹血糖、血脂、电解质；乳酸脱氢酶及同工酶；心肌酶谱。④感染标志物：包括乙肝两对半、丙肝抗体、甲肝抗体、梅毒、HIV等。⑤凝血八项。⑥其他：心电图、胸片、胸部CT、心脏及腹部B超。⑦细菌、真菌培养+药敏：入院时常规送鼻、咽、会阴（女）、肛周拭子培养及感染部位分泌物培养。住院中体温高于38.5℃，非感染原因难以解释，送可疑部位分泌物培养。

2）可选检查。免疫球蛋白定量于缓解后、3、6、12、18、24、36个月复查。淋巴细胞亚群于缓解后、3、6、12、18、24、36个月复查。

（4）复发后

1）必要检查。骨髓分类；染色体核型；流式细胞仪免疫表型；PML/RARα定量（变异型查定性）、WT1（定量）、血液系统疾病基因突变筛查全套。

2）可选检查。多药耐药基因（MDR1）、多药耐药表型（P170）；外周血淋巴细胞亚群；免疫球蛋白定量。

二、初治APL治疗方案选择

根据《中国急性早幼粒细胞白血病诊疗指南（2018年版）》（中华医学会血液学分会、中国医师协会血液学医师分会）确定治疗方案和疗程。

1. 诱导治疗　根据诱导前外周血（WBC、PLT）进行危险分层。

（1）低/中危组（诱导前外周血WBC<10×10⁹/L）：①ATRA+亚砷酸或口服砷剂±羟基脲。②ATRA+亚砷酸或口服砷剂+蒽环类药物。③砷剂不能耐受者，ATRA+DNR或IDA。

（2）高危组（诱导前外周血WBC≥10×10⁹/L）：ATRA+亚砷酸或口服砷剂+蒽环类药物。药物使用剂量（根据患者具体情况适当调整）：

ATRA 25mg/（m²·d）口服至血液学完全缓解（CR）。

亚砷酸0.16mg/（kg·d）静脉滴注至CR。

口服砷剂60mg/（kg·d）口服至CR。

DNR 25~45mg/（m²·d）静脉注射，第2、4、6或第8天。

IDA 8~12mg/（m²·d）静脉注射，第2、4、6或第8天。

诱导阶段评估：诱导治疗后较早行骨髓评价可能不能反映实际情况，一般在第4~6周、血细胞恢复后进行骨髓评价。此时，细胞遗传学一般正常。分子学反应一般在巩固2个疗程后判断。诱导治疗失败患者的治疗退出本临床路径。

2. 缓解后巩固治疗　依据危险分层［高危组患者（包括WBC≥10×10⁹/L）、低/中危组患者（WBC<10×10⁹/L）］进行治疗。

（1）低/中危组

1）ATRA+亚砷酸或口服砷剂达到CR者：ATRA 25mg/（m²·d）口服2周，间歇2周，为1疗程，共7疗程。亚砷酸0.16mg/（kg·d）或者复方黄黛片60mg/（kg·d）×4周，间歇4周，为1疗程，共4个疗程。

2）ATRA+亚砷酸或口服砷剂+蒽环类药物达到CR者：①ATRA+亚砷酸或口服砷剂+蒽环类或蒽醌类药物×3天，共2~3个疗程（ATRA不耐受可不用）。②ATRA+亚砷酸或口服砷剂+高三尖杉酯碱（HHT）2mg/（m²·d）×7天，2~3个疗程（ATRA不耐受可不用）。

3）ATRA+蒽环类药物达到CR者（砷剂不能耐受者）：①ATRA+蒽环类或蒽醌类药物×3天，共2~3个疗程。②ATRA+HHT 2mg/（m²·d）×7天，2~3个疗程。

以上每个疗程中ATRA用法为25mg/（m²·d）口服14天，亚砷酸0.16mg/（kg·d）静脉滴注14天或口服砷剂60mg/（kg·d）口服14天；DNR 25~45mg/（m²·d）静脉注射，第1~3天；IDA 8~12mg/（m²·d）静脉注射，第1~3天；米托蒽醌6~8mg/（m²·d）静脉注射，第1~3天；HHT 2mg/（m²·d），第1~7天。

（2）高危组

1）ATRA 25mg/（m²·d）口服2周，间歇2周，为1疗程，共7疗程。亚砷酸0.16mg/（kg·d）或者复方黄黛片60mg/（kg·d）×4周，间歇4周，为1疗程，共4个疗程。

2）ATRA+亚砷酸或口服砷剂+蒽环类或蒽醌类药物×3天，共2~3个疗程（ATRA不耐受可不用）。

3）ATRA+亚砷酸或口服砷剂+高三尖杉酯碱（HHT）2mg/（m²·d）×7天，2~3个疗程（ATRA不耐受可不用）。

4）ATRA+化疗（砷剂不能耐受者）：①ATRA+蒽环类或蒽醌类药物×3天+Ara-C 100mg/（m²·d）×5~7天，共3个疗程。②ATRA+HHT 2mg/（m²·d）×5~7天+Ara-C 100mg/（m²·d）×5~7天，共3个疗程。

巩固治疗结束后进行骨髓融合基因的定性或定量PCR检测。融合基因阴性者进入维持治疗；融合基因阳性者4周内复查，复查阴性者进入维持治疗；复查阳性者按复发处理，退出本路径。

3. 维持治疗　依据危险度分层进行。

（1）低/中危组

1）ATRA 25mg/（m²·d）×14天，间歇14天（第1个月）；亚砷酸0.16mg/（kg·d）或口服砷剂60mg/（kg·d）×14天，间歇14天后同等剂量×14天（第2~3个月）；每3个月为一周期，完成3个循环周期，维持治疗期共计约9个月（诱导及巩固均为ATRA+砷剂者，本维持治疗可用或不用）。

2）砷剂不耐受者，ATRA 25mg/（m²·d）×14天，间歇14天（第1个月）；MTX 15mg/m²，qw×2次，6-MP 50mg/（m²·d）×14天，间歇14天（第2~3个月）；每3个月为1周期，完成8个循环周期（2年）。

（2）高危组

1）ATRA 25mg/（m²·d）×14天，间歇14天（第1个月）；亚砷酸0.16mg/（kg·d）或口服砷剂60mg/（kg·d）×14天，间歇14天后同等剂量×14天（第2~3个月）；每3个月为一周期，完成5个循环周期，维持治疗期共计约15个月。

2）砷剂不耐受者，ATRA 25mg/（m²·d）×14天，间歇14天（第1个月）；MTX 15mg/m²，qw×2次，6-MP 50mg/（m²·d）×14天，间歇14天（第2~3个月）；每3个月为1周期，完成8个循环周期（2年）。

三、复发的APL患者

（一）再诱导治疗

1. 如果之前是以ATRA和砷剂为主的治疗方案，在CR后6个月内出现早期复发，使用蒽环类药物为基础的再诱导治疗，也可使用他米巴罗汀联合砷剂治疗；如果之前未使用过砷剂，使用ATRA+砷剂再诱导治疗；如果是CR后6个月以上的晚期复发，无论之前是否使用过砷剂，都可以使用ATRA+砷剂±蒽环类药物再诱导治疗。

2. 临床试验。

（二）缓解后治疗

1. 融合基因转阴可行自体干细胞移植或异基因造血干细胞移植。

2. 融合基因转阴但无移植条件者可应用ATO 0.16mg/（kg·d）×28天，共6疗程巩固。

3. 融合基因阳性有HLA相合的同胞/无关/单倍体供者，行异基因造血干细胞移植。

4. 融合基因阳性但无移植条件者，可进行临床试验、GO单抗联合化疗、联合化疗。

（三）再诱导治疗失败（骨髓未缓解）

1. 临床试验。

2. GO单抗联合化疗。

3. 联合化疗。

4. 他米巴罗汀联合砷剂和/或化疗。

5. 异基因造血干细胞移植。

四、中枢神经系统白血病（CNSL）的防治

CNSL的预防，诊断时为低/中危患者，应进行3次预防性鞘内治疗；诊断时为高危或复发患者，应进行6次预防性鞘内治疗。确诊CNSL退出本路径。鞘注方案为MTX 10~15mg，Ara-C 40~50mg，DXM 10mg（图1-12）。

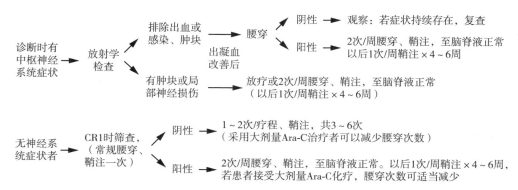

图1-12　急性早幼粒细胞白血病中枢神经系统白血病的防治

五、诱导以及巩固治疗结束后的随访监测治疗

APL患者完成全部治疗后仍需随访监测3~5年，有条件应行免疫功能监测（包括免疫球蛋白定量、免疫细胞亚群分析）：①每月检测外周血细胞计数至3年，每3~6个月检测外周血细胞计数至5年。②每3个月检测骨髓细胞形态至2年，后每6月一次至5年。③每3个月检测融合基因定量至2年，后每6个月一次至5年；若融合基因阴性则继续维持治疗；若融合基因阳性，则4周内复查，复查阴性继续维持治疗，确实阳性则按照复发治疗。④若融合基因阴性，患者无诱因地出现血细胞减少，应复查骨髓、染色体核型，以除外治疗相关的骨髓增生异常综合征或急性白血病。

六、初治成人急性早幼粒细胞白血病临床治疗表单

适用对象：第一诊断为初治急性早幼粒细胞白血病，拟行诱导化疗

患者姓名：_____ 性别：_____ 年龄：_____ 门诊号：_____ 住院号：_____

住院日期：____年__月__日 出院日期：____年__月__日 标准住院日：40天内

时间	住院第 1 天	住院第 2 天
主要诊疗工作	□ 询问病史及体格检查 □ 完成病历书写 □ 开化验单 □ 上级医师查房与化疗前评估 □ 根据血象及凝血象决定是否成分输血 □ 向家属告病重或病危并签署病重或病危通知书 □ 患者家属签署骨穿同意书、腰穿同意书、输血知情同意书、静脉插管同意书（条件允许时） □ 确定治疗方案和日期	□ 上级医师查房 □ 完成入院检查 □ 骨穿：骨髓形态学检查、免疫分型、细胞遗传学、白血病相关基因（PML/RARα 及其变异型）检测 □ 根据血象及凝血象决定是否成分输血 □ 完成必要的相关科室会诊 □ 住院医师完成上级医师查房记录等病历书写 □ 患者家属签署化疗知情同意书
重要医嘱	长期医嘱： □ 血液病一级护理常规 □ 饮食：◎普食◎糖尿病饮食◎其他 □ 抗菌药物（必要时） □ 补液治疗（水化、碱化） □ ATRA 25mg/（m²·d） 　亚砷酸 0.16mg/（kg·d）或口服砷剂 60mg/（kg·d）（可选） □ 羟基脲（可选） □ 重要脏器功能保护：防治高尿酸血症肾病（别嘌醇）、保肝等 □ 其他医嘱 临时医嘱： □ 血、尿、便常规、血型、肝肾功能、电解质、凝血功能、输血前检查 □ 胸片、心电图、B超（多部位） □ 头颅、颈胸腹部 MRI 或 CT、超声心动、血气分析（必要时） □ 静脉插管术（条件允许时） □ 病原微生物培养（必要时） □ 输血医嘱（必要时） □ 眼科会诊（眼底检查） □ 其他医嘱	长期医嘱： □ 患者既往基础用药 □ 抗菌药物（必要时） □ 补液治疗（水化、碱化） □ ATRA 25mg/（m²·d） 　亚砷酸 0.16mg/（kg·d）或口服砷剂 60mg/（kg·d）（可选） □ 羟基脲（可选） □ DNR 25～45mg/（m²·d）或 　IDA 8～12mg/（m²·d）（高危患者可选） □ Ara-C 100mg/（m²·d）（高危患者可选） □ 重要脏器功能保护：防治高尿酸血症肾病（别嘌醇）、保肝、镇吐等 □ 地塞米松防治诱导分化综合征（必要时） □ 其他医嘱 临时医嘱： □ 骨穿 □ 骨髓形态学、免疫分型、染色体核型、FISH（必要时）、白血病相关基因（PML/RARα 及其变异型）检测 □ 血常规 □ 输血医嘱（必要时） □ 其他医嘱
主要护理工作	□ 介绍病房环境、设施和设备 □ 入院护理评估	□ 宣教（血液病知识）
病情变异记录	□ 无 □ 有，原因： 1. 2.	□ 无 □ 有，原因： 1. 2.
护士签名		
医师签名		

时间	住院第3~7天	住院第8~21天
主要诊疗工作	□ 根据初步骨髓结果制定治疗方案 □ 患者家属签署化疗知情同意书 □ 复查血常规、凝血功能 □ 住院医师完成病程记录 □ 上级医师查房 □ 重要脏器保护	□ 上级医师查房，注意病情变化 □ 住院医师完成病历书写 □ 每日复查血常规 □ 复查凝血功能、肝肾功能、电解质 □ 注意观察体温、血压、体重等，防治并发症 □ 成分输血、抗感染等支持治疗（必要时）
重要医嘱	长期医嘱： □ ATRA 25mg/（m²·d） 　亚砷酸0.16mg/（kg·d）或口服砷剂60mg/（kg·d）（可选） □ DNR 25~45mg/（m²·d）或IDA 8~12mg/（m²·d） 　qd/qod×3~4次（可选） □ Ara-C 100mg/（m²·d）×7天（可选） □ 地塞米松防治诱导分化综合征（必要时） □ 羟基脲（可选） □ 重要脏器功能保护：防治高尿酸血症肾病（别嘌醇）、镇吐、保肝等 □ 抗感染等支持治疗（必要时） □ 其他医嘱 临时医嘱： □ 输血医嘱（必要时） □ 心电监护（必要时） □ 每周复查血生化、电解质、凝血功能1~2次 □ 每天复查血常规 □ 影像学检查（必要时） □ 血培养（高热时） □ 病原微生物培养（必要时） □ 静脉插管维护、换药 □ 随时观察患者病情变化，心理与生活护理 □ 其他医嘱	长期医嘱： □ 洁净饮食 □ 羟基脲（可选） □ 地塞米松（治疗诱导分化综合征） □ 重要脏器功能保护：保肝、抑酸等 □ 抗感染等支持治疗（必要时） □ 其他医嘱 临时医嘱： □ 输血医嘱（必要时） □ 血、尿、便常规 □ 肝肾功能、电解质、凝血功能 □ 心电图 □ 影像学检查（必要时） □ 血培养（高热时） □ 病原微生物培养（必要时） □ 静脉插管维护、换药 □ 其他医嘱
主要护理工作	□ 随时观察患者病情变化 □ 心理与生活护理 □ 化疗期间嘱患者多饮水	□ 随时观察患者病情变化 □ 心理与生活护理 □ 化疗期间嘱患者多饮水
病情变异记录	□ 无 □ 有，原因： 1. 2.	□ 无 □ 有，原因： 1. 2.
护士签名		
医师签名		

时间	住院第 22～39 天	出院日
主要诊疗工作	□ 上级医师查房 □ 住院医师完成常规病历书写 □ 根据血常规情况，决定复查骨穿	□ 上级医师查房，进行化疗（根据骨穿）评估，确定有无并发症情况，明确是否出院 □ 完成出院记录、病案首页、出院证明书等 □ 向患者交代出院后的注意事项，如返院复诊的时间、地点，发生紧急情况时的处理等
重要医嘱	**长期医嘱：** □ 洁净饮食 □ ATRA 25mg/（m²·d） 　亚砷酸 0.16mg/（kg·d）或口服砷剂 60mg/（kg·d）（可选） □ 停抗菌药物（根据体温及症状、体征及影像学） □ 其他医嘱 **临时医嘱：** □ 骨穿 □ 骨髓形态学、微小残留病检测 □ 血、尿、便常规 □ 肝肾功能、电解质 □ 心电图 □ 输血医嘱（必要时） □ 完全缓解后可行腰穿，鞘内注射 　（MTX 10～15mg，Ara-C 40～50mg，DXM 10mg） □ 脑脊液常规、生化、流式、甩片（有条件时） □ 其他医嘱	**出院医嘱：** □ 出院带药 □ 定期门诊随访 □ 监测血常规、肝肾功能、电解质等
主要护理工作	□ 随时观察患者病情变化 □ 心理与生活护理 □ 化疗期间嘱患者多饮水	□ 指导患者办理出院手续
病情变异记录	□ 无　□ 有，原因： 1. 2.	□ 无　□ 有，原因： 1. 2.
护士签名		
医师签名		

七、完全缓解的成人早幼粒细胞白血病临床治疗表单

适用对象：第一诊断为急性早幼粒细胞白血病达CR者，拟行缓解后续治疗

患者姓名：_____性别：_____年龄：_____门诊号：_____住院号：_____

住院日期：____年__月__日　出院日期：____年__月__日　标准住院日：28天内

时间	住院第1天	住院第2天
主要诊疗工作	□ 询问病史及体格检查 □ 完成病历书写 □ 开化验单 □ 上级医师查房与化疗前评估 □ 患者家属签署输血同意书、骨穿同意书、腰穿同意书、静脉插管同意书	□ 上级医师查房 □ 完成入院检查 □ 骨穿（骨髓形态学检查、微小残留病变检测） □ 腰穿+鞘内注射 □ 根据血象决定是否成分输血 □ 完成必要的相关科室会诊 □ 完成上级医师查房记录等病历书写 □ 确定化疗方案和日期
重要医嘱	长期医嘱： □ 血液病护理常规 □ 二级护理 □ 饮食◎普食◎糖尿病◎其他 □ 抗菌药物（必要时） □ 其他医嘱 临时医嘱： □ 血常规、尿常规、便常规 □ 肝肾功能、电解质、血型、凝血功能、输血前检查 □ 胸片、心电图、腹部B超 □ 头颅、颈胸腹部MRI或CT、血气分析、超声心动（视患者情况而定） □ 静脉插管术（有条件时） □ 病原微生物培养（必要时） □ 输血医嘱（必要时） □ 其他医嘱	长期医嘱： □ 患者既往基础用药 □ 抗菌药物（必要时） □ 其他医嘱 临时医嘱： □ 骨穿 □ 骨髓形态学、微小残留病检测 □ 腰穿，鞘内注射（MTX 10~15mg，Ara-C 40~50mg，DXM 10mg） □ 脑脊液常规、生化、流式、细胞形态（有条件时） □ 输血医嘱（必要时） □ 其他医嘱
主要护理工作	□ 介绍病房环境、设施和设备 □ 入院护理评估	□ 宣教（血液病知识）
病情变异记录	□无　□有，原因： 1. 2.	□无　□有，原因： 1. 2.
护士签名		
医师签名		

时间	住院第3天
主要 诊疗 工作	□ 患者家属签署化疗知情同意书 □ 上级医师查房，制定化疗方案 □ 住院医师完成病程记录
重 要 医 嘱	**长期医嘱：** □ 化疗医嘱［ATRA 25mg/（m²·d），亚砷酸0.16mg/（kg·d），复方黄黛片60mg/（kg·d）］ 　（以下方案选一） □ 低/中危组 □ ATRA+亚砷酸或口服砷剂达到CR者 　ATRA×14天+亚砷酸或口服砷剂×28天 □ ATRA+亚砷酸或口服砷剂+蒽环类药物达到CR者 　ATRA×14天+亚砷酸或口服砷剂×14天+DNR 25～45mg/（m²·d）×3天（ATRA不耐受者可不用） 　ATRA×14天+亚砷酸或口服砷剂×14天+IDA 8～12mg/（m²·d）×3天（ATRA不耐受者可不用） 　ATRA×14天+亚砷酸或口服砷剂×14天+MTZ 6～8mg/（m²·d）×3天（ATRA不耐受者可不用） 　ATRA×14天+亚砷酸或口服砷剂×14天+HHT 2mg/（m²·d）×7天（ATRA不耐受者可不用） □ ATRA+蒽环类药达到CR者（砷剂不耐受） 　ATRA×14天+DNR 25～45mg/（m²·d）×3天 　ATRA×14天+IDA 8～12mg/（m²·d）×3天 　ATRA×14天+MTZ 6～8mg/（m²·d）×3天 　ATRA×14天+HHT 2mg/（m²·d）×7天 □ 高危组 　ATRA×14天+亚砷酸或口服砷剂×28天 　ATRA×14天+亚砷酸或口服砷剂×14天+DNR 25～45mg/（m²·d）×3天（ATRA不耐受者可不用） 　ATRA×14天+亚砷酸或口服砷剂×14天+IDA 8～12mg/（m²·d）×3天（ATRA不耐受者可不用） 　ATRA×14天+亚砷酸或口服砷剂×14天+MTZ 6～8mg/（m²·d）×3天（ATRA不耐受者可不用） 　ATRA×14天+亚砷酸或口服砷剂×14天+HHT 2mg/（m²·d）×7天（ATRA不耐受者可不用） □ 砷剂不耐受 　ATRA×14天+DA［DNR 40～45mg/（m²·d）×3天，Ara-C 100mg/（m²·d）×5～7天］ 　ATRA×14天+IA［IDA 8～12mg/（m²·d）×3天，Ara-C 100mg/（m²·d）×5～7天］ 　ATRA×14天+MA［MTZ 6～8mg/（m²·d）×3天，Ara-C 100mg/（m²·d）×5～7天］ 　ATRA×14天+HA［HHT 2mg/（m²·d）×5～7天，Ara-C 100mg/（m²·d）×5～7天］ □ 补液治疗（水化、碱化） □ 镇吐、保肝、抗感染等医嘱 □ 其他医嘱 **临时医嘱：** □ 输血医嘱（必要时）　　□ 血培养（高热时） □ 心电监护（必要时）　　□ 静脉插管维护、换药 □ 血常规　　　　　　　　□ 其他医嘱
主要 护理 工作	□ 观察患者病情变化 □ 心理与生活护理 □ 化疗期间嘱患者多饮水
病情 变异 记录	□ 无　□ 有，原因： 1. 2.
护士 签名	
医师 签名	

时间	住院第 4~27 天	出院日
主要诊疗工作	□ 上级医师查房，注意病情变化 □ 住院医师完成常规病历书写 □ 复查血常规、肝肾功能、电解质、凝血功能 □ 注意观察体温、血压、体重等，防治并发症 □ 成分输血、抗感染等支持治疗（必要时） □ 造血生长因子（必要时）	□ 上级医师查房，确定有无并发症情况，明确是否出院 □ 完成出院记录、病案首页、出院证明书等 □ 向患者交代出院后的注意事项，如返院复诊的时间、地点，发生紧急情况时的处理等
重要医嘱	长期医嘱： □ 洁净饮食 □ 抗感染等支持治疗 □ 其他医嘱 临时医嘱： □ 血常规、尿常规、便常规 □ 肝肾功能、电解质 □ 输血医嘱（必要时） □ G-CSF 5μg/（kg·d）（必要时） □ 影像学检查（必要时） □ 血培养（高热时） □ 病原微生物培养（必要时） □ 静脉插管维护、换药 □ 腰穿，鞘内注射 □ 脑脊液常规、生化、流式、细胞形态（有条件时） □ 其他医嘱	出院医嘱： □ 出院带药 □ 定期门诊随访 □ 监测血常规、肝肾功能、电解质等
主要护理工作	□ 观察患者情况 □ 心理与生活护理 □ 化疗期间嘱患者多饮水	□ 指导患者办理出院手续
病情变异记录	□ 无　□ 有，原因： 1. 2.	□ 无　□ 有，原因： 1. 2.
护士签名		
医师签名		

（王　迎　秘营昌）

第六节

慢性髓细胞白血病

一、慢性髓细胞白血病诊断

（一）目的

确立慢性髓细胞白血病（chronic myelogenous leukemia，CML）诊疗的标准操作规程，确保患者诊疗的正确性和规范性。

（二）范围

适用慢性髓细胞白血病患者的诊疗。

（三）诊断要点与依据

1. 诊断依据 根据 *World Health Organization Classification of Tumors.Pathology and Genetic of Tumors of Haematopoietic and Lymphoid Tissue*（2016）。

2. 诊断要点 遗传学证据是确定 CML 诊断的必备条件；依照临床及实验室检查结果进行准确分期和预后评估。

（1）临床表现及体征：常见的临床症状包括乏力、头晕、腹部不适，也可出现全身不适、耐力减低、恶心等症状；也可表现为基础代谢增高的特点，如怕热、盗汗、多汗、体重减轻、低热、心悸和精神紧张等；随疾病进展，可出现器官肿大相关症状，如脾大会引起腹胀、左上腹沉重感或左上腹疼痛、食后饱胀感等。最常见的体征是脾大、胸骨压痛。

（2）实验室检查：①外周血：白细胞计数升高是本病的显著特征，分类中可见到各阶段原始及幼稚粒细胞，大多数患者嗜酸性粒细胞及嗜碱性粒细胞增多；血小板计数多数增高或正常，增高程度与白细胞水平无相关性。②骨髓：骨髓细胞显著增生以粒系为主。③遗传学：遗传学证据是确定 CML 诊断的必备条件。细胞遗传学检查发现 Ph 染色体或分子生物学检查证实 BCR-ABL1 融合基因存在均可确定 CML 的诊断。

3. CML 分期（表 1-5）

表 1-5 CML 分期（中国 2016 指南）

慢性期（CP）	1.外周血（PB）或骨髓（BM）中原始细胞<10%
	2.没有达到诊断加速期或急变期的标准
加速期（AP）	1.WBC 计数增高：进行性白细胞增多和/或进行性脾大
	2.与治疗不相关的持续血小板减少（$<100 \times 10^9$/L）或增多（$>1000 \times 10^9$/L）
	3.克隆演变
	4.PB 中嗜碱细胞≥20%
	5.PB 或 BM 中原始细胞 10%～19%
急变期（BP）	1.PB 或 BM 中原始细胞≥20%
	2.骨髓活检原始细胞集聚
	3.髓外原始细胞浸润

4. CML 预后分组 Sokal、EURO、EUTOS 评分均可用于初诊 CML 预后分层（表 1-6）。

表 1-6　CML-CP 预后评分系统

Sokal score	低危	中危	高危
=exp［0.0116（年龄−43.4 岁）］ +0.0345（脾大小−7.51） +0.188［（血小板/700）2−0.563］ +0.0887（原始细胞−2.1）	<0.8	0.8～1.2	>1.2
Euro score			
0.666（年龄≥50 岁）+（0.042×脾大小）+1.0956（当血小板≥1500×10⁹/L+（0.0584×原始细胞数）+0.20399（当嗜碱性粒细胞>3%+（0.0413×嗜酸性粒细胞）×100	≤780	781～1480	>1480
EUTOS score			
脾大小×4+嗜碱性粒细胞×7	≤87		>87

血小板计数（×10⁹/L），年龄为岁数，脾大小为肋下厘米数，原始细胞、嗜酸性粒细胞、嗜碱性粒细胞为外周血分类百分数。所有数据应当在任何 CML 相关治疗开始前获得。

5. 鉴别诊断　CML 诊断基础在于遗传学检查发现 Ph 染色体和/或 BCR-ABL1 融合基因，这也成为 CML 与下述疾病鉴别的关键。

（1）早期的慢性粒细胞白血病应与粒细胞类白血病反应相鉴别：粒细胞类白血病反应是机体应激而发生的类似于白血病的血象变化。常见的原因为感染、中毒、癌肿、大出血、急性溶血、休克和外伤等。尤以感染和癌肿较多见。类白血病反应主要鉴别点为：①去除病因，类白血病反应会消失。②无胸骨压痛，脾不大或轻度肿大。③通常无贫血及血小板减少。④白细胞增多型类白血病反应白细胞可超过 50×10⁹/L。一般在 100×10⁹/L 以内，超过 200×10⁹/L 罕见。⑤类白血病反应者中幼粒细胞百分率不高，原粒少见，嗜酸性粒细胞低于正常。⑥嗜酸性粒细胞类白血病中血及骨髓中以成熟嗜酸性粒细胞为主。⑦粒细胞胞质中有明显的中毒颗粒和空泡，缺乏白血病细胞异型性、核质发育不平衡等特征。⑧中性粒细胞碱性磷酸酶（N-ALP）活性增高。⑨无 Ph 染色体或 BCR-ABL1 融合基因。

（2）CML 与其他骨髓增殖性肿瘤鉴别：CML 与真性红细胞增多症、原发性骨髓纤维化及原发性血小板增多症同属于骨髓增殖性肿瘤范畴。在其发病过程及临床表现方面有着相似的临床特征，且可以相互转化。

真性红细胞增多症以红细胞增多为突出表现，伴有红细胞增多所致高黏血症，并多有脾大等临床表现；白细胞轻度增多，但一般不超过 50×10⁹/L；血小板也有轻度增加，红细胞容量明显超过正常值。N-ALP 高，Ph 染色体或 BCR-ABL1 融合基因为阴性，95% 患者检测到 JAK2V617F 突变。

血小板增多症以血小板增多为主（>450×10⁹/L）同时伴有血小板功能异常。白细胞轻度增多，多在 50×10⁹/L 以下；嗜酸性粒细胞、嗜碱性粒细胞不增多。脾轻度增大，中性粒细胞碱性磷酸酶水平增高，无 Ph 染色体或 BCR-ABL1 融合基因，约 50% 患者检测到 JAK2V617F 突变。

骨髓纤维化时患者多有贫血，脾多肿大且肿大程度与白细胞数不成比例，即脾肿大显著而白细胞仅轻度增多，或因脾功能亢进白细胞反而减少。外周血中易见幼稚粒细胞及有核红细胞，原始细胞及各阶段幼粒细胞甚至比骨髓中的比例还要多。成熟红细胞形态显著异常，有泪滴样改变或月牙形及盔甲形等。骨髓活检有确诊价值。无 Ph 染色体或 BCR-ABL1 融合基因，约 50% 患者检测到 JAK2V617F 突变。

（3）CML 与其他慢性白血病鉴别：CML 还应与慢性中性粒细胞白血病（CNL）、慢性嗜酸性粒细胞白血病、嗜碱性粒细胞白血病、慢性粒单核细胞白血病（CMML）相鉴别。CNL 少见，病情进展缓慢，白细胞增多以成熟中性粒细胞为主，N-ALP 增高，无 Ph 染色体或 BCR-ABL1 融合基因，且极少发生急性变。嗜酸性粒细胞白血病、嗜碱性粒细胞白血病分别以各阶段嗜酸或嗜碱性粒细胞增多为主要表现，且伴有嗜酸、嗜碱细胞形态异常。CML急变期或加速期可发生嗜碱性粒细胞比例增多，若CML发生嗜酸性粒细胞或嗜碱性粒细胞急性变时，嗜酸或嗜碱性粒细胞比例应超过30%，且各阶段中幼粒、嗜酸性粒细胞或嗜碱性粒细胞比例增多，并伴有原始粒细胞和早幼粒细胞增多。CMML目前已归属于骨髓增生异常/骨髓增殖性肿瘤（MDS/MPN）的范畴，但其临床特点及骨髓象极似CML，CMML除具有单核细胞增多的特点外，无Ph染色体或BCR-ABL1融合基因。

（4）其他：CML的脾大还应与肝硬化、血吸虫病、黑热病、霍奇金病、肝糖原累积病等引起的脾大相鉴别。CML合并脾梗死引起的左上腹剧痛应与相关急腹症相鉴别。但由于本病有特殊血象，鉴别并不困难。

二、CML初诊及治疗期间检查

（一）初诊检查

1. 必要检查　①常规：血常规、分类及网织红细胞计数。②骨髓：骨髓细胞形态学（应包括三四病态造血的具体描述）。③骨髓活检病理（注意骨髓纤维化情况）。④细胞遗传学：染色体核型（包括荧光原位免疫杂交）。⑤分子遗传学检测：BCR-ABL1（P210、P190、P230、其他非典型转录本）、JAK2V617F、MPL W151L/K突变、JAK2第12外显子突变，初诊慢性期患者可暂不行ABL激酶区突变检测。

2. 需要检查　FIP1L1/PDGFRα。

3. 可选检查　①TET2突变、ASLX1突变、CBL突变、BCR-ABL1突变（初诊时仅留取标本）、PDGFRβ重排、FGFR1重排。②细胞组织化学：N-ALP、PAS、铁染色、巨核细胞酶标。③常规：尿常规、便常规+潜血、血型。④生化：肝肾功能、空腹血糖、乙肝两对半、丙肝抗体、甲肝抗体、电解质六项、乳酸脱氢酶及同工酶、心肌酶谱。⑤免疫学：免疫球蛋白定量、淋巴细胞亚群。⑥其他：心电图、胸片/肺CT、腹部B超。

（二）伊马替尼等TKI治疗期间检查项目

1. 必要检查　①常规：血液学每周一次直至完全血液学缓解后可每1～3个月进行一次。②骨髓细胞形态学：进行细胞遗传学分析同时行骨髓细胞形态学分析；若病情变化随时复检。③细胞遗传学：治疗第3、6、12、18月进行，直至获完全细胞遗传学缓解，此后每6～12个月进行，若病情变化随时复检。④BCR-ABL1转录本检测：每三月进行直至获得主要分子学反应，此后每3～6个月进行检测，若出现BCR-ABL1转录本升高，应当加强检测频率，每1～3个月进行一次。⑤ABL1激酶区突变检测：任何时期治疗失败、病情进展、丧失既有的最佳疗效时均应行突变分析。

2. 可选检查　①血液生化：依照临床情况选择进行。②心电图：依照临床情况选择进行。③骨髓活检：怀疑纤维化出现时可进行。④免疫学监测：依照临床情况选择进行。

（三）allo-HSCT患者治疗期间检查项目

1. 必要检查　①血液学：每周一次直至完全血液学缓解后可每1～3个月进行一次。②骨髓细胞形态学：每3个月行形态学检查直至移植后2年，此后每6个月进行连续3年，若病情变化随时复检。③细胞遗传学/BCR-ABL1转录本检测：3个月进行直至移植后2年，此后每6个月进行连续3年，若病情变化随时复检；若出现BCR-ABL1转录本升高/由阴性转为阳性，应当加强检测频率，每1～3个月进行一次。

2. 可选检查　①血生化：依照临床情况进行血生化等监测。②免疫学监测：依照临床情况进行。

（四）干扰素治疗期间检查项目

1. 必要检查　①血液学：每周一次直至完全血液学缓解后可每1～3个月进行一次。②骨髓细胞形态学：每3个月行形态学检查直至获得完全血液学缓解，此后每6～12个月进行，若病情变化随时复检。③细胞遗传学：每6个月进行直至完全细胞遗传学缓解，此后每12个月进行，若病情变化随时复检。

2. 可选检查　①BCR-ABL1转录本检测：每6～12个月进行一次。②血液生化：依照临床情况行血生化等监测。③免疫学监测：依照临床情况选择进行。

三、治疗方案的选择

（一）慢性期患者治疗及监测

初诊慢性期患者首选治疗为酪氨酸激酶抑制剂（TKI），伊马替尼400mg，一日一次；或尼罗替尼300mg，一日二次；或氟马替尼600mg，一日一次（图1-13）。应当依据患者个体状况、基础疾病、合并用药以及治疗目标选择恰当的一线治疗药物。年轻、中高危、无严重心血管高危因素的患者可考虑尼罗替尼或氟马替尼一线治疗。Allo-HSCT不作为初诊CML-CP患者的一线治疗方案。至少一种二代TKI治疗失败或存在T315I突变的患者可行allo-HSCT治疗。干扰素治疗不作为初诊CP患者一线治疗，对于TKI耐药、不耐受且不适合HSCT的CML慢性期患者，可考虑应用干扰素。少数情况下对各种原因暂时无法应用TKI治疗的或无法坚持长期使用TKI的慢性期患者可选择干扰素维持。

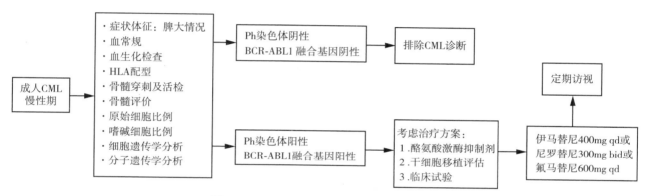

图1-13 CML慢性期患者的诊断及初始治疗

（二）加速期患者治疗

根据既往治疗史、基础疾病以及BCR-ABL1激酶突变情况选择适合的TKI。初诊加速期患者可选择伊马替尼600~800mg/d、尼罗替尼800mg/d、达沙替尼100~140mg/d作为初始治疗。TKI治疗中出现疾病加速的患者应当进行ABL1激酶区突变检测，依据检测结果更换敏感的TKI。病情回复至慢性期者，可继续TKI治疗，如果患者有合适的造血干细胞供者来源，可考虑行allo-HSCT。存在T315I突变或二代TKI不敏感突变的患者应及早行allo-HSCT。有条件进行新药临床试验的单位可行新药试验。

（三）急变期治疗

治疗原则是以敏感性TKI为基础，依照急变类型选择联合化疗。初诊急变期患者可选择伊马替尼600~800mg/d、达沙替尼100~140mg/d作为初始治疗。TKI治疗期间急变患者进行ABL激酶区突变检测，依据检测结果更换敏感的TKI。缓解后应尽快行allo-HSCT。有条件进行新药临床试验的单位可行新药试验。

四、TKI治疗后监测以及方案调整

（一）治疗反应评价指标

疾病评价包括血液学、骨髓细胞遗传学核型分析，BCR-ABL1水平国际标准化定量检测以及ABL激酶区点突变测定。表1-7详述CML治疗反应定义。TKI中断治疗以及患者服药依从性差的问题可能导致不良临床结果，良好的服药依从性教育以及严密监测对于获得最佳临床疗效非常重要，TKI治疗过程中检查项目及安排参见表1-8。

表 1-7 CML-CP 治疗反应的定义

血液学反应（HR）	细胞遗传学反应（CyR）		分子学反应（MR）*	
完全 （CHR） ·血小板计数<450×10⁹/L ·白细胞计数<10×10⁹/L ·外周血中无髓性不成熟细胞，嗜碱性粒细胞<5% ·骨髓中原始细胞<5% ·无疾病的症状、体征，可触及的脾大已消失	完全 （CCyR）	Ph⁺ 0	无法检测 （UMRD）	无法定量或未检测到 BCR-ABL1 转录本
	部分 （PCyR）	Ph⁺ 1%～35%	MR5	BCR-ABL1≤0.001% （ABL1 转录本>100 000）
	次要 （minorCyR）	Ph⁺ 36%～65%	MR4.5	BCR-ABL1≤0.0032% （ABL1 转录本>32 000）
	微小 （miniCyR）	Ph⁺ 66%～95%	MR4	BCR-ABL1≤0.01% （ABL1 转录本>10 000）
	无	Ph⁺ >95%	主要（MMR）	BCR-ABL1≤0.1% （ABL1 转录本>10 000）

注：*根据国际标准化检测 BCR-ABL1/对照基因的比率。

表 1-8 CML-CP 治疗反应的监测安排

	血常规	细胞遗传学反应	分子学反应
监测频率	·每周进行一次，直至确认达到完全血液学反应 ·随后每 3 个月进行一次，除非有特殊要求	·每 3～6 个月进行一次，直至确认达到完全细胞遗传学反应且持续两年后每 12 个月进行一次 ·未获得 MMR 患者 BCR-ABL 转录本升高 1log 以上时	·每 3 个月进行一次，若发现 BCR-ABL1 转录本升高，应当每 1～3 月测定 ·疗效欠佳或治疗失败时应考虑测定 ABL1 激酶区点突变

（二）TKI 一线治疗评价标准

中国 CML 指南 2016 版一线 TKI 治疗 CP 患者的反应分为最佳、警告以及失败三个层次（表 1-9），依照治疗反应不同调整治疗方案。

表 1-9 CML-CP 一线 TKI 治疗反应评价标准

时间	最佳反应	警 告	失 败
3 个月	达到 CHR 基础上 ·至少达到 PCyR （Ph⁺≤35%） ·BCR-ABLᴵˢ≤10%	达到 CHR 基础上 ·未达到 PCyR （Ph⁺36%～95%） ·BCR-ABLᴵˢ >10%	·未达到 CHR ·无任何 CyR（Ph⁺>95%）
6 个月	·至少达到 CCyR， （Ph⁺=0） ·BCR-ABLᴵˢ<1%	·达到 PCyR 但未达到 CCyR （Ph⁺1%～35%） ·BCR-ABLᴵˢ1%～10%	·未达到 PCyR （Ph⁺>35%） ·BCR-ABLᴵˢ>10%
12 个月	·BCR-ABLᴵˢ≤0.1%	BCR-ABLᴵˢ>0.1%～1%	·未达到 CCyR （Ph⁺>0） ·BCR-ABLᴵˢ>1%
任何时间	稳定或达到 MMR	Ph=0，出现-7 或 7q-（CCA/Ph⁻）	丧失 CHR 或 CCyR 或 MMR，出现伊马替尼或其他 TKI 耐药性突变，出现 Ph 染色体基础上其他克隆性染色体异常

（三）CML-CP一线TKI治疗调整策略

临床治疗反应包括最佳反应、警告以及治疗失败。频繁、长期的TKI治疗中断以及患者服药依从性差的问题可能导致不良临床结果，一线TKI无法耐受的患者应及时更换TKI。良好服药依从性教育以及严密监测对于获得最佳临床疗效非常重要。治疗失败以及警告的患者首先应评估治疗依从性，明确是否存在合并用药，行相关检查明确疾病分期、是否存在克隆演变，明确是否存在ABL1激酶区突变，结合患者治疗依从性、药物耐受性、合并用药适时更换其他TKI（表1-10）。部分患者可尝试TKI与干扰素、吡格列酮等药物的联合应用。存在Y253H、255K/V或F359C/V者选择达沙替尼或博苏替尼更获益，V299L、F317L使用尼洛替尼更为获益。无论尼洛替尼、达沙替尼还是博苏替尼，针对T315I突变均无效，目前唯一有效的TKI为普纳替尼。目前国内普那替尼未上市，部分没有移植条件的T315I突变患者可采用高三尖杉酯碱、干扰素治疗。有条件的患者可进行新药的临床试验。

表1-10 一线TKI治疗CML-CP患者治疗调整策略

治疗反应	评 估	治 疗 方 案 调 整
最佳治疗反应		继续原方案治疗
警告	1. 评价患者依从性 2. 评价药物相互作用 3. BCR-ABL1激酶突变分析	1. 更换其他TKI（伊马替尼者可更换二代TKI，氟马替尼或尼罗替尼治疗者可更换其他二代TKI） 2. 继续原方案，推荐联合干扰素或吡格列酮等药物 3. 临床试验 4. 一线伊马替尼治疗者无耐药突变者可考虑提高剂量
治疗失败	1. 评价患者依从性 2. 评价药物相互作用 3. BCR-ABL1激酶突变分析	1. 更换其他TKI（伊马替尼者可更换二代TKI，氟马替尼、尼罗替尼治疗者可更换其他二代TKI） 2. HSCT评估 3. 临床试验
不耐受		1. 更换其他TKI 2. HSCT评估 3. 临床试验

（四）CML-CP患者二线TKI治疗评价

一线治疗失败的CP患者更换二线治疗后监测反应标准参照表1-11。二代TKI二线治疗反应不佳的患者应结合ABL1激酶区突变分析结果调整TKI，或TKI与干扰素、吡格列酮等药物联合应用，或参加新药临床试验，有条件者可考虑allo-HSCT。

表1-11 TKI二线治疗CML-CP患者治疗反应评价标准

时间	最佳反应	警 告	失 败
3个月	·至少达到mCyR（Ph$^+$≤65%） ·BCR-ABL^{IS}≤10%	·未达到mCyR（Ph$^+$66%~95%） ·BCR-ABL^{IS}>10%	·无CHR ·无任何CyR（Ph$^+$>95%） ·新发突变
6个月	·至少达到PCyR（Ph$^+$≤35%） ·BCR-ABL^{IS}≤10%	·达到mCyR但未达到PCyR（Ph$^+$36%~65%）	·未达到mCyR（Ph$^+$>65%） ·BCR-ABL^{IS}>10% ·新发突变
12个月	·达到CCyR ·BCR-ABL^{IS}<1%	·BCR-ABL^{IS} 1%~10% ·达到PCyR（Ph$^+$1%~35%）	·未达到PCyR（Ph$^+$>35%） ·BCR-ABL^{IS}>10% ·新发突变
任何时间	稳定或达到MMR	·Ph=0，出现-7或7q-（CCA/Ph$^-$） ·BCR-ABL^{IS}>0.1%	丧失CHR或CCyR或PCyR或MMR，新发耐药性突变，出现Ph染色体基础上其他克隆性染色体异常

注：CHR，完全血液学缓解；CyR，细胞遗传学反应；mCyR，次要细胞遗传学反应；PCyR，部分细胞遗传学反应；CCyR，完全细胞遗传学反应；MMR主要分子学反应；IS，国际标准化。

五、异基因干细胞移植后监测及治疗

疾病评价包括血液学、骨髓细胞遗传学核型分析或者 FISH，分子学分析检测 BCR-ABL1 水平。

（一）达到完全细胞遗传学缓解

进行骨髓/外周血定量监测 BCR-ABL1，每 3 个月 1 次，共 2 年，随后每 6 个月 1 次，共 3 年。如果检测结果为阳性，可选用：

1. 检测 ABL 激酶是否存在突变，依照检测结果选择 TKI 治疗。
2. 停用免疫抑制剂。
3. 供者淋巴细胞输注（DLI）。
4. 干扰素（IFNα）治疗。
5. 临床新药试验。

（二）未缓解或复发

停止免疫抑制治疗并监测，可考虑：

1. 检测 ABL 激酶是否存在突变，依照检测结果挑选 TKI 治疗。
2. 停用免疫抑制剂。
3. 供者淋巴细胞输注（DLI）。
4. 干扰素（IFNα）治疗。
5. 临床新药试验。

六、TKI 停药

伊马替尼为代表的 TKI 治疗显著改善了 CML 的预后，是药物靶向治疗人类恶性肿瘤的成功典范。随着患者生存期的显著延长，越来越多的研究者开始关注长期 TKI 治疗毒副反应对患者生活质量的影响。无治疗的持续缓解（TFR）逐步成为 CML 治疗的长期目标。近年来一系列的临床研究证实部分获得持续深度分子学反应的患者能够实现相对持久的安全停药。

1. **TFR 可能性** 目前全球范围进行前瞻或回顾性停药试验数据显示，伊马替尼或二代 TKI 治疗或深度分子学反应（DMR）2 年以上患者停止 TKI 治疗维持主要或深度分子学反应比例在 40% ~ 60%。

2. **TFR 停药标准** 目前的停药实验数据显示获得持续 MR4/MR4.5 以上分子学反应，并且持续超过 2 年是目前停药试验的前提条件，仅仅获得完全细胞遗传学反应或主要分子学反应的患者停药后均出现迅速的分子学复发。

3. **复发并启动再次治疗标准** 停药试验数据显示以 MMR 丧失作为再治疗的标准，临床操作安全、可行。

4. **复发后再治疗效果** 无论是研究者还是患者均关注 TKI 治疗停止后复发的再治疗药物选择和疗效。无论是前瞻性的法国 STIM 系列试验、TWISTER 试验、二代 TKI 停药试验，还是美国、日本的回顾性数据分析，结果均显示 TKI 治疗获得持续深度分子学反应后停药后丧失 MMR 的复发患者，对停药前 TKI 再治疗敏感，能够再次获得良好的分子学反应，包括主要和深度分子学反应。

5. **停药患者筛选** NCCN 2019CML 指南对于停止 TKI 治疗提出明确建议。建议临床试验外，满足下列条件尝试停药：大于 18 岁、慢性期患者并且 TKI 治疗超过三年以上；转录本可进行国际标准化定量的监测，目前为 BCR-ABL1（P210）；稳定深度分子学反应超过 2 年；既往无 TKI 耐药；有条件接受严格规范的国际标准化的分子学监测，分子学结果解读正确迅速；在有经验的临床医生的指导进行 TFR 尝试；能够获得及时再治疗以及正确的再治疗后分子学监测。

七、不良反应的处理

（一）伊马替尼不良反应的处理

伊马替尼是目前使用时间最长，相对不良反应较为明确的药物，伊马替尼剂量的调整主要参照血液学和非血液学不良反应进行。

1. 血液学不良反应

（1）慢性期：3/4级血液学毒性（ANC<1.0×10^9/L，或 PLT<50×10^9/L），暂停用药，直至恢复至1级以内。如果在2周内恢复，以原用药剂量重新开始治疗；持续超过2周，剂量需减少25%~33%（不低于300mg/d）重新开始治疗。如果患者存在持续中性粒细胞减少，可采用生长因子联合伊马替尼治疗。PLT<20×10^9/L应输注血小板。对于3~4级贫血，不建议因此停用伊马替尼，应检测是否存在造血原料的缺乏，及时对症治疗；不建议使用红系刺激因子，建议输注红细胞改善贫血。

（2）加速期和急变期：发生3~4级血细胞减少时应行骨髓检查，鉴别疾病进展和药物相关性骨髓抑制。非疾病进展所致的全血细胞减少处理如下：全血细胞减少持续2周，将伊马替尼减量至400mg/d或300mg/d。如全血细胞减少持续4周，暂停伊马替尼，直至ANC≥1.0×10^9/L，且 PLT≥20×10^9/L，然后重新以300mg/d开始伊马替尼治疗。如果患者存在顽固性中性粒细胞减少，可以采用生长因子和伊马替尼联合使用。

治疗第一个月内尽量不要停伊马替尼，至少300mg/d，同时加强输注红细胞，血小板和细胞因子等支持治疗。

2. 非血液学不良反应 3/4级非血液学不良反应的处理。

（1）原则：3级非血液学不良反应采取相应具体治疗措施，如果对症处理无效，按4级不良反应处理。4级非血液学不良反应：暂停用药直至症状恢复至1级或更好，然后考虑减量25%~33%（不少于300mg/d）重新开始治疗。反复发生3~4及非血液学不良反应可以考虑换用二代TKI或者参加新药临床试验。

（2）具体措施

肝毒性：≥2级肝脏不良反应，暂停用药直至症状恢复至≤1级，减量25%~33%（不少于300mg）重新开始治疗。明确是否合并使用其他可能具有肝毒性的药物，如对乙酰氨基酚等。

肾脏损害：肌酐清除率20~39ml/min患者不推荐超过400mg/d的剂量，建议初始剂量减少50%，耐受后可增加剂量。肌酐清除率40~59ml/min的患者不推荐超过600mg/d的剂量。严重肾脏损害的患者使用伊马替尼应谨慎。

腹泻：对症支持治疗。

水肿、体液潴留：利尿剂，支持治疗。必要时药物减量、中断用药或停药。注意超声心动图检测左室射血分数（LVEF）监测心功能。

胃肠道反应：餐中服药并饮一大杯水送下。

肌肉痉挛：补钙，运动饮料。

皮疹：局部或全身应用类固醇激素，皮疹严重者可减量、中断用药或停药。

（二）尼洛替尼不良反应的处理

尼洛替尼治疗期间出现血液学级非血液学不良反应时调整原则如下：

1. 血液学不良反应 3/4级血液学中性粒细胞减少（ANC<1.0×10^9/L，或 PLT<50×10^9/L），暂停用药直至毒性恢复至2级以内。如在2周内ANC恢复，以原用药剂量重新开始治疗。如持续超2周，剂量需减少至400mg/d重新开始治疗。如果患者存在持续中性粒细胞减少，可采用生长因子联合尼洛替尼治疗。血小板计数<20×10^9/L应输注血小板。贫血处理同伊马替尼。

2．非血液学不良反应

（1）QT 间期延长：QT 间期大于 480ms，暂停用药，同时保证血钾、镁在正常范围，明确是否合并使用其他延长 QT 的药物。如在 2 周内 QT 间期恢复至 450ms 以内且在基线 20ms 以内，以原用药剂量重新开始治疗。如在 2 周内 QT 间期恢复至 450～480ms，剂量需减少至 400mg/d 重新开始治疗。恢复用药 7 天后应当复查 ECG 以检测 QT 间期。减低剂量后再次出现 QT 间期大于 480ms 应停止尼洛替尼应用。尼洛替尼治疗开始前检测 QT 间期，保证血钾、血镁在正常范围；尼洛替尼治疗期间尤其是剂量调整后应监测心电图、血钾、血镁。避免合并使用可延长 QT 间期的药物，避免使用强的 CYP3A4 抑制剂。对于低血钾、低血镁以及长 QT 综合征的患者应避免使用尼洛替尼。

（2）肝脏、胰腺毒性：出现 3～4 级肝脏、胰腺毒性（肝酶、胆红素、脂肪酶、淀粉酶水平升高），暂停用药直至症状恢复至≤1 级并减量至 400mg/d 重新开始治疗。合并肝功能损伤的患者应减低剂量。

（3）血糖、血脂异常：尼洛替尼治疗 3 月后可出现血糖水平的升高及血脂异常，启动尼洛替尼治疗前因明确糖脂代谢状态，血糖控制不良的糖尿病患者、高血脂患者应谨慎开始尼洛替尼的治疗。尼洛替尼治疗期间应监测血糖血脂情况。

（4）外周动脉闭塞性疾病（PAOD）：有报道患者在接受尼洛替尼治疗期间猝死。尼洛替尼增加血管痉挛或血管阻塞性事件发生率，包括已报道的心肌梗死、脑梗死、POAD 等。ENESTnd 研究随访 6 年数据显示，大约 10% 患者发生血管事件。因此对于存在糖尿病、冠状动脉疾病、脑动脉血管疾病高风险因素的患者应谨慎使用尼洛替尼治疗，出现 POAD 应终止尼洛替尼治疗。

（5）其他：3 级非血液学不良反应采取相应具体治疗措施，如果对症处理无效，按 4 级不良反应处理。4 级非血液学不良反应：暂停用药直至症状恢复至 1 级或更好，然后考虑减量至 400mg/d 重新开始治疗。头痛、骨骼肌肉疼痛、发热等对症支持治疗。皮疹患者可局部或全身应用类固醇激素，严重患者尼洛替尼可减量或暂停。

（三）达沙替尼不良反应的处理

达沙替尼治疗引起的胸腔积液发生率为 20%～30%，既往肺部外伤、慢性阻塞性肺部疾病、心衰、未控制的高血压的患者可能增加胸腔积液的发生，对此类患者选择达沙替尼一线治疗需要谨慎。肺动脉高压 PAH 是达沙替尼治疗相关罕见但严重的并发症，合并 PAH 的患者禁忌使用达沙替尼。达沙替尼抑制血小板功能，合并使用抗凝药物可能增加出血并发症。部分被患者出现出血性结肠炎。因此对消化道出血或合并炎性肠病的患者应避免选择达沙替尼治疗。达沙替尼治疗期间出现血液学级非血液学不良反应时调整原则如下：

1．血液学不良反应

（1）慢性期患者：发生 4 级中性粒细胞减少（ANC<0.5×10⁹/L）应暂停达沙替尼直至 ANC≥1.0×10⁹/L。如在 1 周内 ANC 恢复，以原用药剂量重新开始治疗。如停药后 ANC<0.5×10⁹/L 持续超过 1 周，剂量需减少至下一等级重新开始治疗。如果患者存在持续中性粒细胞减少，可采用生长因子联合达沙替尼治疗。

发生 3/4 级血小板减少（血小板计数<50×10⁹/L）应暂停用药，直至血小板计数≥50×10⁹/L。血小板计数<20×10⁹/L 应输注血小板。如在 1 周内血小板计数恢复，以原用药剂量重新开始治疗。如停药后血小板计数<25×10⁹/L 持续超过 1 周，剂量需减少至下一等级重新开始治疗。

严重贫血的处理同伊马替尼。

（2）进展期患者：出现 4 级血细胞减少时应行骨髓检查，鉴别疾病进展和药物相关性骨髓抑制。非疾病进展所致的全血细胞减少处理如下：暂停达沙替尼治疗直至 ANC≥1.0×10⁹/L，且血小板计数≥20×10⁹/L，可原剂量恢复；若再次发生四级 ANC 或血小板减少，暂停达沙替尼直至 ANC≥1.0×10⁹/L，血小板计数≥20×10⁹/L，减低剂量恢复使用达沙替尼。如果患者存在顽固性中性粒细胞减少和血小板减少，可以采用生长因子和达沙替尼联合使用。

严重贫血的处理同伊马替尼。

2. 非血液学不良反应 3级非血液学不良反应采取相应具体治疗措施，如果对症处理无效，按4级不良反应处理。4级非血液学不良反应：暂停用药直至症状恢复至1级或更好，然后考虑减量重新开始治疗。

（1）肺动脉高压（PAH）：少见但严重的不良事件，可发生于达沙替尼治疗后任何阶段。达沙替尼相关的PAH为可逆性，停止达沙替尼治疗后多数患者可恢复。确定合并PAH的患者禁止使用达沙替尼。

（2）胸腔、心包积液（PE）：暂停达沙替尼，渗透性利尿，若患者症状明显可短疗程应用皮质激素，待症状体征好转后减低剂量重新开始治疗。

（3）其他部位包括外周水肿：渗透性利尿，支持对症治疗。

（4）皮疹：局部或全身应用类固醇激素，药物减量、药物减量、中断用药或停药。

（5）胃肠道不适：进餐服药，对症支持。

八、妊娠管理

（一）计划妊娠

女性患者不建议在TKI治疗期间计划妊娠，育龄期女性开始TKI治疗前可考虑进行卵子冻存。由于高流产和畸形的可能，女性在备孕及妊娠期间应停止TKI的治疗。因此，CML女性患者未获良好的分子学反应者应避免妊娠。分娩后可恢复TKI治疗，TKI治疗期间避免哺乳。

男性患者通常不需要停用TKI，但经验有限，尤其是采用伊马替尼以外TKI治疗者。男性开始TKI治疗前可考虑进行精子冻存。

（二）女性患者意外妊娠及妊娠期间疾病的监测

妊娠期间确诊CML的患者：处于加速期或急变期的患者，建议立即终止妊娠，并立即开始TKI和/或化疗。对于处于慢性期的患者，推荐如下：若WBC$<100 \times 10^9$/L并且PLT$<500 \times 10^9$/L，可不予治疗；尽可能避免应用TKI、羟基脲和白消安等具有致畸可能的药物；若WBC$\geq100 \times 10^9$/L和/或PLT$\geq500 \times 10^9$/L，定期采用白细胞分离术是最安全的措施，尤其在妊娠的前3个月；当白细胞分离术不能满意地控制血小板计数时，可予以阿司匹林或低分子肝素抗凝；若上述方法不耐受或疗效不佳，建议在妊娠的后6个月内加用干扰素。

TKI治疗中女性患者妊娠的处理：多数专家认为，女性患者在TKI治疗期间应该避孕并避免哺乳。在发现意外妊娠后，需要权衡药物对胎儿的潜在风险（特别是在妊娠的前3个月内）和停药对母亲疾病的不利影响。在充分知情下，选择持续妊娠的患者应立即中断TKI治疗，严密监测疾病状况，必要时采取白细胞分离术、干扰素等治疗，直至分娩。生产后，避免哺乳，尽早重新开始服用伊马替尼；严密监测胎儿发育情况，一旦发现可识别的显著异常则终止妊娠。

（刘兵城 秘营昌）

第七节

血液科患者的抗生素使用

一、血液科患者的抗生素应用原则

治疗用药的选择应综合患者病情、病原菌种类及抗菌药物特点制定。

1. 抗生素的选择　根据病原菌种类及药敏结果选择抗生素。单一药物可有效治疗的感染，不需联合用药。严重感染、单一用药不易控制的混合细菌感染、需长疗程且易产生耐药性的感染可联合用药。

2. 给药途径　血液科感染一般采用静脉给药的方式，尽量避免抗生素的局部应用。

3. 疗程　抗生素一般用至体温正常、症状消退后 72～96 小时。特殊及重症感染需较长疗程方能彻底治愈，并防止复发。

4. 有指征时需进行外科手术治疗。

二、经验性用药原则

（一）感染部位以及病原学不明确的患者经验性选择抗生素应当遵循的原则

1. 中性粒细胞减少患者感染进展快，一旦出现发热应尽早应用抗生素。

2. 中性粒细胞减少患者有感染的症状、体征，应早期应用抗生素。

3. 选择经验性用药时应考虑到本病区（医院）患者目前分离到的细菌种类、发生频率、抗生素敏感情况。

4. 住院时间较长或反复住院治疗的患者应考虑到其既往感染的致病菌及抗生素使用情况。

5. 标本送培养后立即给予静脉抗生素治疗，剂量要足够。

6. 中性粒细胞减少患者，单纯考虑一种病原菌感染而采用窄谱抗生素是不够的，必须使用广谱抗生素，直到病原清除或中性粒细胞恢复；尽可能选择杀菌药物而非抑菌药物。万古霉素、利奈唑胺、达托霉素不宜单一用药。

（二）经验性使用抗菌药物的选择及用药方法

1. 单药治疗　三代或四代头孢霉素、碳青霉烯类等。

2. 两药联合　氨基糖苷类+抗假单胞菌青霉素或 β 内酰胺类/β 内酰胺酶抑制剂、头孢吡肟/头孢他啶、碳青霉烯类。

3. 万古霉素联合抗假单胞菌青霉素或 β 内酰胺类/β 内酰胺酶抑制剂、头孢吡肟/头孢他啶、碳青霉烯类 ± 氨基糖苷类。

> 注意：在经验性用药的同时进行感染部位（包括血培养）的细菌学检查，至少同时进行 2 套血培养检查。如果存在中心静脉置管，一套血标本从中心静脉置管的管腔采集，另一套从外周静脉采集；无中心静脉置管的患者，应采集不同部位静脉的 2 套血标本进行培养。如果经验性抗菌药物治疗后患者仍持续发热，可每隔 2～3 天进行一次重复培养。同时，应根据临床表现，对可能的感染部位进行相应的微生物学检查。另外，建议进行包括降钙素原、C 反应蛋白、G 试验、GM 试验等在内的细菌真菌感染相关指标的检测。

4. 万古霉素、利奈唑胺、达托霉素的应用应慎重，建议在以下情况经验性用药时考虑联合应用：

（1）临床怀疑严重的导管相关感染，如经导管输液时出现寒战以及导管穿刺部位蜂窝织炎、导管血培养阳性结果出现时间早于同时抽的外周血标本。

（2）证明存在耐青霉素和头孢菌素的肺炎球菌或耐甲氧西林的金黄色葡萄球菌；或既往感染的病原体主要为耐青霉素和头孢菌素的肺炎球菌或耐甲氧西林的金葡菌。

（3）血培养证明存在革兰阳性菌，而最终鉴定结果和药敏结果尚未报告。

（4）已出现低血压或其他心血管受累的证据。

（5）接受强化疗的患者：①黏膜损伤重；②耐青霉素链球菌（如草绿色链球菌、肠球菌）感染的危险较大；③发热前曾预防性应用喹诺酮类药物。

（6）体温突然升至40°C以上，高度怀疑草绿色链球菌感染。

注意：万古霉素用药时应注意监测肾功能、血药浓度，疗程一般不超过14天。利奈唑胺在肺、皮肤软组织等的组织穿透性高且肾脏安全性好，但由于对血液系统的毒性作用，疗程一般不超过14天。达托霉素肺组织浓度低，不适用于肺部感染，但对革兰阳性菌血流感染和导管相关感染作用较强。

5. 经验性用药2～4天后重新评估病情

（1）治疗2～4天内发热控制：①病因不明：中性粒细胞减少情况缓解者，发热消失48小时后停抗生素。中性粒细胞减少情况没有缓解，发热消失5～7天后停药。②病因肯定：调整治疗。

（2）治疗2～4天仍持续发热者：①病因不明：如果病情稳定没有加重，继续原来的抗生素治疗（考虑停用万古霉素和利奈唑胺）；如果疾病进展，符合使用万古霉素、利奈唑胺或达托霉素的条件则换抗生素。如果治疗5～7天仍发热，中性粒细胞减少情况没有缓解，加用抗真菌药，换或不换抗生素。②病因肯定：调整治疗。

（三）多药耐药菌感染的药物选择

1. 耐碳青霉烯类抗生素肠杆菌　可选替加环素、氨基糖苷类抗生素、磷霉素，可考虑联合利福平。

2. 耐β内酰胺类抗生素铜绿假单胞菌　可选磷霉素，可考虑联合利福平。

3. 耐β内酰胺类抗生素不动杆菌　可选替加环素，可考虑联合利福平。

4. 嗜麦芽窄食单胞菌　可选复方新诺明、氟喹诺酮类抗生素、替卡西林/克拉维酸；重症或中性粒细胞减少者考虑联合用药。

5. 糖肽类抗生素不敏感革兰阳性菌（耐万古霉素粪肠球菌、屎肠球菌、金黄色葡萄球菌）　可选利奈唑胺、达托霉素、替加环素。

三、靶向治疗

感染灶、致病菌明确，应根据药敏实验的结果调整用药，尤其是预防性用药疗效不佳者。

四、真菌治疗的原则

1. 采用广谱抗生素抗感染的发热患者，若出现唾液黏稠、口腔黏膜白斑可予两性霉素B溶液漱口。

2. 以下患者应注意真菌的经验性治疗　发热已控制，抗生素巩固治疗过程中出现体温反复（应高度怀疑真菌的二重感染）；痰液黏稠、不易咳出，胸片提示真菌感染的特点。

3. 根据感染部位、病原菌种类选择用药。在病原真菌未明确前，可参考常见的病原真菌及患者既往感染的特点（因血液病患者住院治疗时间一般较长，或需反复住院治疗）给予经验治疗；明确病原菌后，根据经验治疗的疗效和药敏试验的结果调整给药。

4. 疗程需较长，一般为6~12周或更长。也可根据粒细胞恢复情况、感染控制的效果酌情处理。

5. 治疗可以联合应用具有协同作用的抗真菌药物，以静脉给药为主，以增强疗效并延缓耐药菌株的产生。治疗中也应注意非全身用药的问题：如肺感染者可同时予两性霉素B雾化吸入，肠道真菌感染可同时予口服抗真菌药物。

6. 在应用抗真菌药物的同时，应积极治疗可能存在的基础疾病，增强机体免疫功能。

7. 有指征时需进行外科手术治疗。

（王　迎　秘营昌）

第二章
淋巴瘤诊疗规范

第一节

恶性淋巴瘤

一、诊断

（一）目的
确立恶性淋巴瘤一般诊断的标准操作规程，确保患者诊断的正确性和规范性。

（二）范围
适用于初（拟）诊的恶性淋巴瘤患者。

（三）诊断规程

1. 病史采集

（1）现病史：包括患者症状（包括贫血、出血、感染、肿块、腹胀、胸闷等相关症状以及B症状等）、出现时间、严重程度以及相关治疗情况。注意有无结缔组织病的相关表现如皮疹、关节疼痛变形、口舌干燥、发热、雷诺现象等表现，以及溶血的相关表现。

（2）既往史：包括肿瘤病史、主要脏器病史、乙肝、丙肝、结核等传染病史、结缔组织病史及药物过敏史等。

（3）个人史：药物、化学毒物、放射线接触史等。

（4）家族史：注意肿瘤家族史等。

2. 体格检查　包括贫血、出血、溶血等相关体征，肝、脾、淋巴结肿大情况，皮疹、关节、脏器情况，有无感染病灶等。

3. 检查项目

（1）必要检查项目（主要为了明确诊断、必要的预后判断及基本脏器功能评价）。

1）血常规+分类+网织。

2）生化全项，LDH，β_2微球蛋白。

3）游离血红蛋白，血浆结合珠蛋白，Coombs试验，冷凝集素试验。

4）骨髓：细胞学，活检+免疫组化；常规染色体；怀疑有骨髓侵犯患者，加做荧光原位免疫杂交（FISH）检测染色体异常（T细胞：11q-，17p-；B细胞11q-，13q-，+12，17p-）；免疫表型分析。

5）淋巴结或其他肿瘤组织活检，检查包括：组织形态学、免疫组化及组织FISH检查（可根据类型后补做），必要时淋巴瘤相关基因突变筛查；部分可同时送检组织提取液流式细胞免疫分型、染色体核型及FISH检查。

（2）需要检查项目（适用于入院正规全面检查患者）

1）尿常规+镜检。

2）便常规+潜血试验。

3）免疫球蛋白定量（Ig水平增高者免疫固定电泳）。

4）TCRVβ（T淋巴瘤时）。

5）抗核抗体。

6）抗ds-DNA抗体。

7）ENA抗体。

8）风湿三项。

9）HIV-Ab 梅毒抗体。

10）肝炎全项。

11）病毒全套。

12）浅表淋巴结、腹部、泌尿系 B 超。

13）颈部、胸部、腹部及盆腔增强 CT，其中侵袭性淋巴瘤首选 PET/CT，必要时 MRI。

（3）可选检查（有治疗指征、诊断不典型、针对某些类型或有相关的合并症/并发症者）

1）ABO 及 Rh 血型。

2）淋巴细胞亚群。

3）细胞因子全项。

4）凝血八项。

5）PCR：TCR/IgH/Igk 重排。

6）贫血患者：EPO 水平检测、叶酸、维生素 B_{12}、铁四项。

7）心电图，必要时 24 小时动态心电图。

8）心脏 B 超（心功能）。

9）感染灶检查。

10）骨髓：全套组化；小组化（N-ALP、PAS、铁染色）、巨核细胞酶标。

11）微小病毒 B19 检测*。

12）淋巴瘤相关基因突变筛查。

13）乳酸脱氢酶同工酶*。

14）乙肝携带者加 HBV-DNA 定量。

15）脑脊液检查：有中枢神经症状者或累及鼻窦、硬膜外、睾丸、骨髓（大细胞性）、≥2 处结外受累、本身为 HIV 淋巴瘤、Burkitt 或淋巴母细胞淋巴瘤者。

*医科院血液病医院尚未开展。

（4）诊断：淋巴瘤的诊断是综合性诊断，其中淋巴结或其他肿瘤组织活检是淋巴瘤诊断最直接、最重要的依据，对于有淋巴结肿大或肿块者，尽快进行淋巴结活检，结合免疫组化，进行确诊。必要时参考流式细胞学检查、FISH 检查或骨髓其他检查等检查结果确定。诊断后根据淋巴瘤的类型进行分期、预后分组。

二、治疗

根据具体类型、分期、预后，选择治疗。

（李增军　邱录贵）

第二节

霍奇金淋巴瘤

一、诊断

（一）目的

确立霍奇金淋巴瘤（Hodgkin lymphoma，HL）一般诊疗的标准操作规程，确保患者诊疗的正确性和规范性。

（二）范围

适用霍奇金淋巴瘤患者的诊疗。

（三）诊断依据

根据 *World Health Organization Classification of Tumors.Pathology and Genetic of Tumors of Haematopoietic and Lymphoid Tissue*（2017），《血液病诊断及疗效标准》（第三版，科学出版社）。

（四）诊断规程

1. 采集病历

（1）现病史：包括患者症状（淋巴结肿大、发热、盗汗、皮肤瘙痒等）、初始时间、严重程度以及相关治疗情况。

（2）既往史、个人史：包括是否有肿瘤病史以及肿瘤家族史；询问其他重要脏器疾病史。

（3）体检：包括肝、脾、淋巴结肿大情况，有无感染病灶等。

2. 入院检查

（1）初诊时

1）必要检查。①常规：血、尿、便常规+潜血，血型，红细胞沉降率，凝血八项。②病理活检：是确诊霍奇金淋巴瘤及病理类型的主要依据。常用淋巴结活检，选择质韧、丰满、肿大的表浅淋巴结，要求完整切除。累及其他组织也可在有适应证的情况下于B超或CT指导下采集病理标本。同时进行免疫组织化学染色；需标记CD30、CD15、CD3、CD20、CD45、CD21、CD68、PAX5、EBER、CD79a、EMA、OCT2、BOB1、BCL-6、MUM1等，以区分霍奇金淋巴瘤中的不同亚型〔典型的经典型霍奇金淋巴瘤（cHL）：CD15$^+$、CD30$^+$、PAX-5弱+、CD3$^-$、CD20大部分−、CD45$^-$、CD79a−；典型结节性淋巴细胞为主型（NLPHL）：CD20$^+$、CD45$^+$、CD79a$^+$、BCL-6$^+$、PAX-5$^+$、CD3$^-$、CD15$^-$、CD30$^-$〕。伴髓外浸润：病理活检。③PET-CT、全身增强CT：目前研究显示HL对PET-CT敏感性为100%，特别是HL病例在治疗后常常合并残存肿块，PET-CT对于肿瘤活性的判定具有重要的意义。在初诊和疗效评价时都应使用PET-CT。④骨髓：骨髓分类（注意找寻RS细胞）。骨髓活检病理（石蜡包埋，同时进行骨髓病理免疫组织化学染色；需采用CD30、CD15、CD3、CD20、CD45、CD21、CD68、PAX5、EBER等，以区分霍奇金淋巴瘤中的不同亚型）。染色体核型。流式细胞仪免疫表型分析（需采用CD30、CD15、CD3、CD20、CD45、CD21等，以区分霍奇金淋巴瘤中的不同亚型）。⑤生化项目：肝肾心功能、空腹血糖、电解质六项、乳酸脱氢酶及同工酶、β$_2$微球蛋白。⑥免疫学：免疫球蛋白定量；乙肝两对半、丙肝抗体、甲肝抗体、病毒DNA拷贝数。淋巴细胞亚群。⑦心电图等其他检查。

2）需要检查。①眼底、口腔、耳鼻喉检查。②细菌、真菌培养+药敏：入院时常规送鼻、口、咽、皮肤、会阴、肛周、痰培养及感染部位分泌物培养；住院中体温大于38.5℃，持续2天以上，非感染原因难以解释送可疑部位分泌物培养。③分子生物学检查：由于文献报道霍奇金淋巴瘤可以检测到p53基因的缺失或突变，且提示预后不佳，临床进展快，故应进行 p53 的检测。另外应检测抑癌基因 SOCS-1 的基因突变。

3）可选检查。其他一些与 HL 疾病预后相关的项目：白介素 2 受体、血清铁蛋白、EB 病毒、B 淋巴细胞刺激剂受体 BlySR 等检测。未生育者可考虑生育力保留。

（2）诱导治疗期：在疾病无明显进展的前提下进行 2 疗程化疗后应用 PET-CT 进行肿瘤疗效评价的相关检查。骨髓受累者复查骨髓相关项目。

（3）缓解后治疗期：继续巩固治疗过程中进行化疗常规项目的检查，包括血常规、尿常规、便常规、生化、免疫以及肿瘤部位的影像学检查（包括 PET-CT）全面评价化疗效果。

（4）复发后：5%~9% 的复发病例经病例证实为 NHL，所以复发后的二次活检非常必要。

二、预后评估

（一）早期 cHL 的预后评估

各大癌症研究组织包括德国霍奇金研究组（GHSG）、欧洲癌症治疗研究组织（EORTC）、加拿大国家癌症研究所（NCIC）和美国国家综合癌症网络（NCCN）对局限性病变或 Ⅰ~Ⅱ 期 cHL 的不良预后因素定义（表 2-1）。

表 2-1　不同癌症研究组织对 CHL 不良预后因素的定义

预后因素	GHSG	EORTC	NCIC	NCCN
年龄		≥50	≥40	
组织学			MCHL 或 LDHL	
ESR 和 B 症状	≥50（无 B 症状） ≥30（有 B 症状）		≥50 或有 B 症状	
纵隔肿物	MMR>0.33	MTR>0.35	MMR>0.33 或 >10cm	MMR.0.33
淋巴结部位	>2	>3	>3	>3
结外病变	任何			≥2
大包块				>10cm

（二）进展期 cHL 的预后评估

进展期 HL 国际预后评分（IPS）

1. 男性。

2. 年龄≥45 岁。

3. Ⅳ 期。

4. 白蛋白<40g/L。

5. 血红蛋白<105g/L。

6. 白细胞增多（WBC≥15×10^9/L）。

7. 淋巴细胞减少（淋巴细胞/白细胞<8% 和/或淋巴细胞计数<0.6×10^9/L）。

三、治疗

（一）初治 HL 治疗

1. cHL 的初始治疗

（1）Ⅰ/Ⅱ 期（无纵隔大包块或 >10cm 巨大肿块）（图 2-1）

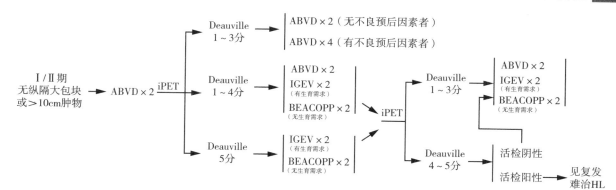

图2-1　Ⅰ/Ⅱ期（无纵隔大包块或＞10cm巨大肿块CHL）的初始治疗

（2）Ⅰ/Ⅱ期（有纵隔大包块或>10cm巨大肿块）（图2-2）

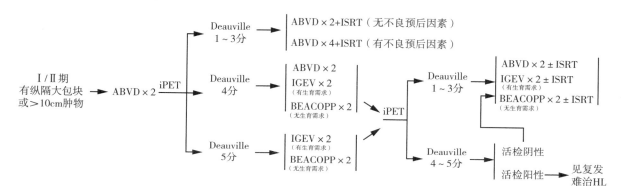

图2-2　Ⅰ/Ⅱ期（有纵隔大包块或＞10cm巨大肿块）CHL的初始治疗

（3）Ⅲ～Ⅳ期（图2-3）

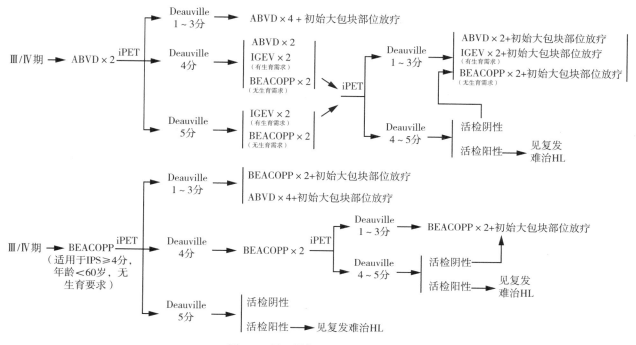

图2-3　Ⅲ～Ⅳ期CHL的初始治疗

对于PET-CT的中期评价，cHL建议在ABVD方案或剂量增强的BEACOPP方案化疗2周期后进行，其意义在于及时准确地评价预后，特别是在疾病治疗早期，能够识别出那些治疗敏感的患者（PET-CT阴性），以减少化疗周期及强度，减轻不良反应，而仍有肿瘤残存的患者（PET-CT阳性），则需要改变治疗方案及策略。

cHL的放疗更多推荐受累淋巴结区放疗（ISRT），而非受累野放疗（IFRT），化疗后巩固放疗推荐剂量为30Gy，未化疗患者推荐剂量为36Gy；大包块部位可给予局部放疗，推荐剂量为30~36Gy。

2. NLPHL的初始治疗

（1）ⅠA、肿瘤连续分布的ⅡA期，且无巨大肿块：受累淋巴结区放疗（ISRT），不适合放疗可单药利妥昔单抗治疗或手术切除。

（2）ⅠB、ⅡB、肿瘤非连续分布的ⅡA期或伴巨大肿块、Ⅲ~Ⅳ期：无症状患者可观察等待；有症状患者可选择单药R、R+化疗±ISRT，化疗方案包括ABVD、CHOP、BEACOPP等。

（二）难治和复发HL的治疗

1. 复发难治cHL的治疗（图2-4）

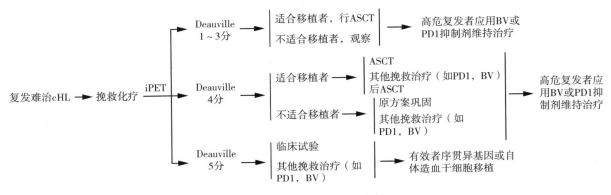

图2-4 复发难治CHL的治疗

挽救化疗方案可选择IGEV（异环磷酰胺、吉西他滨和长春瑞滨）、DHAP（地塞米松、大剂量阿糖胞苷、顺铂）、ICE（异环磷酰胺、卡铂、依托泊苷）等方案。挽救化疗敏感的患者序贯自体造血干细胞移植（ASCT）；挽救化疗不敏感的患者可入组临床试验或应用新药如PD1抑制剂、维布妥昔单抗（BV）挽救治疗，有效后序贯ASCT或allo-HSCT。

肿瘤原发耐药或一线治疗后12个月内复发或复发时伴有结外病灶等不良因素的患者，行造血干细胞移植治疗后可进行BV或PD1抑制剂单药维持治疗。

ASCT后复发且仍对化疗敏感的年轻患者，可考虑行allo-HSCT。

2. 复发难治NLPHL治疗　复发难治NLPHL需重新行病理检查以鉴别是否转化为B细胞淋巴瘤。转化为B细胞NHL的患者参照B-NHL治疗原则。病理证实仍为NLPHL的患者，无症状患者可观察等待，有症状患者可选择ISRT、R+二线挽救化疗、ASCT等。

四、化疗相关注意事项

1. 发热患者的化疗前准备　发热患者建议立即进行病原微生物培养并使用抗生素，有明确脏器感染患者应根据感染部位及病原微生物培养结果选用相应抗生素，同时治疗用药的选择应综合患者病情及抗菌药物特点制定。详情参见血液科患者的抗生素使用。

2. Hb<80g/L，PLT<20×10⁹/L或有活动性出血，分别输浓缩红细胞和单采血小板，若存在弥散性血

管内凝血（DIC）倾向，则PLT<50×10⁹/L，即应输注单采血小板。有心功能不全者可放宽输血指征。

3．患者及家属签署以下同意书　病重或病危通知书、化疗知情同意书、输血知情同意书、骨穿同意书、腰穿同意书、静脉插管同意书（有条件时）。

4．化疗中及化疗后治疗

（1）化疗期间密切监测血常规，血生化、电解质等。

（2）感染防治：参见血液科患者的抗生素使用。

（3）脏器功能损伤的相应防治：镇吐、保肝、水化、碱化、防治尿酸肾病（别嘌醇）、抑酸剂等。

（4）成分输血：Hb<80g/L，PLT<20×10⁹/L或有活动性出血，分别输浓缩红细胞和单采血小板，若存在DIC倾向，则PLT<50×10⁹/L，即应输注血小板。有心功能不全者可放宽输血指征。

（5）造血生长因子：化疗后ANC≤1.0×10⁹/L，可使用G-CSF 5μg/（kg·d）。

五、常用化疗方案

（一）ABVD

多柔比星25mg/m²，第1、15天。

博莱霉素10mg/m²，第1、15天。

长春碱6mg/m²，第1、15天。

达卡巴嗪375mg/m²，第1、15天。28天为一周期。

（二）BEACOPP

博莱霉素10mg/m²，第8天。

依托泊苷100mg/m²，第1～3天。

多柔比星25mg/m²，第1天。

环磷酰胺650mg/m²，第1天。

长春新碱1.4mg/m²，第8天。

丙卡巴肼100mg/m²，第1～7天。

泼尼松40mg/m²，第1～14天。28天为一周期。

（三）IGEV方案

异环磷酰胺2g/m²，第1～4天（美司钠解救）。

吉西他滨800mg/m²，第1、4天。

长春瑞滨25mg/m²，第1天。

泼尼松120mg，第1～4天。

（四）GDPE方案

吉西他滨1g/m²，第1、8天。

顺铂75mg/m²，第1天。

地塞米松30mg，qd，第1～4天。

依托泊苷60mg/m²，第1～4天。28天为一周期。

（五）Brentuximab vedotin（BV）+AVD方案

本妥昔单抗（BV）1.2mg/kg，第1、15天。

多柔比星25mg/m²，第1、15天。

长春碱6mg/m²，第1、15天。

达卡巴嗪375mg/m²，第1、15天。28天为一周期。

BEACOPP（增强剂量）：

博莱霉素10mg/m²，第8天。

依托泊苷200mg/m²，第1~3天。

多柔比星35mg/m²，第1天。

环磷酰胺1200mg/m²，第1天。

长春新碱1.4mg/m²，第8天。

丙卡巴肼100mg/m²，第1~7天。

泼尼松40mg/m²，第1~14天。28天为一周期。

第8天起应用G-CSF支持治疗。

六、霍奇金淋巴瘤临床治疗表单

适用对象：第一诊断为霍奇金淋巴瘤（首次入院）

患者姓名：_____性别：_____ 年龄：____ 门诊号：_____住院号：_____

住院日期：__年__月__日　　出院日期：__年__月__日　标准住院日：19天内

时间	入院诊察阶段（1~10天）
主要诊疗工作	□ 上级医师查房　　　　　　　　　□ 询问病史及体格检查 □ 完成入院记录及病程书写　　　　□ 完成入院检查 □ 肿瘤组织活检及病理检查　　　　□ 骨穿（骨髓形态学、骨髓活检及流式） □ 病情告知，签署相关知情同意书　□ 必要的会诊 □ 确定化疗方案和日期
重要医嘱	**长期医嘱：** □ 血液病护理常规　　　　　　　□ 二级护理 □ 饮食　　　　　　　　　　　　□ 患者既往基础用药 □ 其他医嘱 **临时医嘱：** □ 血常规、尿常规、便常规+潜血、红细胞沉降率 □ 病毒学检测：感染筛查包括乙肝病毒、丙肝病毒、EB病毒、HIV病毒等。根据需要增加乙肝DNA滴度检测 □ 肝肾功能、LDH、电解质、血糖、凝血功能、免疫球蛋白、淋巴细胞亚群、β_2微球蛋白 □ 肿瘤组织活检或肿瘤组织病理会诊 □ 肿瘤组织病理、免疫组化，有条件者行二代基因测序 □ 骨髓形态学、骨髓活检及免疫组化 □ 影像学检查：全身PET-CT检查，颈、胸、腹、盆腔CT（根据临床表现增加其他部位），必要时MRI检查 □ 心电图、腹部B超，超声心动图 □ 病原微生物培养（必要时） □ 输血医嘱（必要时） □ 其他医嘱
主要护理工作	□ 介绍病房环境、设施和设备 □ 入院护理评估 □ 宣教（血液病知识）
病情变异记录	□ 无　□ 有，原因： 1. 2.
护士签名	
医师签名	

时间	化疗阶段（1~8 天）	出院日
主要诊疗工作	□ 上级医师查房，制定化疗方案 □ 住院医师完成病程记录 □ 患者或家属签署化疗知情同意书、静脉置管同意书 □ 中心静脉置管 □ 化疗 □ 重要脏器功能保护、镇吐及碱化尿液 □ 其他支持治疗	□ 上级医师查房，确定有无并发症情况，明确是否出院 □ 完成出院记录、病案首页、出院证明书等 □ 向患者交代出院后的注意事项，如返院复诊的时间、地点、发生紧急情况时的处理等
重要医嘱	**长期医嘱：** □ 护肝、护胃等医嘱 □ 补液治疗（碱化、水化） □ 静脉导管维护、换药 □ 其他医嘱 **临时医嘱：** □ 中心静脉置管 □ 化疗医嘱（以下方案选一） 　ABVD/IGEV/BEACOPP/GDPE/BV+AVD □ 镇吐 □ 输血医嘱（必要时） □ 血常规、肝肾功、电解质 □ 其他医嘱	**出院医嘱：** □ 出院带药 □ 定期门诊随访 □ 监测血常规、肝肾功能、电解质
主要护理工作	□ 观察患者病情变化 □ 心理与生活护理 □ 化疗期间嘱患者多饮水，保持排便通畅	□ 指导患者办理出院手续 □ 指导患者院外导管维护及换药
病情变异记录	□ 无　□ 有，原因： 1. 2.	□ 无　□ 有，原因： 1. 2.
护士签名		
医师签名		

七、霍奇金淋巴瘤临床治疗表单

适用对象：第一诊断为霍奇金淋巴瘤（非首次入院）

患者姓名：_____性别：_____　年龄：____　门诊号：_____住院号：_____

住院日期：__年__月__日　　出院日期：__年__月__日　标准住院日：12天内

时间	化疗前评估阶段（1~3天）	化疗阶段（1~8天）
主要诊疗工作	□ 询问病史及体格检查 □ 完成病历及病程书写 □ 开化验单及相关检查单 □ 病情告知，签署相关知情同意书	□ 上级医师查房，制定化疗方案 □ 住院医师完成病程记录 □ 患者或家属签署化疗知情同意书 □ 化疗 □ 重要脏器功能保护、镇吐及碱化尿液 □ 其他支持治疗
重要医嘱	长期医嘱： □ 血液病护理常规 □ 二级护理 □ 饮食 □ 患者既往基础用药 □ 静脉导管维护、换药 □ 其他医嘱 临时医嘱： □ 血常规、尿常规、便常规+潜血 □ 肝肾功能、LDH、电解质、血糖 □ 病毒学检测：感染筛查包括乙肝病毒、丙肝病毒、EB病毒、HIV病毒等。根据需要增加乙肝DNA滴度检测（选做） □ 免疫球蛋白、淋巴细胞亚群、β_2微球蛋白（选做） □ 影像学检查：颈、胸、腹、盆腔CT和/或PET-CT，依据病情可增加其他影像检查（选做） □ 骨髓形态学、骨髓活检及流式细胞学检测（选做） □ 心电图、腹部B超，超声心动图（选做） □ 病原微生物培养（必要时） □ 输血医嘱（必要时） □ 其他医嘱	长期医嘱： □ 护肝、护胃等医嘱 □ 补液治疗（碱化、水化） □ 其他医嘱 临时医嘱： □ 化疗医嘱（以下方案选一） 　ABVD/IGEV/BEACOPP/GDPE/BV+AVD □ 镇吐 □ 心电监护（必要时） □ 输血医嘱（必要时） □ 血常规、肝肾功能、电解质 □ 其他医嘱
主要护理工作	□ 介绍病房环境、设施和设备 □ 入院护理评估	□ 观察患者病情变化 □ 心理与生活护理 □ 化疗期间嘱患者多饮水，保持排便通畅
病情变异记录	□ 无　□ 有，原因： 1. 2.	□ 无　□ 有，原因： 1. 2.
护士签名		
医师签名		

时间	出院日
主要诊疗工作	□ 上级医师查房，确定有无并发症情况，明确是否出院 □ 完成出院记录、病案首页、出院证明书等 □ 向患者交代出院后的注意事项，如返院复诊的时间、地点、发生紧急情况时的处理等
重要医嘱	出院医嘱： □ 出院带药 □ 定期门诊随访 □ 监测血常规、肝肾功能、电解质
主要护理工作	□ 指导患者办理出院手续 □ 指导患者院外导管维护及换药
病情变异记录	□ 无　□ 有，原因： 1. 2.
护士签名	
医师签名	

（刘　薇　刘慧敏　邹德慧　邱录贵）

第三节

慢性淋巴细胞白血病

一、诊断与检查

（一）目的

确立慢性淋巴细胞白血病（chronic lymphocytic leukemia，CLL）的诊疗的标准操作规程，确保患者诊断的正确性和治疗的规范性。

（二）适用范围

适用于确诊或初诊为CLL患者的诊疗。

（三）诊断依据

根据 *World Health Organization Classification of Tumors.Pathology and Genetic of Tumors of Haematopoietic and Lymphoid Tissue*（2017）和IW-CLL 2018标准。

（四）病史采集的注意点

1. 现病史　包括患者症状（包括贫血、出血、感染以及髓外浸润等相关症状以及B症状等）、出现时间、严重程度以及相关治疗情况。注意有无结缔组织病的相关表现如皮疹、关节疼痛、口舌干燥、发热、雷诺现象等，以及溶血的相关表现。

2. 既往史　包括肿瘤病史、主要脏器病史、乙肝结核等传染病史、结缔组织病史及药物过敏史等。

3. 个人史　药物、化学毒物、放射线接触史等。

4. 家族史　注意肿瘤家族史等。

（五）体格检查

应包括贫血、出血、溶血等相关体征，肝脾淋巴结肿大情况，皮疹、关节、脏器情况，有无感染病灶等。

（六）检查项目

1. 无治疗指征患者，必要检查项目

（1）血常规+分类+网织+形态。

（2）肝肾功能，乳酸脱氢酶，β_2微球蛋白。

（3）免疫表型分析（外周血）。

2. 无治疗指征患者选做检查项目

（1）IGVH突变状态、常规染色体核型（CpG刺激）、FISH（11q-，13q-，+12，17p-）。

（2）尿常规+镜检、便常规+潜血试验。

（3）免疫球蛋白定量（免疫球蛋白增多者加做免疫固定电泳）。

（4）血浆游离血红蛋白、血浆结合珠蛋白、Coombs试验、冷凝集素试验。

（5）抗核抗体、抗ds-DNA抗体、ENA抗体、风湿三项、HIV-Ab、梅毒抗体、肝炎全项。

（6）病毒全套。

（7）全身CT、心电图、心脏B超（心功能）。

（8）感染灶检查。

（9）免疫表型不典型者：骨髓细胞学、活检+免疫组化；淋巴结活检或脾切除病理检查。

3. 有治疗指征的患者，治疗前检查项目

（1）以上检查。

（2）可选检查：① ABO 及 Rh 血型。② 淋巴细胞亚群。细胞因子。③ 凝血八项。④ 贫血患者：EPO 水平检测，叶酸、维生素 B_{12}、血清铁四项、铁蛋白。⑤ 二代测序检测淋巴瘤相关基因突变（包括 TP53、SF3B1、NOTCH1、BIRC3、MYD88 等突变）。⑥ 乙肝携带者加 HBV-DNA 定量。

（七）诊断

1. 诊断标准　主要参考国外诊断标准（2018 IW-CLL）及免疫表型积分系统（表2-2）和中国慢性淋巴细胞白血病/小淋巴细胞淋巴瘤的诊断与治疗指南（2018 年版），确定 CLL 的诊断，同时对不典型者排除其他 BLPD。达到以下 3 项标准可以诊断：

（1）外周血单克隆 B 淋巴细胞计数≥5×10^9/L。

（2）外周血涂片特征性的表现为小的、形态成熟的淋巴细胞显著增多，其细胞质少、核致密、核仁不明显、染色质部分聚集，并易见涂抹细胞；外周血淋巴细胞中不典型淋巴细胞及幼稚淋巴细胞≤55%。

（3）典型的流式细胞术免疫表型：CD19$^+$、CD5$^+$、CD23$^+$、CD200$^+$、CD10$^-$、FMC7$^-$、CD43$^+$；表面免疫球蛋白（sIg）、CD20 及 CD79b 弱表达（dim）。流式细胞术确认 B 细胞的克隆性，即 B 细胞表面限制性表达 κ 或 λ 轻链（κ:λ>3:1 或<0.3:1）或>25% 的 B 细胞 sIg 不表达。

若外周血单克隆 B 淋巴细胞计数<5×10^9/L，并出现血细胞少或疾病相关症状，排除其他原因导致的血细胞减少按照 2018 年 IWCLL 标准亦诊断为 CLL。

SLL 与 CLL 是同一种疾病的不同表现。淋巴组织具有 CLL 的细胞形态与免疫表型特征。确诊必须依赖病理组织学及免疫组化检查。临床特征：①淋巴结和/或脾、肝增大。②无血细胞减少。③外周血单克隆 B 淋巴细胞<5×10^9/L。CLL 与 SLL 的主要区别在于前者主要累及外周血和骨髓，而后者则主要累及淋巴结和骨髓。

单克隆 B 淋巴细胞增多症（MBL）是指健康个体外周血存在低水平的单克隆 B 淋巴细胞。诊断标准：①B 细胞克隆性异常。②单克隆 B 淋巴细胞<5×10^9/L。③无肝、脾、淋巴结肿大（淋巴结长径<1.5cm）。④无贫血及血小板减少。⑤无慢性淋巴增殖性疾病（CLPD）的其他临床症状。根据免疫表型分为三型：CLL 表型、不典型 CLL 表型和非 CLL 表型。对于后两者需全面检查，如影像学、骨髓活检等，以排除白血病期非霍奇金淋巴瘤。对于 CLL 表型 MBL，需根据外周血克隆性 B 淋巴细胞计数分为"低计数"MBL（克隆性 B 淋巴细胞<0.5×10^9/L）和"高计数"MBL（克隆性 B 淋巴细胞≥0.5×10^9/L），"低计数"MBL 无须常规临床随访，而"高计数"MBL 的免疫表型、遗传学与分子生物学特征与 Rai 0 期 CLL 接近，需定期随访。

表2-2　CLL 免疫表型积分系统

免疫表型	积分	
	1	0
SmIg	弱阳性	强阳性
CD5	阳性	阴性
CD23	阳性	阴性
FMC7	阴性	阳性
CD22/CD79b	弱阳性	强阳性

注：积分 4～5 分为典型 CLL；3 分，需进一步淋巴结活检或脾切除病理，并参考 FISH 等结果明确诊断，1～2 分基本不是 CLL。

2. 鉴别诊断　主要与其他类型的淋巴细胞增殖性疾病进行鉴别，包括 HCL、PLL 及 MCL、LPL、FL、MZL 的骨髓象进行鉴别，参考细胞形态、免疫表型、病理及细胞遗传学检查。根据免疫表型分为 CD5$^+$B-LPD 和 CD5$^-$B-LPD。其中 CLL 主要为 CD5$^+$B-LPD，关键是与 MCL 鉴别，Cyclin D1、特别是 t（11；

14）（q13；q32）最具鉴别诊断价值，cyclinD1+或 t（11；14）阳性则诊断为 MCL（图 2-5）。

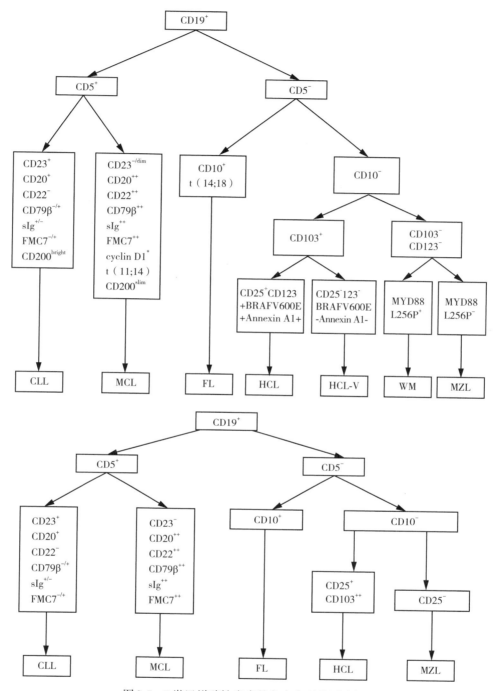

图 2-5　B 淋巴增殖性疾病的免疫表型鉴别诊断

二、分期和预后

　　CLL 患者的中位生存期约为 10 年，但不同患者的预后呈高度异质性。性别、年龄、体能状态、伴随疾病、外周血淋巴细胞计数及倍增时间，以及 LDH、β_2 微球蛋白（β_2-MG）、胸苷激酶 1（TK1）等临床和实验室检查指标是重要的传统预后因素。临床上评估预后最常使用 Rai 和 Binet 两种临床分期系统（表 2-3）。这两种分期均仅依赖体检和简单实验室检查，不需要进行超声、CT 或 MRI 等影像学检查。目前推荐应用CLL国际预后指数（CLL-IPI）进行综合预后评估（表2-4）。

表2-3 慢性淋巴细胞白血病的临床分期系统

分 期	定 义
Binet 分期	
A 期	MBC≥5×10⁹/L，Hb≥100g/L，PLT≥100×10⁹/L，<3 个淋巴区域受累
B 期	MBC≥5×10⁹/L，Hb≥100 g/L，PLT≥100×10⁹/L，≥3 个淋巴区域受累
C 期	MBC≥5×10⁹/L，Hb<100 g/L 和/或 PLT<100×10⁹/L
Rai 分期	
0 期	仅 MBC≥5×10⁹/L
Ⅰ 期	MBC≥5×10⁹/L+淋巴结肿大
Ⅱ 期	MBC≥5×10⁹/L+肝和/或脾肿大 ± 淋巴结肿大
Ⅲ 期	MBC≥5×10⁹/L+HGB<110g/L ± 淋巴结/肝/脾肿大
Ⅳ 期	MBC≥5×10⁹/L+PLT<100×10⁹/L ± 淋巴结/肝/脾肿大

注：淋巴区域，包括颈、腋下、腹股沟（单侧或双侧均计为 1 个区域）、肝和脾；MBC，单克隆 B 淋巴细胞计数；免疫性血细胞减少不作为分期的标准。

表2-4 慢性淋巴细胞白血病国际预后指数（CLL-IPI）

参数	不良预后因素	积分	CLL-IPI 积分	危险分层	5年生存率（%）
TP53 异常	缺失或突变	4	0 ~ 1	低危	93.2
IGHV 基因突变状态	无突变	2	2 ~ 3	中危	79.4
β₂ 微球蛋白	>3.5mg/L	2	4 ~ 6	高危	63.6
临床分期	Rai Ⅰ ~ Ⅳ期或 Binet B ~ C 期	1	7 ~ 10	极高危	23.3
年龄	>65 岁	1			

三、治疗

（一）治疗指征

CLL的诊断确定后，首要问题不是选择如何治疗，而是考虑何时开始治疗。不是所有CLL都需要治疗，具备以下至少1项时开始治疗：

1. 进行性骨髓衰竭的证据，表现为血红蛋白和/或血小板进行性减少。

2. 巨脾（如左肋缘下>6 cm）或进行性或有症状的脾大。

3. 巨块型淋巴结肿大（最长直径>10 cm）或进行性或有症状的淋巴结肿大。

4. 进行性淋巴细胞增多，如2个月内增多>50%，或淋巴细胞倍增时间（LDT）<6个月。当初始淋巴细胞<30×10⁹/L，不能单凭LDT作为治疗指征。

5. 淋巴细胞数>200×10⁹/L，或存在白细胞淤滞症状。

6. 自身免疫性溶血性贫血（AIHA）和/或血小板减少（ITP）对皮质激素或其他标准治疗反应不佳。

7. 至少存在下列一种疾病相关症状

（1）在前6个月内无明显原因的体重下降≥10%。

（2）严重疲乏（如ECOG体能状态≥2；不能进行常规活动）。

（3）无感染证据，发热>38.0℃，≥2周。

（4）无感染证据，夜间盗汗>1个月。

8. 临床试验　不符合上述治疗指征的患者，每2～6个月随访一次，随访内容包括临床症状及体征，肝、脾、淋巴结肿大情况和血常规等。

（二）初治患者一线治疗选择（图2-6）

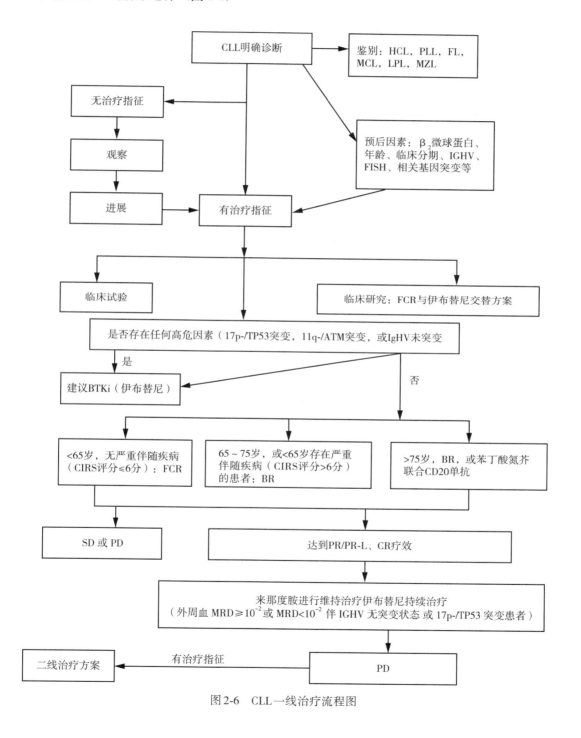

图2-6　CLL一线治疗流程图

有治疗指征的患者，根据结果进行治疗选择。TP53缺失和/或突变、IgHV突变状态、年龄及身体状态进行分层治疗。

1. 临床试验。

2. 临床研究。FCR/BR与伊布替尼交替的汉堡包方案。

3. 根据是否具有高危因素（存在17p-/TP53突变，11q-/ATM突变，或IgHV未突变）

（1）具有任何高危因素患者：建议BTK抑制剂（伊布替尼）治疗。

（2）无以上任何高危因素患者：仍可应用BTK抑制剂（伊布替尼），不同意应用BTK抑制剂患者：① <65岁，无合并症的患者可采用：FCR方案；② 65～75岁，或<65岁，但存在合并症的患者：BR方案；③ >75岁，BR方案，或苯丁酸氮芥联合CD20单抗治疗。

4. 合并自身免疫性溶血性贫血（AIHA）的患者，首先应用糖皮质激素控制溶血，如反应不佳则开始针对CLL的治疗。避免应用氟达拉滨和苯达莫司汀，建议伊布替尼、COP+R、CHOP+R方案。

5. 具体方案（表2-5）

表2-5　具体方案

方案	用量用法	疗　程
FCR	F 25mg/（m²·d），d1～3 CTX 250mg/（m²·d），d1～3 R 375mg/m²，d0（第1疗程）；500mg/m²，d0（后续疗程）	每4周重复；最多6疗程
减量 FCR	F 25mg/（m²·d），d1～2 CTX 250mg/（m²·d），d1～2 R 375mg/m²，d0（第1疗程）；500mg/m²，d0（后续疗程）	每4周重复；最多6疗程
BR	B 90mg/m²，d1～2 R 375mg/m²，d1（第1疗程）；500mg/m²，d1（后续疗程）	同上
F	30mg/（m²·d），d1～3	同上
伊布替尼	每次420mg，一日一次	持续应用至疾病进展或因毒副作用不能耐受
瘤可宁	0.4mg/kg，d1～2，15～16	同上

6. 治疗调整

（1）细胞毒化疗药物的剂量调整（表2-6，表2-7）：①FCR或BR治疗每28天一周期，同时血小板≥50×10⁹/L，中性粒细胞≥1×10⁹/L，或达到治疗时的基准水平。如28天时达不到或合并有较严重感染，可拖延一周，如仍然达不到上述标准，则减量应用（F 15～20mg/m²，C 150～200mg/m²；B 50～70mg/m²）；②如果出现AIHA，则停止氟达拉滨或苯达莫司汀使用，换用其他方案；③肾功能：Ccr≤70μmol/L时，F减量应用；Ccr≤30μmol/L时，停止使用。

表2-6　FCR剂量调整方案

初始剂量或 前一周期剂量	治疗周期内观察到的 最大毒性	下一周期剂量调整
FCR	3级（2次）～4级血液系统毒性或3～4级非血液系统	减量1/3（如果原为3天FC改为2天FC）
减量1次后	3级（2次）～4级血液系统毒性或3～4级非血液系统	再次减量1/3
减量2次后	3级（2次）～4级血液系统毒性或3～4级非血液系统	如果4周内恢复至<2级且血小板≥30×10⁹/L，可继续治疗，否则终止研究

表2-7　BR剂量调整方案

初始剂量或 前一周期剂量	治疗周期内观察到的 最大毒性	下一周期剂量调整
BR	3级（2次）～4级血液系统毒性或3～4级非血液系统	减量至70mg/m²
减量1次后	3级（2次）～4级血液系统毒性或3～4级非血液系统	减量至50mg/m²
减量2次后	3级（2次）～4级血液系统毒性或3～4级非血液系统	如果4周内恢复至≤2级且血小板≥30×10⁹/L，可继续治疗，否则终止研究

（2）伊布替尼的剂量调整：1～2级的血液学和非血液学毒性均不需调整伊布替尼的剂量调整，3级或3级以上的血液学或非血液学毒性具体剂量调整参照表2-8。

表2-8　伊布替尼剂量调整

初始剂量或 前一周期剂量	治疗周期内观察到的 最大毒性	药物剂量调整
伊布替尼	1级～2级血液系统或非血液学毒性	无须调整用量
伊布替尼	≥3级非血液学毒性 ≥3级伴感染或发热的中性粒细胞减少症 4级血液学毒性	停药
第1次中断药物后	≥3级非血液学毒性 ≥3级伴感染或发热的中性粒细胞减少症 4级血液学毒性	至症状改善至≤1级毒性后原剂量重新开始服药（420mg/d）。若再次出现上述毒性，再次停药
第2次中断药物后	≥3级非血液学毒性 ≥3级伴感染或发热的中性粒细胞减少症 4级血液学毒性	至症状改善至≤1级毒性后减量重新开始服药（280mg/d）。若再次出现上述毒性，再次停药
第3次中断药物后	≥3级非血液学毒性 ≥3级伴感染或发热的中性粒细胞减少症 4级血液学毒性	至症状改善至≤1级毒性后减量重新开始服药（140mg/d）。若再次出现上述毒性，永久停药

（3）药物相互作用：由于伊布替尼主要通过细胞色素P4503A（CYP3A4）酶代谢，CYP3A4抑制剂和诱导剂均可影响伊布替尼的血药浓度。对于同时应用伏立康唑、泊沙康唑及中效的CYP34抑制剂（维拉帕米、胺碘酮、葡萄柚汁、氟康唑、环丙沙星、红霉素、西咪替丁、维拉帕米、环孢素、伊马替尼等），伊布替尼可减量至140mg/d服用；若因病情需要应用其他强效的CYP3A4抑制剂（伊曲康唑、酮康唑、克拉霉素、地尔硫草、蛋白酶抑制剂）等的情况，需暂停服用伊布替尼。因CYP3A4诱导剂（利福平、苯妥英、卡马西平、圣约翰草）会减少伊布替尼暴露，也不推荐与伊布替尼同时服用。

（4）副作用的防治：乙肝者常规检查DNA定量，升高者给予抗乙肝治疗（拉米夫定或恩替卡韦），降至正常时再应用利妥昔单抗并继续治疗注意监测（1～2个月/次）；应用利妥昔单抗或伊布替尼治疗的乙肝核心抗体阳性患者应在治疗过程中持续服用抗乙肝病毒药物（拉米夫定或恩替卡韦），对于应用利妥昔单抗患者需服用至停用最后1剂利妥昔单抗后6～12个月；WBC≥20×10¹²/L时，加用别嘌醇；应用氟达拉滨时常规给予阿昔洛韦片预防病毒；粒缺或粒细胞减少伴发热时加用G-CSF；贫血EPO不足时可应用。

7. 初治方案应用过程中，如果应用联合化疗4疗程未达到部分缓解（PR）及以上疗效，或应用2疗程仍出现疾病进展，应按照难治CLL应用二线方案。

（三）复发难治患者的治疗（图2-7）

复发的定义：患者达到完全缓解（CR）或部分缓解（PR），≥6个月后疾病进展（PD）。

难治的定义：治疗失败（未获PR）或最后1次化疗后<6个月疾病进展。

复发、难治患者的治疗指征、治疗前检查同一线治疗，在选择治疗方案时除考虑患者的年龄、体能状态及遗传学等预后因素外，应同时综合考虑患者既往治疗方案的疗效（包括持续缓解时间）及耐受性等因素。

（1）临床试验或临床研究。

（2）未应用伊布替尼的患者推荐应用伊布替尼治疗。

（3）应用伊布替尼治疗后复发患者，根据是否具有高危因素（存在17p-/TP53突变，11q-/ATM突变，或IgHV未突变）选择治疗：①具有任何高危因素患者，建议参加新药临床试验。②无以上任何高危因素患者，可选择的方案：FCR、BR、苯丁酸氮芥联合CD20单抗、来那度胺、大剂量激素、BCL-2抑制剂、PI3K抑制剂联合CD20单抗。

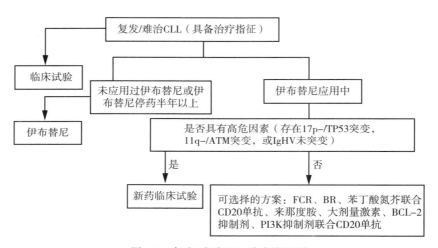

图2-7　复发/难治CLL治疗流程图

（四）维持治疗

1. 临床试验或临床研究。

2. 一线治疗后维持。结合微小残留病（MRD）评估和分子遗传学特征进行维持治疗，对于血液中MRD≥10^{-2}或MRD<10^{-2}伴IGHV基因无突变状态或de（17p）/TP53基因突变的患者，可考虑使用来那度胺进行维持治疗。原来使用伊布替尼治疗者，持续伊布替尼治疗。

3. 二线治疗后维持。取得CR或PR后，使用来那度胺进行维持治疗；原来使用伊布替尼治疗者，持续伊布替尼治疗。

（五）造血干细胞移植

（六）组织学转化或进展的诊治（图2-8）

1. 诊断　对于临床上疑有转化的患者，应尽可能进行淋巴结切除活检明确诊断，当无法切除活检时，可行粗针穿刺，结合免疫组化、流式细胞术等辅助检查明确诊断。PET-CT检查可用于指导活检部位（摄取最高部位）。

组织学转化在组织病理学上分为弥漫大 B 细胞淋巴瘤（DLBCL）与经典型霍奇金淋巴瘤（cHL）。对于前者，有条件的单位可进行 CLL 和转化后组织的 IGHV 基因测序以明确两者是否为同一克隆起源。

组织学进展包括 2 方面。①加速期 CLL：增殖中心扩张或融合（>20 倍高倍视野的宽度）且 Ki-67 >40% 或每个增殖中心>2.4 个有丝分裂象。②CLL 伴幼稚淋巴细胞增多（CLL/PL）：外周血的幼稚淋巴细胞比例增加（>10% ~ 55%）。

治疗前除进行常规 CLL 治疗前评估外，还需要进行 PET-CT 检查或增强 CT 检查。

2. 治疗

（1）临床试验或临床研究。

（2）转化为 DLBCL（Richter综合征）RCHOP 或 REDOCH 化疗。

（3）转化为 cHL：参考 cHL 治疗方案。

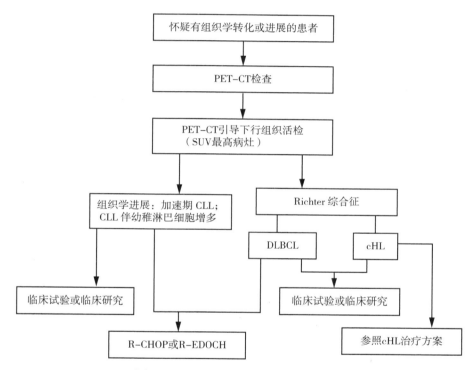

图 2-8　CLL 组织学转化或进展诊治流程

（七）支持治疗

1. 感染的防治：

（1）血清 IgG<5g/L，则每月静脉丙种球蛋白（IVIG）0.3 ~ 0.5mg/kg，维持谷浓度>5g/L。

（2）注意 CLL 化疗前后病毒、细菌、真菌感染的预防和治疗，尤其注意乙肝携带者乙肝病毒激活的监测，如有病毒复治，给予抗病毒治疗，控制后再给予含利妥昔单抗的治疗。

（3）发生感染，根据感染病因及抗生素使用标准进行治疗。

2. 免疫性血细胞减少

（1）激素首选皮质激素，泼尼松 1mg/（kg·d），有效率约75%，几天至几周起效，AIHA 还需每天口服叶酸 5mg，血小板或血红蛋白/网织红细胞正常后，逐渐减量，2 ~ 3 个月减完。但仅 1/3 患者可获长期持续缓解，大多数患者（65%）在激素减量过程中复发，需要激素维持治疗或变换其他治疗。

（2）如果激素治疗 7 ~ 10 天无反应，加 IVIG 0.4g/（kg·d）×5d，起效快而短暂，常需每 3 ~ 4 周重复使用。

（3）利妥昔单抗治疗AIHA的疗效逐渐肯定，并同时治疗CLL本病。

（4）其他如环孢素、脾切除等疗法，部分有效。

（5）对于氟达拉滨相关的自身免疫性溶血，停止使用并避免再次使用。

3. 对于肿瘤溶解综合征（TLS）发生风险较高的患者，应密切监测相关血液指标（钾、尿酸、钙、磷及LDH等），同时进行充足的水化碱化。

四、疗效标准

在CLL患者的治疗中应定期进行疗效评估，若应用联合化疗进行诱导治疗通常以6个疗程为宜，每2个疗程进行疗效评估；若应用伊布替尼治疗，每3个月进行一次疗效评估。疗效标准见表2-9。

CR：达到表2-4所有标准，无疾病相关症状。

不完全CR（CRi）：除骨髓造血未恢复正常外，其他符合CR标准。

PR：至少达到2个A组标准+1个B组标准。

疾病稳定（SD）：疾病无进展同时不能达到PR。

PD：达到任何1个A组或B组标准。

复发：患者达到CR或PR，≥6个月后PD。

难治：治疗失败（未获CR或PR）或最后1次化疗后<6个月PD。

伴有淋巴细胞增多的PR（PR-L）：B细胞受体（BCR）信号通路的小分子抑制剂如BTK抑制剂伊布替尼和PI3Kδ抑制剂艾代拉利司治疗后出现短暂淋巴细胞增多，淋巴结、脾脏缩小，淋巴细胞增多在最初几周出现，并会持续数月，此时单纯的淋巴细胞增多不作为疾病进展。

MRD阴性：多色流式细胞术检测残存白血病细胞$<1 \times 10^{-4}$。

表2-9　CLL 2018 iwCLL评价标准

		完全缓解（CR）	部分缓解（PR）	进展（PD）	SD
A	淋巴结	最大淋巴结长径<1.5cm	减小≥50%*	增加≥50%或出现新病灶	变化-49% ~ 49%
	肝/脾	正常	减小≥50%	增加≥50%或出现新病灶	变化-49% ~ 49%
	症状	无	任何	任何	任何
	循环淋巴细胞（×10⁹/L）	<4	降低≥50%	增高>50%	变化-49% ~ 49%
B	血小板（×10⁹/L）	>100	>100或较基线提高≥50%	较基线降低≥50%（CLL所致）	变化-49% ~ 49%
	血红蛋白	>110 g/L	>110g/L或较基线提高≥50%	较基线降低≥20g/L（CLL所致）	介于PR和PD之间
	骨髓	增生正常；无CLL细胞；无B淋巴结节	存在CLL细胞或B淋巴结节，或未做	骨髓活检CLL细胞增加>50%	无变化

注：*多个（最多6个）淋巴结最长径与垂直径乘积之和（通过CT或查体）。

A组代表肿瘤负荷；B组代表骨髓造血功能。

完全缓解（CR）：上述标准全部符合。

部分缓解（PR）：至少A组1条+B组1条；如果治疗前A、B组只有一项异常，则满足1条即可。

稳定（SD）：满足所有标准。

进展（PD）：上述标准有一条符合即可，应用BTKi治疗期间循环淋巴细胞数增高不作为PD标准。

五、随访

完成诱导治疗（一般6个疗程）达CR或PR的患者，应该定期进行随访，包括每3个月血细胞计数及肝、脾、淋巴结触诊检查等。应该特别注意免疫性血细胞减少症（AIHA、ITP）、继发恶性肿瘤（包括骨髓增生异常综合征、急性髓系白血病及实体瘤等）的出现。

六、初治慢性淋巴细胞白血病临床诊断治疗流程表（一）

适用对象：第一诊断为初治慢性淋巴细胞白血病且有治疗指征的患者

患者姓名：_____ 性别：_____ 年龄：____ 住院号：_____

住院日期：__年__月__日　出院日期：__年__月__日

时间	住院第 1 天	住院第 2 天
主要诊疗工作	□ 患者家属签署输血同意书、骨穿同意书询问病史及体格检查 □ 完成病历书写 □ 开化验单 □ 上级医师查房，提出初步诊断意见	□ 上级医师查房 □ 完成入院检查 □ 骨穿（骨髓形态学检查、骨髓活检） □ 根据血象决定是否成分输血 □ 完成必要的相关科室会诊，必要时进行淋巴结活检 □ 住院医师完成上级医师查房记录等病历书写
重要医嘱	长期医嘱： □ 血液病二级护理常规 □ 饮食：◎普食◎糖尿病饮食◎其他 □ 抗生素（必要时） □ 其他医嘱 临时医嘱： □ 血、尿、便常规，血型，血生化，电解质，溶血检查，凝血功能，感染相关标志物检测 □ FISH、IgVH 高突变分析 □ 淋巴瘤基因突变筛查 □ 淋巴细胞亚群 □ 颈、胸、腹、盆 CT □ 心电图、腹部 B 超、超声心动 □ 病原微生物培养（必要时） □ 输血医嘱（必要时） □ 其他医嘱	长期医嘱： □ 患者既往基础用药 □ 抗生素（必要时） □ 其他医嘱 临时医嘱： □ 骨穿 □ 骨髓形态学、病理检测 □ 血常规 □ 输血医嘱（必要时） □ 其他医嘱
主要护理工作	□ 介绍病房环境、设施和设备 □ 入院护理评估	□ 宣教（血液病知识）
病情变异记录	□ 无　□ 有，原因： 1. 2.	□ 无　□ 有，原因： 1. 2.
护士签名		
医师签名		

时间	化疗前（一般住院第3天）	化疗过程中（一般住院第4～7天）
主要诊疗工作	□ 及时追问、分析回报的化验检查结果，并观察患者病情 □ 根据情况给予必要的预治疗或并发症的防治 □ 补充必要的化验检查 □ 申请必要的相关科室会诊 □ 综合判断，明确诊断及分期、预后 □ 住院医师按时完成病程记录 □ 主任查房、制定治疗策略 □ 向患者及家属谈话，介绍病情及治疗策略 □ 接受交替方案化疗的患者签署临床研究知情同意书 □ 必要时签署静脉插管同意书，进行深静脉插管 □ 患者家属签署化疗知情同意书	□ 再次查看患者是否适合马上化疗 □ 住院医师完成病程记录 □ 按照方案化疗 □ 镇吐及重要脏器保护 □ 每日查看患者，注意饮食、尿便及并发症情况 □ 注意复查电解质、血常规等检查 □ 必要时调整治疗方案 □ 必要时抗生素、G-CSF等治疗
重要医嘱	**长期医嘱：** □ 抗生素（必要时） □ 阿昔洛韦片预防病毒感染 □ 其他医嘱 **临时医嘱：** □ 补充必要的化验检查 □ 输血医嘱（必要时） □ 其他医嘱	**长期医嘱：** □ 化疗医嘱 　FC ± R： 　F 25mg/m²d，d1～3 　CTX 250 mg/（m²·d），d1～3 　R 375mg/m²，d0 　B ± R： 　B 90 mg/m²，d1～2 　R 375mg/m²，d0 □ 补液治疗（水化、碱化） □ 镇吐、保肝、保胃、预防病毒感染等医嘱 □ 其他医嘱 **临时医嘱：** □ 输血医嘱（必要时） □ 心电监护（必要时） □ 复查血常规、血生化、电解质 □ 血培养（高热时） □ 静脉插管维护、换药 □ 其他医嘱
主要护理工作	□ 宣教（血液病知识） □ 辅助完成各种检查	□ 随时观察患者病情变化 □ 心理与生活护理 □ 化疗期间嘱患者多饮水
病情变异记录	□ 无　□ 有，原因： 1. 2.	□ 无　□ 有，原因： 1. 2.
护士签名		
医师签名		

时间	化疗结束	出院日
主要诊疗工作	□ 上级医师查房，注意病情变化 □ 住院医师完成病历书写 □ 注意观察体温、血压、体重等 □ 成分输血、抗感染等支持治疗（必要时） □ 必要时复查电解质、血常规等检查 □ 必要时 G-CSF 等治疗	□ 上级医师查房，评估并发症情况，明确是否出院 □ 完成出院记录、病案首页、出院证明书等 □ 向患者交代出院后的注意事项，如：返院复诊的时间、地点，发生紧急情况时的处理等
重要医嘱	**长期医嘱：** □ 继续补液治疗（必要时） □ 继续保肝、保胃、预防病毒感染等（必要时） □ 停抗生素（根据体温及症状、体征及影像学） □ 其他医嘱 **临时医嘱：** □ 输血医嘱（必要时） □ 复查血常规、血生化、电解质 □ 静脉插管维护、换药 □ G-CSF 5μg/（kg·d）或 PEG-G-CSF 6mg（必要时） □ 其他医嘱	**出院医嘱：** □ 出院带药（交替方案治疗的患者出院带伊布替尼，血象恢复后开始服用，医生向患者交代伊布替尼服用注意事项） □ 监测血常规、血生化、电解质 □ 伊布替尼服用期间可门诊或日间病房随诊 □ 交替至 FCR 化疗时再入院治疗
主要护理工作	□ 随时观察患者情况 □ 心理与生活护理	□ 指导患者办理出院手续 □ 指导患者院外服药及注意事项
病情变异记录	□ 无　□ 有，原因： 1. 2.	□ 无　□ 有，原因： 1. 2.
护士签名		
医师签名		

七、初治慢性淋巴细胞白血病临床诊断治疗流程表（二）

适用对象：第一诊断为初治慢性淋巴细胞白血病且有治疗指征的患者，拟行后续FCR/BR化疗

患者姓名：_____性别：_____　年龄：____　住院号：_____

住院日期：__年__月__日　出院日期：__年__月__日

时间	住院第1天	住院第2天
主要诊疗工作	□ 患者家属签署输血同意书、骨穿同意书询问病史及体格检查 □ 完成病历书写 □ 开化验单 □ 上级医师查房，进行化疗前评估	□ 上级医师查房 □ 完成入院检查 □ 骨穿（骨髓形态学检查、骨髓活检、流式MRD）（第2次FCR/BR化疗前） □ 根据血象决定是否成分输血 □ 住院医师完成上级医师查房记录等病历书写
重要医嘱	长期医嘱： □ 血液病二级护理常规 □ 饮食：◎普食◎糖尿病饮食◎其他 □ 抗生素（必要时） □ 其他医嘱 临时医嘱： □ 血、尿、便常规，血型，血生化，电解质，溶血检查，凝血功能，感染相关标志物检测 □ 淋巴细胞亚群 □ 颈、胸、腹、盆CT（第2次FCR/BR化疗前） □ 心电图、腹部B超、超声心动 □ 病原微生物培养（必要时） □ 输血医嘱（必要时） □ 其他医嘱	长期医嘱： □ 患者既往基础用药 □ 抗生素（必要时） □ 其他医嘱 临时医嘱： □ 骨穿 □ 骨髓形态学、病理、流式MRD（第2次FCR/BR化疗前） □ 血常规 □ 输血医嘱（必要时） □ 其他医嘱
主要护理工作	□ 介绍病房环境、设施和设备 □ 入院护理评估	□ 宣教（血液病知识）
病情变异记录	□ 无　□ 有，原因： 1. 2.	□ 无　□ 有，原因： 1. 2.
护士签名		
医师签名		

时间	化疗（住院第3~6天）
主要诊疗工作	☐ 住院医师按时完成病程记录 ☐ 主任查房，评估疗效，是否适合进行后续化疗 ☐ 患者家属签署化疗知情同意书 ☐ 按照方案化疗 ☐ 镇吐及重要脏器保护 ☐ 每日查看患者，注意饮食、尿便及并发症情况 ☐ 注意复查电解质、血常规等检查 ☐ 必要时调整治疗方案 ☐ 必要时抗生素、G-CSF等治疗
重要医嘱	**长期医嘱：** ☐ 抗生素（必要时） ☐ 化疗医嘱 ☐ 阿昔洛韦片预防病毒感染 FC ± R： ☐ 补液治疗（水化、碱化） F 25mg/（m²·d），d1~3 ☐ 镇吐、保肝、保胃、预防病毒感染等医嘱 CTX 250 mg/（m²·d），d1~3 ☐ 其他医嘱 R 375mg/m²，d0 **临时医嘱：** B ± R： ☐ 补充必要的化验检查 B 90mg/m²，d1~2 ☐ 输血医嘱（必要时） R 375mg/m²，d0 ☐ 心电监护（必要时） ☐ 复查血常规、血生化、电解质 ☐ 血培养（高热时） ☐ 静脉插管维护、换药 ☐ 其他医嘱
主要护理工作	☐ 宣教（血液病知识） ☐ 随时观察患者病情变化 ☐ 辅助完成各种检查 ☐ 心理与生活护理 ☐ 化疗期间嘱患者多饮水
病情变异记录	☐ 无 ☐ 有，原因： 1. 2.
护士签名	
医师签名	

时间	化疗结束	出院日
主要诊疗工作	□ 上级医师查房，注意病情变化 □ 住院医师完成病历书写 □ 注意观察体温、血压、体重等 □ 成分输血、抗感染等支持治疗（必要时） □ 必要时复查电解质、血常规等检查 □ 必要时G-CSF等治疗	□ 上级医师查房，评估并发症情况，明确是否出院 □ 完成出院记录、病案首页、出院证明书等 □ 向患者交代出院后的注意事项，如返院复诊的时间、地点，发生紧急情况时的处理等
重要医嘱	长期医嘱： □ 继续补液治疗（必要时） □ 继续保肝、保胃、预防病毒感染等（必要时） □ 停抗生素（根据体温及症状、体征及影像学） □ 其他医嘱 临时医嘱： □ 输血医嘱（必要时） □ 复查血常规、血生化、电解质 □ 静脉插管维护、换药 □ G-CSF 5μg/（kg·d）或 PEG-G-CSF 6mg（必要时） □ 其他医嘱	出院医嘱： □ 出院带药（交替方案治疗的患者出院带伊布替尼，血象恢复后开始服用，医生向患者交代伊布替尼服用注意事项） □ 监测血常规、血生化、电解质 □ 伊布替尼服用期间可门诊或日间病房随诊 □ 交替至FCR化疗时再入院治疗
主要护理工作	□ 随时观察患者情况 □ 心理与生活护理	□ 指导患者办理出院手续 □ 指导患者院外服药及注意事项
病情变异记录	□ 无 □ 有，原因： 1. 2.	□ 无 □ 有，原因： 1. 2.
护士签名		
医师签名		

（王婷玉　李增军　邱录贵）

第四节

滤泡性淋巴瘤

一、说明

(一) 目的

确立滤泡性淋巴瘤(follicular lymphoma,FL)一般诊疗的标准操作规程,确保患者诊疗的正确性和规范性。

(二) 范围

适用于确诊或初诊为FL患者的诊疗。

(三) 诊断依据

根据 *World Health Organization Classification of Tumors.Pathology and Genetic of Tumors of Haematopoietic and Lymphoid Tissue*(2017)。

二、诊断与检查

(一) 采集病历

1. 现病史　无痛性淋巴结肿大是最常见的临床症状。症状出现的时间、累及范围、有无局部压迫;有无发热、乏力、盗汗、消瘦等B症状;体能状态。

2. 既往史　包括肿瘤病史、主要脏器病史、乙肝结核等传染病史、结缔组织病史及药物过敏史等。

3. 个人史　药物、化学毒物、放射线接触史等;育龄期女性月经史。

4. 家族史　注意肿瘤家族史等。

(二) 体检

肝脾淋巴结肿大情况(包括韦氏环),有无感染病灶等。

(三) 检查项目

主要适用于入院正规全面检查患者(表2-10)。

1. 一般检查项目

(1) 血常规+分类+网织、尿常规+镜检、便常规+潜血试验。

(2) 肝肾功能、LDH、β_2微球蛋白。

(3) 凝血功能。

(4) 免疫球蛋白及轻链定量(异常者加做免疫固定电泳和/或血清蛋白电泳)。

(5) 抗核抗体、ENA抗体谱、风湿三项。

(6) HIV-Ab梅毒抗体、肝炎全项(乙肝携带者加HBV-DNA定量)。

(7) 病毒全套。

(8) 淋巴细胞亚群。

(9) 颈胸腹盆联合CT。

(10) 心电图、心脏彩超。

2. 特殊检查项目

(1) 淋巴结或者脾脏切除:病理及免疫组化、免疫表型分析,PCR:IgH、IgK。

（2）骨髓：细胞学，常规染色体，病理及免疫组化、免疫表型分析，PCR：IgH、IgK。

（3）遗传学：IgH体细胞高突变分析，FISH（IgH/BCL-2、C-MYC、ATM、P53），有条件的进行淋巴肿瘤相关基因突变检查（二代测序，淋巴结或受累的骨髓细胞）

（4）MRD：起病确定骨髓侵犯的患者，建议可在中期评价时、最后一次疗程结束后及随访1年左右除安排骨髓细胞学、活组织检查外，还需安排流式MRD判断骨髓残留水平。但对起病无骨髓侵犯的患者，则无需上述检查。

3．可选检查项目

（1）ABO及Rh血型。

（2）血清蛋白电泳或免疫固定电泳。

（3）细胞因子全项。

（4）感染灶检查。

（5）骨髓：全套组化，骨髓TPA，电镜。

（6）PET-CT：条件允许的情况下，行PET-CT有助于明确分期、判断疗效及预后。同时当临床怀疑大细胞转化时，应尽可能通过PET-CT代谢值协助选取淋巴结活检部位。

表2-10　FL检查一览表

检查项目[1]	初诊入院时[1]	简单评估[1]	完整评估[1]	停疗后随诊[1]
三大常规（血、尿、便+OB）	√	√	√	血常规
血型	√			
肝、肾、心功能，血糖	√	√	√	√
血脂	√		必要时	
电解质六项	√	√	√	
HIV-Ab、梅毒抗体、肝炎全项	√			
免疫球蛋白定量（Ig水平增高者加查免疫固定电泳、FLC）	√		必要时	必要时
抗核抗体、类风湿因子、补体	√			
甲状腺功能及相关自身抗体	必要时[2]		必要时	必要时
ENA抗体谱	必要时[3]			必要时
β₂微球蛋白	√		√	必要时
HBV-DNA、HCV-RNA	必要时[4]		必要时	必要时
凝血八项	√		必要时	
FHB HP、Coombs、CAT	√		必要时	必要时
淋巴细胞亚群	√		必要时	必要时
心电图	√	必要时	√	必要时
超声心动图	必要时[5]	必要时	必要时	必要时
胸、腹、盆腔CT	√		√	必要时
PET-CT	√[6]		必要时[6]	必要时[7]
组织、淋巴结病理+免疫组化			必要时	必要时
骨髓涂片	√		√[7]	必要时

检查项目 [1]	初诊入院时 [1]	简单评估 [1]	完整评估 [1]	停疗后随诊 [1]
骨髓病理+免疫组化	√		√[7]	必要时
免疫分型（BM 和/或 PB）	√		√[7]	必要时
PCR：TCR/IgH/IgK	√		√[7]	必要时
染色体核型	√		√[7, 8]	必要时
FISH（MYC、P53、BCL-2）	√		√[7, 9]	必要时
二代测序	√			必要时
IgH体细胞高突变分析	√			必要时
感染灶检查	√	√	√	必要时

注：[1]全面评估指评价疗效时复查项目（一般每 3~4 个疗程评价 1 次）。简单评估适用于每疗程。停疗后或维持治疗期间可每 3~6 个月复查一次，一旦考虑疾病复发，需再次安排全面评估，并尽可能再次留取病理活检充分除外转化；[2]疑有桥本甲状腺炎时；[3]怀疑有合并免疫系统疾病时；[4]若治疗中将应用利妥昔单抗，对 HBsAg 或 HBcAb 阳性者需查 HBV-DNA 定量；若 HCV-Ab（+），进一步查 HCV-RNA；[5]有心血管病史或治疗中应用蒽环类或蒽二酮类药物时；[6]PET-CT 有助于明确分期，判断疗效及预后，初诊有条件患者建议尽量安排，同时当临床怀疑大细胞转化时，应尽可能通过 PET-CT 代谢值协助选取淋巴结活检部位；[7]初诊时有骨髓受累或疾病进展时；[8]既往有染色体异常；[9]若疾病好转，只需检测初诊时阳性的项目。

（四）诊断

1. 诊断标准　主要参考 2017 年 WHO 血液及淋巴肿瘤的分类确定 FL 的诊断。对不典型者排除其他 B 细胞淋巴瘤、反应性增生等。主要依靠淋巴结或者组织病理进行诊断。

FL 是一类起源于滤泡中心 B 细胞的恶性肿瘤，通常由中心细胞、中心母细胞/大转化细胞构成，病理上至少部分存在滤泡结构。出现任何大小的主要或全部由原始细胞构成的弥漫区域则诊断为弥漫大 B 细胞淋巴瘤。FL 典型的免疫表型为：CD10$^+$、BCL-2$^+$、CD23$^{+/-}$、CD43$^-$、CD5$^-$、CD20$^+$、cyclinD1$^-$、BCL-6$^+$。极少数病例可能为 CD10$^-$ 或 BCL-2$^-$。

2. 疾病病理学分级（表 2-11）

表 2-11　疾病病理学分级

分　级	特　征
1 级	0~5 中心母细胞/hpf
2 级	6~15 中心母细胞/hpf
3 级	大于 15 中心母细胞/hpf
3a	仍存在中心细胞
3b	中心母细胞成片浸润，无中心细胞

3. 常见遗传学改变　常见遗传学改变表 2-12。

表2-12　常见遗传学改变

遗传学改变	相关基因	发生率（%）	预后
t（14；18）	BCL-2	80	
17p-	P53	15	差
3q27-28	BCL-6	15	
6q23-26		15	差
+7		20	
+20		20	差
t（8；14）	MYC	8	差
1p32-36	SRC2	14	差
1q21	SKI	17	

4. 特殊类型的滤泡肿瘤　主要包括原位滤泡肿瘤（in situ follicular neoplasia，ISFN）及十二指肠型FL，ISFN主要是外周血中的t（14；18）（q32；q21）异常的B淋巴瘤异常增生，停留在滤泡的生发中心，实际上不是淋巴瘤，是一种原位滤泡疾病，在进展为FL前无需治疗。十二指肠型FL则指局限于十二指肠黏膜或黏膜下层的低级别FL，很多患者可自愈，绝大多数不需要治疗。

5. 鉴别诊断　具体情况见表2-13。

表2-13　鉴别诊断

标记	FL	CLL	DLBCL	BL/BLL	PL	MCL	HCL	SMZL/MALT
SIg	+	+	+/-	+	+	+	+	+/+
CD43	-	+	+/-	-	-	+	+	+或-/+或-
CD103	-	-	NA	NA	-	-	+	+/-
cyclinD1	-	-	-	-	-	+	+/-	-/-
CD5	-	+	-	-	+/-	+	-	-/-
CD10	+*	+/-	-	+	-	-	-	-/-
CD20	+	弱+	+	+	+	+	+	+/+
CD23	+/-	+	-	-	+/-	-	-	-

注：BL/BLL，Burkitt/Burkitt样淋巴瘤；PL，幼淋细胞白血病；MCL，套细胞淋巴瘤；SMZL/MALT，脾边缘区/黏膜相关淋巴组织淋巴瘤；NA：无意义。

*大约20%的FL不表达CD10这一生发中心表型，有研究认为分级越高越容易发生CD10的表达丢失，但与预后未见明显相关。

此外，WHO 2017版还提出了两个独立分类，分别是儿童型FL及伴IRF4异常的大B细胞淋巴瘤。儿童型FL具有缺乏BCL-2重排及细胞增殖指数高的特点，一般病变比较局限，预后良好。伴IRF4异常的大B细胞淋巴瘤则在细胞起源上常为生发中心型，细胞强表达IRF4/MUM1，常同时表达BCL6及伴高增殖指数，大部分病例有IGH/IRF4重排，有时同时有BCL6重排，但缺乏BCL2重排。这类淋巴瘤较儿童型FL侵袭性强，但对治疗反应良好。

6. 疾病分期　Ann Abor（见总论）。

7. 预后分组　在利妥昔单抗前时代，FL中最常用的预后分组系统是2004年提出的。2009年国际FL预后因素研究项目提出FL国际预后积分系统2（FLIPI2），目前认为该预后积分在利妥昔单抗时代可能更为准确（表2-14）。

表2-14　滤泡性淋巴病的FLIP1和FLIPI2

FLIPI	FLIPI2
年龄>60岁	年龄>60岁
Ⅲ~Ⅳ期	骨髓侵犯
血红蛋白水平<120g/L	血红蛋白水平<120g/L
血清LDH水平>正常上限	血清β_2微球蛋白>正常上限
受累淋巴结区数目≥5个	病灶大于6cm

注：低危组，0~1个；中危组，2~3个；高危组，大于3个；FLIPI三个组别10年的OS比例分别为71%、51%、36%；FLIPI2的研究中三组3年的PFS分别为91%、69%、51%；因随访时间短，目前OS尚未显示差异。

另外，一些生物学指标建议可纳入滤泡淋巴瘤的预后考虑，主要包括：外周血淋巴细胞明显增多，绝对值大于$5×10^9$/L（即"白血病样"FL），TP53缺失及突变；同时，尽管"double-hit"的概念在滤泡淋巴瘤仍存在争议，但有学者发现FL中存在一部分FISH检测同时具有MYC及BCL-2易位的患者，在病程上更具侵袭性，且较传统化疗而言，更适合应用相对强烈的治疗方案，因此在FISH检测中建议可酌情包括MYC及BCL-2易位。此外，基因突变研究的结果显示，如下7个基因（EZH2、ARID1A、MEF2B、EP300、FOXO1、CREBBP和CARD11）的突变状态与FLIPI及ECOG一同构成m7-FLIPI，能够影响滤泡淋巴瘤的预后，因此建议初诊及复发的患者应尽量完善二代测序检测。

8. 推荐的完整诊断　应该包括"疾病类型（如滤泡淋巴瘤2级）"+"分期（如Ⅲ期）"+"有无B症状（如B组）"+"FLIPI评分或FLIPI2评分"+"细胞遗传学或分子遗传学高危因素（如合并TP53突变）"

三、治疗

（一）总体治疗策略（图2-9）

Ⅰ期和无巨大肿块的Ⅱ期FL治疗以放疗为主，也可采用观察等待，或利妥昔单抗治疗。

Ⅲ、Ⅳ期疾病目前认为传统化疗不能治愈，其病程表现为多次复发、间歇期逐渐缩短，等待观察、延迟治疗不会影响预后。所以有巨大肿块的Ⅱ期FL及Ⅲ期、Ⅳ期FL主要根据有无治疗指征选择化疗，有治疗指征的患者首选进入合适的临床试验或研究者发起的临床试验，不适合临床试验的患者根据体能情况选择其相应合适的规范治疗（图2-9）。

而对于Ⅲb级FL，NCCN建议按照DLBCL的治疗原则进行治疗。

基于系列临床试验中发现自体移植可延长PFS，但未转化为OS获益，目前认为自体移植对于FL一线地位并不完全确立，但对于极高危FL，临床酌情考虑通过一线移植，加深缓解，提高疗效。

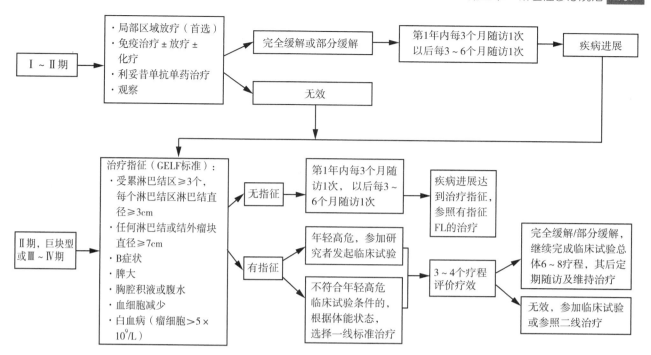

图 2-9　滤泡淋巴瘤总体治疗策略

（二）治疗指征

符合 GELF 标准、疾病转化、迅速进展或者有治疗意愿、符合临床试验标准。

其中 GELF 标准指：受累淋巴结区 ≥3 个，每个区域淋巴结直径约 ≥3cm；任何淋巴结或结外瘤块直径 ≥7cm；B 症状；脾大；胸腔积液或腹水；血细胞减少（WBC<1.0×10⁹/L，PLT<100×10⁹/L）；白血病（外周血肿瘤细胞>5×10⁹/L）。

（三）治疗方案

具体的方案选择应参考患者的年龄、身体状况、合并症、疾病累及范围、危险分层及治疗目的等因素。常规化疗联合利妥昔单抗推荐为所有初治患者的一线治疗。3~4 个疗程后达到 CR 的患者用足 6 个疗程后进入维持治疗。仅仅达到 PR 的患者最多应用 8 个疗程。稳定或进展的患者优先选择临床试验或换用其他治疗方案（参见复发难治 FL 的治疗方案）。

1. RCHOP 样方案

（1）RCHOP

R 375mg/m², iv, d0

CTX 750mg/m², d1

ADM 50mg/m², d1

VCR 1.4mg/m², d1（最大 2mg）

Pred 40mg/m², d1~5

每 3~4 周一个疗程。

（2）RCVP：除不包括 ADM 外，其他与 R±CHOP 相同。

2. BR 方案

R 375mg/m², iv, d0

B 90mg/m², iv, d1~2

每 4 周一个疗程。

3．对于年轻耐受性好的高危患者，建议首选参加研究者发起的临床试验，或可考虑通过在上述方案基础上酌情联合来那度胺进一步提高疗效。

4．不能耐受化疗者首选 R^2（利妥昔单抗 375mg/m^2，d0，来那度胺 10~25mg，d1~21）方案治疗，条件差的考虑单药应用苯丁酸氮芥（常用剂量 4~12mg/d），或者 R 治疗（375mg/m^2，每周1次，连用4周）。

（四）维持治疗

多个研究显示，应用利妥昔单抗维持治疗 4~8 个剂量可以显著延长缓解时间，减少微小残留病，从而可能对长生存有益。医科院血液病医院目前推荐的用法为 375mg/m^2，每3月一次，连用8次。尽管目前 RCHOP 基础上利妥昔单抗维持治疗的地位确定，但在 BR 治疗后，应用怎样的维持治疗方案，仍有待解决；由于滤泡淋巴瘤不可治愈，目前大多主张 BR 方案后仍考虑加用维持治疗，基于在德国研究中，应用6疗程 BR 基础上，序贯加用利妥昔单抗每2月1次，维持治疗2年后，不仅 OS 未获益，甚至连 PFS 亦未显示出统计学意义的优势。据此，推测在 BR 方案后，选择沙利度胺或来那度胺（±利妥昔单抗）维持治疗或许更为合适。

（五）复发难治滤泡淋巴瘤的二线治疗（图 2-10）

1．复发难治患者优先选择临床试验。

2．早期复发者，首先对体能状态进行评估。

（1）适合化疗者，考虑 RCHOP 或 BR（考虑与一线治疗交替：一线方案为 RCHOP 的患者，挽救治疗选择 BR 方案；一线治疗为 BR 方案的患者，挽救治疗选择 RCHOP 方案）。同时，一线没有用过来那度胺的，在上述挽救治疗方案基础上建议加用来那度胺；挽救治疗达到 CR 的，后续考虑来那度胺维持，挽救治疗达 PR 的患者建议可以考虑 CART 进一步加深治疗后，再考虑移植。

（2）不适合化疗者，采用 R^2 或 IR（伊布替尼+R）或 PI3Ki。

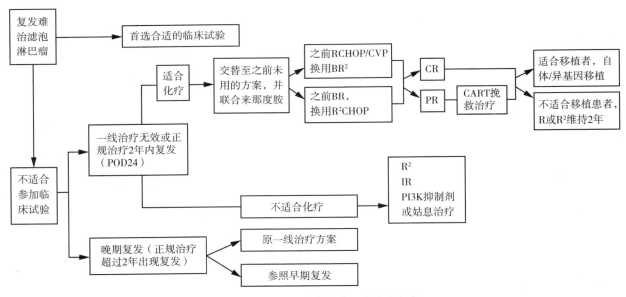

图2-10 复发难治滤泡淋巴瘤治疗方案

3．晚期复发

（1）原方案。

（2）参照早期复发。

4. 难治患者的定义为应用2个或以上治疗方案后无效或有效后迅速进展者。利妥昔单抗耐药指应用利妥昔单抗6个月内无效或者进展者。

5. 放射治疗 在姑息性治疗中，低至4Gy剂量的受累野照射就可能有效。对于有局灶性巨大肿块或有症状的患者，考虑给予受累野照射4～30Gy+额外的全身治疗。

6. 造血干细胞移植治疗的应用 GELA近期的一项回顾性研究显示，ASCT与利妥昔单抗均能显著延长复发患者的OS及PFS。采用包含利妥昔单抗的挽救性治疗、之后序贯ASCT的患者5年生存率更超过90%。另有研究显示，不论挽救性治疗是否包含利妥昔单抗，ASCT均能显著提高患者的PFS。可见ASCT与利妥昔单抗在挽救性治疗中表现为协同作用。

异基因移植通过GVL作用较自体移植进一步加深缓解。但即便是应用减低剂量的预处理，异基因干细胞移植的治疗相关死亡率仍高达15%～25%。所以除非自体移植后短期内（<1年）复发、临床表现极高危，以及年轻、脏器功能好的患者，否则很少选择进行异基因移植。

四、疗效评估及随访

（一）简单评估及完整评估

建议每一疗程前安排简单评估，其目的为排除化疗禁忌并初步评估淋巴结大小变化，其主要内容包括血生化指标、感染标志物及胸部CT、心电图、心脏彩超等脏器功能，同时，如有条件，可以考虑安排B超简单了解既往受累淋巴结大小变化，以初步判断疗效。

建议患者在第3～4疗程及总体治疗后安排完整评估，主要目的为全面评估治疗疗效，酌情调整治疗方案，其具体完整评估内容，除上述血生化等常规检查外，还包括全身CT/PET-CT，以及骨髓穿刺形态、流式、活检等相关检查（主要针对初治伴骨髓侵犯或血象异常的患者）。

（二）随访

治疗结束后第1年内每3个月随访1次，以后每3～6月随访1次。随访内容：B症状、血常规、LDH，根据临床情况、累及部位进行相应的影像学、骨穿及活检，并送流式MRD等检查。出现以下情况时需尽可能进行组织学检查以除外转化（首选活检）：LDH水平进行性升高、单一病灶不成比例增大、结外病变进展、新出现的B症状、PET扫描发现明显的异质性或高FDG摄取部位。疾病转化最终诊断依赖活检。任何级别的滤泡性淋巴瘤只要出现弥漫大B细胞淋巴瘤病变，则按照DLBCL诊断和治疗。复发难治时再评估，建议参照初诊患者，需包括血生化、影像（全身CT或PET-CT）及重要脏器等全面评估，同时根据情况完善骨髓穿刺活检及组织病理检查。此外，强烈建议在复发难治患者再度完善病理组织遗传学检查，协助了解疾病克隆演化及进一步判断预后。

五、化疗前准备

1. 发热患者的化疗前准备 发热患者建议立即进行病原微生物培养并使用抗生素，有明确脏器感染患者应根据感染部位及病原微生物培养结果选用相应抗生素，同时治疗用药的选择应综合患者病情及抗菌药物特点制定。详情参见血液科患者的抗生素使用。

2. Hb<80g/L，PLT<20×10⁹/L或有活动性出血，分别输浓缩红细胞和单采血小板。有心功能不全者可放宽输血指征。

3. 患者及家属签署以下同意书 病重或病危通知书、化疗知情同意书、输血知情同意书、骨穿同意书、静脉插管同意书等。

六、化疗中及化疗后治疗

(一) 感染防治

参见血液科患者的抗生素使用。

(二) 脏器功能损伤的相应防治

镇吐、保肝、水化、碱化、防治尿酸肾病 (别嘌醇)、抑酸剂等。

(三) 成分输血

Hb<80g/L, PLT<20×10^9/L 或有活动性出血, 分别输浓缩红细胞和单采血小板, 若存在 DIC 倾向则 PLT<50×10^9/L 即应输注血小板。有心功能不全者可放宽输血指征。

(四) 造血生长因子

化疗后 ANC≤1.0×10^9/L, 可使用 G-CSF 5μg/ (kg·d)。

七、出院标准

1. 一般情况良好。
2. 没有需要住院处理的并发症和/或合并症。

八、初治滤泡性淋巴瘤临床诊断治疗流程表

患者姓名：_____性别：_____ 年龄：____ 住院号：_____

住院日期：__年__月__日　出院日期：__年__月__日____

时间	住院第1天	住院第2天
主要诊疗工作	□ 患者家属签署输血同意书、骨穿等同意书询问病史及体格检查 □ 完成病历书写 □ 开化验单 □ 上级医师查房，提出初步诊断意见	□ 上级医师查房 □ 完成入院检查 □ 骨穿（骨髓形态学检查、微小残留病变检测） □ 根据血象决定是否成分输血 □ 完成必要的相关科室会诊，联系进行淋巴结活检 □ 住院医师完成上级医师查房记录等病历书写
重要医嘱	长期医嘱： □ 血液病二级护理常规 □ 饮食：◎普食◎糖尿病饮食◎其他 □ 抗生素（必要时） □ 其他医嘱 临时医嘱： □ 血、尿、便常规（贫血时需要查网织红细胞），血型，血生化（包括LDH），电解质，免疫球蛋白（必要时做蛋白电泳），抗核抗体，淋巴细胞亚群，凝血功能，病毒性标志物，输血前检查 □ 溶血相关检查（必要时） □ 心电图、腹部B超、超声心动 □ 颈、胸、腹、盆腔CT，浅表淋巴结B超 □ 病原微生物培养（必要时） □ 输血医嘱（必要时） □ 其他医嘱	长期医嘱： □ 患者既往基础用药 □ 抗生素（必要时） □ 其他医嘱 临时医嘱： □ 骨穿 □ 淋巴结活检 □ 淋巴结和骨髓形态学、病理、免疫组化、流式免疫分型、细胞/分子遗传学检测（包括FISH及二代测序） □ PET-CT（临床怀疑转化时必须做） □ 血常规 □ 电解质、生化（必要时） □ 输血医嘱（必要时） □ 其他医嘱
主要护理工作	□ 介绍病房环境、设施和设备 □ 入院护理评估	□ 宣教（血液病知识）
病情变异记录	□ 无　□ 有，原因： 1. 2.	□ 无　□ 有，原因： 1. 2.
护士签名		
医师签名		

时间	化疗前 (一般住院第 3~7 天)	化疗过程中 (一般住院第 8~14 天)
主要诊疗工作	□ 及时追问、分析回报的化验检查结果，并观察患者病情 □ 根据情况给予必要的预治疗或并发症的防治 □ 补充必要的化验检查 □ 申请必要的相关科室会诊 □ 综合判断，明确诊断及分期、预后 □ 住院医师按时完成病程记录 □ 主任查房、制定治疗策略 □ 向患者及家属谈话，介绍病情及治疗策略 □ 必要时签署静脉插管同意书，进行深静脉插管 □ 患者家属签署化疗知情同意书	□ 再次查看患者是否适合马上化疗 □ 住院医师完成病程记录 □ 按照方案化疗 □ 镇吐及重要脏器保护 □ 每日查看患者，注意饮食、二便及并发症情况 □ 注意复查电解质、血常规等检查 □ 必要时调整治疗方案 □ 必要时抗生素、G-CSF 等治疗
重要医嘱	长期医嘱： □ 抗生素 (必要时) □ 其他医嘱 临时医嘱： □ 补充必要的化验检查 □ 处理合并症 (必要时) □ 输血医嘱 (必要时) □ 其他医嘱	长期医嘱： □ 化疗医嘱：CHOP/COP ± R；B ± R (高危患者可在上述化疗基础上联合来那度胺)；R^2 □ 补液治疗 (水化、碱化) □ 镇吐、保肝、保胃等医嘱 □ 预防病毒感染 (利妥昔单抗应用注意预防乙肝激活；氟达拉滨应用后注意预防带状疱疹) □ 其他医嘱 临时医嘱： □ 输血医嘱 (注意氟达拉滨应用后血制品需照射) □ 心电监护 (必要时) □ 复查血常规、血生化、电解质 (必要时) □ 非甾体类药物及激素预防输注反应 (必要时) □ 血培养 (高热时) □ 静脉插管维护、换药 □ 其他医嘱
主要护理工作	□ 宣教 (血液病知识) □ 辅助完成各种检查	□ 随时观察患者病情变化 □ 心理与生活护理 □ 化疗期间嘱患者多饮水
病情变异记录	□ 无　□ 有，原因： 1. 2.	□ 无　□ 有，原因： 1. 2.
护士签名		
医师签名		

时间	化疗结束	出院日
主要诊疗工作	□ 上级医师查房，注意病情变化 □ 住院医师完成病历书写 □ 注意观察体温、血压、体重等 □ 成分输血、抗感染等支持治疗（必要时） □ 必要时复查电解质、血常规等检查 □ 必要时G-CSF等治疗	□ 上级医师查房，评估并发症情况，明确是否出院 □ 完成出院记录、病案首页、出院证明书等 □ 向患者交代出院后的注意事项，如返院复诊的时间、地点，发生紧急情况时的处理等
重要医嘱	**长期医嘱：** □ 继续补液治疗（必要时） □ 继续保肝、保胃、预防病毒感染等（必要时） □ 停抗生素（根据体温及症状、体征及影像学） □ 其他医嘱 **临时医嘱：** □ 输血医嘱（必要时） □ 复查血常规、血生化、电解质 □ 静脉插管维护、换药 □ G-CSF 5μg/（kg·d）（必要时） □ 其他医嘱	**出院医嘱：** □ 出院带药 □ 定期门诊随访 □ 监测血常规、血生化、电解质
主要护理工作	□ 随时观察患者情况 □ 心理与生活护理	□ 指导患者办理出院手续 □ 指导患者院外服药及注意事项
病情变异记录	□ 无 □ 有，原因： 1. 2.	□ 无 □ 有，原因： 1. 2.
护士签名		
医师签名		

（吕　瑞　李增军　邱录贵）

第五节

边缘区 B 细胞淋巴瘤

依据 WHO 分类，边缘区 B 细胞淋巴瘤（marginal zone B-cell lymphoma，MZL）包括黏膜相关淋巴组织（MALT）结外边缘区淋巴瘤（extranodal marginal zone lymphoma of mucosa-associated lymphoid tissue）、淋巴结边缘区淋巴瘤（nodal marginal zone lymphoma，NMZL）和脾边缘区淋巴瘤（splenic marginal zone lymphoma，SMZL）三种亚型。

一、MALT 结外边缘区淋巴瘤诊断与治疗规范

（一）目的
确立 MALT 结外边缘区淋巴瘤一般诊疗的标准操作规程，确保患者诊疗的正确性和规范性。

（二）范围
适用于 MALT 结外边缘区淋巴瘤患者的诊疗。

（三）诊断依据
WHO Classification of Tumors of Hematopoietic and Lymphoid Tissue（2017），《血液病诊断及疗效标准》（第四版）。

（四）诊断规程
1. 采集病历

（1）现病史：包括患者症状（如消化不良症状，咳嗽、咯血、胸痛等呼吸道症状）、症状持续时间、院外诊疗情况以及是否存在 B 症状。

（2）既往史：包括是否有自身免疫性疾病史（如 Sjogren 综合征、桥本甲状腺炎）和慢性胃炎病史。

（3）注意肿瘤家族史。

（4）体格检查：重点检查消化系统、呼吸系统、泌尿系统、眼、腮腺、甲状腺、皮肤、浅表淋巴结及肝脾肿大情况。

（5）评估患者的体能状态（ECOG 或 WHO 评分标准）。

2. 入院后实验室及其他辅助检查（复查时检查项目见表 2-15）

（1）一般检查项目。①常规：血、尿、便常规+潜血血型。②生化：肝、肾、心功能，空腹血糖，电解质。③免疫：乙肝六项对（HBsAg 或 HBcAb 阳性者需查 HBV-DNA 定量），丙肝抗体，β_2 微球蛋白，免疫球蛋白定量，免疫固定电泳，抗核抗体。④凝血：凝血八项。⑤淋巴细胞亚群。⑥影像学检查：胸、腹、盆腔 CT；MRI（甲状腺、唾液腺、眶周及其他软组织病变时）。⑦超声心动图，心电图。

（2）特殊检查项目。①HP 检测（适用于胃 MALT）：胃组织病理 HP 检测、尿素呼气试验。②内镜检查及多部位组织活检。组织病理及免疫组化（推荐抗体谱：CD20、sIgD、sIgM、BCL-2、κ/λ、CD3、CD5、CD21 或 CD23、CD10、CD43、cyclinD1、CD38、CD138、Ki-67、BCL-6、BCL-10）、c-myc 重排、p53 缺失，胃 MALT 淋巴瘤时行 HP 染色。FISH 检测 t（11；18）（q21；q21）/融合基因 API2-MALT1，IgH 体细胞高突变分析，二代测序及 TP53 突变。③骨髓：涂片分类病理及免疫组化免疫分型，TCR/IgH，TCR/IgK，染色体。④MRD：起病确定骨髓侵犯的患者，建议可在中期评价时、最后一次疗程结束后及随访 1 年左右除安排骨髓细胞学、活组织检查，还需安排流式 MRD 判断骨髓残留水平。但对起病无骨髓

侵犯的患者，则无须上述检查。

（3）可选检查项目。①溶血（贫血患者尤其需检测）：游离血红蛋白结合珠蛋白库姆试验冷凝集素试验；免疫：甲状腺功能及相关自身抗体（合并桥本甲状腺炎时），ENA 抗体谱（合并其他自身免疫性疾病时）；血清 HP 抗体（胃组织病理 HP 检测和尿素呼气试验均为阴性时检测，包括抗 CagA 抗体和抗 HP-IgG，医科院血液病医院尚未开展）。②超声：超声胃镜（胃 MALT 淋巴瘤时），PET-CT（尤其怀疑疾病转化时）。③组织 TCR/IgH、TCR/IgK 重排协助判断克隆性。④组织病理相关检测（以下项目医科院血液病医院尚未开展）：FISH 检测 t（14；18）（q32；q21）；t（1；14）（p22；q32）；t（3；14）（p14.1；q32），BCL-10/IgH。如有条件，胃 MALT 淋巴瘤 HP 检测均为阴性时，还需除外海尔曼螺杆菌（H heilmannii）和猫胃螺旋杆菌（H felis）感染；皮肤 MALT 淋巴瘤时检测伯氏疏螺旋体，眼附件 MALT 淋巴瘤时检测鹦鹉衣原体，免疫增殖性小肠病（IPSID，MALT 淋巴瘤一种亚型）时检测空肠弯曲菌。

表2-15 MZL检查一览表（包含MALT、NMZL、SMZL）

检查项目	初诊入院时	简单评估[1]	全面评估[1]	停疗后随诊[1]
三大常规（血、尿、便+OB）	√	√	√	血常规
血型	√			
肝、肾、心功能，血糖	√	√	√	√
血脂	√		必要时	
电解质六项	√	√	√	
HIV-Ab、梅毒抗体、肝炎全项	√			
免疫球蛋白定量（Ig水平增高者加查免疫固定电泳FLC）	√		必要时	必要时
抗核抗体、类风湿因子、补体	√			
甲功及相关自身抗体	必要时[2]		必要时	必要时
ENA抗体谱	必要时[3]			必要时
β₂微球蛋白	√		√	必要时
HBV-DNA、HCV-RNA	必要时[4]		必要时[4]	必要时
病毒全项	√			
凝血八项	√		必要时	
FHB HP、Coombs、CAT	√		必要时	必要时
淋巴细胞亚群	√		√	√
心电图	√	必要时	√	√
超声心动图	必要时[5]	必要时	必要时	必要时
胸、腹、盆腔CT	√		√[6]	√[6]
PET-CT	必要时			必要时
MRI	必要时[7]		必要时	必要时[7]
腹B超	√		√[8]	√[8]
内镜及组织病理+免疫组化	必要时[9]			
脾和/或淋巴结、组织病理+免疫组化	√		必要时	必要时
骨髓涂片	√		√[10]	必要时
骨髓病理+免疫组化	√		√[10]	必要时

续 表

检查项目	初诊入院时	简单评估[1]	全面评估[1]	停疗后随诊[1]
细胞化学（含TRAP试验）	必要时[11]			必要时
免疫分型（BM和/或PB）	√		√[12]	必要时
PCR：TCR/IgH/IgK	√		√[12]	必要时
染色体核型	√		√[12,13]	必要时
FISH（P53、MYC、ATM）	√		√[12,14]	必要时
IgH体细胞高突变分析	√			
二代测序	√			
感染灶检查	√	√	√	必要时

注：[1]全面复查指评价疗效时复查项目（一般每3~4个疗程评价1次）；简单评估适用于每疗程；停疗后或维持治疗期间可每3~6月复查一次；[2]疑有桥本甲状腺炎时；[3]疑有自身免疫病如Sjogren综合征时；[4]若治疗中将应用利妥昔单抗，对HBsAg或HBcAb阳性者需查HBV-DNA定量；若HCV-Ab（+），进一步查HCV-RNA，且治疗后患者需定期复查；[5]有心血管病史或治疗中应用蒽环类或蒽二酮类药物时；[6]若疾病好转，可只复查初诊时阳性部位；[7]可疑软组织病变时；[8]尤其脾大患者；[9]尤其对于MALT淋巴瘤；[10]初诊时有骨髓受累或疾病进展时；[11]尤其SMZL与HCL鉴别时；[12]既往骨髓受累；[13]既往有染色体异常；[14]若疾病好转，只需检测初诊时阳性的项目。

3. 诊断和鉴别诊断

（1）诊断标准

组织学：异型性小B淋巴细胞，包括边缘区细胞、单核样细胞、小淋巴细胞、浆细胞，并可见到散在的少量中心母细胞或免疫母细胞样的大细胞。瘤细胞浸润反应性滤泡周围，侵犯套区及边缘区，并可"植入"生发中心，取代部分或全部滤泡。在腺体组织中，上皮常受累，形成淋巴上皮病变。

免疫表型：sIgM⁺，sIgG/sIgA±，CD20⁺，CD79a⁺；CD5⁻，CD23⁻，CD10⁻，CD43±，CD11c±。

细胞遗传学：t（11；18）（q21；q21）、t（1；14）（q22；q32）、t（14；18）（q32；q21）、t（3；14）（p14.1；q32），+3，+18（表2-16）。

表2-16 遗传学异常与MALT淋巴瘤

类型	发生率	肿瘤部位	临床意义
t（11；18）（q21；q21）	13%~35%	肺、胃、肠常见	对HP清除治疗无效，易发生淋巴结和系统性播散
t（1；14）（q22；q32）	1%~2%	胃、肺、皮肤多见	对HP清除治疗多无效
t（14；18）（q32；q21）	15%~20%	非胃肠部位，如肝、肺、眼附属器、唾液腺	
t（3；14）（p14.1；q32）		甲状腺、眼附属器、皮肤	

（2）鉴别诊断：主要与炎性病变（如HP相关性胃炎、桥本甲状腺炎）及其他类型淋巴瘤鉴别。与炎性反应性病变的鉴别主要依据正常组织结构被破坏，代之以异型性小B淋巴细胞增生，免疫组化、分子遗传学证实为克隆性B细胞增殖则倾向于诊断MALT淋巴瘤。与套细胞淋巴瘤（MCL）鉴别在于MCL缺乏转化性母细胞，表达CD5、sIgD、cyclinD1和存在t（11；14）；与滤泡性淋巴瘤（FL）鉴别在于FL瘤细胞表达CD10和BCL-6，而侵入滤泡的MALT淋巴瘤瘤细胞不表达上述抗原。MALT淋巴瘤可能会发生弥漫大B细胞淋巴瘤（DLBCL）转化，当大细胞成簇状或大片状分布超过20%应诊断DLBCL。

（3）分期：参照胃肠淋巴瘤的Lugano分期系统（表2-17）和Paris分期（表2-18）。

表2-17　胃肠淋巴瘤Lugano分期系统

分　期	特　点
I $_E$	局限于胃肠道（单个原发病灶或多个非连续病灶）
I $_{E1}$	黏膜，黏膜下层
I $_{E2}$	固有肌层，浆膜
II $_E$	扩散到腹腔
II $_{E1}$	局部淋巴结受累
II $_{E2}$	远处淋巴结受累
III $_E$	突破浆膜层累及邻近器官或组织
IV	弥漫性结外受累或伴有横膈上淋巴结受累

表2-18　胃肠淋巴瘤Paris分期系统

分　期	特　点
T分期	
TX	淋巴瘤浸润深度不明
T0	无淋巴瘤证据
T1	淋巴瘤局限于黏膜层/黏膜下层
T1m	淋巴瘤局限于黏膜层
T1sm	淋巴瘤局限于黏膜下层
T2	淋巴瘤侵及肌层或浆膜下层
T3	淋巴瘤穿透浆膜层（脏层腹膜），尚未侵及邻近组织
T4	淋巴瘤侵及邻近组织或器官
N分期	
NX	淋巴结受累情况不明
N0	无淋巴结受累
N1	侵及邻近淋巴结
N2	侵及腹腔内远处淋巴结
N3	侵及腹腔外淋巴结
M分期	
MX	淋巴瘤播散情况不明
M0	无结外播散
M1	非连续地侵犯胃肠道内不同部位（如胃和直肠）
M2	非连续地侵犯其他组织（如腹膜、胸膜）或器官（如扁桃体、腮腺、眼附件、肺、肝、脾、肾等）
B分期	
BX	骨髓受累情况不明
B0	无骨髓侵犯
B1	有骨髓侵犯
TNMB	临床分期：肿瘤状态、淋巴结、转移、骨髓
pTNMB	组织病理学分期：肿瘤状态、淋巴结、转移、骨髓
pN	组织学检查通常需包括6个及以上淋巴结

(五) 治疗方案的选择

1. 胃MALT淋巴瘤的治疗 (图2-11)

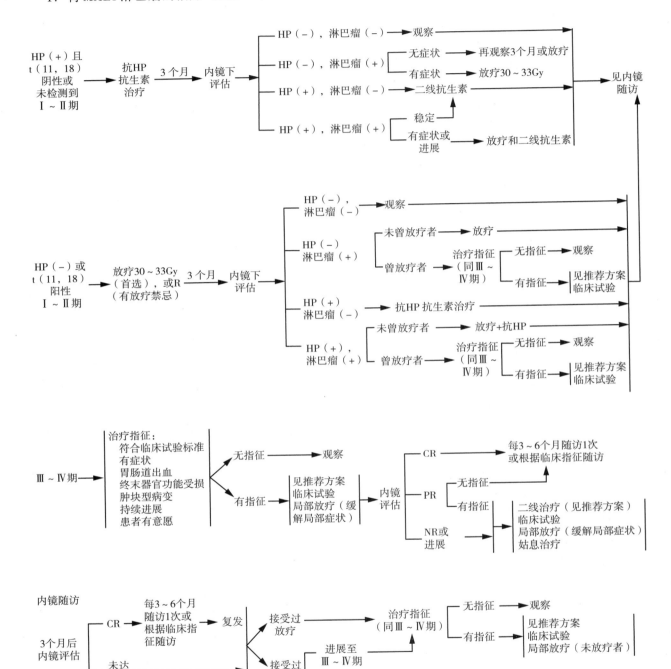

T1期对HP清除治疗反应好,有效率可达70%~90%,T2期及以上,HP清除治疗的疗效明显下降。

图2-11　胃MALT淋巴瘤治疗流程图

2. 非胃MALT淋巴瘤治疗（图2-12）

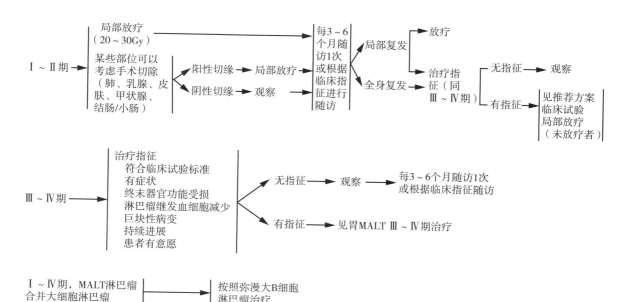

注：*有报道称，在C-鹦鹉衣原体相关眼附件MALT时，多西环素清除治疗有效率达62%。

图2-12　非MALT淋巴瘤治疗流程图

推荐化疗方案：参照滤泡淋巴瘤的一线二线及维持治疗。

3. 疗效评估　胃MALT淋巴瘤参照抗HP抗生素治疗后组织学反应的GELA分级系统，非胃MALT淋巴瘤参照NHL疗效评估标准（表2-19）。

表2-19　胃MALT淋巴瘤治疗后GELA组织学疗效评价系统

GELA分级系统	组织学特征	临床疗效
完全缓解（CR）	正常或空固有层和/或纤维化伴有固有层中无或散在浆细胞和小淋巴细胞，无淋巴上皮改变	CR
可能的微小残留病灶（pMRD）	空固有层和/或纤维化伴有固有层/黏膜肌层和/或黏膜下层中淋巴样细胞或淋巴样结节聚集，无淋巴上皮病变	CR
反应的残留病灶（rRD）	局灶空固有层和/或纤维化伴有固有层中围绕腺体扩展的淋巴样细胞密集弥漫或结节性浸润，局灶性或无淋巴上皮病变	PR
无改变（NC）	淋巴样细胞密集弥漫或结节性浸润，常常有淋巴上皮改变	SD或PD（结合内镜下肿块大小及有无转化）

（六）预后

MALT淋巴瘤为低度恶性淋巴瘤，5年OS率为86%～95%。存在t（11；18）（q21；q21）易位的患者对HP清除治疗反应差，但应用利妥昔单抗治疗有效。肿瘤大小、血 β_2-MG和LDH对预后有一定影响，大瘤块、血 β_2-MG、LDH水平升高者预后较差。

二、NMZL 诊断和治疗规范

(一)目的

确立 NMZL 一般诊疗的标准操作规程,确保患者诊疗的正确性和规范性。

(二)范围

适用于 NMZL 患者的诊疗。

(三)诊断依据

WHO Classification of Tumours of Haematopoietic and Lymphoid Tissue(2017),《血液病诊断及疗效标准》(第四版)。

(四)诊断规程

1. 采集病历

(1)现病史:应包括患者症状、症状持续时间、院外诊治经过以及是否存在 B 症状。

(2)既往史:应包括是否有自身免疫性疾病史(如 Sjogren 综合征、桥本甲状腺炎)、慢性胃炎病史、肝炎病史及输血史。

(3)体格检查:应重点检查浅表淋巴结及肝脾肿大情况、消化系统、呼吸系统、泌尿系统、眼、腮腺、甲状腺、皮肤。

(4)评估患者的体能状态(ECOG 或 WHO 评分标准)。

2. 入院后实验室及其他辅助检查(复查时检查项目见表 2-15)

(1)一般检查项目。①常规:血、尿、便常规+潜血、血型。②生化:肝、肾、心功能,空腹血糖,电解质。③免疫:乙肝六项、丙肝抗体、β_2 微球蛋白、免疫球蛋白定量、免疫固定电泳、病毒全项、抗核抗体。④对 HBsAg 阳性者需查 HBV-DNA。⑤凝血:凝血八项。⑥淋巴细胞亚群。⑦影像学检查:胸/腹/盆腔 CT。⑧超声:超声心动图。⑨心电图。

(2)特殊检查项目。①受累淋巴结或其他受累部位病理及免疫组化。推荐免疫组化抗体谱 CD20、sIgD、BCL-2、κ/λ、CD3、CD5、CD21 或 CD23、CD10、CD43、cyclinD1、CD38、CD138、Ki-67。②FISH 检测 C-MYC 重排、p53 缺失、ATM 缺失。③ IgH 体细胞高突变分析。④二代测序及 TP53 突变。⑤骨髓:涂片分类病理及免疫组化流式免疫表型染色体。⑥影像学检查:MRI(甲状腺、唾液腺、眶周及其他软组织病变时)。⑦MRD:起病确定骨髓侵犯的患者,建议可在中期评价时、最后一次疗程结束后,以及随访 1 年左右除安排骨髓细胞学、活组织检查外,还需安排流式 MRD 判断骨髓残留水平。但对起病无骨髓侵犯的患者,则无须上述检查。

(3)可选检查项目。①免疫:类风湿因子、甲状腺功能及相关自身抗体(合并桥本甲状腺炎时)、ENA 抗体谱(合并其他自身免疫性疾病时)。②溶血:游离血红蛋白、结合珠蛋白、库姆试验、冷凝集素试验。③PET-CT(怀疑疾病转化时需做)。④组织或骨髓 TCR/IgH、TCR/IgK 重排协助判断克隆性。⑤必要时考虑 MYDH88 及 FISH(BCL-2/IgH)与 LPL 及 FL 鉴别。

3. 诊断和鉴别诊断

(1)诊断标准

组织学:边缘区和淋巴结滤泡间区被边缘区(中心细胞样)细胞、单核样细胞或小淋巴细胞浸润,其间散在中心母细胞和免疫母细胞样细胞。部分可见到浆细胞分化,也可见到瘤细胞植入滤泡中心。分两种类型,一种似 MALT 淋巴瘤累及淋巴结,另一种似 SMZL 累及淋巴结。诊断时需除外之前或同时存在结外 MALT 淋巴瘤和 SMZL。

免疫表型:CD20$^+$、BCL-2$^+$、sIgD+/−、CD43$^{+/−}$;CD5、CD23、CD10、BCL-6、cyclinD1 均(−)。

细胞遗传学：可见到+3，+18，+7。

（2）鉴别诊断：与反应性淋巴结炎的鉴别依据是 B 细胞克隆性检测以及肿瘤性 B 细胞表达 BCL-2，反应性单核样 B 细胞 BCL-2 为弱表达；与 FL 鉴别在于 FL 瘤细胞表达 CD10、BCL-6 及存在 t（14；18）（q32；q21），NMZL 瘤细胞无上述特点；与 MCL 鉴别在于 MCL 通常显示更为单一的细胞模式，没有母细胞及肿瘤性浆细胞存在，CD5+、cyclin D1+ 及 t（11；14）易位有助于 MCL 的诊断；与结外 MALT 淋巴瘤鉴别应仔细追问有无自身免疫性疾病史、慢性胃炎史及 MALT 好发部位的相关检查。

（3）分期：参照 Ann Arbor 分期标准。

（五）治疗方案的选择

有高危患者首选入组研究者发起的临床试验（根据有无转化风险，加用 BR²/R²CHOP，具体参见滤泡淋巴瘤章节）。

不具备入组上述研究者发起临床试验条件的患者，参照滤泡淋巴瘤 Ⅰ～Ⅱ 期及 Ⅲ～Ⅳ 期的一线二线及维持治疗（详见 FL 章节），对于 HCV 阳性患者可考虑先应用干扰素治疗。

（六）预后

与 SMZL 相似，但较 MALT 淋巴瘤为差。5 年 OS 率为 50%～70%，中位进展期仅 1～2 年。大约 20% 的病例因存在大细胞成分而转化为 DLBCL。不同分期患者的预后不同，进展期患者预后差，易复发，生存期短。

三、SMZL 诊断和治疗规范

（一）目的

确立 SMZL 一般诊疗的标准操作规程，确保患者诊疗的正确性和规范性。

（二）范围

适用于 SMZL 患者的诊疗。

（三）诊断依据

WHO Classification of Tumours of Haematopoietic and Lymphoid Tissue（2017），《血液病诊断及疗效标准》（第四版）。

（四）诊断规程

1. 采集病历

（1）现病史：应包括患者症状（如食欲差、腹胀）、症状持续时间、院外诊治经过以及是否存在 B 症状。

（2）既往史：应包括是否有自身免疫性疾病史（如 Sjogren 综合征、桥本甲状腺炎）、慢性胃炎病史、肝炎病史及输血史。

（3）体格检查：应重点检查浅表淋巴结及肝脾肿大情况、消化系统、呼吸系统、泌尿系统、眼、腮腺、甲状腺、皮肤。

（4）评估患者的体能状态（ECOG 或 WHO 评分标准）。

2. 入院后实验室及其他辅助检查（复查时检查项目见表 2-15）

（1）一般检查项目。①常规：血常规+网织红细胞计数+涂片分类，尿、便+潜血，血型。②生化：肝、肾、心功能，空腹血糖，电解质。③免疫：乙肝六项、丙肝抗体、β_2 微球蛋白、免疫球蛋白定量、免疫固定电泳、病毒全项、抗核抗体（对 HBsAg 阳性者需查 HBV-DNA，若 HCV-Ab+，进一步检测 HCV RNA 定量）。④凝血：凝血八项。⑤淋巴细胞亚群。⑥影像学检查：胸/腹/盆腔 CT。⑦超声：腹部 B 超、超声心动图。⑧心电图。

（2）特殊检查项目。①周血涂片分类及周血免疫表型（SMZL往往伴周血淋巴细胞增多，有时外周血流式比骨髓更为准确）。②脾或受累淋巴结或其他受累部位病理及免疫组化：推荐免疫组化抗体谱CD20、IgD、IgM、BCL-2、κ/λ、CD3、CD5、CD23、CD10、CD103、CD43、cyclinD1、annexin-1、CD38、CD138、Ki-67。③骨髓：涂片分类、病理及免疫组化、流式免疫表型、全套组化、TPA诱导分化、TCR/IgH、TCR/IgK、染色体及FISH（p53、MYC）。④IgH体细胞高突变分析（30% SMZL选择性应用IgHV 1-2*04片段，其具体使用序列有助于诊断及鉴别诊断）。⑤二代测序（TP53.同时尽可能包括NF-KB途径，NOTCH信号通路上的重要分子，以及KLF2等）。⑥MRD：起病确定骨髓侵犯的患者，建议可在中期评价时、最后一次疗程结束后及随访1年左右除安排骨髓细胞学、活组织检查，还需安排流式MRD判断骨髓残留水平。但对起病无骨髓侵犯的患者，则无需上述检查。

（3）可选检查项目。①免疫：类风湿因子、甲状腺功能及相关自身抗体（合并桥本甲状腺炎时）、ENA抗体谱（合并其他自身免疫性疾病时）。②溶血：游离血红蛋白、结合珠蛋白、库姆试验、冷凝集素试验（血红蛋白水平低的患者）。③FISH：7q-（目前暂未开展）。④影像学检查：MRI（甲状腺、唾液腺、眶周及其他软组织病变时）。⑤PET-CT（怀疑疾病转化时）。⑥MYDH88与LPL鉴别，必要时组化Annexin A1及TRAP、BRAF V600E有助于与HCL鉴别，LEF1有助于与CLL鉴别。

3. 诊断和鉴别诊断

（1）诊断标准

组织学：小B淋巴细胞包绕或取代脾脏白髓生发中心，破坏套区，与周围区融合。周围区中为小到中等大小细胞，类似于边缘区细胞，转化的母细胞散在分布其间。脾脏红髓中结节样聚集的较大细胞和成片的小淋巴细胞常浸润髓窦。骨髓中成结节性间质浸润，可见到特征性的CD20阳性的瘤细胞窦内侵犯，但该特点也可见于其他类型淋巴瘤。肿瘤细胞易侵犯周血，经常（但并非总是）以出现短绒毛为特征。

免疫表型：CD20$^+$，CD79a$^+$，sIgM和sIgD常+；CD5、CD10、cyclinD1均（－），CD23$^{-/+}$、CD43$^{-/+}$、CD103少数+，CLL积分≤2分。

细胞遗传学：可见到7q31-32缺失、+3q、+12q、+5q。

SMZL的最低诊断标准：SMZL有时缺乏特征性的临床特点及表型，推荐其确诊标准可参照SMZL的最低诊断标准：即"①脾组织学+CLL免疫表型积分≤2分；或②若不能获得脾组织学时，典型血液和骨髓形态学+免疫表型+窦内CD20阳性细胞浸润，即脾大患者，如不能获得脾组织学时，依据典型的血液和骨髓表现亦可以确诊"。

（2）鉴别诊断：需与MALT淋巴瘤、FL、MCL、LPL、CLL/SLL、HCL等相鉴别，主要从形态、免疫表型及细胞遗传学几方面进行鉴别。与伴脾脏浸润的MALT淋巴瘤鉴别在于t（11；18）（q21；q21）不会见于SMZL，而sIgD在MALT多阴性；与FL鉴别在于CD10$^+$，t（14；18）（q32；q21）不会见于SMZL；与MCL鉴别点为cyclinD1+和t（11；14）（q13；q32）不会见于SMZL；与LPL鉴别为骨髓表现为窦内侵犯、7q-、+3q更支持SMZL，而单独6q-更支持LPL；与SLL/CLL鉴别除病理形态外，CLL积分系统4~5分支持SLL/CLL，≤2分支持SMZL；CD103$^-$则有助于除外HCL。与HCL-V鉴别在于HCL-V弥漫侵犯脾红髓，导致白髓滤泡闭锁或消失，肿瘤细胞形态介于典型HCL和PLL之间，DBA44+，SMZL以侵犯脾脏白髓为主，呈结节性浸润，部分也可出现DBA44+。与SRPL（脾弥漫红髓小B细胞淋巴瘤）鉴别在于SRPL弥漫侵犯脾红髓，窦内侵犯是其特征性表现，DBA44+，IgD-，无7q-。

4. 分期　参照Ann Arbor分期标准。

（五）治疗方案的选择

1．治疗选择（图2-13）

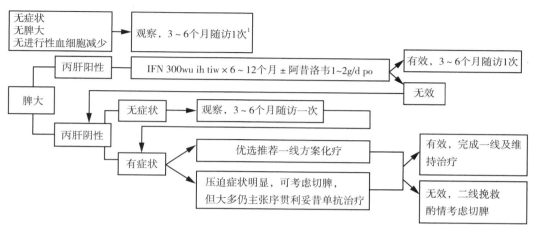

图2-13　脾边缘区淋巴瘤治疗方案

一线、二线及维持方案参照滤泡性淋巴瘤的治疗。

转化为弥漫性大B细胞淋巴瘤（DLBCL）者的治疗参照转化的DLBCL治疗。

2．疗效评估　参照NHL疗效评估标准。

（六）预后

P53等位基因突变或缺失、7q-和未突变的IgVH与预后不良相关，同时部分研究证实NOTCH2及KLF2突变可能与不良预后相关。

四、初治边缘区淋巴瘤临床治疗表单

患者姓名：_____ 性别：_____ 年龄：____ 住院号：_____

住院日期：__年__月__日 出院日期：__年__月__日

时间	住院第1天	住院第2~4天
主要诊疗工作	□ 患者家属签署输血同意书、骨穿同意书询问病史及体格检查 □ 完成病历书写 □ 开化验单 □ 上级医师查房，提出初步诊断意见	□ 上级医师查房 □ 完成入院检查 □ 骨穿（骨髓形态学检查、微小残留病变检测） □ 根据血象决定是否成分输血 □ 完成必要的相关科室会诊，必要时进行淋巴结活检 □ 必要时联系胃肠镜活检 □ 住院医师完成上级医师查房记录等病历书写
重要医嘱	长期医嘱： □ 血液病二级护理常规 □ 饮食：◎普食◎糖尿病饮食◎其他 □ 抗生素（必要时） □ 其他医嘱 临时医嘱： □ 血、尿、便常规（贫血需查网织红细胞） □ 血型、血生化（包括LDH）、电解质、免疫球蛋白（必要时做蛋白电泳）、抗核抗体、淋巴细胞亚群、凝血功能、病毒性标志物，输血前检查溶血相关检查（必要时） □ 心电图、腹部B超、超声心动 □ 颈、胸、腹、盆腔CT，浅表淋巴结B超 □ 病原微生物培养（必要时） □ 输血医嘱（必要时） □ 其他医嘱	长期医嘱： □ 患者既往基础用药 □ 抗生素（必要时） □ 其他医嘱 临时医嘱： □ 骨穿 □ 淋巴结或受累组织活检 □ 淋巴结或受累组织及骨髓形态学、病理、免疫组化、流式免疫分型、细胞/分子遗传学检测（包括FISH及二代测序） □ PET-CT（临床怀疑转化时） □ 血常规 □ 电解质、生化（必要时） □ 输血医嘱（必要时） □ 其他医嘱
主要护理工作	□ 介绍病房环境、设施和设备 □ 入院护理评估	□ 宣教（血液病知识）
病情变异记录	□ 无 □ 有，原因： 1. 2.	□ 无 □ 有，原因： 1. 2.
护士签名		
医师签名		

时间		化疗前（一般住院第5～7天）	化疗过程中（一般住院第8～11天）
主要诊疗工作		□ 及时追问、分析回报的化验检查结果，并观察患者病情； □ 根据情况给予必要的预治疗或并发症的防治 □ 补充必要的化验检查 □ 申请必要的相关科室会诊 □ 综合判断，明确诊断及分期、预后 □ 住院医师按时完成病程记录 □ 主任查房、制定治疗策略 □ 向患者及家属谈话，介绍病情及治疗策略 □ 必要时签署静脉插管同意书，进行深静脉插管 □ 患者家属签署化疗知情同意书	□ 再次查看患者是否适合马上化疗； □ 住院医师完成病程记录 □ 按照方案化疗 □ 镇吐及重要脏器保护 □ 预防性病毒感染（利妥昔单抗应用注意预防乙肝激活；氟达拉滨应用后注意预防带状疱疹） □ 每日查看患者，注意饮食、尿便及并发症情况 □ 注意复查电解质、血常规等检查 □ 必要时调整治疗方案 □ 必要时抗生素、G-CSF等治疗
重要医嘱		**长期医嘱：** □ 抗生素（必要时） □ 其他医嘱 **临时医嘱：** □ 补充必要的化验检查 □ 输血医嘱（必要时） □ 其他医嘱	**长期医嘱：** □ 化疗医嘱（以下方案选一）： 　CHOP/COP ± R；B ± R（高危患者可在上述化疗基础上联合来那度胺）；R² □ 补液治疗（水化、碱化） □ 镇吐、保肝、保胃、预防病毒感染等医嘱 □ HBV携带或既往HBV隐性感染者，若应用R化疗，预防性给予抗HBV治疗 □ 其他医嘱 **临时医嘱：** □ 输血医嘱（必要时） □ 心电监护（必要时） □ 复查血常规、血生化、电解质 □ 血培养（高热时） □ 静脉插管维护、换药 □ 其他医嘱
主要护理工作		□ 宣教（血液病知识） □ 辅助完成各种检查	□ 随时观察患者病情变化 □ 心理与生活护理 □ 化疗期间嘱患者多饮水
病情变异记录		□ 无　□ 有，原因： 1. 2.	□ 无　□ 有，原因： 1. 2.
护士签名			
医师签名			

时间	化疗结束	出院日
主要诊疗工作	□ 上级医师查房，注意病情变化 □ 住院医师完成病历书写 □ 注意观察体温、血压、体重等 □ 成分输血、抗感染等支持治疗（必要时） □ 必要时复查电解质、血常规等检查 □ 必要时 G-CSF 等治疗	□ 上级医师查房，评估并发症情况，明确是否出院 □ 完成出院记录、病案首页、出院证明书等 □ 向患者交代出院后的注意事项，如返院复诊的时间、地点，发生紧急情况时的处理等
重要医嘱	**长期医嘱：** □ 继续补液治疗（必要时） □ 继续保肝、保胃、预防病毒感染等（必要时） □ 停抗生素（根据体温及症状、体征及影像学） □ 其他医嘱 **临时医嘱：** □ 输血医嘱（必要时） □ 复查血常规、血生化、电解质 □ 静脉插管维护、换药 □ G-CSF 5μg/（kg·d）（必要时） □ 其他医嘱	**出院医嘱：** □ 出院带药 □ 定期门诊随访 □ 监测血常规、血生化、电解质
主要护理工作	□ 随时观察患者情况 □ 心理与生活护理	□ 指导患者办理出院手续 □ 指导患者院外服药及注意事项
病情变异记录	□ 无　□ 有，原因： 1. 2.	□ 无　□ 有，原因： 1. 2.
护士签名		
医师签名		

（吕　瑞　李增军　邱录贵）

第六节

淋巴浆细胞淋巴瘤/华氏巨球蛋白血症

一、诊断

（一）目的

确立淋巴浆细胞淋巴瘤/华氏巨球蛋白血症（lymphoplasmacytic lymphoma/Waldenström macroglobu - linemia，LPL/WM）的诊疗的标准操作规程，确保患者诊断的正确性和治疗的规范性。

（二）适用范围

适用于所有 LPL/WM 患者的诊疗。

（三）诊断依据

WHO Classification of Tumours of Haematopoietic and Lymphoid Tissue（2016），第二届国际华氏巨球蛋白血症工作组共识，《血液病诊断及疗效标准》（第三版）。

（四）诊断规程

1. 采集病历

（1）现病史：包括患者症状（如高黏滞血症症状、雷诺现象、外周神经炎等）、症状持续时间、院外诊疗情况以及是否存在 B 症状。

（2）既往史：包括主要脏器病史、肝炎病史。家族史注意询问有无 LPL/WM、IgM 型 MGUS 及其他 B-LPD 家族史。

（3）体格检查：重点检查浅表淋巴结及肝脾肿大情况、神经系统、消化系统、泌尿系统等。

（4）评估患者的体能状态（ECOG 或 WHO 评分标准）。

2. 入院后实验室及其他辅助检查（复查时检查项目见表2-20）

（1）必要检查。①常规：血常规、尿常规、便常规+潜血、血型。②生化：肝肾心功能、空腹血糖、电解质。③免疫：乙肝六项/丙肝抗体（对 HBsAg 或 HBcAb 阳性者需查乙型肝炎病毒 DNA 定量）、β_2微球蛋白、免疫球蛋白定量、血清蛋白电泳、血免疫固定电泳、轻链定量、抗核抗体、病毒全项。④血黏度（医科院血液病医院未开展）。⑤核医学：细胞因子全项。⑥凝血：凝血八项。⑦影像学检查：胸、腹、盆腔 CT，PET-CT（必要时），心脏、肝胆胰脾双肾超声，心电图。⑧骨髓：涂片分类、病理及免疫组化、流式细胞检测免疫分型、融合基因 IgH/IgK 和 TCR、染色体核型及 FISH（17p13/p53）、基因检测 MYD88、CXCR4 突变情况（分选出肿瘤细胞进行 Sanger 测序，必要时进行二代基因测序检查）。⑨其他：受累部位活检（如淋巴结、肾、皮肤、肠道等）和免疫组化。

（2）需要时检查。①免疫：类风湿因子、补体、ENA 抗体谱、抗血小板抗体（疑为免疫性血小板减少时）、抗磷脂抗体（合并血栓时）。②溶血：游离血红蛋白、结合珠蛋白、库姆实验、冷凝集素实验。③抗 MAG 抗体和抗 GM1 抗体。

（3）可选检查。①FISH：6q-（医科院血液病医院尚未开展）。②肿瘤细胞查 p53 基因突变、IGHV 重排。

表 2-20　LPL/WM 检查一览表

检查项目	初诊入院时	简单复查[1]	全面复查[1]	停疗后随诊[1]
三大常规（血、尿、便常规+OB）	√	√	√	血、尿常规
血型	√			
肝、肾、心功能，血糖	√	√	√	√
血脂	√		必要时	
电解质六项	√	√	√	
HIV-Ab、梅毒抗体、肝炎全项	√			
免疫球蛋白定量	√		√	√
免疫固定电泳	√		√	√
血浆游离轻链	√		√	
血清蛋白电泳	√		√	
血轻链定量	√		√	
MYD88L265P 突变检测	√		√	
CXCR4 突变检测	√		√	√
IGHV 重排及突变检测	√			
抗核抗体/类风湿因子/补体	√			
β₂微球蛋白	√		√	必要时
抗血小板抗体	必要时[2]		必要时	
抗磷脂抗体	必要时[3]		必要时	
抗 MAG 抗体和抗 GM1 抗体	必要时		必要时	
病毒全项	√		必要时	
血黏度	√		必要时	
HBV-DNA、HCV-RNA	必要时[4]		必要时[6]	必要时
细胞因子全项	√		√	
凝血八项	√		必要时	必要时
FHB HP、Coombs、CAT	√		必要时[7]	必要时
淋巴细胞亚群	√		√	必要时
心电图	√	必要时	√	必要时
超声心动图	必要时[5]	必要时	必要时[5]	必要时
胸、腹、盆腔 CT	√		√[8]	√
PET-CT	必要时		必要时	必要时
淋巴结和/或受累部位病理+免疫组化	√		必要时	必要时
骨髓涂片	√		√[9]	√[9]
骨髓病理+免疫组化	√		√[9]	
免疫分型	√		√[9]	√[9]
PCR：IgH/IgK/TCR	√		√[9]	必要时
染色体核型	√		√[9, 10]	必要时
FISH	√		√[9, 11]	必要时
感染灶检查	√	√	√	必要时

注：[1]全面复查指评价疗效时复查项目（一般每 2~3 个疗程评价 1 次）；简单复查适用于每疗程；停疗后或维持治疗期间可每 3~6 个月复查一次；[2]疑有免疫性血小板减少时；[3]合并血栓时；[4]若治疗中将应用利妥昔单抗，对 HBsAg 或 HBcAb 阳性者需查 HBV-DNA 定量；若 HCV-Ab（+），进一步查 HCV-RNA；[5]有心血管病史或治疗中应用蒽环类或蒽二酮类药物时；[6]初诊时异常或乙肝患者及携带者应用 R 治疗；[7]初诊时异常或应用氟达拉滨治疗；[8]若疾病好转，可只复查初诊时阳性部位；[9]初诊时有骨髓受累或疾病进展时；[10]既往有染色体异常；[11]若疾病好转，只需检测初诊时阳性的项目。

3．诊断和鉴别诊断

（1）诊断标准：①血清中检测到单克隆性的IgM（不论数量）。②骨髓中浆细胞样或浆细胞分化的小淋巴细胞呈小梁间隙侵犯（不论数量）。③免疫表型：CD19⁺，CD20⁺，sIgM（+），CD22⁺，CD25⁺，CD27⁺，FMC7（+），CD5⁺/⁻，CD10⁻，CD23⁻，CD103⁻。10%~20%的患者可部分表达CD5、CD10、或CD23，此时不能仅凭免疫表型排除WM。④除外其他已知类型的淋巴瘤。⑤90%的WM患者存在MYD88突变，其阳性有助于诊断，但其并非特异性诊断指标，亦可见于其他小B细胞淋巴瘤及弥漫大B细胞淋巴瘤。其阳性率与检测方法及患者肿瘤细胞比例等均相关。

（2）鉴别诊断（表2-21）

表2-21　鉴别诊断

疾病分类	特征
脾边缘区淋巴瘤（SMZL）	临床上脾大更常见；CD22、CD11c在SMZL过表达，但CD25在WM更常见（88% vs 44%）；7q-伴+3q、+5q在SMZL常见；MYD88突变更少见；骨髓活检窦内侵犯更多见，而WM常表现为小梁旁侵犯
IgM性意义未明的单克隆球蛋白增多症（IgM-MGUS）	无骨髓浸润证据；无其他B淋巴增殖性疾病证据；无相关临床症状或靶器官损害
IgM性多发性骨髓瘤（IgM-MM）	骨髓中骨髓瘤细胞浸润和溶骨性损害，无6q-及MYD88突变
慢性淋巴细胞白血病（CLL）	形态上为成熟小淋巴细胞，无明显核仁，破碎细胞易见，CD5⁺、CD23⁺
套细胞淋巴瘤（MCL）	形态一致的相对较小的淋巴样细胞（胞核不规则）浸润骨髓，可累及淋巴结、结外器官（如胃肠道、脾），伴t（11；14）（q32；q21）
滤泡淋巴瘤（FL）	表达全B细胞抗原，常表达CD10，多伴t（14；18）（q32；q21）

二、治疗方案的选择

（一）治疗指征

B症状；疾病相关的血细胞减少，Hb<100g/L，PLT<100×10⁹/L；巨块淋巴结或有症状的脏器肿大；有症状的高黏滞血症；严重神经病变；淀粉样变性；髓外病变特别是中枢神经系统病变（Bing-Neel综合征）；冷球蛋白血症或冷凝激素综合征；有证据表明疾病转化时。

（二）初治患者的治疗

初诊有治疗指针的WM患者优先选择参加临床试验，若无相关临床试验可根据患者一般情况及合并症情况等进行治疗选择。

1．临床试验　中国医学科学院血液病医院淋巴瘤中心针对初治WM有研究者发起的临床研究（部分检查及药物免费），另外可能有新药相关的多中心临床试验（试验药物及相关检查免费），欢迎咨询（022-23909171或022-23909282）。

2．优选方案　BTK抑制剂联合利妥昔单抗、伊沙佐米联合利妥昔单抗及地塞米松（IRD）、苯达莫司汀联合利妥昔单抗（BR方案）、硼替佐米加地塞米松联合利妥昔单抗（VRD）或利妥昔单抗联合环磷酰胺加地塞米松（RCD）。

3．其他选择（表2-22）。

4．各个方案间疗效无直接比较，有效性数据仅供参考。另外方案选择时注意以下几点：

（1）伴有症状性高黏滞血症、冷球蛋白血症的患者，建议先行血浆置换2~3次，后续以化疗。并避免直接应用利妥昔单抗（R）化疗，建议先以BTK抑制剂或蛋白酶体抑制剂为主的方案降低IgM水平，再考虑应用R。

（2）主要症状为 WM 相关的血细胞减少或器官肿大者，首选含 R 为基础的方案化疗，如苯达莫司汀+R（BR）、VRD（硼替佐米＋利妥昔单抗＋地塞米松）方案，可以较快降低肿瘤负荷。

（3）伴有 IgM 相关的神经性病变患者，应避免使用有潜在神经毒性的药物如长春新碱、硼替佐米和沙利度胺等。

（4）对利妥昔单抗不能耐受的患者可考虑应用奥法木单抗（Ofatumumab）。

（5）ASCT 在 WM 中的适应证并不十分明确，有研究显示，ASCT 可延长部分患者的总生存时间，对于后续考虑行 ASCT 的患者可在获得 PR 后进行干细胞动员单采保存造血干细胞。

5. 维持治疗　对于利妥昔单抗单药或联合治疗有效者应用利妥昔单抗维持治疗，可进一步提高治疗反应，延长无进展生存与总生存。维持治疗方案为 375mg/m²，每 3 个月 1 次，连用 2 年。

表 2-22　WM 主要治疗方案及疗效汇总

方案或药品名称	用 法	疾病状态（例数）	总有效率（主要有效率）	需注意的事项
BR 方案	苯达莫司汀 90mg/m²，第 1～2 天；利妥昔单抗 375mg/m²，第 1 天	初治 22 例	95%	对髓外病灶、恶性胸腔积液、重度骨髓侵犯者等需要尽快控制本病患者或伴巨大肿块患者更为适合
VRD 方案	硼替佐米 1.3 mg/m²，地塞米松 40mg，第 1、4、8、11 天，利妥昔单抗 375mg/m²，d11。用 4 疗程休息 3 个月再用 4 疗程	初治 23 例	96%（83%）	—
VRD 方案	首剂：硼替佐米单药 1.3 mg/m²，第 1、4、8、11 天，21 天为 1 个疗程，其后硼替佐米 1.6mg/m²，第 1、8、15、22 天，35 天为 1 个疗程×4；地塞米松 40mg，利妥昔单抗 375mg/m²，d1、8、15、22，第 2、5 疗程应用。共 5 疗程	初治 59 例	85%（68%）	—
伊布替尼	420mg/d 口服至疾病进展或不能耐受	63 例治疗后	90.5%（73%）	有出血倾向或需服用抗凝剂治疗者慎用。MYD88 野生型者不建议应用
伊布替尼	420mg/d 口服至疾病进展或不能耐受	30 例初治	100%（83%）	伴有 CXCR4 突变治疗反应慢且差
伊布替尼	伊布替尼 420mg/d，po，直至疾病进展或不可耐受毒性	31 例利妥昔单抗耐药患者	90%（71%）	有出血倾向者需要谨慎使用，服用抗凝药物者需要合理调整抗凝药物。MYD88 野生型不建议应用
伊布替尼+R（IR）	伊布替尼 420mg/d，第 1 周第 1 天开始持续至疾病进展或出现不可接受的毒性；利妥昔单抗第 1～4 周和第 17～20 周第 1 天接受利妥昔单抗 375 mg/m² 给药	75 例	95%	伊布替尼和利妥昔单抗联合用药时，如果在同一天给药，建议在利妥昔单抗给药前给予伊布替尼。联合用药可克服 MYD88 和 CXCR4 因素影响
泽布替尼	泽布替尼 160mg，每天 2 次	77（TN：24；R/R：53）	92%（MRR：82%；CR/VGPR：43%）	MYD88 野生型者总有效率 88%
RCD 方案	利妥昔单抗 375 mg/m²，第 1 天；地塞米松 20mg，第 1 天；环磷酰胺 100mg/m²，第 1～5 天	初治 72 例	83%（74%）	—
VR 方案	硼替佐米 1.6 mg/m²，第 1、8、15、28 天 6 个疗程；利妥昔单抗 375 mg/m²，第 1、4 疗程应用，每周一次，共 8 次	初治 26 例	88%（65%）	—

方案或药品名称	用　法	疾病状态（例数）	总有效率（主要有效率）	需注意的事项
IRD	伊沙佐米4mg，d1、8、15；DXM：20mg，d1、8、15，每4周一疗程，共6疗程；R 375mg/m²，第3～6疗程。之后IRD每8周一疗程维持6疗程	初治26例	96%（77%）	MYD88突变100%，CXCR4突变58%。CXCR4突变不影响治疗反应，但治疗反应延迟（8周vs12周）
CaRd	卡菲佐米20mg/m²，C1，36mg/m²，C2～6，iv；地塞米松20mg，d1、2、8、9；利妥昔单抗375mg/m²，d2、9，每三周一疗程	初治31例	87.1%（67.7%）	治疗反应不受CXCR4突变影响
R-沙利度胺	利妥昔单抗375mg/m²，每周1次连用4次，三个月后再重复4次；沙利度胺计划用法每晚200～400mg	初治20例，治疗后5例	72%（64%）	沙利度胺实际推荐用法每晚<200mg，推荐每晚75～100mg
克拉曲滨+R	克拉曲滨0.1mg/kg皮下注射，d1～5；R 375mg/m²，d1，每月1次，共4周期	初治16例，治疗后13例	89.6%（79%，CR24%）	—
苯丁酸氮芥	6～8mg/d×10d（或2mg/d持续），28天为1个疗程，最多12个疗程	初治169例	≥PR 38.6%	骨髓抑制，干细胞损伤，第二肿瘤风险
氟达拉滨	30～40mg/m²×5d，28天为1个疗程，最多6个疗程	初治170例	≥PR 47.8%	骨髓抑制，干细胞损伤，第二肿瘤风险
利妥昔单抗	375mg/m²，每周1次，连用4次	初治34例，治疗后35例	52.5（27.5%）	燃瘤反应，特别是单药应用时
硼替佐米	1.3mg/m²，第1、4、8、11天，21天为1个疗程	初治12例，治疗后15例	78%（44%）	避免用于IgM相关性神经性病变患者，以免与硼替佐米相关性神经损伤重叠。每周1次的硼替佐米方案可能减少其相关不良反应
FR方案	利妥昔单抗375mg/m²，第1天；氟达拉滨25mg/m²，d2～6	初治27例，治疗后16例	95.3%（86%）	骨髓抑制，转化及第二肿瘤风险
FCR方案	利妥昔单抗375mg/m²，第1天；氟达拉滨25mg/m²，d2～4；环磷酰胺250mg/m²，d2～4	初治28例，治疗后15例	79%（74.4%）	骨髓抑制，转化及第二肿瘤风险

（三）复发难治患者的治疗

复发难治患者首选临床试验，若无临床试验可根据患者复发时间及原始方案选择相应治疗方案。若初始治疗疗效维持时间超过24个月，且患者对初始治疗方案耐受性良好，可重新应用该方案；若疗效维持时间短于24个月，则换用其他治疗方案，对于利妥昔单抗治疗后12个月内复发者，首选推荐为BTK抑制剂治疗。

除上述提及的方案，其他可供选择的方案：利妥昔单抗联合氟达拉滨及环磷酰胺（RFC）、奥法木单抗、卡非佐米、依维莫司、大剂量化疗联合ASCT、清髓或RIC-allo-HSCT等。

需要注意的是，硼替佐米可快速降低M蛋白水平，其M蛋白下降程度与肿瘤负荷减少程度常不平行，故评价疗效时必须同时查M蛋白、骨髓活检及肿大淋巴结和脏器CT。

（四）疗效评价（表2-23）

表2-23　国际WM工作组会议更新的疗效标准

疗效分级	标　　准
完全缓解（CR）	免疫固定电泳检测单克隆IgM阴性并再次确认，骨髓病理证实无肿瘤细胞浸润，CT证实无淋巴结及脏器肿大，无WM症状和体征
非常好的完全缓解（VGPR）	血清蛋白电泳检测单克隆IgM下降≥90%；原有的髓外病灶消失，如肿大的淋巴结或脾脏；未出现新的WM症状或体征
部分缓解（PR）	血清蛋白电泳检测单克隆IgM下降≥50%，体检或CT证实淋巴结及肿大脏器缩小≥50%，未出现新的WM症状或体征
微小反应（MR）	血清蛋白电泳检测单克隆IgM下降≥25%但<50%，未出现新的WM症状或体征
疾病稳定（SD）	血清蛋白电泳检测单克隆IgM下降或上升均<25%，淋巴结、脏器肿大及血细胞减少的程度无进展，WM症状及体征无进展
疾病进展（PD）	出现以下任何一项： ·血清蛋白电泳检测单克隆IgM水平升高≥25%，并再次确认 ·疾病相关的症状（如血细胞减少、淋巴结/脏器肿大）加重 ·疾病相关的体征（如不明原因发热≥38.4℃、盗汗、体重下降≥10%、高黏滞血症、神经炎、冷球蛋白血症体征）加重

三、预后

（一）IPSSWM评分（表2-24）

表2-24　ISSWM评分系统

危险因素	分　值	危险度分级	5年OS率
年龄	>65岁	低危组：≤1个危险因素且年龄≤65岁	87%
血红蛋白	<115/L	中危组：2个危险因素或年龄>65岁	68%
血小板	<100×10⁹/L	高危组：>2个危险因素	36%
β_2微球蛋白	>3mg/L		
血清单克隆免疫球蛋白浓度	>70g/l		

（二）细胞遗传学与预后

17p13缺失/TP53突变与不良预后相关；6q-、13q14可能与不良预后有关；对于使用伊布替尼治疗的患者，MYD88未突变和/或CXCR4突变与患者预后不良相关。

四、初治淋巴浆细胞淋巴瘤/华氏巨球蛋白血症临床治疗表单

患者姓名：_____ 性别：_____ 年龄：____ 门诊号：_____ 住院号：_____

住院日期：__年__月__日　出院日期：__年__月__日

时间	住院第1天	住院第2天
主要诊疗工作	□ 患者家属签署输血同意书、骨穿同意书询问病史及体格检查 □ 完成病历书写 □ 开化验单 □ 上级医师查房，提出初步诊断意见	□ 上级医师查房 □ 完成入院检查 □ 骨穿（骨髓形态学检查、微小残留病变检测） □ 根据血象决定是否成分输血 □ 完成必要的相关科室会诊，必要时进行淋巴结活检 □ 住院医师完成上级医师查房记录等病历书写
重要医嘱	长期医嘱： □ 血液病二级护理常规 □ 饮食：◎普食◎糖尿病饮食◎其他 □ 抗生素（必要时） □ 其他医嘱 临时医嘱： □ 血、尿、便常规，血型，血生化，电解质，凝血功能，输血前检查 □ 全身CT、心电图、腹部B超、超声心动（必要时） □ 病原微生物培养（必要时） □ 输血医嘱（必要时） □ 其他医嘱	长期医嘱： □ 患者既往基础用药 □ 抗生素（必要时） □ 其他医嘱 临时医嘱： □ 骨穿 □ 骨髓形态学、病理、FCM、FISH等检测 □ 血常规 □ 输血医嘱（必要时） □ 其他医嘱
主要护理工作	□ 介绍病房环境、设施和设备 □ 入院护理评估	□ 宣教（血液病知识）
病情变异记录	□ 无　□ 有，原因： 1. 2.	□ 无　□ 有，原因： 1. 2.
护士签名		
医师签名		

时间	化疗前（一般住院第 3~5 天）	化疗过程中（一般住院第 6~20 天）
主要诊疗工作	□ 及时追问、分析回报的化验检查结果，并观察患者病情 □ 根据情况给予必要的预治疗或并发症的防治 □ 补充必要的化验检查 □ 申请必要的相关科室会诊 □ 综合判断，明确诊断及分期、预后 □ 住院医师按时完成病程记录 □ 主任查房、制定治疗策略 □ 向患者及家属谈话，介绍病情及治疗策略 □ 必要时签署静脉插管同意书，进行深静脉插管 □ 患者家属签署化疗知情同意书	□ 再次查看患者是否适合马上化疗 □ 住院医师完成病程记录 □ 按照方案化疗 □ 镇吐及重要脏器保护 □ 每日查看患者，注意饮食、尿便及并发症情况 □ 注意复查电解质、血常规等检查 □ 必要时调整治疗方案 □ 必要时抗生素、G-CSF 等治疗
重要医嘱	长期医嘱： □ 抗生素（必要时） □ 其他医嘱 □ 临时医嘱 □ 补充必要的化验检查 □ 输血医嘱（必要时） □ 其他医嘱	长期医嘱： □ 化疗医嘱（以下方案选一） 　IR： 　I 420mg，qd，po 　R 375mg/m²，qw，week1~4，17~20，ivdrip 　IRD： 　I 4mg，d1，8，15，po 　DXM 20mg，d1，8，15，po 或 ivdrip 　R 375mg/m²，d1（从第 3 疗程开始） □ 补液治疗（水化、碱化） □ 镇吐、保肝、保胃、预防病毒感染等医嘱 □ HBV 携带或既往 HBV 隐性感染者，若应用 R 化疗，预防性给予抗 HBV 治疗 □ 应用硼替佐米化疗者，预防性口服阿昔洛韦 200mg bid □ 其他医嘱 临时医嘱： □ 输血医嘱（必要时） □ 心电监护（必要时） □ 复查血常规、血生化、电解质 □ 血培养（高热时） □ 静脉插管维护、换药 □ 其他医嘱
主要护理工作	□ 宣教（血液病知识） □ 辅助完成各种检查	□ 随时观察患者病情变化 □ 心理与生活护理 □ 化疗期间嘱患者多饮水
病情变异记录	□ 无　□ 有，原因： 1. 2.	□ 无　□ 有，原因： 1. 2.
护士签名		
医师签名		

时间	化疗结束	出院日
主要诊疗工作	□ 上级医师查房，注意病情变化 □ 住院医师完成病历书写 □ 注意观察体温、血压、体重等 □ 成分输血、抗感染等支持治疗（必要时） □ 必要时复查电解质、血常规等检查 □ 必要时G-CSF等治疗	□ 上级医师查房，评估并发症情况，明确是否出院 □ 完成出院记录、病案首页、出院证明书等 □ 向患者交代出院后的注意事项，如返院复诊的时间、地点，发生紧急情况时的处理等
重要医嘱	**长期医嘱：** □ 继续补液治疗（必要时） □ 继续保肝、保胃、预防病毒感染等（必要时） □ 停抗生素（根据体温及症状、体征及影像学） □ 其他医嘱 **临时医嘱：** □ 输血医嘱（必要时） □ 复查血常规、血生化、电解质 □ 静脉插管维护、换药 □ G-CSF 5μg/（kg·d）（必要时） □ 其他医嘱	**出院医嘱：** □ 出院带药 □ 定期门诊随访 □ 监测血常规、血生化、电解质
主要护理工作	□ 随时观察患者情况 □ 心理与生活护理	□ 指导患者办理出院手续 □ 指导患者院外服药及注意事项
病情变异记录	□ 无　□ 有，原因： 1. 2.	□ 无　□ 有，原因： 1. 2.
护士签名		
医师签名		

（熊文婕　易树华　邱录贵）

第七节

毛细胞白血病

一、说明

(一)目的

确立毛细胞白血病(hairy cell leukemia,HCL)诊疗的标准操作规程,确保患者诊断的正确性和治疗的规范性。

(二)适用范围

适用于确诊或初诊为 HCL 患者的诊疗。

(三)诊断依据

根据 *World Health Organization Classification of Tumors.Pathology and Genetic of Tumors of Haematopoietic and Lymphoid Tissue*(2017)。

二、诊断与检查

1.病史采集的注意点

(1)现病史:包括患者症状(包括贫血、出血、感染、腹胀以及髓外浸润等相关症状以及 B 症状等)、出现时间、严重程度以及相关治疗情况。注意有无结缔组织病的相关表现如皮疹、关节疼痛、口舌干燥、发热、雷诺现象等表现及溶血的相关表现。

(2)既往史:包括肿瘤病史、主要脏器病史、乙肝结核等传染病史、结缔组织病史及药物过敏史等。

(3)个人史:药物、化学毒物、放射线接触史等。

(4)家族史:注意肿瘤家族史等。

2.体格检查 包括贫血、出血、溶血等相关体征,肝、脾、淋巴结肿大情况,皮疹、关节、脏器情况,有无感染病灶等。

3.检查项目 主要适用于入院正规全面检查患者。

(1)必要检查项目。①血常规+分类+网织。②肝、肾功能,乳酸脱氢酶,β_2微球蛋白。③免疫球蛋白定量(免疫球蛋白增多者加做免疫固定电泳)。④血浆游离血红蛋白,血浆结合珠蛋白,Coombs 试验,冷凝集素试验。⑤免疫表型分析(外周血或骨髓)。⑥IgVH 突变状态及片段使用。⑦常规染色体核型。⑧FISH(17p-)。

(2)需要检查项目。①尿常规+镜检;便常规+潜血试验。②骨髓:细胞学;细胞化学(耐酒石酸酸性磷酸酶 TRAP);活检+免疫组化;BRAF V600E 突变(一代测序或二代测序)。③抗核抗体;抗 ds-DNA 抗体;ENA 抗体;风湿三项。④HIV-Ab 梅毒抗体;肝炎全项。⑤病毒全套。⑥B 超(消化系)。⑦全身 CT。

(3)可选检查(有治疗指征、诊断不典型或有可能的并发症者)。①ABO 及 Rh 血型。②淋巴细胞亚群。③细胞因子全项。④凝血八项。⑤贫血患者:EPO 水平检测,叶酸、维生素 B_{12}、血清铁四项、铁蛋白。⑥心电图。⑦心脏 B 超(心功能)。⑧感染灶检查。⑨淋巴结活检或脾切除病理检查。⑩二代测序检测淋巴瘤相关基因突变。⑪乙肝携带者加 HBV-DNA 定量。

4.诊断标准 主要参考国外诊断标准(2017 WHO 淋巴瘤分类标准),确定 HCL 的诊断,同时对不典型者排除其他BLPD。

（1）临床表现。脾大，并且巨脾常见，部分患者有淋巴结大，但外周浅表淋巴结肿大不常见。

（2）实验室特征。①血常规：大多数患者全血细胞减少。②外周血涂片：毛细胞形态特征在外周血涂片瑞氏染色是最重要的诊断依据。③细胞化学：耐酒石酸酸性磷酸酶（TRAP）染色阳性。④流式免疫分型：表达B细胞抗原（CD19、CD20和CD22）以及表达CD25（激活的IL-2受体）、Annexin A1，此外还表达CD11c、CD103、FMC7，不表达CD5、CD10、CD23。⑤骨髓活检：骨髓活检显示典型的浸润模式（升为弥漫型、局灶型、间质型或网状纤维增多型），毛细胞在骨髓病理片中呈典型的"油煎蛋"样形态特征。⑥BRAF突变：BRAF V600E突变阳性。

5. 鉴别诊断　主要与其他类型的淋巴细胞增殖性疾病进行鉴别，包括HCL-v、LPL、MZL、FL及CLL、PLL、MCL的骨髓象进行鉴别，参考细胞形态、免疫表型、病理及细胞遗传学检查。根据免疫表型分为CD5$^+$B-LPD和CD5$^-$B-LPD。其中HCL主要为CD5$^-$B-LPD，关键是与HCL-v和脾弥漫性红髓小B细胞淋巴瘤鉴别，免疫分型和BRAF V600E突变是鉴别的关键。

三、治疗和评估

1. 治疗指征　很多HCL患者无症状，可以在诊断后、需要治疗之前先观察数月或数年。出现以下情况的患者可以开始治疗：

（1）显著的血细胞减少：需要治疗的典型外周血细胞计数包括中性粒细胞绝对计数$<1 \times 10^9/L$、血红蛋白浓度$<110g/L$，或血小板计数$<100 \times 10^9/L$。

（2）有症状的脾大（常见）或有症状的淋巴结大（不常见）。

（3）全身症状（如发热、盗汗、乏力和体重减轻）。

（4）血细胞减少不太严重但有症状（如反复感染、出血）的患者以及进行性淋巴细胞增多的患者可能也适合治疗。

（5）不治疗的患者，在观察期间，随访频率取决于病情严重程度和发展速度。大多数患者可以在第1年每3个月随诊1次，之后每3~6个月随诊1次，直到出现治疗指征。在每次随诊时，需评估病史、体格检查以及全血细胞计数和分类计数。

2. 初始一线治疗方案

（1）单周期克拉屈滨±利妥昔单抗：要求患者肾功能正常。

克拉屈滨：方法一：0.1mg/（kg·d），持续静脉输注7日；方法二：0.14mg/（kg·d），持续静脉输注2小时，一日1次，持续5日。

利妥昔单抗：375mg/m²，克拉屈滨前1天应用。

克拉屈滨主要毒副作用是骨髓抑制及并发感染。

（2）脾切除术：脾切除术不会常规用于HCL患者。

脾切除术治疗HCL可能的指征包括：①有症状的脾大（重度增大、疼痛、梗死、破裂）。②其他治疗后仍存在脾隔离症引起的全血细胞减少。③对于有症状的妊娠女性，作为一种暂时措施。

（3）PR患者不接受进一步治疗也可能会持续多年不出现症状。也可给予第2个疗程的克拉屈滨±RTX、RTX治疗。SD或PD患者需要进一步治疗。

3. 疗效评估　初始治疗后，应在初始治疗结束后4~6个月时正式评估疗效。评估内容包括全面体格检查（包括评估脾脏大小）、全血细胞计数和分类计数以及骨髓活检。

（1）完全缓解（CR）定义为：①外周血细胞计数几乎恢复正常，Hb>110g/L（无输血）；PLT>$100 \times 10^9/L$；ANC>$1.5 \times 10^9/L$。②体格检查发现脾大消退。临床实践中不需要对脾大小进行影像学评估；

③外周血涂片和骨髓检查均未发现HCL形态学证据。

（2）部分缓解（PR）：需要接近正常的血常规计数（同CR）和器官肿大及骨髓活检HCL浸润50%的改善。

（3）疾病稳定（SD）：患者经治疗后满足客观缓解标准的视为SD。SD不是可接受的治疗反应。

（4）疾病进展（PD）：缓解后的患者出现疾病相关的症状，器官肿大增加25%以上，血液学检查25%以上的恶化，需与化疗后的骨髓抑制相鉴别。

复发：形态学复发定义为HCL在外周血和/或骨髓中再次出现而无血液学复发。血液学复发定义为再次出现血细胞减少（计数低于达CR和PR的血常规计数标准）。

（5）微小残留病（MRD）：免疫组织化学染色可检出HCL浸润但常规染色检测不到。

4．难治或复发的治疗

（1）难治患者的治疗选择：对克拉屈滨治疗无效的患者，可考虑临床试验、苯达莫司汀+利妥昔单抗（BR）、利妥昔单抗单药、IFNα、脾切除术。

（2）复发患者的治疗选择：再治疗的治疗指征与初始治疗相同。若只是形态学或免疫表型/免疫组织化学技术发现外周血或骨髓再出现毛细胞，并不需要再治疗。治疗方案的选择取决于初始治疗的缓解持续时间：① 先前缓解持续时间>24个月的患者，可再次应用克拉屈滨±利妥昔单抗。② 初始缓解时间<24个月的患者，首先考虑临床试验，如无合适的临床试验，给予以非嘌呤类似物为基础的方案（BR、IFNα、脾切除术等）。抗CD22抗体（moxetumomab pasudotox）、抗CD25抗体（LMB-2）、BRAF抑制剂（威罗非尼）等新药尚处于临床试验阶段。

HCL的诊断和治疗具体见图2-14。

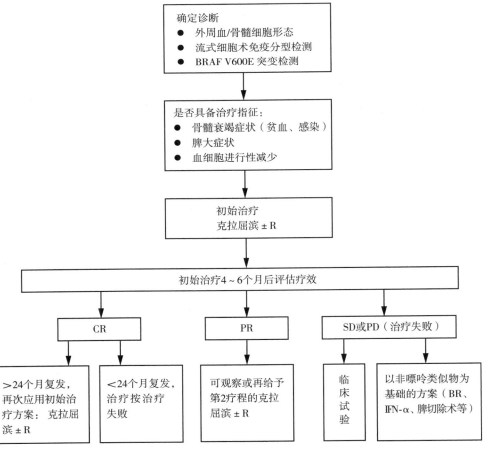

图2-14　HCL的诊断和治疗流程

四、预后

HCL总体预后较好，应用VH4-34片段重排和IGHV未突变的患者预后更差。但若不治疗，中位生存期大约为4年。尽管不能治愈，但患者经现代方法治疗后的生存率仅略低于一般人群。经克拉屈滨单药单疗程治疗90%以上的患者有持久缓解，中位无进展生存期（progression-free survival，PFS）为9~11年。长时间缓解后再复发后的患者再次应用嘌呤类似物治疗可再次获得长时间的缓解。应用脾切除的疗效可维持20个月（中位数），约一半的患者在5年内疾病进展，5年OS为60%~70%。12~18个月IFNα治疗后的中位无失败生存期为6~25个月。对IFNα初始治疗有效的患者，长期维持IFNα治疗可改善预后，60%的患者维持初始反应的中位时间为5年。

五、初治毛细胞白血病临床治疗表单

适用对象：第一诊断为初治毛细胞白血病且有治疗指征的患者

患者姓名：＿＿＿性别：＿＿＿年龄：＿＿＿门诊号：＿＿＿住院号：＿＿＿＿＿

住院日期：＿＿年＿＿月＿＿日　　　出院日期：＿＿年＿＿月＿＿日

时间	住院第 1 天	住院第 2 天
主要诊疗工作	□ 患者家属签署输血同意书、骨穿同意书询问病史及体格检查 □ 完成病历书写 □ 开化验单 □ 上级医师查房，提出初步诊断意见	□ 上级医师查房 □ 完成入院检查 □ 骨穿（骨髓形态学检查、骨髓活检） □ 根据血象决定是否成分输血 □ 完成必要的相关科室会诊，必要时进行淋巴结活检 □ 住院医师完成上级医师查房记录等病历书写
重要医嘱	长期医嘱： □ 血液病二级护理常规 □ 饮食：◎普食◎糖尿病饮食◎其他 □ 抗生素（必要时） □ 其他医嘱 临时医嘱： □ 血、尿、便常规，血型，血生化，电解质，溶血检查，凝血功能，感染相关标志物检测 □ FISH、BRAF 突变检测 □ 淋巴瘤基因突变筛查 □ 淋巴细胞亚群 □ 颈、胸、腹、盆 CT □ 心电图、腹部 B 超、超声心动图 □ 病原微生物培养（必要时） □ 输血医嘱（必要时） □ 其他医嘱	长期医嘱： □ 患者既往基础用药 □ 抗生素（必要时） □ 其他医嘱 临时医嘱： □ 骨穿 □ 骨髓形态学、病理检测 □ 血常规 □ 输血医嘱（必要时） □ 其他医嘱
主要护理工作	□ 介绍病房环境、设施和设备 □ 入院护理评估	□ 宣教（血液病知识）
病情变异记录	□ 无　□ 有，原因： 1. 2.	□ 无　□ 有，原因： 1. 2.
护士签名		
医师签名		

时间	化疗前（一般住院第3天）	化疗过程中（一般住院第4~9天）
主要诊疗工作	□ 及时追问、分析回报的化验检查结果，并观察患者病情 □ 根据情况给予必要的预治疗或并发症的防治 □ 补充必要的化验检查 □ 申请必要的相关科室会诊 □ 综合判断，明确诊断及分期、预后 □ 住院医师按时完成病程记录 □ 主任查房、制定治疗策略 □ 向患者及家属谈话，介绍病情及治疗策略 □ 签署静脉插管同意书，进行深静脉插管 □ 患者家属签署化疗知情同意书	□ 再次查看患者是否适合马上化疗 □ 住院医师完成病程记录 □ 按照方案化疗 □ 镇吐及重要脏器保护 □ 每日查看患者，注意饮食、尿便及并发症情况 □ 注意复查电解质、血常规等检查 □ 必要时调整治疗方案 □ 必要时抗生素、G-CSF等治疗
重要医嘱	长期医嘱： □ 抗生素（必要时） □ 阿昔洛韦片预防病毒感染 □ 其他医嘱 临时医嘱： □ 补充必要的化验检查 □ 输血医嘱（必要时） 其他医嘱	长期医嘱： □ 化疗医嘱 □ 克拉屈滨（C） 　方法一：0.1mg/（kg·d），持续静脉输注 d1~7 　方法二：0.14mg/（kg·d），持续静脉输注2小时，每日1次，d1~5 □ 利妥昔单抗（R）：375mg/m², d0 □ 补液治疗（水化、碱化） □ 镇吐、保肝、保胃、预防病毒感染等医嘱 □ 其他医嘱 临时医嘱： □ 输血医嘱（必要时） □ 心电监护（必要时） □ 复查血常规、血生化、电解质 □ 血培养（高热时） □ 静脉插管维护、换药 □ 其他医嘱
主要护理工作	□ 宣教（血液病知识） □ 辅助完成各种检查	□ 随时观察患者病情变化 □ 心理与生活护理 □ 化疗期间嘱患者多饮水
病情变异记录	□ 无　□ 有，原因： 1. 2.	□ 无　□ 有，原因： 1. 2.
护士签名		
医师签名		

时间	化疗结束	出院日
主要诊疗工作	□ 上级医师查房，注意病情变化 □ 住院医师完成病历书写 □ 注意观察体温、血压、体重等 □ 成分输血、抗感染等支持治疗（必要时） □ 必要时复查电解质、血常规等检查 □ 必要时 G-CSF 等治疗	□ 上级医师查房，评估并发症情况，明确是否出院 □ 完成出院记录、病案首页、出院证明书等 □ 向患者交代出院后的注意事项，如返院复诊的时间、地点，发生紧急情况时的处理等
重要医嘱	**长期医嘱：** □ 继续补液治疗（必要时） □ 继续保肝、保胃、预防病毒感染等（必要时） □ 停抗生素（根据体温及症状、体征及影像学） □ 其他医嘱 **临时医嘱：** □ 输血医嘱（必要时） □ 复查血常规、血生化、电解质 □ 静脉插管维护、换药 □ G-CSF 5μg/（kg·d）或 PEG-G-CSF 6mg（必要时） □ 其他医嘱	**出院医嘱：** □ 出院带药 □ 监测血常规、血生化、电解质，必要时院外应用 G-CSF □ 门诊或日间病房随诊
主要护理工作	□ 随时观察患者情况 □ 心理与生活护理	□ 指导患者办理出院手续 □ 指导患者院外服药及注意事项
病情变异记录	□ 无　□ 有，原因： 1. 2.	□ 无　□ 有，原因： 1. 2.
护士签名		
医师签名		

（王婷玉　李增军　邱录贵）

第八节

套细胞淋巴瘤

一、说明

（一）目的

确立套细胞淋巴瘤（mantle cell lymphoma，MCL）一般诊疗的标准操作规程，确保患者诊疗的正确性和规范性。

（二）范围

适用MCL患者的诊断与治疗。

（三）诊断依据

根据 *World Health Organization Classification of Tumors.Pathology and Genetic of Tumors of Haematopoietic and Lymphoid Tissues*（2016版），《血液病诊断及疗效标准》（第四版，科学出版社），*NCCN Clinical Practice Guidilines in Oncology：Non-Hodgkin Lymphoma*，version 2，2019。

二、检查与诊断

（一）病史采集的注意点

1. 现病史　包括患者症状（淋巴结、肝、脾肿大，结外受累病灶，贫血，出血，感染等相关症状）的初始时间、严重程度以及相关治疗情况；注意是否有发热、盗汗、体重减轻等B组症状。

2. 既往史　包括是否有过敏史、肿瘤病史、乙肝或结核等传染病病史、EB病毒感染史和传染性单核细胞增多症的病史；询问其他重要脏器疾病史。

3. 个人史　药物、化学毒物、放射线接触史等。

4. 家族史　注意肿瘤家族史等。

（二）体格检查

淋巴结肿大区域（包括Waldeyer环）、肝脾肿大情况，有无其他结外受累的病灶，一般状况评估（ECOG评分）、贫血、出血相关体征，有无感染病灶等。

（三）化验检查

包括初诊、复查及复发后（表2-25）。

1. 初诊时

（1）常规。血常规、尿常规、便常规+潜血、血型。

（2）病理标本。①病理组织分型以及免疫组化：病理组织石蜡包埋。根据患者受累部位选择合适病变组织进行活检。若患者已在外院行病理活检，将病理标本送至我院病理科进行会诊。若会诊标本取材不满意，重新选择部位进行活检。形态学亚型主要包括经典型/普通型、淋巴母细胞变异型和多形性亚型。病理免疫组化常用单抗包括CD20、CD3、CD5、cyclinD1、CD10、CD23、CD43、Ki-67、BCL-2、BCL-6、C-MYC、SOX11、P53等。②流式细胞仪免疫表型分析：病理组织可制备成细胞悬液保存，骨髓侵犯时取骨髓液行流式细胞术检查，常用单抗包括sIg$^+$、kappa/lambda、CD19、CD20、CD5、CD23、CD22、CD10、FMC7、CD3等。③染色体核型检查：细胞悬液检测t（11；14）或其变异型如t（14；18）。④FISH检测：尽量组织标本FISH检查，包括t（11；14）（CCND1/IGH）、9p（CDKN2A）、C-MYC

（8q24）、17p-（TP53）、13q-、11q-、+12等。⑤分子学检测：IGH、IGK、TCR重排，二代测序查TP53突变等，病理EBER检测。

（3）骨髓（相关项目参考病理标本）。①骨髓分类。②骨髓病理活检+免疫组化。③全套组化。④染色体核型以及FISH检测（同病理标本）。白血病期若病理活检标本检查欠满意，可行骨髓检查。⑤流式免疫表型分析。

（4）生化。①肝肾功能、空腹血糖。②电解质六项。③血尿酸。④乳酸脱氢酶及同工酶。⑤心肌酶谱。

（5）免疫学。①免疫球蛋白定量、β_2微球蛋白。②淋巴细胞亚群。③HIV检测。④乙肝两对半、丙肝抗体、甲肝抗体，乙肝/丙肝血清学阳性患者应行病毒DNA/RNA定量检测。⑤凝血八项。

（6）物理检查。①心电图。②心脏彩超，肝胆胰脾双肾B超。③颈、胸、腹、盆腔联合CT或PET-CT（推荐，经济条件许可，但不能因此延误治疗）。④胃镜/肠镜（可疑胃肠道受累者）。⑤眼底、口腔、耳鼻喉检查（必要时）。⑥细菌、真菌培养+药敏（必要时）。⑦送鼻、口、咽、皮肤、会阴、肛周等感染部位分泌物培养。⑧住院中体温大于38.5℃，持续2天以上，非感染原因难以解释送可疑部位分泌物培养。⑨脑脊液检查：母细胞变异型或多形性变异性MCL，或有中枢神经系统症状时应行腰穿检查，包括压力、常规、生化、流式细胞仪检测（怀疑中枢受累时）。

2. 治疗期间　注意复查肝肾功能、电解质六项。第1疗程、第2疗程和每阶段治疗完成［如诱导治疗结束、巩固治疗（移植）结束］后进行肿瘤疗效评价的相关检查，骨髓受累者复查骨髓相关项目。淋巴细胞亚群和免疫球蛋白定量。乙肝血清学阳性者每疗程复查DNA定量。应用蒽环类药物每2个疗程后应复查超声心动检查。

3. 随访期间　进行肿瘤疗效评价的相关检查，骨髓受累者复查骨髓相关项目。第一年每3月一次，以后3~6个月次。

4. 复发/进展时　同初诊时。

5. 微量残留病检测　骨髓侵犯者骨髓多参数流式细胞检测。

表2-25　MCL化验检查一览表

检查项目	初诊/复发进展	每疗程后	每2个疗程后	完成阶段治疗后	长期随访
三大常规	√	血常规	血常规	√	√
血型	√				
HIV、梅毒、肝炎	√				
病毒全套	√			√	
淋巴细胞亚群	√			√	√
免疫球蛋白定量	√			√	√
肝肾心功能、血糖	√	√	√	√	√
电解质	√	√	√	√	√
乳酸脱氢酶	√	√	√	√	√
血β_2-MG	√			√	√
血尿酸	√				
凝血八项	√	必要时	必要时	必要时	
淋巴结活检免疫组化	√			必要时[1]	
骨髓涂片分类	√		√	√	√
骨髓活检（石蜡包埋）	√		√	√	√

续　表

检查项目	初诊/复发进展	每疗程后	每2个疗程后	完成阶段治疗后	长期随访
单抗免疫分型	√		√	√	√
染色体核型	√				
FISH	√			必要时	
EBER	√				
心电图	√	必要时	√	√	√
心脏彩超（心功能）	√	必要时	√	√	√
B超（浅表淋巴结）	√		√	√	√
颈、胸、腹部CT	√	必要时	√	√	√
脑脊液检查及鞘注[1]	必要时	必要时	必要时		
感染灶检查	√	必要时	必要时		

注：[1]母细胞变异型或多形性变异型MCL患者，或伴有中枢神经系统症状患者常规腰穿；预防性鞘注4~8次。若存在中枢神经系统侵犯按照中枢神经系统白血病治疗。

（四）诊断与鉴别诊断

1. 诊断　主要依据典型的组织形态学特征+B细胞免疫组化cyclin D1核内阳性和/或t（11；14）（q13；q34）异常。如果没有组织学检查，而肿瘤细胞免疫表型符合典型MCL、常规染色体核型分析或FISH检出t（11；14）（q13；q32）异常亦可诊断MCL。

如果组织形态学特征符合典型MCL表现，但cyclin D1和t（11；14）（q13；q32）均阴性，则应该加做SOX11，如果SOX11阳性，在两位有经验的病理学家一致同意的情况下亦可诊断MCL。

分型：MCL诊断后应进行分型。①经典型MCL，即呈侵袭性过程的MCL，占MCL的绝大部分。②白血病样非淋巴结性MCL，即所谓惰性MCL，评判可参考如下标准：a.临床上惰性起病，白血病性表现，脾大而淋巴结不大；b.生物学特点：非复杂核型，IGHV基因突变，无TP53基因突变或缺失，不表达或低表达SOX11。③原位套细胞肿瘤（ISMCN），指cyclin D1阳性的B细胞局限于滤泡套区的内套层，并未达到MCL的诊断标准。ISMCN常常偶然被发现，有时与其他淋巴瘤共存，可呈播散性表现，但很少出现进展。

2. 主要需与慢性淋巴细胞白血病/小淋巴细胞淋巴瘤（CLL/SLL）和其他小B细胞类淋巴瘤鉴别（详见CLL相关章节）。

（五）分期及危险度分级

1. 分期　参照Ann Arbor-Cotswolds分期。

2. 危险度分级

（1）国际预后指数（IPI）：参见DLBCL章节，但其预后意义不大。

（2）简易套细胞淋巴瘤国际预后指数（MIPI），是目前最常用的系统（表2-26）。

表2-26　MIPI评分系统

评分	年龄，岁	ECOG体力状况	LDH/ULN	白细胞，10^9/L
0	<50	0~1	<0.67	<6.70
1	50~59		0.67~0.99	6.70~9.99
2	60~69	2~4	1.00~1.49	10.00~14.99
3	≥70		≥1.50	≥15.00

注：低危：0~3分，中危4~5分，高危6~11分。

结合 Ki-67 指数的联合 MIPI 预后评分系统（MIPI-c）（表 2-27）可更好地区别患者预后。

表 2-27 MIPI-c评分系统

MIPI-c分组	MIPI分组	Ki-67指数	比例（%）	5年总生存率（%）
低危	低危	<30%	32 ~ 44	85
低中危	低危	≥30%	5 ~ 9	72
	中危	<30%	25 ~ 29	
高中危	中危	≥30%	6 ~ 10	43
	高危	<30%	10 ~ 13	
高危	高危	≥30%	5 ~ 11	17

（3）其他预后因素：如 TP53 基因缺失/突变，尤其是 TP53 突变患者预后极差，且不能从常规化疗中获益。9p-（CDKN2A 缺失）和 MYC 扩增/易位也是独立的不良预后因素。

三、治疗

（一）惰性 MCL 的诊断和治疗

观察/等待，出现疾病进展表现或有治疗指证时（参照慢性淋巴细胞白血病）治疗。

（二）经典型 MCL 初始治疗方案的选择

1. Ⅰ/Ⅱ 期的局限性病变患者（很少见）　对于少部分非肿块型且不伴不良预后因素的早期患者，可采取类似于滤泡淋巴瘤的治疗策略，先行免疫化疗后进行受累野放疗（30 ~ 36Gy）。

对于伴有巨大肿块（≥10cm）/高肿瘤负荷或伴不良预后因素（如 Ki-67>30%）的患者，建议按照晚期（Ⅲ ~ Ⅳ期）进行治疗。

2. Ⅱ X 和 Ⅲ、Ⅳ 期患者　所有经典性 MCL 首选参加设计良好的临床试验研究，中国医学科学院血液病医院淋巴瘤中心目前启动多项研究者发起的临床研究和新药临床试验，欢迎咨询 022-23909282 或 23909171。

（1）老年或耐受性差的年轻患者：首选方案为苯达莫司汀+利妥昔单抗，其他可选方案为 R-CHOP 或硼替佐米联合的 VR-CAP 方案。其他方案包括：R-CHOP、利妥昔单抗联合来那度胺或 RBAC（利妥昔单抗+苯达莫司汀+阿糖胞苷）。

（2）年轻（≤65岁）适合行自体造血干细胞移植患者：应选择含中大剂量阿糖胞苷的方案诱导治疗，缓解后进行 ASCT 巩固，联合利妥昔单抗治疗可进一步获益。

优选方案为 R-DA-EDOCH/R-DHAP 交替，或者 RDHAP 或 RCHOP/RDHAP 交替，4 疗程后评估疗效，达到完全缓解的患者行自体造血干细胞移植。

研究流程以 REDOCH/RDHAP 为例（图 2-15）。

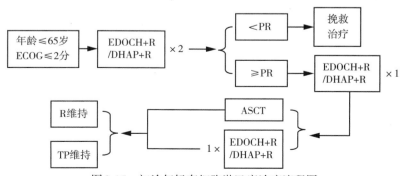

图 2-15　初诊年轻套细胞淋巴瘤治疗流程图

1. 自体造血干细胞移植。

2. 维持治疗　R维持同前，无此经济条件者可选沙利度胺每晚100mg+泼尼松0.5mg/kg，QOD，维持2年，其中泼尼松应用1年。

3. 放疗　可用于局限性早期MCL、局部巨块型病变以及颅内侵犯、睾丸侵犯者或姑息性治疗。

4. 手术治疗　主要用于诊断，不提倡手术切除腹部或纵隔等肿瘤。

5. 维持治疗　年轻患者自体造血干细胞移植后推荐常规进行利妥昔单抗维持治疗，每2~3个月1次，共两年。接受RCHOP方案诱导化疗的患者也推荐进行利妥昔单抗维持。但接受BR诱导化疗的患者不能从利妥昔单抗维持治疗中获益。

6. 具体常用化疗方案

（1）剂量调整（DA）的EPOCH方案（每21天为1疗程）±硼替佐米±利妥昔单抗。

第一疗程的剂量根据表2-28制定。

表2-28　第一疗程的剂量

药物	剂量	途径	天数	输注要求
利妥昔单抗	375mg/m²	iv	d0或1	（初诊肿瘤负荷较大时可D6应用）4~6小时
依托泊苷	50mg/m²	iv	d1~4	三种药物溶于500mlNS
多柔比星	10mg/m²			持续24小时滴注
长春新碱	0.4mg/m²			
环磷酰胺	750mg/m²	iv	d5	溶于100mlNS，滴注15分钟
泼尼松	60mg/m² bid	po	d1~5	
硼替佐米	1.3mg/m²	iv	d1、4、8、11	
	或1.6mg/m²		d1、8	

以后每一疗程的剂量根据上一疗程的血常规情况（一周查两次）做如下调整（表2-29）

表2-29　剂量调整方法

ANC或PLT最低值	剂量调整方法（以上一疗程用量为基准）
ANC>0.5×10⁹/L	依托泊苷、多柔比星、环磷酰胺增量20%
ANC<0.5×10⁹/L（1~2次测量值）	同上一疗程剂量
ANC<0.5×10⁹/L（至少3次测量值）或PLT<25×10⁹/L	依托泊苷、多柔比星、环磷酰胺减量20%

（2）R-DHAP（表2-30）

表2-30　R-DHAP

药物	剂量	途径	天数	输注要求
利妥昔单抗	375mg/m²	iv	d0	4~6小时
DXM	30mg（体表面积小于1.7m²）或40mg/d（体表面积大于1.7m²），	iv，po	d1~4	
Ara-C	2g/m²，q12h	iv	d2	2~3小时
顺铂（DDP）	100mg/m²	iv	d1	持续12小时

（3）BR方案：苯达莫司汀90mg/m²，第2~3天；R 375 mg/m²，第1天，每21~28天为一疗程。

（4）VR-CAP：硼替佐米1.3mg/m²，第1、4、8、11天；R 375 mg/m²，第1天；CTX 750 mg/m²，第1天；ADM 50mg/m²，第1天；Pred 100mg/m²，第1~5天。

（5）RCHOP方案：CTX 750mg/m²，ADM 50mg/m²，VCR 1.4mg/m²（最大2mg），Pred 100mg/d po，第1~5天。

（6）RR方案：来那度胺20~25mg/d，d1~21天，每28天为1周期，共12周期。利妥昔单抗375mg/m²，第一周期每星期1次，以后每8星期1次，共9次。随后进入维持治疗：来那度胺15mg/d，利妥昔单抗375mg/m²，每8星期1次，维持治疗至少2年或不能耐受或疾病进展。

7．复发难治患者的治疗

（1）对前期方案治疗后短期复发者，首选新药治疗，如BTK抑制剂伊布替尼±利妥昔单抗，来那度胺±利妥昔单抗，或伊布替尼+来那度胺+利妥昔单抗。伊布替尼推荐剂量560mg/d。

（2）晚期复发者，可选苯达莫司汀±利妥昔单抗（之前未使用者）或硼替佐米±利妥昔单抗，或其他之前未使用的方案，如苯达莫司汀+硼替佐米+利妥昔单抗，或者如上所述的新药组合。

（3）对于有条件且能耐受的患者，建议行异基因造血干细胞移植（清髓或非清髓）。

四、化疗前准备

（一）发热患者的化疗前准备

发热患者应立即进行病原微生物培养并使用抗生素，有明确脏器感染患者应根据感染部位及病原微生物培养结果选用相应抗生素，同时治疗用药的选择应综合患者病情及抗菌药物特点制定。详情参见血液科患者的抗生素使用。

（二）成分输血

Hb<80g/L，PLT<20×10⁹/L或有活动性出血，分别输浓缩红细胞和单采血小板，若存在弥散性血管内凝血（DIC）倾向则PLT<50×10⁹/L即应输注单采血小板。有心功能不全者可放宽输血指征。出凝血异常或有活动性出血倾向者予以输注血浆和或纤维蛋白原，同时纠正出凝血异常（包括DIC）治疗。

（三）患者及家属签署以下同意书

病重或病危通知书、委托书、化疗知情同意书、输血知情同意书、骨穿同意书、腰穿同意书、静脉插管同意书等。

五、化疗中及化疗后治疗

（一）初诊和复发时治疗时注意预防肿瘤溶解综合征

1．临床症状　恶心、呕吐、呼吸短促、心律不齐、尿液混浊、嗜睡、关节不适。

2．实验室检查　高钾、高尿酸、高磷、低钙，伴或不伴肾功能异常。

3．预防措施以及治疗措施

（1）高白细胞及高肿瘤负荷者推荐预治疗：CTX 200mg，3~5天；相当于1mg/（kg·d）泼尼松剂量的糖皮质激素，3~5天。

（2）严格水化利尿：碱化液3000ml/（m²·d），注意出入量，测量体重，必要时可使用利尿剂。

（3）处理高尿酸血症：别嘌醇0.1g tid，化疗前即开始使用，持续10~14天。

（4）纠正电解质紊乱。

（5）若出现肾功能损害，经上述治疗仍呈进行性恶化，及早联系血液透析。

（二）感染防治

参见血液科患者的抗生素使用。

（三）脏器功能损伤的相应防治

镇吐、保肝、保心、护胃、水化、碱化利尿、防治尿酸肾病（别嘌醇）以及监测血糖、血压等。

（四）成分输血

Hb<80g/L，PLT<20×10⁹/L或有活动性出血，分别输浓缩红细胞和单采血小板，若存在DIC倾向则PLT<50×10⁹/L即应输注血小板。有心功能不全者可放宽输血指征。出凝血异常或有活动性出血倾向者予以输注血浆和或纤维蛋白原。

（五）造血生长因子

化疗后ANC≤2.0×10⁹/L，可使用G-CSF 5μg/（kg·d）。

六、初治套细胞淋巴瘤临床治疗表单

适用对象：第一诊断为套细胞淋巴瘤行诱导化疗

患者姓名：＿＿性别：＿＿年龄：＿＿门诊号：＿＿住院号：＿＿＿

住院日期：＿年＿月＿日　　　出院日期：＿年＿月＿日

标准住院日：DA-EPOCH ± R 21 天内，DHAP ± R 28 天内

时间	住院第 1 天	住院第 2 天
主要诊疗工作	□ 向家属告病重或病危并签署病重或病危通知书 □ 患者家属签署淋巴结活检、骨穿同意书、腰穿同意书、输血知情同意书、静脉插管同意书（条件允许时）、委托书等 □ 询问病史及体格检查 □ 完成病历书写 □ 开化验检查单 □ 上级医师查房与化疗前评估 □ 根据血象及凝血功能决定是否成分输血	□ 上级医师查房 □ 完成入院检查 □ 淋巴结活检：石蜡包埋切片形态、免疫组化和/或原位 FISH 相关检查；悬液流式免疫分析、细胞/分子遗传学检测 □ 骨穿：骨髓形态学、免疫分型、细胞遗传学、组合融合基因和预后相关基因突变检测；活检石蜡包埋切片形态、免疫组化和/或原位 FISH 相关检查 □ 根据骨髓、血象及凝血象决定是否成分输血、是否继续糖皮质激素预治疗 □ 完成必要的相关科室会诊 □ 住院医师完成上级医师查房记录等病历书写
重要医嘱	长期医嘱： □ 血液病一级护理常规 □ 饮食：◎普食◎糖尿病饮食◎其他 □ 抗生素（必要时） □ 补液治疗（水化、碱化） □ 其他医嘱 临时医嘱： □ 血、尿、便常规，血型，血生化（包括 LDH），电解质，血尿酸，血 β_2-MG，免疫球蛋白定量，凝血功能，病毒性感染标志，输血前检查 □ 心电图、超声心动图、浅表淋巴结 B 超 □ 头、颈、胸、腹、盆腔 CT（视患者累及部位选择） □ 颅脑 MRI 或 PET-CT（视患者情况选择性检查） □ 静脉插管术（条件允许时） □ 病原微生物培养（必要时） □ 输血医嘱（必要时） □ 环磷酰胺（必要时） □ 泼尼松（必要时） □ 防治尿酸肾病（别嘌醇）（必要时） □ 其他医嘱	长期医嘱： □ 患者既往基础用药 □ 抗生素（必要时） □ 补液治疗（水化、碱化） □ 防治尿酸肾病（别嘌醇） □ 其他医嘱 临时医嘱： □ 骨穿 □ 淋巴结活检 □ 淋巴结和骨髓形态学、免疫组化、流式免疫分型、细胞/分子遗传学检测（有条件时） □ 腰椎穿刺和鞘内注射（有预防性鞘注高危因素时） □ 血常规 □ 电解质、血生化（必要时） □ 输血医嘱（必要时） □ 环磷酰胺（必要时） □ 泼尼松（必要时） □ 其他医嘱
主要护理工作	□ 介绍病房环境、设施和设备 □ 入院护理评估	□ 宣教（淋巴瘤、血液病知识）
病情变异记录	□ 无　□ 有，原因： 1. 2.	□ 无　□ 有，原因： 1. 2.
护士签名		
医师签名		

时间	住院第3～5天
主要诊疗工作	□ 及时追问、分析回报的检查/化验检查结果，密切观察病情 □ 必要时继续预治疗 □ 根据检查结果确定诊断、分期、危险度分层并制定治疗方案 □ 住院医师完成病程记录 □ 上级医师查房
重要医嘱	**长期医嘱：** □ 补液治疗（水化、碱化） □ 重要脏器功能保护：防治尿酸肾病（别嘌醇）、保肝等 □ 其他医嘱 **临时医嘱：** □ 腰椎穿刺、鞘内注射，脑脊液常规、生化和流式检查 □ 环磷酰胺（必要时） □ 泼尼松（必要时） □ 输血医嘱（必要时） □ 心电监护（必要时） □ 血生化、电解质（必要时） □ 血常规（必要时） □ 血培养（高热时） □ 静脉插管维护、换药 □ 其他医嘱
主要护理工作	□ 随时观察患者病情变化 □ 心理与生活护理 □ 化疗期间嘱患者多饮水
病情变异记录	无　□ 有，原因： 1. 2.
护士签名	
医师签名	

时间	住院第 6～10 天（CVP±R、B±R、CLB±R 方案）或 6～19 天（DA-EPOCH 和 hyper-CVAD±R 方案）
主要诊疗工作	□ 化疗　□ 患者家属签署化疗知情同意书　□ 镇吐　□ 重要脏器保护 □ 腰椎穿刺、鞘内注射，脑脊液常规、生化和流式检查 □ 成分输血、抗感染等支持治疗（必要时），造血生长因子（必要时） □ 住院医师完成病程记录　□ 上级医师查房
重要医嘱	**长期医嘱：** □ 化疗医嘱 □ DHAP　　　　　　　　　　　　　　　　□ DA-EDOCH 　DXM 30mg/m², q12h×3 天　　　　　　　VP-16 50mg/m²×4 天，CIV 　DXM 30mg，d1～4　　　　　　　　　　EPI 15mg/m²×4 天，CIV 　Ara-C 2g/m²，d2　　　　　　　　　　　VCR 0.4 mg/m²×4 天，CIV 　DDP 100mg/m²，d1　　　　　　　　　　CTX 750mg/m²，d5 　　　　　　　　　　　　　　　　　　　DXM 100mg×d1～4 □ Rituximab 375mg/m²，d0 或 d1 □ 镇吐、抗感染等对症支持治疗医嘱 □ 补液治疗（水化、碱化） □ 重要脏器功能保护：防治尿酸肾病（别嘌醇）、保肝等 □ 洁净饮食 □ 其他医嘱 **临时医嘱：** □ 输血医嘱（必要时） □ 心电监护（应用利妥昔单抗和必要时） □ 每周复查血生化、电解质，复查血常规 2～3 次/周 □ G-CSF 5μg/（kg·d）（必要时） □ 血培养（高热时），病原微生物培养（必要时） □ 影像学检查（必要时） □ 抗生素（必要时） □ 静脉插管维护、换药 □ 其他医嘱
主要护理工作	□ 随时观察患者病情变化 □ 心理与生活护理 □ 化疗期间嘱患者多饮水
病情变异记录	□ 无　□ 有，原因： 1. 2.
护士签名	
医师签名	

时间	住院第10~14或20~28（21）天	出院日
主要诊疗工作	□ 上级医师查房 □ 住院医师完成常规病历书写 □ 预防和治疗并发症 □ 根据初诊时淋巴结及结外器官累及部位选择影像学复查 □ 血常规恢复后，若初诊时骨髓侵犯复查骨穿	□ 上级医师查房，进行化疗后疗效评估（根据临床检查、影像学和/或骨穿等），确定有无并发症情况，明确是否出院 □ 完成出院记录、病案首页、出院证明书等 □ 向患者交代出院后的注意事项，如返院复诊的时间、地点，发生紧急情况时的处理等
重要医嘱	长期医嘱： □ 洁净饮食 □ 停抗生素（根据体温及症状、体征及影像学） □ 其他医嘱 临时医嘱： □ 影像检查（根据初诊累及部位） □ 骨穿（必要时），骨髓形态学、微小残留病检测 □ 血、尿、便常规 □ 血生化、电解质 □ HLA 配型（高危患者） □ G-CSF 5μg/（kg·d）（必要时） □ 输血医嘱（必要时） □ 其他医嘱	出院医嘱： □ 出院带药 □ 定期门诊随访 □ 监测血常规、血生化、电解质
主要护理工作	□ 随时观察患者情况 □ 心理与生活护理 □ 指导患者生活护理	□ 指导患者办理出院手续
病情变异记录	□ 无　□ 有，原因： 1. 2.	□ 无　□ 有，原因： 1. 2.
护士签名		
医师签名		

七、套细胞淋巴瘤患者（继续诱导和巩固治疗）临床治疗表单

适用对象：第一诊断套细胞淋巴瘤（拟行继续诱导和巩固化疗）

患者姓名：____性别：____年龄：____门诊号：____住院号：_____

住院日期：__年__月__日　　出院日期：__年__月__日　　标准住院日：2 天

时间	住院第 1 天	住院第 2 天
主要诊疗工作	□ 患者家属签署输血同意书、骨穿同意书、腰穿同意书、静脉插管同意书 □ 询问病史及体格检查 □ 完成病历书写 □ 开化验单 □ 上级医师查房与化疗前评估	□ 上级医师查房 □ 完成入院检查 □ 腰穿+鞘内注射（存在需预防性鞘注高危因素者，非 MTX+Ara-C 方案时） □ 根据血象决定是否成分输血 □ 完成必要的相关科室会诊 □ 住院医师完成上级医师查房记录等病历书写 □ 确定化疗方案和日期
重要医嘱	**长期医嘱：** □ 血液病一/二级护理常规 □ 饮食：◎普食◎糖尿病饮食◎其他 □ 抗生素（必要时） □ 其他医嘱 **临时医嘱：** □ 血、尿、便常规，血型，血生化，电解质，凝血功能，输血前检查 □ 乙型肝炎病毒 DNA 定量（血清学阳性患者） 心电图、超声心动、浅表淋巴结 B 超（必要时） □ 头、颈、胸、腹、盆腔 CT（视患者累及部位选择）（必要时）；颅脑 MRI 或 PET-CT（视患者情况选择性检查）（必要时，有条件者完成 3～4 个疗程后建议 PET-CT） □ 骨穿（必要时） □ 静脉插管术（有条件时） □ 病原微生物培养（必要时） □ 输血医嘱（必要时） □ 其他医嘱	**长期医嘱：** □ 患者既往基础用药 □ 抗生素（必要时） □ 其他医嘱 **临时医嘱：** □ 血常规 □ 腰穿，鞘内注射（MTX 10～15mg，Ara-C 40～50mg，DXM 5mg）（必要时） □ 脑脊液常规、生化、细胞形态、流式细胞仪检测□ 白血病细胞（必要时） □ 输血医嘱（必要时） □ 其他医嘱
主要护理工作	□ 介绍病房环境、设施和设备 □ 入院护理评估	□ 宣教（淋巴瘤、血液病知识）
病情变异记录	□ 无　□ 有，原因： 1. 2.	□ 无　□ 有，原因： 1. 2.
护士签名		
医师签名		

（易树华　邹德慧　邱录贵）

第九节

弥漫性大 B 细胞淋巴瘤

一、说明

（一）目的

确立弥漫性大 B 细胞淋巴瘤（diffuse large B-cell lymphoma，DLBCL）一般诊疗的标准操作规程，确保患者诊疗的正确性和规范性。

（二）范围

适用 DLBCL 患者的诊疗。

（三）诊断依据

根据 *World Health Organization Classification of Tumors.Pathology and Genetic of Tumors of Haematopoietic and Lymphoid Tissue*（2017 修订版），《血液病诊断及疗效标准》（第四版，科学出版社）。

二、检查与诊断

（一）病史采集的注意点

1. 现病史　包括患者症状（淋巴结、肝、脾肿大，结外受累病灶，贫血，出血，感染等相关症状）的初始时间、严重程度以及相关治疗情况；注意是否有发热、盗汗、体重减轻等 B 组症状。

2. 既往史　包括是否有过敏史、肿瘤病史、乙肝/结核等传染病病史、EB 病毒感染史和传染性单核细胞增多症的病史；询问其他重要脏器疾病史。

3. 个人史　药物、化学毒物、放射线接触史等。

4. 家族史　注意肿瘤家族史等。

（二）体格检查

淋巴结肿大区域（包括 Waldeyer 环）、肝脾肿大情况，有无其他结外受累的病灶，一般状况评估（ECOG 评分）、贫血、出血相关体征，有无感染病灶等。

（三）化验检查

包括初诊、复查及复发后（表 2-31）。

1. 初诊时

（1）病理标本

1）病理组织分型以及免疫组化：病理组织石蜡包埋。根据患者受累部位选择合适病变组织进行活检。若患者已在外院行病理活检，将病理标本送至我院病理科进行会诊。若会诊标本取材不满意或取材量不足，重新选择部位进行活检。病理取材以切除活检作为首选，无法行切除活检的患者可行粗针穿刺活检。

DLBCL 的形态学分型主要包括中心母细胞变型、免疫母细胞变型和间变大细胞变型。注意特殊临床亚型富于 T 细胞/组织细胞 DLBCL 的诊断和鉴别，其组织学特点为不足 10% 的肿瘤细胞混杂分布于以反应性 T 细胞和组织细胞为主的背景成分中，需借助多种抗体进行免疫组织化学分析（肿瘤细胞表达全 B 细胞标志和 BCL-6，不表达 CD15、CD30、CD38、CD138；背景为 CD68[+] 组织细胞和 CD3[+]、CD5[+]T 细胞）。

病理免疫组化常用单抗包括 CD20（L26/Pan B）、CD3、CD5、CD10、CD45、BCL-2、BCL-6、MIBI

（Ki-67）、MUM-1、C-MYC、P53、GCET-1、FOXP1。若瘤细胞很大，具有间变形态，增加CD30；如细胞大，核仁明显、居中，可增选ALK和CD38、CD138，以鉴别是否为ALK+的DLBCL或浆母细胞淋巴瘤。常规行EBER检测。

2）流式细胞仪免疫表型分析：病理组织可制备成细胞悬液保存。若病理组织免疫组化检查不满意，可行流式细胞术检查，常用单抗包括sIg⁺（kappa/lambda）、CD45、CD3、CD5、CD19、CD20、CD10。

3）染色体核型检查：细胞悬液检测。

4）FISH检测（组织标本）：包括MYC、BCL-2、BCL-6、17p-，MYC或BCL-2重排阳性的患者进一步加做MYC/IGH或BCL-2/IGH，明确重排的伙伴基因。

5）二代测序检测（新鲜或石蜡组织标本）：淋巴瘤基因筛查全套。

（2）骨髓（相关项目参考病理标本）

1）骨髓分类、骨髓病理活检+免疫组化、流式免疫分型。

2）染色体核型、FISH及二代测序检测（限有骨髓侵犯，且无髓外组织标本行上述检查的患者，检测的具体项目同组织标本）。

（3）常规：血、尿、便常规+潜血、血型。

（4）生化：肝肾心功能（需包含LDH）、空腹血糖、血脂、电解质六项。

（5）免疫学：①球蛋白及轻链定量、血免疫固定电泳（IFE）、β_2微球蛋白。②淋巴细胞亚群+Treg细胞+T细胞免疫功能亚群。③乙型和丙型肝炎血清学检测，HBsAg或HBcAb阳性患者应行HBV-DNA定量检测，丙肝血清学阳性者应行HCV-RNA定量检查。④EBV-DNA。⑤HIV检测。

（6）凝血八项。

（7）物理检查：①心电图。②心脏彩超。③颈、胸、腹、盆腔CT（平扫或增强）和PET-CT，颅脑、脊髓或软组织等部位累及时行局部增强MRI。④胃镜（可疑胃部受累者）和肠镜（可疑肠道受累者）

（8）眼底、口腔、耳鼻喉检查（必要时）。

（9）细菌、真菌培养+药敏：可疑感染部位分泌物培养。

（10）脑脊液检查：CNS侵犯高危人群或可疑CNS侵犯的患者行腰穿+鞘注，检测脑脊液压力、常规、生化、流式细胞学。

2．治疗期间

（1）血液学毒性监测：定期复查血常规。

（2）非血液学毒性监测：①定期复查肝肾功能、电解质、免疫球蛋白定量、淋巴细胞亚群+Treg细胞+T细胞免疫功能亚群。②乙肝血清学阳性者每疗程复查HBV-DNA定量；诊断时EBV-DNA增高的患者每疗程复查EBV-DNA。③心电图、B超（肝脾、心脏）、胸CT等。④针对患者并发症的相关检查。

（3）疗效评估：①影像评估：每2周期化疗后复查颈胸腹盆CT（平扫或增强），治疗中期及治疗结束后3个月行PET-CT检查（建议PET-CT检查时同时行全身CT检查测量病灶大小），必要时行增强MRI。②诊断时有骨髓侵犯的患者每2周期复查骨髓（含形态、流式MRD、病理及免疫组化），直至影像+骨髓评估获得完全缓解（CR）。

3．随访期间　进行肿瘤疗效评价的相关检查。

（1）颈/胸/腹/盆腔CT：第1年每3个月一次，第2年每6个月一次，第3～5年怀疑复发时。

（2）PET-CT：怀疑复发时。

（3）骨髓：仅限诊断时有骨髓侵犯的患者，第1～2年每6个月一次或影像怀疑复发时，第3～5年怀疑复发时。

（4）增强MRI：针对特殊部位，检查频率同颈胸腹盆CT。

4．复发/进展时　同初诊时。

表2-31　DLBCL检查一览表

检查项目	初诊/复发进展	每疗程后	每2个疗程后	整体治疗结束后	随访期
实验室标本留取[1]	√		√		√
三大常规	√	√		血常规	血常规
血型	√				
HIV/梅毒/肝炎系列	√	必要时		必要时	
HBV-DNA 或 HCV-RNA[2]	√[2]	√[2]		√[2]	√[2]
EBV-DNA	√	√[3]		√[3]	√[3]
淋巴细胞亚群+Treg+T细胞免疫功能亚群	√		√	√	√
免疫球蛋白[4]	√		√	√	√
血IFE	√				
肝肾心功能，电解质，血糖，血脂	√	√		√	
血 β_2-MG	√			√	
凝血八项	√	必要时			
肿瘤组织病理及免疫组化[5]，EBER	√		必要时[6]	必要时[6]	
肿瘤组织FISH[7]	√		必要时[6]	必要时[6]	
肿瘤组织二代测序	√		必要时[6]	必要时[6]	
染色体核型[8]	√				
骨髓检查（含形态、流式、病理及免疫组化）	√		√[9]	√[9]	√[9]
骨髓FISH及二代测序[10]	√				
心电图	√	必要时	√	√	必要时
心脏彩超（心功能）	√	必要时	√	√	必要时
B超（肝脾±肿瘤部位）	√		√	√	必要时
颈/胸/腹/盆CT（平扫或增强）	√		√	√	√
全身PET-CT	√		中期评估时	√	怀疑复发时
增强MRI	必要时		必要时	必要时	必要时
脑脊液检查及鞘注[11]	必要时[11]	必要时[12]			
感染灶检查	必要时	必要时			

注：[1] 新鲜肿瘤组织切除或穿刺：活组织冻存；石蜡包埋肿瘤组织：留存蜡块或切片；骨髓标本：枸橼酸钠抗凝（蓝帽）10ml；周血标本：促凝（黄管）5ml，枸橼酸钠抗凝（蓝帽）10ml. 治疗期间、治疗结束及随访期主要留存周血标本，复查骨髓时同时留存骨髓标本，重新进行组织活检时留存组织标本；[2] HBsAg或HBcAb阳性患者进一步检测HBV-DNA，丙肝血清学阳性者进一步检测HCV-RNA，并且在治疗期间及治疗结束后继续监测相关病毒载量；[3] 仅限诊断时EBV-DNA增多的患者；[4] 诊断时查球蛋白及轻链定量，此后可仅查免疫球蛋白定量；IgG低于5g/L时建议静脉输注人免疫球蛋白；[5] 免疫组化抗体需包含CD20、CD5、CD10、MUM-1、BCL-2、BCL-6、C-MYC、MIBI（Ki-67）和P53；[6] 残留肿物需要确定是否为活性病灶时；[7] FISH检测包括：MYC、BCL-2、BCL-6、17p-，MYC或BCL2重排阳性的患者进一步加做MYC/IGH或BCL2/IGH，明确重排的伙伴基因；[8] 检测肿瘤组织或骨髓标本之一即可；[9] 仅限诊断时有骨髓侵犯的患者；诊断时有骨髓侵犯的患者若疗效评价已达CR（包含骨髓检查阴性），后续可不继续行骨髓检查，除非怀疑肿瘤复发；[10] 限有骨髓侵犯，且无髓外组织标本行FISH及二代测序检查的患者，检测具体项目同组织标本；[11] 限CNS侵犯高危人群或可疑CNS侵犯的患者；检测项目包括脑脊液常规、生化、流式细胞学；CNS侵犯高危人群界定标准：CNS-IPI评分≥4分、高级别B细胞淋巴瘤、双表达淋巴瘤、CD5⁺DLBCL以及肿瘤侵犯以下部位之一，包括硬膜外、睾丸、子宫、肾、肾上腺或骨髓；[12] 限脑脊液检测阳性的患者，或属于CNS侵犯高危人群但不适合行系统性中枢预防化疗的患者。

三、诊断与鉴别诊断

（一）诊断

典型的DLBCL的免疫表型是CD20⁺、CD45⁺、CD3⁻，表达B细胞抗原如CD19、CD20、CD79a、

CD22。5%～10%病例表达CD5，30%～50%病例表达CD10，35%～65%表达MUM1，60%～90%表达BCL6，47%～84%表达BCL-2。在GCB来源DLBCL，BCL-2表达与t（14；18）（q32；q21.3）密切相关，在ABC来源DLBCL，BCL-2表达与拷贝数增加和转录上调相关。当大多数肿瘤细胞EBV阳性时应诊断EBV阳性DLBCL，这些病例多数CD30阳性。CD30阳性主要见于间变大B细胞淋巴瘤，但也可偶见与其他亚型。Ki67增殖指数一般大于40%，部分病例可高达90%以上，需与Burkitt淋巴瘤鉴别。

完整诊断应包括：病理类型–疾病分期（包括侵犯器官/组织）–预后分层。

（二）免疫组化方法确定细胞起源

1. Hans法（图2-16）。

2. Cho法（图2-17）。

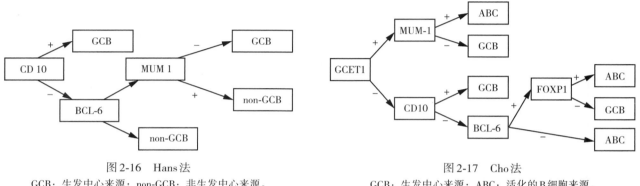

图2-16 Hans法
GCB：生发中心来源；non-GCB：非生发中心来源。

图2-17 Cho法
GCB：生发中心来源；ABC：活化的B细胞来源。

3. 高级别B细胞淋巴瘤（HGBL）　HGBL指基于生物学和临床因素无法诊断为DLBCL或BL的侵袭性、成熟B细胞淋巴瘤，共包含两类疾病。第1类为HGBL伴MYC和BCL-2和/或BCL-6重排，既往也称之为"双打击"或"三打击"淋巴瘤，形态学上这类疾病可表现为DLBCL，NOS，特征介于BL和DLB-CL之间的不能分类淋巴瘤或母细胞形态，需注意滤泡淋巴瘤（FL）和B淋巴母细胞淋巴瘤不包含在此类疾病中。第2类为HGBL，NOS，形态学上这类疾病表现为介于BL和DLBCL之间的不能分类淋巴瘤或母细胞形态，但肿瘤细胞不携带"双打击"或"三打击"定义的遗传学异常（图2-18）。

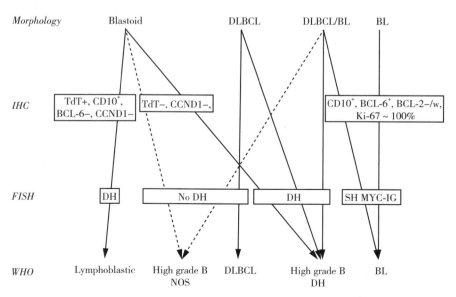

图2-18 高级别B细胞淋巴瘤诊断鉴别流程图

（三）分期及危险度分级

1. 分期　参照 Ann Arbor-Cotswolds 分期（表2-32）。

表2-32　Ann Arbor-Cotswolds 分期

分期	累及区域
I	累及单一淋巴结区或淋巴样组织（如脾、胸腺、韦氏环等） 根据解剖部位淋巴结区（图2-19）： ·横膈上－咽淋巴环/颈部/纵隔/肺门（双侧各为1个区域）/锁骨下/腋或胸部/滑车上与臂部 ·横膈下－脾/主动脉旁/髂部/腹股沟与股部/肠系膜/腘窝
II	累及横膈同侧多个淋巴结区
III	累及横膈两侧多个淋巴结区或淋巴组织
IV	多个结外病变或淋巴结病变合并结外病变 骨髓（M）/肺实质（L）/胸膜（P）/肝（H）/骨骼（O）/皮肤（D）
X	肿块>7.5cm
E	淋巴结病变扩散至邻近结外或孤立性结外病变
A/B	B症状：6个月内不明原因体重减低>10%，发热（体温>38℃），盗汗

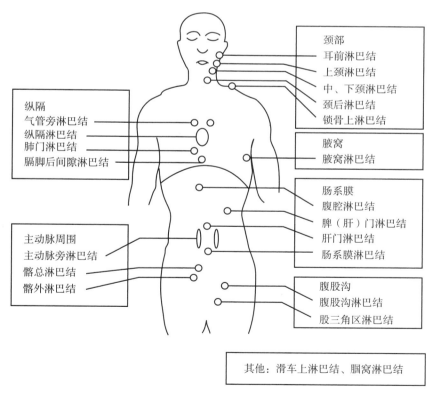

图2-19　淋巴结区域解剖部位

2. 危险度分级

（1）国际预后指数（IPI）（表2-33）。

（2）经年龄校正的国际预后指数（aaIPI）（适用于年龄≤60岁患者）（表2-34）。

表2-33 IPI

危险因素（每项1分）	预后分组	
年龄>60岁	低危	0～1
体力状态评分≥2	低/中危	2
LDH>正常	高/中危	3
结外受累部位≥2	高危	4～5
分期Ⅲ～Ⅳ		

表2-34 aaIPI

危险因素（每项1分）	预后分组	
体力状态评分≥2	低危	0
LDH>正常	低/中危	1
分期Ⅲ～Ⅳ	高/中危	2
	高危	3

（3）分期调整的国际预后指数（适用于分期为Ⅰ或Ⅱ期患者）（表2-35）

（4）NCCN-IPI（表2-36）。

表2-35 分期调整的IPI（适用于Ⅰ/Ⅱ期患者）

危险因素（每项1分）	预后分组	
年龄>60岁	低危	0～1
体力状态评分≥2	高危	2～4
LDH>正常		
分期Ⅱ或ⅡE期		

表2-36 NCCN-IPI

危险因素分值		预后分组：	
年龄		低危	0～1
40<年龄≤60岁	1	低/中危	2～3
60<年龄<75岁	2	高/中危	4～5
≥75岁	3	高危≥6	
LDH			
1倍<正常上限≤3倍	1		
>3倍正常上限	2		
体力状态评分≥2	1		
结外受累*	1		
分期Ⅲ～Ⅳ	1		

注：*结外仅限骨髓、CNS、肝、胃肠道或肺。

四、治疗

（一）初治患者的治疗

优先参加临床试验或临床研究。不适合临床试验或临床研究的初治患者，依据患者年龄和预后分层将患者分为两组，一组为年轻高危患者，采用增强剂量免疫化疗±自体周血干细胞移植，另一组为年轻非高危或老年患者，采用标准剂量RCHOP化疗±新药。

1. 年轻高危患者的界定

（1）年龄≤60岁。

（2）存在以下至少一项高危因素：①IPI或aaIPI或NCCN-IPI中高危组或高危组；②诊断为HGBL。

2. 年轻高危患者的治疗　目前尚无标准的治疗方案和策略，建议临床试验、增强的免疫化疗联合或不联合一线自体外周血干细胞移植治疗等。增强的免疫化疗包括R-DA-EP（D）OCH、R-CHOEP-14、R-CHOP-14或R-Hyper-CVAD/MA等（图2-20）。

存在中枢神经系统侵犯高危因素的患者需联合HD-MTX进行中枢预防。诱导化疗后未获得CR的患者可依据细胞起源或基因突变在诱导化疗中选择联合新药，包括来那度胺、伊布替尼等。整体治疗结束后可给予来那度胺（10～15mg/d，21天/周期）维持治疗或不维持。

3. 低危及老年患者的治疗（图2-21）。

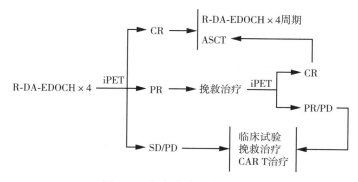

图 2-20 年轻高危患者的治疗

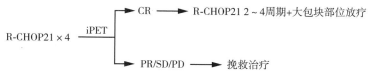

图 2-21 低危及老年患者的治疗

老年高危患者可依据细胞起源或基因突变在诱导化疗中选择联合新药，包括来那度胺、伊布替尼等。≥75 岁患者采用 R-miniCHOP、R-Gemox 等方案，可酌情联合新药。老年高危患者可给予来那度胺（10～15mg/d，21天/周期）维持治疗或不维持。

（二）复发/难治患者的挽救治疗

复发/难治的患者首选参加临床试验或临床研究。复发/难治患者可依据细胞起源、基因突变等结果联合新药挽救治疗，如 non-GCB 来源患者联合来那度胺，CD79b 和 MYD88 双突变患者选择伊布替尼，存在甲基化异常的患者联合去甲基化药物阿扎胞苷、地西他滨等。末次利妥昔单抗（R）使用时间距复发/进展超过半年者，可继续联合 R 治疗（图 2-22）。

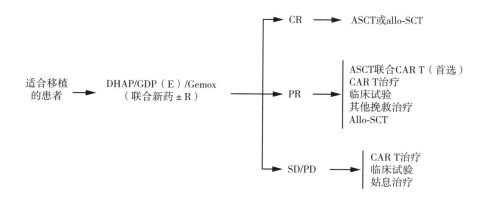

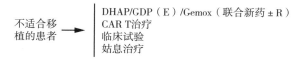

图 2-22 复发/难治患者的挽救治疗

（三）放疗

可用于局限性早期 DLBCL、局部巨块型病变（≥7.5cm）、残留病灶以及颅内侵犯、睾丸侵犯者；或姑息性治疗。

（四）手术治疗

主要用于诊断，不提倡手术切除腹部肿瘤。

（五）中枢神经系统侵犯预防

具有以下情况之一时，需在第 2、4 周期诱导化疗的第 14～21 天应用 HD-MTX 方案化疗：CNS-IPI 评分≥4 分、高级别 B 细胞淋巴瘤、双表达淋巴瘤、$CD5^+$DLBCL 以及肿瘤侵犯以下部位之一，包括硬膜外、睾丸、子宫、肾、肾上腺或骨髓。

首次 HD-MTX 治疗前至少进行 1 次脑脊液检查，明确是否存在中枢神经系统侵犯；脑脊液正常（含常规、生化、流式细胞术）的患者，接受 HD-MTX 化疗后可不再行腰穿鞘注。

（六）常用化疗方案

1. R-CHOP 方案（表 2-37）

表 2-37　R-CHOP 方案

R-CHOP，21 天/周期	
利妥昔单抗（R）	375mg/m²，静脉输注，第 0 天
环磷酰胺（CTX）	750mg/m²，静脉输注，第 1 天
多柔比星（ADM）	50mg/m²，静脉输注，第 1 天 ［若为表柔比星（EPI）或吡柔比星（THP），则 70mg/m²，若为脂质体多柔比星，则 30～40mg/m²］
长春新碱（VCR）	1.4mg/m²，最大 2mg，静脉推注，第 1 天
泼尼松（Pred）	60mg/m²，口服，第 1～5 天

2. R-DA-EDOCH 方案（表 2-38）

表 2-38　R-DA-EDOCH 方案

R-DA-EDOCH，21 天/周期	
利妥昔单抗（R）	375mg/m²，静脉输注，第 0 天
依托泊苷（VP-16）	50mg/m²，持续 24 小时泵滴，第 1～4 天
多柔比星（ADM）	10mg/m²，持续 24 小时泵滴，第 1～4 天 （若为脂质体多柔比星，则 30～40mg/m²，第 1 天）
长春新碱（VCR）	0.4mg/m²，持续 24 小时泵滴，第 1～4 天
环磷酰胺（CTX）	750mg/m²，静脉输注，第 5 天
地塞米松（DXM）	30mg，静脉或口服，第 1～5 天
G-CSF	5μg/（kg·d），自停细胞毒药物 72 小时开始，直至恢复期 ANC>2×10⁹/L；或 PEG-G-CSF 6mg（体重<45kg 者 3mg），停细胞毒药物 24 小时应用

R-DA-EDOCH 方案剂量调整见表 2-39。

表2-39 R-DA-EDOCH方案剂量调整

血常规谷值[a]	剂量调整[b]
未出现 ANC<0.5×10⁹/L	依托泊苷、多柔比星、环磷酰胺较上一疗程剂量增加20%
出现1~2次 ANC<0.5×10⁹/L	剂量不调整
出现3次 ANC<0.5×10⁹/L	环磷酰胺较上一疗程剂量减少20%
出现1次 PLT<25×10⁹/L	环磷酰胺较上一疗程剂量减少20%

注：[a]血常规谷值频次基于每3天一次血常规结果（如周一和周四），诊断时伴骨髓侵犯并造成血象异常的患者，不依据首疗程血象变化调整第2疗程剂量；[b]两次减量后仍出现显著血液学毒性则不再应用该方案。

3. HD-MTX方案（表2-40）

表2-40 HD-MTX方案

HD-MTX	
MTX	3.5g/m²，静脉输注3小时，第1天
	依据Ccr的下降情况相应调整HD-MTX剂量：当Ccr>100ml/min，HD-MTX剂量不调整；Ccr 90ml/min时，MTX剂量降低10%；Ccr 80ml/min时，MTX剂量降低20%；依此类推

亚叶酸钙（CF）解救见表2-41。

表2-41 亚叶酸钙（CF）解救

临床情况	实验室检查	CF解救方案
MTX常规清除	结束用药后24小时，MTX浓度约1μmol/L，48小时MTX浓度<0.2μmol/L	MTX结束输注24小时起，CF 15mg/m² q6h，至MTX血药浓度低于0.1μumo/L
MTX延迟清除和/或急性肾损伤	结束用药后24小时，MTX浓度≥5μmol/L，48小时MTX浓度≥1μmol/L，或使用MTX后，血肌酐较基线增高1倍及以上	CF 150mg q3h 解救，至MTX血药浓度降低至1μmol/L以下后，调整为30mg/m² q3h解救，至MTX血药浓度降低至0.05μmol/L以下后停止解救
MTX早期急性肾损伤	结束用药后6小时血肌酐较基线增高1倍及以上	立即开始亚叶酸钙解救，用量为150mg q3h，至MTX血药浓度降低至1μmol/L以下后，调整为30mg/m² q3h解救，至MTX血药浓度降低至0.05μmol/L以下后停止解救

4. R-HD-（VP-16）方案（动员方案）（表2-42）

表2-42 R-HD-（VP-16）方案

R-HD-（VP-16），21天/周期	
利妥昔单抗（R）	375mg/m²，静脉输注，第0天
依托泊苷（VP-16）	1.6~1.8g/m²，原液持续泵滴8~10小时，第1天
甲泼尼龙	80mg，VP-16后第0小时，静滴；40mg，VP-16后第8小时、16小时，静滴
G-CSF动员	5μg/（kg·d），皮下注射，q12h，自停细胞毒药物第5天或中性粒细胞<1.5×10⁹/L（符合其中任何一条）开始，直至周血干细胞采集结束

5. R（X）-DHAP方案（表2-43）

表2-43　R（X）-DHAP方案

R（X）-DHAP，21天/周期	
利妥昔单抗（R）	375mg/m²，静脉输注，第0天
地塞米松（DXM）	40mg，静脉输注，第1～4天
顺铂（DDP）	100mg/m²，持续24小时泵滴，第1天，同时水化碱化
阿糖胞苷（Ara-C）	2g/m²，q12h，静脉输注2～3小时，第2天
新药（X）	若为来那度胺，则25mg/d，口服（Ccr低于60ml/min者减量为10mg/d），第0～9天 若为伊布替尼，则420～560mg/d，口服，持续服用

6. R（X）-GDP（E）方案（表2-44）

表2-44　R（X）-GDP（E）方案

GDP（E），21天/周期	
利妥昔单抗（R）	375mg/m²静脉输注，第0天
吉西他滨（GEM）	1g/m²静脉输注，第1、8天
顺铂（DDP）	75mg/m²静脉输注，第1天
地塞米松（DXM）	40mg/d，口服或静脉滴注第1～4天
依托泊苷（VP-16）	60mg/m²，静脉输注，第1～3天
新药（X）	若为来那度胺，则25mg/d，口服（Ccr低于60ml/min者减量为10mg/d），第0～9天 若为伊布替尼，则420～560mg/d，口服，持续服用

7. R（X）-Gemox方案（表2-45）

表2-45　R（X）-Gemox方案

R（X）-Gemox，21天/周期	
利妥昔单抗（R）	375mg/m²，静脉输注，第0天
吉西他滨（GEM）	1g/m²，静脉输注，第1、8天
奥沙利铂（L-OHP）	130mg/m²，静脉输注，第1天
新药（X）	若为来那度胺，则25mg/d，口服（Ccr低于60ml/min者减量为10mg/d），第0～9天 若为伊布替尼，则420～560mg/d，口服，持续服用

8. 预处理R-GBC/M方案（表2-46）

表2-46　预处理R-GBC/M方案

R-GBC/M	
利妥昔单抗（R）	375mg/m²，静脉输注，第-1、7天
吉西他滨（GEM）	75mg/m²，静脉注射，之后600mg/m²/h×3h，静脉输注3小时，第-7、-3天
白消安（Bu）	105mg/m²，静脉输注>3小时（GEM后），第-7～-5天
环磷酰胺（CTX）	45mg/kg，静脉输注2～3小时，美司钠等量解救（第0、3、6、9小时），第-3、-2天 若为马法兰，则60mg/m²，静脉输注，第-3、-2天

9. 预处理 R-BEAC/M 方案（表2-47）

表2-47　预处理 R-BEAC/M 方案

R-BEAC/M	
利妥昔单抗（R）	375mg/m²，静脉输注，第-1、+7天
卡莫司汀（BCNU）	300mg/m²，静脉输注，第-6天
依托泊苷（VP-16）	150～200mg/m²，静脉输注，第-5～-2天
阿糖胞苷（Ara-C）	200～400mg/m²，静脉输注，第-5～-2天
环磷酰胺（CTX）	30mg/kg，静脉输注2～3小时，美司钠等量解救（第0、3、6、9小时），第-5～-2天 若为马法兰，则140mg/m²，静脉输注，第-1天

五、化疗前准备

（一）发热患者的化疗前准备

发热患者建议立即进行病原微生物培养并使用抗生素，有明确脏器感染患者应根据感染部位及病原微生物培养结果选用相应抗生素，同时治疗用药的选择应综合患者病情及抗菌药物特点制定。详情参见血液科患者的抗生素使用。

（二）成分输血

Hb<70g/L，PLT<20×10⁹/L或有活动性出血，分别输浓缩红细胞和单采血小板，若存在弥散性血管内凝血（DIC）倾向则PLT<50×10⁹/L即应输注单采血小板。有心功能不全者可放宽输红细胞指征。出凝血异常或有活动性出血倾向者予以输注血浆和或纤维蛋白原，同时纠正出凝血异常（包括DIC）治疗。

（三）患者及家属需要签署的同意书

病重或病危通知书、委托书、病情告知数、化疗知情同意书、输血知情同意书、骨穿同意书、腰穿同意书、静脉插管同意书等。

六、化疗中及化疗后治疗

（一）初诊和复发患者诱导治疗时注意预防肿瘤溶解综合征

1. 临床症状　恶心、呕吐、呼吸短促、心律不齐、尿液混浊、嗜睡、关节不适。

2. 实验室检查　高钾、高尿酸、高磷、低钙，伴或不伴肾功能异常。

3. 预防措施以及治疗措施

（1）高白细胞及高肿瘤负荷者推荐预治疗：CTX 200mg/m²，3～5天；相当于1mg/（kg·d）泼尼松剂量的糖皮质激素，3～5天。

（2）严格水化利尿：碱化液3000ml/（m²·d），注意出入量，测量体重，必要时可使用利尿剂。

（3）处理高尿酸血症：别嘌醇缓释片0.25g qd，化疗前即开始使用，持续10～14天。

（4）纠正电解质紊乱。

（5）若出现肾功能损害，经上述治疗仍呈进行性恶化，及早联系血液透析。

（二）感染防治

参见血液科患者的抗生素使用。

（三）脏器功能损伤的相应防治

镇吐、保肝、保心、护胃、水化、碱化利尿、防治尿酸肾病（别嘌醇）以及监测血糖、血压等。

（四）成分输血

Hb<70g/L，PLT<20×10⁹/L 或有活动性出血，分别输浓缩红细胞和单采血小板，若存在 DIC 倾向则 PLT<50×10⁹/L 即应输注血小板。有心功能不全者可放宽输红细胞指征。出凝血异常或有活动性出血倾向者予以输注血浆和/或纤维蛋白原。

（五）造血生长因子

化疗后应用 PEG-GCSF 或短效 G-CSF 预防粒细胞减少，TPO 促进血小板回升。

七、附录

附录1　身体状态评分标准（ECOG）

活动状态	描　　述
0	无症状，完全主动活动，能够进行无限制的患病前活动
1	有症状，能自主活动但重体力活动受限，能从事轻的或以坐为主的工作，如轻微家务、办公室工作
2	有症状，能行走，生活可自理，但不能进行任何的体力活动，约有50%以上的时间清醒：即白天卧床时间<50%
3	有症状，生活自理能力受限，清醒时间卧床或坐椅>50%，但尚未卧床不起
4	完全失去功能，生活完全不能自理，卧床不起
5	死亡

附录2　修订的淋巴瘤疗效评价标准（2014）

疗效	部　位	PET-CT评估	CT评估
CR	可测量病灶	完全代谢反应，Deauville评分≤3分	所有病灶长径<1.5cm
	不可测量病灶		消失
	器官肿大		回缩至正常
	新发病灶	无	无
	骨髓	无FDG摄取阳性病灶	形态+免疫组化阴性
PR	可测量病灶	部分代谢反应，FDG摄取较基线明显下降且Deauville评分4或5分，不考虑残留病灶大小	最多6个靶病灶的SPD缩小≥50%
	不可测量病灶		消失/正常/缩小
	器官肿大		脾超过正常长径的部分，回缩>50%
	新发病灶	无	无
	骨髓	FDG摄取较基线下降但高于正常骨髓（弥漫摄取增高可考虑为化疗后骨髓反应）；若持续存在局部FDG摄取增高但淋巴结已缓解，应行MRI或活检或定期复查PET	不适用
SD	可测量病灶	无代谢反应，Deauville 4或5分且较基线无明显变化	最多6个靶病灶的SPD缩小<50%，且不符合PD标准
	不可测量病灶		未达PD标准
	器官肿大		未达PD标准
	新发病灶	无	无
	骨髓	FDG摄取较基线无变化	不适用

续　表

疗效	部　位	PET-CT评估	CT评估
PD	可测量病灶		异常病灶必须长径>1.5cm，并且：PPD较最低值增加≥50%且长径或短径增加0.5cm（病灶≤2cm）或1cm（病灶>2cm）
	不可测量病灶	Deauville 4或5分且FDG摄取较基线增高	较前显著进展
	器官肿大		脾脏超过正常长径的部分，增加>50%
			既往无脾大者，长径需增加至少2cm
			新出现或复发的脾大
	新发病灶	新发FDG摄取病灶且明确为淋巴瘤病变（需排除感染或炎症），不能确定病灶性质时，需活检或定期复查影响	新发直径>1.5cm淋巴结
			新发直径>1cm结外病灶
			<1cm可确定为淋巴瘤的病灶
	骨髓	新发或复发的FDG摄取病灶	新发或复发骨髓侵犯

注：SPD，最多6个可测量病灶的垂直直径乘积之和；PPD，最长径和与其垂直直径的乘积。

八、弥漫大 B 细胞淋巴瘤临床治疗表单

适用对象：第一诊断为弥漫大 B 细胞淋巴瘤（ICD-10：C83.3）（首次入院）

患者姓名：____性别：____年龄：____门诊号：____住院号：_____

住院日期：__年__月__日　　出院日期：__年__月__日　　标准住院日：18天内

时间	入院诊察阶段（1～10天）
主要诊疗工作	□ 上级医师查房　　　　　　　　□ 询问病史及体格检查 □ 完成入院记录及病程书写　　　□ 完成入院检查 □ 肿瘤组织活检及病理检查　　　□ 骨穿（骨髓形态学、骨髓活检及流式） □ 病情告知，签署相关知情同意书　□ 必要的会诊 □ 确定化疗方案和日期
重要医嘱	**长期医嘱：** □ 血液病护理常规　　　　□ 二级护理 □ 饮食　　　　　　　　　□ 患者既往基础用药 □ 其他医嘱 **临时医嘱：** □ 血、尿、便常规+潜血 □ 病毒学检测：感染筛查包括乙肝病毒、丙肝病毒、EB病毒、HIV病毒等。根据需要增加乙肝DNA滴度检测 □ 肝肾功能、LDH、电解质、血糖、凝血功能、免疫球蛋白、淋巴细胞亚群、β$_2$微球蛋白 □ 肿瘤组织活检或肿瘤组织病理会诊 □ 肿瘤组织病理、免疫组化、FISH，有条件者行二代基因测序 □ 骨髓形态学、骨髓活检及流式细胞学检测 □ 影像学检查：全身PET-CT检查，颈、胸、腹、盆腔CT（根据临床表现增加其他部位），必要时MRI检查 □ 腰穿及鞘注，脑脊液相关检测（必要时） □ 心电图、腹部B超、超声心动图 □ 病原微生物培养（必要时） □ 输血医嘱（必要时） □ 其他医嘱
主要护理工作	□ 介绍病房环境、设施和设备 □ 入院护理评估 □ 宣教（血液病知识）
病情变异记录	□ 无　□ 有，原因： 1. 2.
医师签名	

时间	化疗阶段（2~7天）	出院日
主要诊疗工作	□ 上级医师查房，制定化疗方案 □ 住院医师完成病程记录 □ 患者或家属签署化疗知情同意书、静脉置管同意书 □ 中心静脉置管 □ 化疗 □ 重要脏器功能保护、镇吐及碱化尿液 □ 其他支持治疗	□ 上级医师查房，确定有无并发症情况，明确是否出院 □ 完成出院记录、病案首页、出院证明书等 □ 向患者交代出院后的注意事项，如返院复诊的时间、地点、发生紧急情况时的处理等
重要医嘱	**长期医嘱：** □ 护肝、护胃等医嘱 □ 补液治疗（碱化、水化） □ 静脉导管维护、换药 □ 其他医嘱 **临时医嘱：** □ 中心静脉置管 □ 化疗医嘱（以下方案选一） 　R-CHOP/R-EP（D）OCH/R-CHOPE □ 镇吐 □ 心电监护（必要时） □ 输血医嘱（必要时） □ 血常规、肝肾功、电解质 □ 其他医嘱	**出院医嘱：** □ 出院带药 □ 定期门诊随访 □ 监测血常规、肝肾功能、电解质
主要护理工作	□ 观察患者病情变化 □ 心理与生活护理 □ 化疗期间嘱患者多饮水，保持大便通畅	□ 指导患者办理出院手续 □ 指导患者院外导管维护及换药
病情变异记录	□ 无　□ 有，原因： 1. 2.	□ 无　□ 有，原因： 1. 2.
医师签名		

九、弥漫大 B 细胞淋巴瘤临床治疗表单

适用对象：第一诊断为弥漫大 B 细胞淋巴瘤（ICD-10：C83.3）（非首次入院）

患者姓名：____性别：____年龄：____门诊号：____住院号：__

住院日期：__年__月__日　　出院日期：__年__月__日　　标准住院日：11 天内

时间	化疗前评估阶段（1~3 天）	化疗阶段（2~7 天）
主要诊疗工作	□ 询问病史及体格检查 □ 完成病历及病程书写 □ 开化验单及相关检查单 □ 病情告知，签署相关知情同意书	□ 上级医师查房，制定化疗方案 □ 住院医师完成病程记录 □ 患者或家属签署化疗知情同意书 □ 化疗 □ 重要脏器功能保护、镇吐及碱化尿液 □ 其他支持治疗
重要医嘱	长期医嘱： □ 血液病护理常规 □ 二级护理 □ 饮食 □ 患者既往基础用药 □ 静脉导管维护、换药 □ 其他医嘱 临时医嘱： □ 血、尿、便常规+OB □ 肝肾功能、LDH、电解质、血糖 □ 病毒学检测：感染筛查包括乙肝病毒、丙肝病毒、EB 病毒、HIV 病毒等。根据需要增加乙肝 DNA 滴度检测（选做） □ 免疫球蛋白、淋巴细胞亚群、β_2 微球蛋白（选做） □ 影像学检查：颈、胸、腹、盆腔 CT 和/或 PET-CT，依据病情可增加其他影像检查（选做） □ 骨髓形态学、骨髓活检及流式细胞学检测（选做） □ 腰穿及鞘注，脑脊液相关检测（选做） □ 心电图、腹部 B 超、超声心动图（选做） □ 病原微生物培养（必要时） □ 输血医嘱（必要时） □ 其他医嘱	长期医嘱： □ 护肝、护胃等医嘱 □ 补液治疗（碱化、水化） □ 其他医嘱 临时医嘱： □ 化疗医嘱（以下方案选一） 　 R-CHOP/R-EP（D）OCH/R-CHOPE/HD-MTX □ 镇吐 □ 心电监护（必要时） □ 输血医嘱（必要时） □ 血常规、肝肾功能、电解质 □ 其他医嘱
主要护理工作	□ 介绍病房环境、设施和设备 □ 入院护理评估	□ 观察患者病情变化 □ 心理与生活护理 □ 化疗期间嘱患者多饮水，保持大便通畅
病情变异记录	□ 无　□ 有，原因： 1. 2.	□ 无　□ 有，原因： 1. 2.
医师签名		

时间	出院日
主要诊疗工作	□ 上级医师查房，确定有无并发症情况，明确是否出院 □ 完成出院记录、病案首页、出院证明书等 □ 向患者交代出院后的注意事项，如返院复诊的时间、地点、发生紧急情况时的处理等
重要医嘱	**出院医嘱：** □ 出院带药 □ 定期门诊随访 □ 监测血常规、肝肾功能、电解质
主要护理工作	□ 指导患者办理出院手续 □ 指导患者院外导管维护及换药
病情变异记录	□ 无　□ 有，原因： 1. 2.
护士签名	
医师签名	

（刘　薇　邹德慧　邱录贵）

第十节

Burkitt 淋巴瘤

一、说明

（一）目的

确立Burkitt淋巴瘤/白血病一般诊疗的标准操作规程，确保患者诊疗的正确性和规范性。

（二）范围

适用Burkitt淋巴瘤/白血病患者的诊疗。

（三）诊断依据

根据 *World Health Organization Classification of Tumors of Haematopoietic and Lymphoid Tissue*（2017，修改第4版），*NCCN Clinical Practice Guidelines in B-Cell Lymphomas*（V3.2019）。

二、诊断要点

（一）病史采集的注意点

1. 现病史　包括患者症状［淋巴结肿大、结外受累病灶（注意回盲部、卵巢、肾、Waldeyer环、乳腺等）、贫血、出血、感染等相关症状］的初始时间、严重程度以及相关治疗情况；注意是否有发热、盗汗、体重减轻等B组症状。

2. 既往史　包括是否有过敏史、肿瘤病史、乙肝/结核等传染病病史、EB病毒感染史和传染性单核细胞增多症的病史；询问其他重要脏器疾病史。

3. 个人史　药物、化学毒物、放射线接触史等。

4. 家族史　注意肿瘤家族史等。

（二）体格检查

淋巴结肿大区域（包括Waldeyer环）、肝脾肿大情况，有无其他结外受累的病灶，一般状况评估（ECOG评分）、贫血、出血相关体征，有无感染病灶等。

（三）化验检查

包括初诊、复查及复发后（表2-48）。

1. 初诊时

（1）常规。血、尿、便常规+潜血、血型。

（2）病理标本。①病理组织分型以及免疫组化：是确诊Burkitt淋巴瘤的主要依据。病理组织石蜡包埋。根据患者受累部位选择合适病变组织进行活检。若患者已在外院行病理活检，将病理标本送至我院病理科进行会诊。若会诊标本取材不满意，重新选择部位进行活检。病理免疫组化常用单抗包括sIgM、CD45（LCA）、CD20、CD79a、PAX5、CD3、CD10、Ki-67、C-MYC、BCL-2、BCL-6、TdT、MuM-1。②流式细胞仪免疫表型分析：病理组织可制备成细胞悬液保存。若病理组织免疫组化检查不满意，可行流式细胞术检查，常用单抗包括sIg$^+$（kappa/lambda）、CD45、CD20、CD3、CD5、CD19、CD22、CD10、CD77、CD43、TdT、CD23、CD138。③染色体核型检查：细胞悬液检测t（8；14）或其变异型如t（2；8）、t（8；22）。其他核型异常如1q、7或12号染色体扩增，6q、13q32-3和17p缺失。④FISH检测：C-MYC重排、IgH重排、BCL-2、BCL-6、17p-、CCND1。⑤EBER检测。⑥石蜡切片二代测序：有条件的医院可以选做淋巴瘤相关基因筛查。

（3）骨髓（相关项目参考病理标本）：①骨髓分类。②骨髓病理活检+免疫组化。③全套组化。④染色体核型以及FISH检测（同病理标本）：白血病期若病理活检标本检查欠满意，可行骨髓检查。⑤流式细胞仪免疫表型分析。⑥EBER检测。

（4）生化：肝肾功能、空腹血糖；乙肝两对半、丙肝抗体、甲肝抗体；电解质六项；血尿酸；乳酸脱氢酶及同工酶；心肌酶谱。

（5）免疫学：免疫球蛋白定量、β_2微球蛋白；淋巴细胞亚群；HIV检测；乙型和丙型肝炎相关检测，乙型肝炎血清学阳性患者应行病毒DNA定量检测。

（6）凝血八项。

（7）物理检查：心电图；心脏彩超；胸、腹、盆腔联合CT（有相关症状和表现者联合颈部）或PET-CT（推荐，经济条件许可，但不能因此延误治疗）；肠镜（可疑肠道受累者）。

（8）眼底、口腔、耳鼻喉检查（必要时）。

（9）细菌、真菌培养+药敏：①入院时常规送鼻、口、咽、皮肤、会阴、肛周及感染部位分泌物培养。②住院期间体温大于38.5℃，持续2天或2天以上，非感染原因难以解释，送可疑部位分泌物培养。

（10）脑脊液检查：包括压力、常规、生化、流式细胞仪检测（开始治疗后的前两次腰穿送检流式细胞检测，以后每次腰穿只送检常规+生化，若怀疑中枢受累时再加送流式细胞检查）。

2．治疗期间 注意复查肝肾功能、电解质六项。第1疗程、第2疗程和每阶段治疗完成［如诱导治疗结束、巩固治疗（移植）结束］后进行肿瘤疗效评价的相关检查，骨髓受累者复查骨髓相关项目。联合应用利妥昔单抗者复查淋巴细胞亚群和免疫球蛋白定量。乙肝血清学阳性者每疗程复查DNA定量。应用蒽环类药物每2个疗程后应复查超声心动检查。

3．随访期间 进行肿瘤疗效评价的相关检查，骨髓受累者复查骨髓相关项目。第一年每2~3个月1次，第二年每3个月1次，第三年每6个月1次共随访3年；2年后的复发少见。

4．复发/进展时 同初诊时。

5．微量残留病检测 骨髓侵犯者骨髓多参数流式细胞检测、MYC重排检测和骨髓活检，有条件者PET-CT影像学检查。

表2-48　Burkitt淋巴瘤化验检查一览表

检查项目	初诊/复发进展	每疗程后	每2个疗程后	完成阶段治疗后	长期随访
实验室标本留取[1]	√[1]		√[2]		√[2]
三大常规	√	血常规	血常规	√	√
血型	√				
HIV、梅毒、肝炎	√				
病毒全套	√			√	
淋巴细胞亚群	√			√	√
免疫球蛋白定量	√			√	√
肝、肾、心功能，血糖	√	√	√	√	√
电解质	√	√	√	√	√
乳酸脱氢酶	√	√	√	√	√
血β_2-MG	√			√	√
血尿酸	√				
凝血八项	√	必要时	必要时	必要时	

续　表

检查项目	初诊/复发进展	每疗程后	每2个疗程后	完成阶段治疗后	长期随访
淋巴结活检免疫组化	√			必要时[3]	
骨髓涂片分类	√		√	√	√
骨髓活检（石蜡包埋）	√		√	√	√
单抗免疫分型	√		√	√	√
染色体核型[4]	√				
FISH[5]	√			必要时	
EBER	√				
心电图	√	必要时		√	√
心脏彩超（心功能）	√	必要时	√	√	√
B超（浅表淋巴结）	√		√	√	√
头颈、胸、腹部CT[6]	√	必要时	√	√	√
脑脊液检查及鞘注[7]	√	√	√		
感染灶检查	√	必要时	必要时		

注：[1]初诊时淋巴结病理活检尽量切除两个较完整淋巴结；其中一个石蜡包埋，另一个可制备细胞悬液保存；[2]黄管周血8ml；[3]残留淋巴结肿大需要确定是否为活性病灶时；[4]检测淋巴结或骨髓标本之一即可；[5]检测淋巴结或骨髓标本之一即可，检测包含C-MYC重排、IgH重排、BCL-2、BCL-6、17p-（p53突变）、CCND1；[6]初诊时应包含胸、腹部、盆腔，有头颈部表现者加行头颈部CT；以后根据初诊累及部位和临床表现选择；[7]Burkitt淋巴瘤/白血病常规脑脊液检查和腰穿、鞘注预防中枢神经系统侵犯。预防性鞘注12～16次；若存在中枢神经系统侵犯按照中枢神经系统白血病治疗。

（四）诊断与鉴别诊断

1. 诊断　典型的Burkitt淋巴瘤的免疫表型是sIg+、CD10+、CD20+、TdT-、Ki67+（100%）、BCL-2-、BCL-6+，而细胞遗传学或FISH检测MYC重排阳性。

2. 与DLBCL、中间类型和伴11q异常Burkitt样淋巴瘤的鉴别（表2-49）

表2-49　鉴别诊断

倾向于BL诊断	BCL-2- Ki-67>95% IgH-MYC易位阳性
倾向B-cell lymphoma: unclassifiable with features intermediate between DLBCL and BL（2008WHO分类）	BCL-2+ Ki-67<95% IgH-MYC重排阳性 MYC与其他非IgG易位（如BCL-2）阳性
倾向于DLBCL诊断	BCL-2+ Ki-67<90% IgH-MYC重排阴性 BCL-6易位阳性 BCL-2易位阳性
伴11q异常Burkitt样淋巴瘤	肿瘤细胞体积中等偏大 常见星空现象 Ki-67>95% IgH-MYC重排阴性 11q异常：11q23扩增；11q24缺失

（五）分期及危险度分级

1. Burkitt 淋巴瘤的 Murphy 分期（表2-50，表2-51）

表2-50　Burkitt 淋巴瘤的 Murphy 分期

分　　期	受累范围
I	侵犯单个淋巴结区或单个结外器官（除外纵隔或腹部）
II	侵犯单个结外器官以及区域淋巴结
	在横膈的同侧侵犯两个结外器官
	侵犯胃肠道伴有不伴肠系膜淋巴结受累
II R	腹部病变可完全切除
	两个结外病变位于横膈两侧
	病变位于胸腔内（纵隔、胸膜、胸腺）
	病变位于脊柱旁或硬膜外
III	腹部病变广泛
	侵犯2个以上淋巴结区域位于横膈两侧
III A	局限的、不可切除的腹部病变
III B	广泛的涉及多个脏器的腹部病变
IV	中枢神经系统受累或者骨髓受累（骨髓肿瘤细胞比例<25%＝

表2-51　2014Lugano 修改 Ann Arbor 分期系统（适合原发淋巴结的淋巴瘤）

分　　期	受累范围	结　　外
局限期		
I 期	侵及单个淋巴结或一组相邻的淋巴结	侵及一个单一淋巴结外器官或部位，没有淋巴结受累
II 期	在横膈的一侧，侵及2个或更多淋巴结区	I 或 II 期且侵及局限性连续性结外器官或部位
II 期伴大肿块	II 期伴有大肿块	不适用
进展期		
III	侵及的淋巴结区在横膈两侧；	不适用
	侵及淋巴结区都在横膈一侧，且有脾脏受累	
IV	非相邻的结外受累	不适用

注：扁桃体、Waldeyer 环和脾均为淋巴结组织；A 与 B 的分类已从 Lugano 修改的 Ann Arbor 分期中删除；II 期伴大肿块是局限性疾病还是晚期疾病，可以通过组织学和一些预后因素来确定。

2. 危险度分级

低危组：LDH 正常。

- II 期且腹部病灶完全切除
- 单个腹部外肿物直径<10cm

高危组：不符合低危判断标准的患者即为高危。

- I 期有腹部肿块
- II ～ IV 期
- 腹部外肿物直径>10cm

三、初治 Burkitt 淋巴瘤的治疗

（一）一线治疗方案治疗流程

具体见图 2-23。

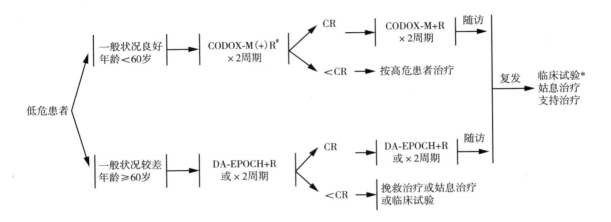

*临床试验包含造血干细胞移植；#可供选择的治疗方案：Hyper CVAD+R。

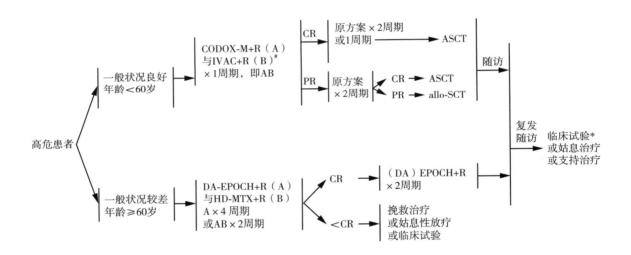

#可供选择的治疗方案：Hgper CVAD+R；*临床试验包含造血干细胞移植。

图 2-23　Burkitt 淋巴瘤一线治疗方案流程图

（二）具体常用化疗方案

1．CODOX-M-R 方案（Lacasce st al，2004）（表 2-52）

表2-52　CODOX-M-R方案

天数	药物	剂量	途径	输注要求
d1	长春新碱	1.4mg/m²	iv	
	表柔比星	75mg/m²	iv	
	环磷酰胺	800mg/m²	iv	
	阿糖胞苷	50mg	it	
d2	环磷酰胺	800mg/m²	iv	
d3	阿糖胞苷	50mg	it	
d0或8	利妥昔单抗	375mg/m²	iv	（初诊肿瘤负荷较大时可D8应用）4～6小时
d8	长春新碱	1.4mg/m²	iv	
d10	甲氨蝶呤	3000mg/m²	iv	24小时
d11	亚叶酸钙	192mg/m²	iv	MTX用药后36小时
		12mg/m²		q6h直到MTX浓度<0.1μmol/L

2. IVAC-R方案（Lacasce st al，2004）（表2-53）

表2-53　IVAC-R方案

天数	药物	剂量	途径	输注要求
d1～5	依托泊苷	60mg/（m²·d）	iv	
	异环磷酰胺	1500mg/（m²·d）	iv	与IFO同步
	美司那	375mg/（m²·d）	iv	
d1～2	阿糖胞苷	2000mg/m²	iv	输注>3小时
d4	利妥昔单抗	375mg/m²	iv	4～6小时
d6和18	甲氨蝶呤	12mg	it	

3. HD-MTX（表2-54）

表2-54　HD-MTX

天数	药物	剂量	途径	输注要求
d0	利妥昔单抗	375mg/m²	iv	4～6小时
d1	甲氨蝶呤	3g/m²	iv	24小时
	甲氨蝶呤	12mg	it	
d8	利妥昔单抗	375mg/m²	iv	（经济条件许可者）4～6小时

注：a.MTX使用后监测用药后24、48、72小时浓度；b.若MTX代谢正常，24小时浓度≤20μmol/L，48小时浓度≤1μmol/L，72小时浓度≤0.1μmol/L；c.MTX停药后12小时开始亚叶酸钙解救；d.若24小时浓度≤20μmol/L，首剂50mg iv然后15mg q6h共8次，直到MTX浓度小于0.1μmol/L；若24小时浓度≥20μmol/L，则50～100mg q4～6h直到下一次浓度达标。

剂量调整：VDS：若胆红素>176.8μmol/L，减低50%

EPI：若胆红素176.8～265.2μmol/L，减低25%

265.2～353.6μmol/L，减低50%

>353.6μmol/L，减低70%

MTX：血肌酐 132.6 ~ 176.8μmol/L，减低 25%

>353.6μmol/L，减低 50%

Ara-C：若≥60 岁，或血肌酐>176.8μmol/L，或 MTX 血清浓度 0 小时>20μmol/L，

则 1g/m²，q12h，d2 ~ 3（共 4 个剂量）

4. 剂量调整（DA）的 EDOCH 方案　第一疗程的剂量根据表 2-55 制定。

表 2-55　第一疗程的剂量

天数	药物	剂量	途径	输注要求
d0 或 1	利妥昔单抗	375mg/m²	iv	（初诊肿瘤负荷较大时可 D6 应用）4 ~ 6 小时
d1 ~ 4	依托泊苷	50mg/m²	iv	三种药物溶于 500mlNS
	多柔比星	10mg/m²		持续 24 小时滴注
	长春新碱	0.4mg/m²		
d5	环磷酰胺	750mg/m²	iv	溶于 100mlNS，滴注 15 分钟
d1 ~ 5	泼尼松	60mg/m²，bid	po	

以后每一疗程的剂量根据上一疗程的血常规情况（一周查两次）做如下调整（表 2-56）：

表 2-56　剂量调整

ANC 或 PLT 最低值	剂量调整方法（以上一疗程用量为基准）
ANC>0.5 × 10⁹/L	依托泊苷、多柔比星、环磷酰胺增量 20%
ANC<0.5 × 10⁹/L（1 ~ 2 次测量值）	同上一疗程剂量
ANC<0.5 × 10⁹/L（至少 3 次测量值） 或 PLT<25 × 10⁹/L	依托泊苷、多柔比星、环磷酰胺减量 20%

（三）手术治疗

主要用于诊断，不提倡手术切除腹部肿瘤。

（四）放疗

可用于局限性早期 BL 以及颅内侵犯、睾丸侵犯者；或姑息性放疗。

（五）维持治疗

Burkitt 淋巴瘤患者不进行维持治疗。

（六）随访

第一年每 2 ~ 3 个月一次，第二年每 3 个月一次，第三年每 6 个月一次共随访 3 年；2 年后的复发少见。

四、复发患者治疗

Burkitt 淋巴瘤/白血病患者（特别是高危患者）复发时，多表现疾病快速进展，对治疗反应差，预后不良。

（一）二线治疗策略

优先推荐参加临床试验，否则接受二线解救治疗（包括局部放疗）。二线系统治疗获得 CR 或 PR 患者序贯 HDC/ASCT 或 allo-HSCT 仍然是目前优先考虑的二线治疗策略，是否计划性采用 HDC/ASCT 或 allo-HSCT 可能影响二线治疗方案的选择。

（二）二线治疗方案

1. 可供选择的单药方案包括西达本胺、贝利司他、罗米地辛、普拉曲沙，还可选择 BV（针对 CD30+PTCL）、吉西他滨、苯达莫司汀、来那度胺、硼替佐米等。

2. 可供选择的联合方案包括 DHAP 方案、ESHAP 方案、GDP 方案、GemOx 方案、ICE 方案等。

五、化疗前准备

（一）发热患者的化疗前准备

发热患者建议立即进行病原微生物培养并使用抗生素，有明确脏器感染患者应根据感染部位及病原微生物培养结果选用相应抗生素，同时治疗用药的选择应综合患者病情及抗菌药物特点制定。详情参见血液科患者的抗生素使用。

（二）成分输血

Hb<80g/L，PLT<20×10^9/L 或有活动性出血，分别输浓缩红细胞和单采血小板。若存在弥散性血管内凝血（DIC）倾向则 PLT<50×10^9/L 即应输注单采血小板。有心功能不全者可放宽输血指征。出凝血异常或有活动性出血倾向者予以输注血浆和或纤维蛋白原，同时纠正出凝血异常（包括 DIC）治疗。

（三）患者及家属签署以下同意书

病重或病危通知书、委托书、化疗知情同意书、输血知情同意书、骨穿同意书、腰穿同意书、静脉插管同意书等。

六、化疗中及化疗后治疗

（一）初诊和复发时治疗时注意预防肿瘤溶解综合征

1. 临床症状　恶心、呕吐、呼吸短促、心律不齐、尿液混浊、嗜睡、关节不适。

2. 实验室检查　高钾、高尿酸、高磷、低钙，伴或不伴肾功能异常。

3. 预防措施以及治疗措施

（1）高白细胞及高肿瘤负荷者推荐预治疗：CTX 200mg，3～5天；相当于 1mg/（kg·d）泼尼松剂量的糖皮质激素，3～5天。

（2）严格水化利尿：碱化液 3000ml/（m²·d），注意出入量，测量体重，必要时可使用利尿剂。

（3）处理高尿酸血症：别嘌醇 0.1g tid，化疗前即开始使用，持续 10～14 天。

（4）纠正电解质紊乱。

（5）若出现肾功能损害，经上述治疗仍呈进行性恶化，及早联系血液透析。

（二）感染防治

参见血液科患者的抗生素使用。

（三）脏器功能损伤的相应防治

镇吐、保肝、保心、护胃、水化、碱化利尿、防治尿酸肾病（别嘌醇）以及监测血糖、血压等。

（四）成分输血

Hb<80g/L，PLT<20×10^9/L 或有活动性出血，分别输浓缩红细胞和单采血小板。若存在 DIC 倾向则 PLT<50×10^9/L 即应输注血小板。有心功能不全者可放宽输血指征。出凝血异常或有活动性出血倾向者予以输注血浆和或纤维蛋白原。

（五）造血生长因子

化疗后 ANC≤2.0×10^9/L，可使用 G-CSF 5μg/（kg·d）。

七、初治 Burkitt 淋巴瘤临床治疗表单

适用对象：第一诊断为 Burkitt 淋巴瘤行诱导化疗

患者姓名：＿＿＿性别：＿＿＿年龄：＿＿＿门诊号：＿＿＿住院号：＿＿

住院日期：＿＿年＿＿月＿＿日　　出院日期：＿＿年＿＿月＿＿日　　标准住院日：30天内

时间	住院第1天	住院第2天
主要诊疗工作	□ 向家属告病重或病危并签署病重或病危通知书 □ 患者家属签署淋巴结活检、骨穿同意书、腰穿同意书、输血知情同意书、静脉插管同意书（条件允许时）、委托书等 □ 询问病史及体格检查 □ 完成病历书写 □ 开化验检查单 □ 上级医师查房与化疗前评估 □ 根据血象及凝血功能决定是否成分输血、是否白细胞单采	□ 上级医师查房 □ 完成入院检查 □ 淋巴结活检：石蜡包埋切片形态、免疫组化和/或原位 FISH 相关检查；悬液流式免疫分析、细胞/分子遗传学检测 □ 骨穿：骨髓形态学、免疫分型、细胞遗传学、组合融合基因和预后相关基因突变检测；活检石蜡包埋切片形态、免疫组化和/或原位 FISH 相关检查 □ 根据骨髓、血象及凝血象决定是否成分输血、是否白细胞单采、是否继续糖皮质激素预治疗 □ 完成必要的相关科室会诊 □ 住院医师完成上级医师查房记录等病历书写
重要医嘱	**长期医嘱：** □ 血液病一级护理常规 □ 饮食：◎普食◎糖尿病饮食◎其他 □ 抗生素（必要时） □ 补液治疗（水化、碱化） □ 其他医嘱 **临时医嘱：** □ 血、尿、便常规，血型，血生化（包括 LDH），电解质，血尿酸，血 β_2-MG，免疫球蛋白定量，凝血功能，病毒性感染标志，输血前检查 □ 心电图、超声心动、浅表淋巴结B超 □ 头、颈、胸、腹、盆腔CT（视患者累及部位选择） □ 颅脑 MRI 或 PET-CT（视患者情况选择性检查） □ 静脉插管术（条件允许时） □ 病原微生物培养（必要时） □ 输血医嘱（必要时） □ 白细胞单采术（必要时） □ 长春新碱（必要时） □ 泼尼松（必要时） □ 防治尿酸肾病（别嘌醇）（必要时） □ 其他医嘱	**长期医嘱：** □ 患者既往基础用药 □ 抗生素（必要时） □ 补液治疗（水化、碱化） □ 防治尿酸肾病（别嘌醇） □ 其他医嘱 **临时医嘱：** □ 骨穿 □ 淋巴结活检 □ 淋巴结和骨髓形态学、免疫分型、细胞遗传学、组合融合基因和预后相关基因突变检测（有条件时） □ 腰椎穿刺和鞘内注射 □ 血常规 □ 电解质、血生化（必要时） □ 输血医嘱（必要时） □ 白细胞单采术（必要时） □ 泼尼松（必要时） □ 其他医嘱
主要护理工作	□ 介绍病房环境、设施和设备 □ 入院护理评估	□ 宣教（淋巴瘤、血液病知识）
病情变异记录	□ 无　□ 有，原因： 1. 2.	□ 无　□ 有，原因： 1. 2.
护士签名		
医师签名		

时间	住院第 3~5 天
主要诊疗工作	□ 及时追问、分析回报的检查/化验检查结果，密切观察病情 □ 腰椎穿刺、鞘内注射，脑脊液常规、生化和流式检查 □ 必要时继续预治疗 □ 根据检查结果确定诊断、分期、危险度分层并制定治疗方案 □ 住院医师完成病程记录 □ 上级医师查房
重要医嘱	**长期医嘱：** □ 补液治疗（水化、碱化） □ 重要脏器功能保护：防治尿酸肾病（别嘌醇）、保肝等 □ 其他医嘱 **临时医嘱：** □ 腰椎穿刺、鞘内注射，脑脊液常规、生化和流式检查 □ 输血医嘱（必要时） □ 心电监护（必要时） □ 血生化、电解质（必要时） □ 血常规（必要时） □ 血培养（高热时） □ 静脉插管维护、换药 □ 其他医嘱
主要护理工作	□ 随时观察患者病情变化 □ 心理与生活护理 □ 化疗期间嘱患者多饮水
病情变异记录	□ 无 □ 有，原因： 1. 2.
护士签名	
医师签名	

时间	住院第 6～19 天
主要诊疗工作	□ 化疗 □ 患者家属签署化疗知情同意书 □ 镇吐 □ 重要脏器保护 □ 腰椎穿刺、鞘内注射，脑脊液常规、生化和流式检查 □ 成分输血、抗感染等支持治疗（必要时），造血生长因子（必要时） □ 住院医师完成病程记录 □ 上级医师查房
重要医嘱	**长期医嘱：** □ 化疗医嘱（以下方案选一） □ CODOX-M 　CTX 800mg/m², d1、2 　EPI 75mg/m², d1 　VCR 1.4mg, d1、8 　MTX 3000mg/m², d10 　腰穿鞘注：Ara-C 50mg, d1、3 □ DA-EPOCH 　VP-16 50mg/m² × 4 天，CIV 　EPI 15mg/m² × 4 天，CIV 　VCR 0.4 mg/m² × 4 天，CIV 　CTX 750mg/m², d5 　Pred 60mg/m², Bid, d1～5 □ Rituximab: 375 mg/m², d0 或 d8 □ 镇吐、抗感染等对症支持治疗医嘱 □ 补液治疗（水化、碱化） □ 重要脏器功能保护：防治尿酸肾病（别嘌醇）、保肝等 □ 洁净饮食 □ 其他医嘱 **临时医嘱：** □ 输血医嘱（必要时） □ 心电监护（应用 Rituximab 和必要时） □ 每周复查血生化、电解质，复查血常规 2～3 次/周 □ 腰椎穿刺、鞘内注射，脑脊液常规、生化和流式检查 □ G-CSF 5μg/（kg·d）（必要时） □ 血培养（高热时），病原微生物培养（必要时） □ 影像学检查（必要时） □ 抗生素（必要时） □ 静脉插管维护、换药 □ 其他医嘱
主要护理工作	□ 随时观察患者病情变化 □ 心理与生活护理 □ 化疗期间嘱患者多饮水
病情变异记录	□ 无　□ 有，原因： 1. 2.
护士签名	
医师签名	

时间	住院第 20~30 天	出院日
主要诊疗工作	□ 上级医师查房 □ 住院医师完成常规病历书写 □ 预防和治疗并发症 □ 根据初诊时淋巴结及结外器官累及部位选择影像学复查 □ 血常规恢复后，若初诊时骨髓侵犯复查骨穿	□ 上级医师查房，进行化疗后疗效评估（根据临床检查、影像学和/或骨穿等），确定有无并发症情况，明确是否出院 □ 完成出院记录、病案首页、出院证明书等 □ 向患者交代出院后的注意事项，如返院复诊的时间、地点，发生紧急情况时的处理等
重要医嘱	**长期医嘱：** □ 洁净饮食 □ 停抗生素（根据体温及症状、体征及影像学） □ 其他医嘱 **临时医嘱：** □ 影像检查（根据初诊累及部位） □ 骨穿（必要时），骨髓形态学、微小残留病检测 □ 血、尿、便常规 □ 血生化、电解质 □ HLA 配型（高危患者） □ G-CSF 5μg/（kg·d）（必要时） □ 输血医嘱（必要时） □ 其他医嘱	**出院医嘱：** □ 出院带药 □ 定期门诊随访 □ 监测血常规、血生化、电解质
主要护理工作	□ 随时观察患者情况 □ 心理与生活护理 □ 指导患者生活护理	□ 指导患者办理出院手续
病情变异记录	□ 无　□ 有，原因： 1. 2.	□ 无　□ 有，原因： 1. 2.
护士签名		
医师签名		

八、Burkitt 淋巴瘤患者（巩固治疗）临床治疗表单

适用对象：第一诊断 Burkitt 淋巴瘤（拟行巩固化疗）

患者姓名：____性别：____年龄：____门诊号：____住院号：__

住院日期：__年__月__日　　出院日期：__年__月__日　　标准住院日：21 天

时间	住院第 1 天	住院第 2 天
主要诊疗工作	□ 患者家属签署输血同意书、骨穿同意书、腰穿同意书、静脉插管同意书 □ 询问病史及体格检查 □ 完成病历书写 □ 开化验单 □ 上级医师查房与化疗前评估	□ 上级医师查房 □ 完成入院检查 □ 腰穿+鞘内注射（非 MTX+Ara-C 方案时） □ 根据血象决定是否成分输血 □ 完成必要的相关科室会诊 □ 住院医师完成上级医师查房记录等病历书写 □ 确定化疗方案和日期
重要医嘱	**长期医嘱：** □ 血液病一/二级护理常规 □ 饮食：◎普食◎糖尿病饮食◎其他 □ 抗生素（必要时） □ 其他医嘱 **临时医嘱：** □ 血、尿、便常规，血型，血生化，电解质，凝血功能，输血前检查 □ 心电图、超声心动、浅表淋巴结 B 超（必要时） □ 头、颈、胸、腹、盆腔 CT（视患者累及部位选择）（必要时）；颅脑 MRI 或 PET-CT（视患者情况选择性检查）（必要时） □ 骨穿（必要时） □ 静脉插管术（有条件时） □ 病原微生物培养（必要时） □ 输血医嘱（必要时） □ 其他医嘱	**长期医嘱：** □ 患者既往基础用药 □ 抗生素（必要时） □ 其他医嘱 **临时医嘱：** □ 血常规 □ 腰穿，鞘内注射（MTX 10～15mg，Ara-C 40～50mg，DXM 5mg） □ 脑脊液常规、生化、细胞形态、流式细胞仪检测白血病细胞 □ 输血医嘱（必要时） □ 其他医嘱
主要护理工作	□ 介绍病房环境、设施和设备 □ 入院护理评估	□ 宣教（淋巴瘤、血液病知识）
病情变异记录	□ 无　□ 有，原因： 1. 2.	□ 无　□ 有，原因： 1. 2.
护士签名		
医师签名		

时间	住院第3天
主要 诊疗 工作	□ 上级医师查房、制定化疗方案 □ 患者家属签署化疗知情同意书　□ 化疗　□ 重要脏器保护　□ 镇吐 □ 住院医师完成病程记录
重 要 医 嘱	**长期医嘱：** □ 化疗医嘱（以下方案选一） □ CODOX-M 　　CTX 800mg/m², d1、2 　　EPI 75mg/m², d1 　　VCR 1.4mg, d1、8 　　MTX 3000mg/m², d10 　　腰穿鞘注：Ara-C 50mg, d1、3 □ Rituximab：375mg/m², d0或d8 □ HD-MTX 　　MTX 3g/m², d1 　　腰穿鞘注：MTX 12mg, d1 　　Rituximab 375mg/m², d0 　　　　　　　　　　　　　　　　　　　　□ DA-EPOCH 　　　　　　　　　　　　　　　　　　　　　VP-16 50mg/m²×4天, CIV 　　　　　　　　　　　　　　　　　　　　　EPI 15mg/m²×4天, CIV 　　　　　　　　　　　　　　　　　　　　　VCR 0.4mg/m²×4天, CIV 　　　　　　　　　　　　　　　　　　　　　CTX 750mg/m², d5 　　　　　　　　　　　　　　　　　　　　　Pred 60mg/m², bid, d1-5 　　　　　　　　　　　　　　　　　　　　□ IVAC 　　　　　　　　　　　　　　　　　　　　　VP-16 60mg/m²×5天 　　　　　　　　　　　　　　　　　　　　　IFO 1.5g/m²×5天 　　　　　　　　　　　　　　　　　　　　　Ara-C 2g/m², d1、2 　　　　　　　　　　　　　　　　　　　　　Rituximab 375mg/m², d4 　　　　　　　　　　　　　　　　　　　　　腰穿鞘注：MTX 12mg, d6、18 □ 补液治疗（水化、碱化），镇吐、重要脏器功能保护、抗感染等医嘱 □ 洁净饮食 □ 其他医嘱 **临时医嘱：** □ 输血医嘱（必要时） □ 心电监护（应用Rituximab和必要时） □ 每周复查血生化、电解质，复查血常规2~3次/周 □ 腰椎穿刺、鞘内注射，脑脊液常规、生化和流式检查 □ G-CSF 5μg/（kg·d）（必要时） □ 血培养（高热时），病原微生物培养（必要时） □ 影像学检查（必要时） □ 抗生素（必要时） □ 静脉插管维护、换药 □ 其他医嘱 □ 其他医嘱 **临时医嘱：** □ 输血医嘱（必要时）　　　□ 心电监护（必要时） □ 每周复查血生化、电解质　□ 每日复查血常规 □ 血培养（高热时）　　　　□ 静脉插管维护、换药 □ 其他医嘱
主要 护理 工作	□ 随时观察患者病情变化 □ 心理与生活护理 □ 化疗期间嘱患者多饮水
病情 变异 记录	□ 无　□ 有，原因： 1. 2.
护士 签名	
医师 签名	

时间	住院第 4～20 天	出院日
主要诊疗工作	□ 上级医师查房，注意病情变化 □ 住院医师完成常规病历书写 □ 复查血常规 □ 注意观察体温、血压、体重等 □ 成分输血、抗感染等支持治疗（必要时） □ 造血生长因子（必要时）	□ 上级医师查房，确定有无并发症情况，明确是否出院 □ 完成出院记录、病案首页、出院证明书等，向患者交代出院后的注意事项，如返院复诊的时间、地点，发生紧急情况时的处理等
重要医嘱	长期医嘱： □ 洁净饮食 □ 抗感染等支持治疗 □ 其他医嘱 临时医嘱： □ 血、尿、便常规 □ 血生化、电解质 □ 输血医嘱（必要时） □ G-CSF 5μg/（kg·d）（必要时） □ 影像学检查（必要时） □ 病原微生物培养（必要时） □ 静脉插管维护、换药 □ 其他医嘱	出院医嘱： □ 出院带药： □ 定期门诊随访 □ 监测血常规、血生化、电解质
主要护理工作	□ 随时观察患者情况 □ 心理与生活护理 □ 化疗期间嘱患者多饮水	□ 指导患者办理出院手续
病情变异记录	□ 无　□ 有，原因： 1. 2.	□ 无　□ 有，原因： 1. 2.
护士签名		
医师签名		

（隋伟薇　邹德慧　邱录贵）

第十一节

侵袭性外周 T 细胞淋巴瘤

一、说明

（一）目的

确立侵袭性外周 T 细胞淋巴瘤（PTCL）一般诊疗的标准操作规程，确保患者诊疗的正确性和规范性。本节主要包含外周 T 细胞淋巴瘤–非特指型（PTCL-NOS）、血管免疫母 T 细胞淋巴瘤（AITL）、ALK 阳性的间变大细胞淋巴瘤（ALCL）和 ALK 阴性的 ALCL，以及少见的亚型如肠病相关 T 细胞淋巴瘤（EATL）和单形性嗜上皮性肠道 T 细胞淋巴瘤（MEITL）。WHO 更新的分类（2016 版）中，新的亚型结性 PTCL 伴滤泡 T 辅助细胞表型（PTCL-TFH）和滤泡性 T 细胞淋巴瘤（FTCL）也属于该亚类 T 细胞淋巴瘤。

（二）范围

适用侵袭性结性 PTCL 患者的诊断与治疗。

（三）诊断依据

根据 *World Health Organization Classification of Tumors.Pathology and Genetic of Tumors of Haematopoietic and Lymphoid Tissue*（2016 版），《血液病诊断及疗效标准》（第四版，科学出版社）。

二、检查与诊断

（一）病史采集的注意点

1. 现病史　包括患者症状（淋巴结/肝/脾肿大、结外受累病灶、皮疹/皮肤病变、瘙痒、贫血、出血、感染等相关症状；疑诊 EATL 的患者注意询问乳糜泻病史）的初始时间、严重程度以及相关治疗情况；注意是否有发热、盗汗、体重减轻等 B 组症状。

2. 既往史　包括是否有过敏史、肿瘤病史、乙肝/结核等传染病病史、EB 病毒感染史和传染性单核细胞增多症的病史；询问其他重要脏器疾病史。

3. 个人史　药物、化学毒物、放射线接触史等。

4. 家族史　注意肿瘤家族史等。

（二）体格检查

注意淋巴结肿大区域（包括 Waldeyer 环）以及肝、鼻窦和皮肤等结外部位情况，一般状况评估（ECOG 评分）、贫血、出血相关体征，有无感染病灶等。

（三）化验检查

包括初诊、复查及复发后（表 2-57）。

表 2-57　PTCL 化验检查一览表

检查项目	初诊入院时	简单复查	全面复查	停疗后随诊
实验室标本留取	√		复发进展时	
三大常规	√	血常规	√	血常规
血型	√			

检查项目	初诊入院时	简单复查	全面复查	停疗后随诊
HIV-Ab、梅毒抗体、肝炎全项	√			
免疫球蛋白定量（Ig 增高者免疫固定电泳）、ANA、ENA	√		√	免疫球蛋白
HBV-DNA 定量	HBV-Ag 阳性者		HBV-Ag 阳性者	
病毒全套	√	必要时	√	必要时
淋巴细胞亚群	√		√	√
外周血流式免疫分型	侵犯外周血时			
肝肾心功能、血糖	√	√	√	√
乳酸脱氢酶及其同工酶	儿童医院			
血脂			必要时	
电解质	√	√	√	
细胞因子全项	√			
凝血八项	√			
β_2-微球蛋白	√		√	
Coombs，FHB HP2	√	√	√	必要时
PCR: TCR IgH	√		√	√
EPO 水平检测	贫血者		贫血者	
叶酸、维生素 B_{12}、铁四项、血清铁蛋白	贫血者		贫血者	
心电图	√	必要时		
心脏 B 超（心功能）	√	必要时	√	必要时
B 超（消化系+泌尿系+淋巴结）	√		浅表淋巴结	必要时
全身骨骼平片	AIDS 相关淋巴瘤或骨骼侵犯者		必要时	
颈、胸、腹部 CT	√	原发部位	√	
感染灶检查	√		必要时	
骨穿	√	必要时	√	必要时
活检	√		√	
全套组化	√			
单抗免疫分型	√		√	必要时
染色体核型	√		复发进展时	
FISH（11q-，13q-，+12，17p-）	√		复发进展时	
TPA、电镜	疑难者			
淋巴结或组织器官活检病理	√	复发进展时	复发进展时	复发进展时

注：1.全面复查指评价疗效时复查项目（一般每 2～3 个疗程评价 1 次）。简单复查适用于每疗程。停疗后或维持治疗期间随诊检查可每 3～6 个月 1 次；2.此表仅供临床方便快速查找而列，具体请参照相关细则。

1. 初诊时

（1）病理标本

1）病理组织分型以及免疫组化：病理组织石蜡包埋。根据患者受累部位选择合适病变组织进行活检。若患者已在外院行病理活检，将病理标本送至我院病理科进行会诊。若会诊标本取材不满意或取材量不足，重新选择部位进行活检。病理取材以切除活检作为首选，无法行切除活检的患者可行粗针穿刺活检。有皮肤病变患者必要时同时皮肤活检病理检查。

侵袭性结性PTCL各亚型的病理形态异质性大。

病理免疫组化常用单抗包括CD20（L26/Pan B）、CD3、CD5、CD10、BCL-6、MIBI（Ki-67）、CD30、CD2、CD4、CD8、CD7、CD56、CD21、CD23、TCRβ、TCRδ、PD1/CD279、ALK。必要时增加如βF1、CXCL13、ICOS、BCL6和细胞毒细胞标记（TIA-1、颗粒酶B、穿孔素），有助于诊断TFH起源的PTCL，如AITL、PTCL-TFH和FTCL。

2）流式细胞仪免疫表型分析：病理组织可制备成细胞悬液保存。若病理组织免疫组化检查不满意，可行流式细胞术检查，常用单抗包括sIg⁺（kappa/lambda）、CD45、CD3、CD5、CD19、CD20、CD10、CD30、CD4、CD8、CD7、CD2；TCRα/β，TCRγ。

3）染色体核型检查（选做）：细胞悬液检测；t（2；5）（P23；q35）有助于确定ALK阳性ALCL的诊断。

4）分子生物学检查：TCR基因重排，有助于确定克隆性。

5）FISH检测（组织标本）：若诊断ALK阴性的ALCL，有条件可FISH检测双特异性磷酸酶22（DUSP22）和TP63（3q28），有助于预后判断。2p23 FISH检测可确定ALK阳性。

6）二代测序检测（新鲜或石蜡组织标本）：淋巴瘤基因筛查全套。

（2）骨髓（相关项目参考病理标本）

1）骨髓分类、骨髓病理活检+免疫组化、流式免疫分型。

2）染色体核型、FISH及二代测序检测（限有骨髓侵犯，且无髓外组织标本行上述检查的患者，检测的具体项目同组织标本）。

（3）常规：血常规、尿常规、便常规+潜血、血型。

（4）生化：肝肾心功能（需包含LDH）、血尿酸、空腹血糖、血脂、电解质六项。

（5）溶血相关检查：血浆游离血红蛋白；血清结合珠蛋白；Coomb实验；Ham实验；冷凝集素实验（必要时）。

（6）免疫学

1）球蛋白定量、血免疫固定电泳（IFE）（必要时，特别是免疫球蛋白定量增高时）、β₂微球蛋白。

2）抗核抗体；抗ds-DNA抗体；ENA抗体（必要时）。

3）淋巴细胞亚群+Treg细胞+T细胞免疫功能亚群。

4）乙型和丙型肝炎血清学检测，HBsAg或HBcAb阳性患者应行HBV-DNA定量检测，丙肝血清学阳性者应行HCV-RNA定量检查。

5）EBV-DNA。

6）HIV检测。

（7）凝血八项。

（8）物理检查。

1）心电图。

2）心脏彩超。

3）颈、胸、腹、盆腔CT（平扫或增强）和PET-CT，颅脑、脊髓或软组织等部位累及时行局部增强

MRI。

4）胃镜（可疑胃部受累者）和肠镜（可疑肠道受累者）。

（9）眼底、口腔、耳鼻喉检查（必要时）。

（10）细菌、真菌培养+药敏。可疑感染部位分泌物培养。

（11）脑脊液检查：CNS 侵犯高危人群或可疑 CNS 侵犯的患者行腰穿+鞘注，检测脑脊液压力、常规、生化、流式细胞学。

2．治疗期间

（1）血液学毒性监测：定期复查血常规。

（2）非血液学毒性监测：

1）定期复查肝肾功能、电解质、免疫球蛋白定量、淋巴细胞亚群+Treg 细胞+T 细胞免疫功能亚群。

2）乙肝血清学阳性者每疗程复查 HBV-DNA 定量；诊断时 EBV-DNA 增高的患者每疗程复查 EBV-DNA。

3）心电图、B 超（肝脾、心脏）、胸 CT 等。

4）针对患者并发症的相关检查。

（3）疗效评估

1）影像评估：每 2 周期化疗后复查颈胸腹盆 CT（平扫或增强），治疗中期及治疗结束后 3 个月行 PET-CT 检查（建议 PET-CT 检查时同时行全身 CT 检查测量病灶大小），必要时行增强 MRI。

2）诊断时有骨髓侵犯的患者每 2 周期复查骨髓（含形态、流式 MRD、病理及免疫组化），直至影像+骨髓评估获得完全缓解（CR）。

3．随访期间。进行肿瘤疗效评价的相关检查：

（1）颈胸腹盆 CT：第 1 年每 3 月一次，第 2 年每 6 月一次，第 3～5 年怀疑复发时。

（2）PET-CT：怀疑复发时。

（3）骨髓：仅限诊断时有骨髓侵犯的患者，第 1～2 年每 6 月一次或影像怀疑复发时，第 3～5 年怀疑复发时。

（4）增强 MRI：针对特殊部位，检查频率同颈胸腹盆 CT。

4．复发/进展时：同初诊时。

（四）诊断与鉴别诊断

1．诊断　侵袭性 T 细胞淋巴瘤的形态和免疫表型表达各异。形态和 Pan-T 标记疑诊后，应完善免疫组化检查。绝大多数结性病变表达 CD4 而 CD8 表达阴性；然而 CD4$^-$/CD8$^+$、CD4$^-$/CD8$^-$ 和 CD4$^+$/CD8$^+$ 的病例均可见。CD30 可见于多种类型的 T 细胞淋巴瘤，系统性 ALCL 强表达；免疫组化或 t（2；5）检查可证实 ALK 阳性。AITL 表达 TFH 标记。约 40% 的 T 细胞淋巴瘤 EBER+，预后相对不良。

（1）PTCL-NOS：CD4$^+$>CD8$^+$；抗原丢失常见（CD7、CD5、CD4/CD8、CD52）；GATA3-/+；TBX21-/+，细胞毒细胞颗粒标记-/+；CD30$^{-/+}$；CD56$^{-/+}$；很少 EBV+。

（2）AITL：CD4$^+$；表达至少 2～3 个 TFH 标记（包括 CD10、BCL6、PD1、CXCL13、CXCR5、ICOS、SAP）；高 FDC 网增生（CD21$^+$）和高内皮小静脉血管增生（HEVs）（MECA79+）；B 细胞 EBER（+）和 CD20（+）。

（3）PTCL-TFH：表达至少 2～3 个 TFH 标记；无高 FDC 网增生（CD21+）和 HEVs。

（4）ALK（+）-ALCL：CD30$^+$；ALK+；EMA+；CD25$^+$；细胞毒细胞颗粒标记+/-；CD4$^{+/-}$；CD3$^{-/+}$；CD43$^+$。

（5）ALK（-）-ALCL：CD30$^+$；ALK-；EMA+；CD25$^+$；细胞毒细胞颗粒标记+/-；CD4$^{+/-}$；CD3$^{-/+}$；CD43$^+$。

（注：+/-：多数阳性；-/+多数阴性）

2. 完整诊断包括病理类型–疾病分期（包括侵犯器官/组织）–预后分层。

（五）分期及危险度分级

1. 分期　参照 Ann Arbor-Cotswolds 分期（表2-58）。

表2-58　Ann Arbor-Cotswolds 分期

分期	累及区域
I	累及单一淋巴结区或淋巴样组织（如脾/胸腺/韦氏环等） 根据解剖部位淋巴结区： ·横膈上–咽淋巴环/颈部/纵隔/肺门（双侧各为1个区域）/锁骨下/腋或胸部/滑车上与臂部 ·横膈下–脾/主动脉旁/髂部/腹股沟与股部/肠系膜/腘窝
II	累及横膈同侧多个淋巴结区
III	累及横膈两侧多个淋巴结区或淋巴组织
IV	多个结外病变或淋巴结病变合并结外病变 骨髓（M）/肺实质（L）/胸膜（P）/肝（H）/骨骼（O）/皮肤（D）
X	肿块>7.5cm
E	淋巴结病变扩散至邻近结外，或孤立性结外病变
A/B	B症状：6个月内不明原因体重减低>10%，发热（体温>38℃），盗汗

2. 危险度分级

（1）国际预后指数（IPI）（表2-33）

（2）外周T细胞淋巴瘤–非特指型（PTCL-U）预后指数（PIT）（表2-59）

表2-59　外周T细胞淋巴瘤–非特指型（PTCL-U）预后指数（PIT）

危险因素（每项1分）	预后分组	
年龄>60岁	组1	0
体力状态评分≥2	组2	1
LDH >正常	组3	2
骨髓侵犯	组4	3 ~ 4

（3）调整的PIT（表2-60）

表2-60　调整的PIT

危险因素（每项1分）	预后分组	
年龄>60岁	组1	0，1
体力状态评分≥2	组2	2
LDH>正常	组3	3，4
Ki-67≥80%		

三、治疗

（一）治疗流程图（图2-24）

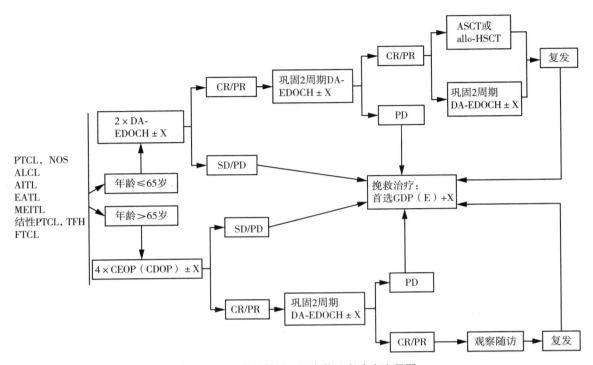

图 2-24　侵袭性外周 T 细胞淋巴瘤治疗流程图

1．ALK+ALCL 原则上不推荐 CR1 期 ASCT 巩固治疗；然而 IPI 评分 4～5 分的 ALK+ALCL 可考虑一线 ASCT。

2．X 为新药，可选择西达苯胺或来那度胺或硼替佐米。若为西达苯胺，20mg，每周两次；来那度胺，25mg/d，口服（Ccr 低于 60ml/min 者减量为 10mg/d），第 0～9 天；硼替佐米，1.3 或 1.6mg/m²，第 1 和 8 天。对于 CD30 表达阳性患者，可选择联合 Brentuximab Vedotin（BV）。

3．对于年龄≤65 岁患者，如无 DA-EDOCH 条件，一线方案可选 CHOPE。

4．复发/难治病例的解救治疗方案选择以 GDP（E）等包含吉西他滨的联合化疗方案或者之前未曾应用的无交叉耐药的治疗方案（如 DHAP、ESHAP、ICE 或 GemOx 等；X 药物选择为一线未使用过的药物），或者参加临床试验。

5．ASCT 适用于≤65 岁且一般身体状态良好的患者。

6．allo-HSCT 适用于≤55 岁且有相合供者的高危、预后不良患者。

7．AITL 患者建议治疗结束后来那度胺或沙利度胺等免疫调节剂维持治疗 1 年。

8．侵袭性 PTCL 的中枢神经系统预防价值不确定，可参照弥漫性大 B 细胞淋巴瘤（DLBCL）进行。

9．对于结性病变，可联合累及部位局部放射治疗（ISRT），不推荐预防性放疗未累及部位。放疗推荐剂量：CR 患者，30～36Gy；PR 患者，40～50Gy；难治或无法化疗患者的姑息性放疗：40～55Gy。

（二）常用化疗方案

1．CHOP（CEOP，CDOP）方案（表2-61）

表2-61 CHOP（CEOP，CDOP）方案

CEOP（CDOP），21天/周期	
CTX	750 mg/m²，静脉输注，第1天
ADM	多柔比星ADM 50mg/m²或表柔比星（EPI）70mg/m²，若为脂质体多柔比星，则30～40mg/m²
VCR	1.4mg/m²，最大2mg，静脉推注，第1天
Pred	60mg/m²，口服，第1～5天

2．DA-EDOCH方案（表2-62）

表2-62 DA-EDOCH方案

DA-EDOCH，21天/周期	
VP-16	50mg/m²，持续24小时泵滴，第1～4天
ADM	10mg/m²，持续24小时泵滴，第1～4天 （若为脂质体多柔比星，则30～40mg/m²，第1天）
VCR	0.4mg/m²，持续24小时泵滴，第1～4天
CTX	750mg/m²，静脉输注，第5天
DXM	30mg，静脉或口服，第1～5天
G-CSF	5μg/（kg·d）自停细胞毒药物72小时开始，直至恢复期ANC>2×10⁹/L；或PEG-GCSF 6mg（体重<45kg者3mg），停细胞毒药物24小时应用

DA-EDOCH方案剂量调整见表2-63。

表2-63 DA-EDOCH方案剂量调整

血常规谷值[a]	剂量调整[b]
未出现ANC<0.5×10⁹/L	依托泊苷、多柔吡星、环磷酰胺较上一疗程剂量增加20%
出现1～2次ANC<0.5×10⁹/L	剂量不调整
出现3次ANC<0.5×10⁹/L	环磷酰胺较上一疗程剂量减少20%
出现1次PLT<25×10⁹/L	环磷酰胺较上一疗程剂量减少20%

注：[a]血常规谷值频次基于每3天一次血常规结果（如周一和周四），诊断时伴骨髓侵犯并造成血象异常的患者，不依据首疗程血象变化调整第2疗程剂量；[b]两次减量后仍出现显著血液学毒性则不再应用该方案。

3．GDP（E）方案（表2-64）

表2-64 GDP（E）方案

GDP（E），21天/周期	
吉西他滨（GEM）	1g/m²，静脉输注，第1、8天
顺铂（DDP）	75mg/m²，静脉输注，第1天

续　表

GDP（E），21天/周期	
地塞米松（DXM）	40mg/d，口服或静脉滴注第1～4天
依托泊苷（VP-16）	60mg/m²，静脉输注，第1～4天

4. DHAP方案（表2-65）

表2-65　DHAP方案

DHAP，21天/周期	
地塞米松（DXM）	40mg，静脉输注，第1～4天
顺铂（DDP）	100mg/m²，持续24小时泵滴，第1天，同时水化碱化
阿糖胞苷（Ara-C）	2g/m²，q12h，静脉输注2～3小时，第2天
新药（X）	若为来那度胺，则25mg/d，口服（Ccr低于60ml/min者减量为10mg/d），第0～9天 若为伊布替尼，则420～560mg/d，口服，持续服用

5. 其他可选二线方案

（1）ESHAP：3～4周一疗程。

顺铂100mg/m²，静脉输注，连续24小时，第1～4天

依托泊苷40mg/m²，静脉输注大于1小时，第1～4天

阿糖胞苷2g/m²，静脉输注大于2小时，第5天

甲泼尼龙250～500mg/m²，静脉输注大于15分钟，第1～5天

注：顺铂期间利尿需用甘露醇而非呋塞米；注意抑酸护胃。

（2）ICE：3周一疗程。

异环磷酰胺5g/m²，静脉输注，连续24小时，第2天

卡铂AUC 5，静脉输注，第2天

依托泊苷40mg/m²，静脉输注大于1小时，第1～3天

四、化疗前准备

（一）发热患者的化疗前准备

发热患者建议立即进行病原微生物培养并使用抗生素，有明确脏器感染患者应根据感染部位及病原微生物培养结果选用相应抗生素，同时治疗用药的选择应综合患者病情及抗菌药物特点制定。详情参见血液科患者的抗生素使用。

（二）成分输血

Hb<70g/L，PLT<20×10⁹/L或有活动性出血，分别输浓缩红细胞和单采血小板，若存在弥散性血管内凝血（DIC）倾向则PLT<50×10⁹/L即应输注单采血小板。有心功能不全者可放宽输红细胞指征。出凝血异常或有活动性出血倾向者予以输注血浆和或纤维蛋白原，同时纠正出凝血异常（包括DIC）治疗。

（三）患者及家属签署以下同意书

病重或病危通知书、委托书、病情告知数、化疗知情同意书、输血知情同意书、骨穿同意书、腰穿同意书、静脉插管同意书等。

五、化疗中及化疗后治疗

（一）初诊和复发患者诱导治疗时注意预防肿瘤溶解综合征

1. 临床症状 恶心、呕吐、呼吸短促、心律不齐、尿液混浊、嗜睡、关节不适。
2. 实验室检查 高钾、高尿酸、高磷、低钙，伴或不伴肾功能异常。
3. 预防措施以及治疗措施

（1）高白细胞及高肿瘤负荷者推荐预治疗：CTX 200mg/m²，3～5天；相当于1mg/（kg·d）泼尼松剂量的糖皮质激素，3～5天。

（2）严格水化利尿：碱化液3000ml/（m²·d），注意出入量，测量体重，必要时可使用利尿剂。

（3）处理高尿酸血症：别嘌醇缓释片0.25g，qd，化疗前即开始使用，持续10～14天。

（4）纠正电解质紊乱。

（5）若出现肾功能损害，经上述治疗仍呈进行性恶化，及早进行血液透析。

（二）感染防治

参见血液科患者的抗生素使用。

（三）脏器功能损伤的相应防治

镇吐、保肝、保心、护胃、水化、碱化利尿、防治尿酸肾病（别嘌醇）、监测血糖和血压等。

（四）成分输血

Hb<70g/L，PLT<20×10⁹/L或有活动性出血，分别输浓缩红细胞和单采血小板，若存在DIC倾向则PLT<50×10⁹/L即应输注血小板。有心功能不全者可放宽输红细胞指征。出凝血异常或有活动性出血倾向者予以输注血浆和或纤维蛋白原。

（五）造血生长因子

化疗后应用PEG-GCSF或短效G-CSF预防粒细胞减少，TPO促进血小板回升。

六、初治侵袭性外周 T 细胞淋巴瘤临床治疗表单

适用对象：第一诊断为侵袭性外周 T 细胞淋巴瘤（PTCL-Nos、HSTCL、ALK-ALCL、AITL、NK/TL）患者

患者姓名：____性别：____年龄：____门诊号：____住院号：_____

住院日期：__年__月__日　　出院日期：__年__月__日　　标准住院日：28天内

时间	住院第 1 天	住院第 2 天
主要诊疗工作	□ 向家属告病重或病危并签署病重或病危通知书 □ 患者家属签署骨穿同意书、腰穿同意书、输血知情同意书、静脉插管同意书（条件允许时） □ 询问病史及体格检查 □ 完成病历书写 □ 开化验单 □ 上级医师查房与化疗前评估 □ 根据血象及凝血象决定是否成分输血	□ 上级医师查房 □ 完成入院检查 □ 骨穿+活检：骨髓形态学检查、免疫分型、细胞遗传学、融合基因 TCR/IGH；免疫组化 □ 淋巴结活检：病理，免疫组化，淋巴结细胞悬液流式、染色体核型（实验室处理后），NGS（必要时） □ 完成必要的相关科室会诊 □ 住院医师完成上级医师查房记录等病历书写
重要医嘱	长期医嘱： □ 血液病二级护理常规 □ 饮食：◎普食◎糖尿病饮食◎其他 □ 抗生素（必要时） □ 补液治疗（水化、碱化） □ 其他医嘱 临时医嘱： □ 血、尿、便常规，血型，血生化，电解质，凝血功能，输血前检查 □ 颈胸腹 CT、心电图、腹部 B 超 □ 超声心动 □ 静脉插管术（条件允许时） □ 病原微生物培养（必要时） □ 输血医嘱（必要时） □ 其他医嘱	长期医嘱： □ 患者既往基础用药 □ 抗生素（必要时） □ 补液治疗（水化、碱化） □ 其他医嘱 临时医嘱： □ 骨穿 □ 骨髓形态学、免疫分型、细胞遗传学、融合基因 TCR/IGH □ 骨髓活检 □ 淋巴结活检（浅表淋巴结肿大者） □ 血常规 □ 输血医嘱（必要时） □ 其他医嘱
主要护理工作	□ 介绍病房环境、设施和设备 □ 入院护理评估	□ 宣教（血液病知识）
病情变异记录	□ 无　□ 有，原因： 1. 2.	□ 无　□ 有，原因： 1. 2.
护士签名		
医师签名		

时间	住院第3~5天	
主要 诊疗 工作	□ 根据初步骨髓结果制定治疗方案 □ 患者家属签署化疗知情同意书 □ 住院医师完成病程记录 □ 上级医师查房	□ 化疗 □ 重要脏器保护 □ 镇吐
重 要 医 嘱	**长期医嘱：** □ 化疗医嘱（按治疗方案顺序） □ CHOP 　CTX 750mg/m², 静脉输注, d1 　ADM 50mg/m², 静脉输注, d1; 或EPI 70mg/m², 静脉输注, d1 　或脂质体多柔比星30~40mg/m², 静脉输注, d1 　VCR 1.4mg/m², 最大2mg, 静脉推注d1 　Pred 60mg/m², 口服, d1~5 □ DA-EDOCH 　VP-16 50mg/m², 持续24小时泵滴, d1~4 　ADM 10mg/m², 持续24小时泵滴, d1~4 　（若为脂质体多柔比星, 则30~40mg/m², d1） 　VCR 0.4mg/m², 持续24小时泵滴, d1~4 　CTX 750mg/m², 静脉输注, d5 　DXM 30mg, 静脉或口服, d1~5 □ GDP（E） 　GEM 1g/m², 静脉输注, d1、d8 　DDP 75mg/m², 静脉输注, d1 　DXM 40mg/d, 口服或静脉滴注, d1~4 　VP-16 60mg/m², 静脉输注, d1~4 □ DHAP 　DXM 40mg, d1~4 　DDP 100mg/m², 持续24小时泵滴, d1, 同时水化碱化 　Ara-C 2g/m², q12h, 静脉输注2~3小时, d2 □ 镇吐、护胃等对症支持治疗医嘱 □ 补液治疗（水化、碱化） □ 重要脏器功能保护：防治尿酸肾病（别嘌醇）、保肝等 □ 其他医嘱 **临时医嘱：** □ 输血医嘱（必要时）　　　　□ 心电监护（必要时） □ 每周复查血生化、电解质　　□ 每天复查血常规 □ 血培养（高热时）　　　　　□ 静脉插管维护、换药 □ 其他医嘱	
主要 护理 工作	□ 随时观察患者病情变化 □ 心理与生活护理 □ 化疗期间嘱患者适量增加饮水	
病情 变异 记录	□ 无　□ 有, 原因： 1. 2.	
护士 签名		
医师 签名		

时间	住院第 6～21 天	住院第 22～31 天	出院日
主要诊疗工作	□ 上级医师查房，注意病情变化 □ 住院医师完成病历书写 □ 每日复查血常规 □ 注意观察体温、血压、体重等 □ 成分输血、抗感染等支持治疗（必要时） □ 造血生长因子（必要时）	□ 上级医师查房 □ 住院医师完成常规病历书写 □ 根据血常规情况	□ 上级医师查房，进行化疗评估，确定有无并发症情况，明确是否出院 □ 完成出院记录、病案首页、出院证明书等 □ 向患者交代出院后的注意事项，如返院复诊的时间、地点，发生紧急情况时的处理等
重要医嘱	长期医嘱： □ 洁净饮食 □ 抗感染等支持治疗（必要时） □ 其他医嘱 临时医嘱： □ 血、尿、便常规 □ 血生化、电解质 □ 输血医嘱（必要时） □ G-CSF 5μg/（kg·d）（必要时） □ 影像学检查（必要） □ 病原微生物培养（必要时） □ 血培养（高热时） □ 静脉插管维护、换药 □ 其他医嘱	长期医嘱： □ 洁净饮食 □ 停抗生素（根据体温及症状、体征及影像学） □ 其他医嘱 临时医嘱： □ 骨穿 □ 骨髓形态学、微小残留病检测 □ 血、尿、便常规 □ HLA 配型（符合造血干细胞移植条件者） □ G-CSF 5μg/（kg·d）（必要时） □ 输血医嘱（必要时） □ 其他医嘱	出院医嘱： □ 出院带药 □ 定期门诊随访 □ 监测血常规、血生化、电解质
主要护理工作	□ 随时观察患者情况 □ 心理与生活护理 □ 化疗期间嘱患者适量增加饮水	□ 随时观察患者情况 □ 心理与生活护理 □ 指导患者生活护理	□ 指导患者办理出院手续
病情变异记录	□ 无　□ 有，原因： 1. 2.	□ 无　□ 有，原因： 1. 2.	□ 无　□ 有，原因： 1. 2.
护士签名			
医师签名			

（黄文阳　易树华　邹德慧　邱录贵）

第十二节

大颗粒淋巴细胞白血病

一、说明

（一）目的

确立大颗粒淋巴细胞白血病（large granular lymphocytic leukemia，LGLL）一般诊疗标准操作规程，确保患者诊疗的正确性和规范性。

（二）范围

适用LGLL患者的诊断与治疗。

（三）诊断依据

主要依据 *The* 2016 *revision of the World Health Organization classification of lymphoid neoplasms*、《血液病诊断及疗效标准》（第四版，科学出版社）和 *NCCN Clinical Practice Guidelines in T-cell Lymphoma*，*version* 2，2019。

二、检查与诊断

（一）病史采集的注意点

1. 现病史　包括患者症状（淋巴结肿大、肝脾肿大、贫血、感染等相关症状）的初始时间、严重程度以及相关治疗情况；注意是否有B症状（发热、盗汗、体重减轻）。

2. 既往史　包括是否有自身免疫性疾病史、过敏史、肿瘤病史、乙肝/结核等传染病病史、EB病毒感染史、器官移植病史；询问其他重要脏器疾病史。

3. 个人史　药物、化学毒物、放射线接触史等。

4. 家族史　注意肿瘤家族史等。

（二）体格检查

淋巴结肿大区域（包括Waldeyer环）、肝脾肿大情况，有无其他结外受累的病灶，一般状况评估（ECOG评分）、贫血、出血相关体征，有无感染病灶等。

（三）化验检查

包括初诊、复查及复发后（表2-66）。

1. 初诊时

（1）常规。血常规、尿常规、便常规+潜血、血型。

（2）病理标本。①病理组织分型以及免疫组化：病理组织石蜡包埋。若患者已在外院行病理活检，将病理标本送至我院病理科进行会诊。HE染色显示轻微间质淋巴细胞浸润，CD3+/CD8+ Granzyme B/TiA1+ LGL呈簇状聚集，B细胞及CD4-T细胞分布在淋巴小结内。病理免疫组化常用单抗：CD3，CD4，CD5，CD7，CD8，CD56，CD57，TCRβ，TCRγ，TIA1，perforin，granzyme B等。②流式细胞术免疫表型分析：通常取外周血检测，常用单抗：CD3，CD4，CD5，CD7，CD8，CD16，CD56，CD57，CD28，TCRαβ，TCRγδ，CD45RA，CD62L。③染色体核型（R带+G带）。④FISH检测（不做常规推荐）：包括17p-（TP53）等。⑤分子生物学检测：IGH、IGK、TCR克隆性重排，二代测序查STAT3、STAT5b突变等，病理EBER检测。

（3）骨髓（相关项目参考病理标本）。①骨髓分类。②骨髓病理活检+免疫组化。③全套组化。④染色体核型以及FISH检测（同病理标本）。⑤流式免疫表型分析。

（4）生化。①肝肾功能、空腹血糖。②电解质六项。③血尿酸。④乳酸脱氢酶及同工酶。⑤心肌酶谱。

（5）免疫学。①免疫球蛋白定量、β_2微球蛋白。②HIV、HTLV1-2、EBV病毒检测，抗体阳性者应行病毒DNA/RNA定量检测。③乙肝两对半、丙肝抗体、甲肝抗体，乙肝/丙肝血清学阳性患者应行病毒DNA/RNA定量检测。

（6）凝血八项。

（7）物理检查。①心电图。②心脏彩超，肝胆胰脾双肾B超。③颈、胸、腹、盆腔联合CT（筛查胸腺瘤可能）；因摄取率低、敏感性差，PET-CT不做常规推荐。④细菌、真菌培养+药敏（必要时）。

（8）送鼻、口、咽、皮肤、会阴、肛周感染部位分泌物培养。住院中体温大于38.5℃，持续2天以上，非感染原因难以解释送可疑部位分泌物培养。

2. 治疗期间　治疗4月评估疗效，期间注意复查肝肾功能、电解质六项、淋巴细胞亚群，监测大颗粒淋巴细胞变化；使用免疫抑制剂者评估免疫抑制状态，使用激素者注意监测血压、血糖，避免严重激素不良反应；化疗期间避免感染，除非粒细胞缺乏状态，不常规推荐使用G-CSF，因其有促进脾肿大及使关节炎症状严重化趋向。

3. 随访期间　进行疗效评价的相关检查。第一年每3月1次，以后3～6个月次。

4. 复发/进展时　同初诊时。

5. 微量残留病检测　目前通过流式监测大颗粒淋巴细胞变化。

表2-66　LGLL化验检查一览表

检查项目	初诊/复发进展	4个月后	每3个月	完成阶段治疗后	长期随访
三大常规	√	血常规	血常规	√	√
血型	√				
HIV、梅毒、肝炎	√				
病毒全套	√			√	
淋巴细胞亚群	√			√	√
大颗粒淋巴细胞检测	√	√	√	√	√
免疫球蛋白定量	√			√	√
肝肾心功能、血糖	√	√	√	√	√
电解质	√	√	√	√	√
乳酸脱氢酶	√	√	√	√	√
血β_2-MG	√			√	√
血尿酸	√				
凝血八项	√	必要时	必要时	必要时	
淋巴结活检免疫组化	√			必要时[1]	
骨髓涂片分类	√	√	√	√	√
骨髓活检（石蜡包埋）	√			√	√
流式免疫分型	√	√	√	√	√

检查项目	初诊/复发进展	4个月后	每3个月	完成阶段治疗后	长期随访
染色体核型	√				
FISH	√			必要时	
EBER	√				
心电图	√	必要时	√	√	√
心脏彩超（心功能）		必要时	√	√	√
B超（浅表淋巴结）	√		√		
颈、胸、腹部CT	√	必要时	√	√	√
感染灶检查	√	必要时	必要时		

（四）诊断与鉴别诊断

1. 诊断　主要依据血细胞减少临床症状+形态学检测大颗粒淋巴细胞+流式免疫分型（大颗粒淋巴细胞）；该病常规形态学检测并非都能发现典型大颗粒淋巴细胞，流式免疫分型是主要参考，而STAT3、STAT5b基因突变有助于诊断。

分型：T-LGLL典型流式表型是CD3+、CD8+、CD57+；而NK-LGLL典型流式表型是CD3-，CD8+、CD16+、CD56+。而NK-LGLL分为两类，其中CLPD-NK通常CD56dimCD16+，而ANKL则是CD56strCD16-。CLPD-NK因缺乏明显克隆性标志，与反应性LGL增生鉴别困难，需全面评估临床症状且LGL持续增多>6个月。

2. 主要与反应性大颗粒淋巴细胞增多症和骨髓衰竭性疾病鉴别。

（五）分期及危险度分级

目前尚无国际认可的预后分层系统。

三、治疗

1. 约1/3的LGLL患者初诊时没有症状，亦无严重血细胞减少症，可观察等待，无需治疗。G-CSF不常规推荐用于治疗无症状的LGLL患者。LGLL的治疗指征通常包括：①ANC<0.5×10⁹/L；②Hb<100g/L或需要输注红细胞维持；③PLT<50×10⁹/L；④合并需要治疗的自身免疫性疾病；⑤症状性脾大；⑥严重B症状；⑦肺动脉高压。

2. 目前尚无标准的一线治疗方案，需要治疗患者首选参加设计良好的临床试验研究。中国医学科学院血液病医院淋巴瘤中心目前启动一项研究者发起的临床研究，方案初步有效率达80%，高于目前现有的治疗方案，欢迎咨询022-23909282或23909171。

3. 一线免疫抑制治疗　甲氨蝶呤10mg/m² 每周±糖皮质激素；环磷酰胺100mg/d±糖皮质激素；环孢素3mg/（kg·d）±糖皮质激素。糖皮质激素通常为0.5mg/kg qd至1mg/kg qd。一种免疫抑制剂疗效不佳者可换用另一种，仍有望获得CR。甲氨蝶呤更适合伴有自身免疫性疾病的患者，而环磷酰胺或环孢素则更适合伴有贫血的患者。

4. 二线治疗　①嘌呤核苷类似物（氟达拉滨、克拉屈滨、苯达莫司汀）；②CHOP样联合化疗（环磷酰胺+多柔比星+长春新碱+泼尼松）；③CD52单抗Alemtuzumab（阿伦单抗）；④脾切除术；⑤造血干细胞移植；⑥合并风湿性关节炎患者可联合应用抗CD20单抗。

5. 新药临床试验　CD122单抗Mikβ1、CD2单抗siplizumab、法尼基转移酶抑制剂Tipifarnib、

Jak/Stat3信号通路抑制剂tofacitinib、细胞因子抑制剂BNZ132-1-40等。

6. 疗效评价标准　完全缓解：Hb>120g/L、ANC>1.5×10⁹/L、PLT>100×10⁹/L、ALC<4×10⁹/L、LGL绝对值<0.5×10⁹/L；部分缓解：Hb>80g/L、ANC>0.5×10⁹/L、PLT>50×10⁹/L，脱离输血依赖。

LGLL诊断和治疗流程图见图2-25。

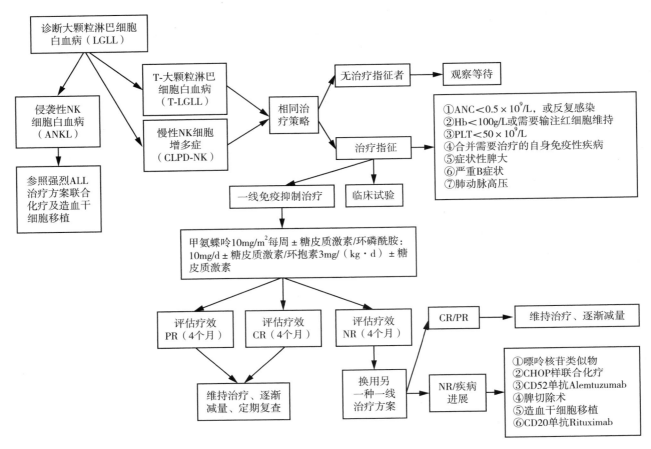

图2-25　LGLL诊断和治疗流程图

四、化疗前准备

（一）发热患者的化疗前准备

发热患者应立即进行病原微生物培养并使用抗生素，有明确脏器感染患者应根据感染部位及病原微生物培养结果选用相应抗生素，同时治疗用药的选择应综合患者病情及抗菌药物特点制定。详情参见血液科患者的抗生素使用。

（二）成分输血

Hb<80g/L，PLT<20×10⁹/L或有活动性出血，分别输浓缩红细胞和单采血小板。有心功能不全者可放宽输血指征。

（三）患者及家属签署以下同意书

病重或病危通知书、委托书、化疗知情同意书、输血知情同意书、骨穿同意书、腰穿同意书、静脉插管同意书等。

五、化疗中及化疗后治疗

（一）初诊和复发时治疗时注意预防肿瘤溶解综合征

1. 临床症状 恶心、呕吐、呼吸短促、心律不齐、尿液混浊、嗜睡、关节不适。

2. 实验室检查 高钾、高尿酸、高磷、低钙，伴或不伴肾功能异常。

3. 预防措施以及治疗措施

（1）高白细胞及高肿瘤负荷者推荐预治疗：CTX 200mg，3~5天；相当于1mg/（kg·d）泼尼松剂量的糖皮质激素，3~5天。

（2）严格水化利尿：碱化液3000ml/（m²·d），注意出入量，测量体重，必要时可使用利尿剂。

（3）处理高尿酸血症：别嘌醇0.1g tid，化疗前即开始使用，持续10~14天。

（4）纠正电解质紊乱。

（5）若出现肾功能损害，经上述治疗仍呈进行性恶化，及早联系血液透析。

（二）感染防治

参见血液科患者的抗生素使用。

（三）脏器功能损伤的相应防治

镇吐、保肝、保心、护胃、水化、碱化利尿、防治尿酸肾病（别嘌醇）、监测血糖，血压等。

（四）成分输血

Hb<80g/L，PLT<20×10⁹/L或有活动性出血，分别输浓缩红细胞和单采血小板。有心功能不全者可放宽输血指征。出凝血异常或有活动性出血倾向者予以输注血浆和或纤维蛋白原。

（五）造血生长因子

化疗后ANC≤0.5×10⁹/L，可使用G-CSF 5μg/（kg·d）。

六、初治大颗粒淋巴细胞白血病临床治疗表单

适用对象：第一诊断为大颗粒淋巴细胞白血病行诱导化疗

患者姓名：＿＿＿性别：＿＿＿年龄：＿＿＿门诊号：＿＿＿住院号：＿＿＿＿

住院日期：＿＿年＿＿月＿＿日　　出院日期：＿＿年＿＿月＿＿日　　标准住院日：CHOP 5天内

时间	住院第1天	住院第2天
主要诊疗工作	□ 向家属告病重或病危并签署病重或病危通知书 □ 患者家属签署淋巴结活检、骨穿同意书、腰穿同意书、输血知情同意书、静脉插管同意书（条件允许时）、委托书等 □ 询问病史及体格检查 □ 完成病历书写 □ 开化验检查单 □ 上级医师查房与化疗前评估 □ 根据血象及凝血功能决定是否成分输血	□ 上级医师查房 □ 完成入院检查 □ 淋巴结活检：石蜡包埋切片形态、免疫组化和/或原位FISH相关检查；悬液流式免疫分析、细胞/分子遗传学检测 □ 骨穿：骨髓形态学、免疫分型、细胞遗传学、组合融合基因和预后相关基因突变检测；活检石蜡包埋切片形态、免疫组化和/或原位FISH相关检查 □ 根据骨髓、血象及凝血象决定是否成分输血、是否继续糖皮质激素预治疗 □ 完成必要的相关科室会诊 □ 住院医师完成上级医师查房记录等病历书写
重要医嘱	长期医嘱： □ 血液病一级护理常规 □ 饮食：◎普食◎糖尿病饮食◎其他 □ 抗生素（必要时） □ 补液治疗（水化、碱化） □ 其他医嘱 临时医嘱： □ 血、尿、便常规，血型，血生化（包括LDH），电解质，血尿酸，血β_2-MG，免疫球蛋白定量，凝血功能，病毒性感染标志，输血前检查 □ 心电图、超声心动、浅表淋巴结B超 □ 头、颈、胸、腹、盆腔CT（视患者累及部位选择） □ 颅脑MRI或PET-CT（视患者情况选择性检查） □ 静脉插管术（条件允许时） □ 病原微生物培养（必要时） □ 输血医嘱（必要时） □ 环磷酰胺（必要时） □ 泼尼松（必要时） □ 防治尿酸肾病（别嘌醇）（必要时） □ 其他医嘱	长期医嘱： □ 患者既往基础用药 □ 抗生素（必要时） □ 补液治疗（水化、碱化） □ 防治尿酸肾病（别嘌醇） □ 其他医嘱 临时医嘱： □ 骨穿 □ 淋巴结活检 □ 淋巴结和骨髓形态学、免疫组化、流式免疫分型、细胞/分子遗传学检测（有条件时） □ 腰椎穿刺和鞘内注射（有预防性鞘注高危因素时） □ 血常规 □ 电解质、血生化（必要时） □ 输血医嘱（必要时） □ 环磷酰胺（必要时） □ 泼尼松（必要时） □ 其他医嘱
主要护理工作	□ 介绍病房环境、设施和设备 □ 入院护理评估	□ 宣教（淋巴瘤、血液病知识）
病情变异记录	□ 无　□ 有，原因： 1. 2.	□ 无　□ 有，原因： 1. 2.
护士签名		
医师签名		

时间	住院第 3~5 天
主要诊疗工作	□ 及时追问、分析回报的检查/化验检查结果，密切观察病情 □ 必要时继续预治疗 □ 根据检查结果确定诊断、分期、危险度分层并制定治疗方案 □ 住院医师完成病程记录 □ 上级医师查房
重要医嘱	**长期医嘱：** □ 补液治疗（水化、碱化） □ 重要脏器功能保护：防治尿酸肾病（别嘌醇）、保肝等 □ 其他医嘱 **临时医嘱：** □ 腰椎穿刺、鞘内注射，脑脊液常规、生化和流式检查 □ 环磷酰胺（必要时） □ 泼尼松（必要时） □ 输血医嘱（必要时） □ 心电监护（必要时） □ 血生化、电解质（必要时） □ 血常规（必要时） □ 血培养（高热时） □ 静脉插管维护、换药 □ 其他医嘱
主要护理工作	□ 随时观察患者病情变化 □ 心理与生活护理 □ 化疗期间嘱患者多饮水
病情变异记录	□ 无 □ 有，原因： 1. 2.
护士签名	
医师签名	

时间	住院第 6～10 天（CVP±R、B±R、CLB±R 方案）
主要诊疗工作	□ 化疗 □ 患者家属签署化疗知情同意书 □ 镇吐 □ 重要脏器保护 □ 腰椎穿刺、鞘内注射，脑脊液常规、生化和流式检查 □ 成分输血、抗感染等支持治疗（必要时），造血生长因子（必要时） □ 住院医师完成病程记录 □ 上级医师查房

重要医嘱	**长期医嘱：**
	□ 化疗医嘱（以下方案选一）
	□ CHOP
	    VCR 1.4mg/m² （max2mg），d4
	    CTX 750mg/m²，d1
	    EPI 15mg/m²×4 天
	    Pred 100mg/（m²·d），d1～5
	□ 苯达莫斯汀（B）90mg/m²，iv，d1、2 □ 苯丁酸氮芥（CLB）：0.2mg/kg，po，d1～4
	□ 甲氨蝶呤 20mg/m²，d0、d8
	□ 镇吐、抗感染等对症支持治疗医嘱
	□ 补液治疗（水化、碱化）
	□ 重要脏器功能保护：防治尿酸肾病（别嘌醇）、保肝等
	□ 洁净饮食
	□ 其他医嘱
	临时医嘱：
	□ 输血医嘱（必要时）
	□ 心电监护（应用 Rituximab 和必要时）
	□ 每周复查血生化、电解质，复查血常规 2～3 次/周
	□ G-CSF 5μg/（kg·d）（必要时）
	□ 血培养（高热时），病原微生物培养（必要时）
	□ 影像学检查（必要时）
	□ 抗生素（必要时）
	□ 静脉插管维护、换药
	□ 其他医嘱

病情变异记录	□ 无 □ 有，原因： 1. 2.
护士签名	
医师签名	

（易树华　邱录贵）

第十三节

多发性骨髓瘤

一、说明

（一）目的

确立多发性骨髓瘤（multiple myeloma，MM）一般诊疗的标准操作规程，确保患者诊疗的正确性和规范性。

（二）范围

适用MM患者的诊疗。

（三）诊断依据

根据 *World Health Organization Classification of Tumors.Pathology and Genetic of Tumors of Haematopoietic and Lymphoid Tissue*（2016）。

二、检查与诊断

（一）病史采集的注意点

1. 现病史　包括患者症状（贫血、出血、血栓、感染、骨痛、肢端麻木以及髓外浸润等相关症状）、出现时间、严重程度以及相关治疗情况。

2. 既往史　包括是否有过敏史、肿瘤病史、乙肝结核等传染病病史；询问其他重要脏器疾病史。

3. 个人史　药物、化学毒物、放射线接触史等。

4. 家族史　注意肿瘤家族史等。

（二）体格检查

ECOG评分（除外骨折及骨痛的影响）、贫血、出血、骨折、血栓相关体征，肝、脾、淋巴结肿大情况，有无感染病灶，并进行神经毒性评估等（附神经毒性评估工具）。

（三）化验检查

包括初诊、复查及复发后（表2-67）。

1. 必须进行的检查

（1）心电图、胸部CT、腹部B超、心脏彩超。

（2）全身低剂量CT。

（3）血常规、血型。

（4）肝肾功能、电解质六项、乳酸脱氢酶及同工酶、BNP、心肌酶谱、空腹血糖。

（5）乙肝两对半、丙肝抗体、甲肝抗体、HIV抗体、梅毒螺旋体抗体、病毒全套。

（6）免疫球蛋白定量（IgA、IgM、IgG、IgE、IgD）、血清蛋白电泳、血清游离轻链定量（FLC）、血免疫固定电泳、血β_2-MG、血κ、λ轻链定量。

（7）尿常规、24小时尿微量蛋白定量、尿免疫固定电泳、尿蛋白电泳、尿κ、λ轻链定量（24小时）、尿β_2-MG。

（8）凝血八项。

（9）骨髓涂片分类、外周血白细胞分类。

（10）骨髓活检病理（石蜡包埋）、骨髓病理免疫组织化学染色：CD38、CD138、CD56、CD19、CD20、P53、κ、λ、CD79α、CD68、CD117、CD28、CD27、纤维染色。

（11）流式细胞仪：免疫表型分析（抗体：CD38、CD138、CD56、CD19、CD20、P53、κ、λ、CD79α、CD68、CD117、CD28、CD27）。

（12）染色体核型、CD138-MACS间期荧光原位免疫杂交检测超二倍体、IgH重排、17p缺失、13q14缺失、1q21扩增、1p32缺失；若FISH检测IgH重排阳性，则进一步检测t（4；14）、t（11；14）、t（6；14）、t（14；16）、t（14；20）。

（13）二代测序：与MM密切相关的84个基因的全部蛋白编码区域或指定区域，包括ACTG1、AR-ID4B、ATM、ATP13A4、ATR、BRAF、BRCA1、BRCA2、CCND1、CCND2、CCND3、CDK4、CDKN2C、CKS1B、CRBN、CREBBP、CXCR4、CYLD、DIS3、DNAH11、DNAH5、DNMT3A、EGFR、EGR1、FAM46C、FAT1、FAT3、FAT4、FGFR1、FGFR3、FUBP1、HIST1H1E、HLA-A、HUWE1、IDH1、CKS1B、IKZF1、IKZF3、IRF4、KMT2D、KRAS、LRP1B、LTB、LYST、MAF、MAFB、MAGED1、MAX、MYC、MYD88、NCOR1、NFKBIA、NRAS、PARK2、PCDH8、PCLO、PIK3CA、PKHD1、PRDM1、PRDM9、PRKD2、PSMB5、PTPN11、RASA2、RB1、ROBO1、ROCO2、RPL5、RYR2、SETD2、SF3B1、SP140、SPEN、STAT3、TET2、TGDS、TP53、TRAF2、TRAF3、USP29、UTX、WH-SC1、XBP1、ZFHX4。

（14）微小残留病检测：使用EuroFlow进行微小残留病检测。第一管 CD45、CD138、CD38、CD56、β_2-MG、CD19、CyIgκ、CyIgλ；第二管 CD45、CD138、CD38、CD28、CD27、CD19、CD117、CD81。检测细胞数 $> 1 \times 10^6$。

2. 必要时进行的检查

（1）有条件的可行PET-CT检查；伴有髓外侵犯的患者，强烈推荐进行PET-CT检查；若怀疑有髓外病变则加做相应部位CT/MRI；怀疑有椎体压缩性骨折行MRI。

（2）血黏度。

（3）铁四项（血清铁、总铁结合力、转铁蛋白饱和度、未饱和铁）。

（4）淋巴细胞亚群。

（5）铁蛋白、叶酸、维生素 B_{12}、细胞因子、EPO。

（6）分子生物学：IgH/TCR、Igk/TCR。

（7）怀疑髓外浸润，对于髓外侵犯部位进行病理活检和免疫组化检查；怀疑有中枢受累行脑脊液检查（包括压力、常规、生化、β_2-MG、流式细胞仪检测）及头颅MRI。

（8）怀疑继发淀粉样变性，对受累部位、骨髓及脂肪进行淀粉样变性的染色。

（9）浆细胞标记指数（PCLI）。

（10）基因表达谱。

（11）使用二代测序进行微小残留病检测。

（12）非常年轻患者有条件行异基因干细胞移植的行HLA分型。

3. 治疗期间

（1）注意复查肝肾功能、电解质六项；每疗程恢复后复查免疫球蛋白定量（轻链型者还需复查血、尿轻链定量）；血清游离轻链定量；血清蛋白电泳，尿蛋白电泳。

（2）每2疗程除复查上述指标外，还需复查血、尿免疫固定电泳（不分泌型除外）；骨髓涂片分类、骨髓活检+免疫组化。

（3）每阶段治疗完成后［如诱导治疗结束、巩固治疗（移植）结束、维持治疗结束］复查骨髓流式；若初诊时有染色体核型异常或FISH检测阳性，可以考虑予以复查。

4. 随访期间　每3月随访1次，复查M蛋白及骨髓浆细胞比例；每半年进行包括影像学及骨髓活检+免疫组化在内的全面评价。

5. 复发后　同初诊时。

6. 填写多发性骨髓瘤疗效观察表。

表2-67　MM化验检查一览表

检查项目	初诊/复发进展	每奇数疗程后	每偶数疗程后	完成阶段治疗后	长期随访
实验室标本留取[1]	√[1]		√[2]	√[1]	√[2]
血常规	√	√	√		√
尿常规	√			√	
便常规	√			√	
血型[3]	√				
HIV、梅毒、肝炎	√	√[8]	√[8]	√[8]	√[8]
病毒全套	√			√	
淋巴细胞亚群	√			√	√
肝肾心功能血糖	√	√	√		√
血脂	√				
电解质	√	√			√
铁蛋白、铁四项、FA、维生素B_{12}	√				
细胞因子全项	√			√	
凝血八项	√				
EPO水平检测	√				
免疫球蛋白定量	√	√[4]	√	√	√
血清游离轻链（FLC）	√				
血轻链定量	√	√[5]	√	√	√
尿轻链定量（24小时）	√	√[5]	√	√	√
血清蛋白电泳、尿蛋白电泳	√	√	√	√	√
血、尿免疫固定电泳	√		√	√	
血$β_2$-MG	√			√	√
尿$β_2$-MG	√				
24小时尿蛋白	√		√	√	√
骨髓涂片分类	√		√		√
小组化	√				
单抗免疫分型	√			√	√
染色体核型	√				
FISH	√			√	
骨髓活检（石蜡包埋）	√				√
骨髓免疫组化	√			√	√[6]
全身骨骼片	√				√[6]
心电图[2]	√	√	√	√	
心脏彩超（心功能）[3]	√			√	
B超（消化系+泌尿系）	√			√	

续　表

检查项目	初诊/复发进展	每奇数疗程后	每偶数疗程后	完成阶段治疗后	长期随访
胸部CT	√	必要时	必要时	√	
感染灶检查[3]	√	必要时	必要时		
髓外病灶的影像学检查[7]	√		√	√	

注：[1]枸橼酸钠抗凝（蓝帽）骨髓3~5ml，肝素抗凝（绿帽）骨髓18ml；黄管周血8ml，外周血涂片及骨髓涂片各2张（不用染），化验单上注明姓名、病案号及诊断；[2]黄管周血8ml；[3]适用于拟在我科正规治疗者，如仅为入院明确诊断者，可不查；[4]复查单克隆的免疫球蛋白类型，若为轻链型及不分泌型则不复查；[5]仅轻链型或IgD型者复查；[6]每半年1次；[7]怀疑有髓外浆细胞瘤时进行；[8]既往治疗过程中有输血史需复查。

（四）诊断与鉴别诊断

1．诊断标准

（1）有症状多发性骨髓瘤诊断标准

1）骨髓中单克隆浆细胞比例≥10%和/或活检证明有浆细胞瘤。

2）骨髓瘤引起的相关临床表现（≥1项）。

- 靶器官损害（CRAB）

　　[C] 血钙水平升高：较正常上限升高0.25mmol/L或>2.75mmol/L。

　　[R] 肾功能不全：肌酐清除率<40ml/min或肌酐>177mmol/L。

　　[A] 贫血：血红蛋白<100g/L或较正常值低限下降>20g/L。

　　[B] 骨病：使用X线、CT或PET-CT发现一个或以上部位溶骨性损害。

- 无靶器官损害表现，但出现以下1项或多项指标异常（SLiM）

　　[S] 骨髓单克隆浆细胞比例≥60%。

　　[Li] 受累/非受累血清游离轻链比≥100。

　　[M] MRI检查出现>1处5mm或以上局灶性骨质破坏。

（2）冒烟型（无症状）多发性骨髓瘤诊断标准：同时符合下面两条标准：①血清M蛋白（IgG或IgA）≥30g/L或尿M蛋白>500mg/24h或骨髓单克隆浆细胞比例10%~60%；②无相关器官及组织的损害（无CRABSLiM等终末器官损害表现，无浆细胞增殖导致的淀粉样变性）。

2．MM分期

（1）Durie-Salmon分期体系（DS分期）（表2-68）

表2-68　DS分期

分期	分期标准
I	符合下列各项： 1. 血红蛋白>100g/L 2. 血钙水平正常 3. X线正常或只有孤立的溶骨病变 4. M蛋白较低（IgG<50g/L，IgA<30g/L，尿本周蛋白<4g/24h）
II	介于I期和III期两者之间
III	符合下列至少一项： 1. 血红蛋白<85g/L 2. 血钙>12mg/dl 3. X线多处进行性溶骨性损害 4. M蛋白较高（IgG>70g/L，IgA>50g/L，尿本周氏蛋白>12g/24h）

注：A：肾功能正常，血肌酐<176.8μmol/L；B：肾功能不全，血肌酐≥176.8μmol/L。

（2）ISS（International Staging System）分期和修订的 ISS 临床分期标准 R-ISS（Revised International Staging System）分期（表2-69）

表2-69　ISS分期和R-ISS分期

分期	ISS分期	R-ISS分期
I	白蛋白≥35g/L和β₂-MG<3.5mg/L	ISS I 期、细胞遗传学标危，同时 LDH 正常水平
II	介于 I 期和III期两者之间	介于 I 期和III期两者之间
III	β₂-MG≥5.5mg/L	ISS III 同时伴有高危遗传学异常 或 LDH 水平升高

注：高危遗传学异常：荧光原位杂交检测出17p-或t（4；14）或t（14；16）；标危即未出现此类异常。

3．危险度分层　参考 R-ISS 临床分期。

三、适合移植MM患者的治疗

（一）诱导治疗化疗方案

1．首选治疗方案　VRd（硼替佐米/来那度胺/地塞米松）。

2．其他建议治疗方案　VCd（硼替佐米/环磷酰胺/地塞米松）、VTd（硼替佐米/沙利度胺/地塞米松）、PAd（硼替佐米/多柔比星/地塞米松）、IRd（伊莎佐米/来那度胺/地塞米松）。

3．特殊情况下可以使用的化疗方案　BD（硼替佐米/地塞米松）、Rd（来那度胺+地塞米松）、VTD-PACE（地塞米松/沙利度胺/顺铂/多柔比星/环磷酰胺/依托泊苷/硼替佐米）。

4．高危患者推荐 VRd+X（CTX 或多柔比星或 CD38 单克隆抗体）。

5．年轻 PCL 或者广泛髓外侵犯患者　VDTPACE 或者 VDECP 方案化疗。

（二）造血干细胞动员方案

1．应用大剂量环磷酰胺（CTX）+G-CSF 动员采集自体周血干细胞　CTX 50mg/kg ×2 天；G-CSF 5μg/kg　bid，第6天开始。

2．总有核细胞数（3～5）×10⁸/kg；CD34⁺细胞数≥2×10⁶/kg（建议采集 CD34⁺细胞数≥4×10⁶/kg，为可能进行的二次移植做储备）。

（三）预处理方案

首选大剂量马法兰方案：静脉 Mel 200mg/m²，-2 天。如果肾小球滤过率低于20ml/min，则马法兰的剂量就会下降到140mg/m²；肾小球滤过率在20～40ml/min，则马法兰剂量为140～180mg/m²。

四、不适合移植MM患者的治疗

诱导治疗化疗方案：

健康患者：首选 VRd，可以选择的方案包括 IRd、VCd。

一般健康患者：可以选择的治疗方案包括 IRd、ITd 或 Rd。

衰弱患者：可以选择的治疗方案包括 Rd、Id。

需要根据患者的年龄和实体状况调整化疗药物的剂量。

五、具体诱导治疗方案

1．VRd方案　3周为一周期。

硼替佐米 1.3mg/（m²·d），皮下注射 d1、d4、d8、d11。

来那度胺 25mg/d，每晚口服，d1~d14。

地塞米松 20mg/d，口服或静脉注射，d1、d2、d4、d5、d8、d9、d11、d12。

2．VTd方案　3周为一周期。

硼替佐米 1.3 mg/（m²·d），皮下注射，d1、d4、d8、d11。

沙利度胺 100~200mg/d，每晚口服，d1~21。

地塞米松 20 mg/d，口服或静脉注射，d1、d2、d4、d5、d8、d9、d11、d12。

3．VCd方案　3周为一周期。

硼替佐米 1.3mg/（m²·d），皮下注射，d1、d4、d8、d11。

环磷酰胺 300mg/m²，口服或静脉注射，d1、d8、d15。

地塞米松 20mg/d，口服或静脉注射，d1、d2、d4、d5、d8、d9、d11、d12。

4．IRd方案　3周为一周期

伊沙佐米 3mg或4mg/d　口服 d1、d8、d15。

来那度胺 25 mg/d 每晚口服 d1~d14。

地塞米松 20 mg/d 口服或静脉注射 d1、d2、d4、d5、d8、d9、d11、d12。

5．Rd方案　4周为一周期。

来那度胺 25mg/d，每晚口服，d1~d21。

地塞米松 40mg/d，口服或静脉注射，d1、d8、d15、d22。

6．VDTPACE　4~6周为一周期。

硼替佐米 1.3mg/（m²·d），d1、d4、d8、d11。

地塞米松 30mg（体表面积≤1.8m²）/40mg（体表面积>1.8m²），口服或静脉注射，d1~d4。

沙利度胺 50mg/晚开始，无明显不良反应则一周后加量至每晚100mg，最大加至每晚200mg。

多柔比星 10mg/（m²·d），24小时持续静脉滴注，d1~d4。

顺铂 10mg/（m²·d），24小时持续静脉滴注，d1~d4。

环磷酰胺 400mg/（m²·d），24小时持续静脉滴注，d1~d4。

依托泊苷 40mg/（m²·d），24小时持续静脉滴注，d1~d4。

7．PAD　3周为一周期

硼替佐米 1.3mg/（m²·d），d1、d4、d8、d11。

多柔比星 10mg/（m²·d），第1~4天。

地塞米松 20mg/d，口服或静脉注射，d1、d2、d4、d5、d8、d9、d11、d12。

六、支持治疗

（一）骨病的治疗

1．二膦酸盐（帕米膦酸二钠及唑来膦酸）　适合所有有症状（包括骨质疏松）的患者。

在临床试验中可考虑给冒烟型骨髓瘤或Ⅰ期骨髓瘤应用二膦酸盐。这些患者应每年进行相应的骨检查。应用二膦酸盐时需监测肾功能；监测下颌骨坏死。

2．放疗　低剂量放疗（10~30Gy）可作为控制疼痛、预防病理性骨折或者脊髓压迫的姑息性治疗手段；应将放疗范围限制在受累野，以减少对干细胞采集或后续治疗的影响。

3. 对于可能出现或已经出现的长骨骨折或脊髓压迫或脊柱不稳定，应请矫形科会诊。

4. 对于有症状的脊椎压缩性骨折应考虑椎体成形术或后凸成形术。

（二）高钙血症

水化/呋塞米利尿；双膦酸盐；皮质激素和/或降钙素。

（三）高黏质血症

有症状的高黏质血症应考虑血浆置换。

（四）贫血

输红细胞、EPO。

（五）感染

当反复出现危及生命的严重感染了考虑静脉输注人丙种球蛋白；如果应用大剂量地塞米松（每疗程≥320mg）治疗时应进行疱疹及真菌的预防性治疗；如果应用硼替佐米治疗应进行带状疱疹的预防。

（六）肾功能不全

持续水化避免肾衰竭；避免应用NSAIDs；避免静脉造影；血浆置换；并不是移植的禁忌证；长期应用双膦酸盐需监测肾功能。

（七）高黏/血栓形成

接受以沙利度胺、来那度胺为基础联合地塞米松治疗的应预防性抗凝。

既往无血栓病史，推荐阿司匹林75mg/d 口服。

既往有血栓病史，推荐低分子量肝素（目标INR=2～3）至少4个月后，可以改用阿司匹林75mg/d 口服。

七、MM疗效评价标准

（一）IMWG标准（表2-70）

表2-70 IMWG标准

疗效分级	标准
严格意义的CR（sCR）	满足CR标准的基础上要求FLC比率正常以及经免疫组化或2～4色的流式细胞术检测证实骨髓中无克隆性浆细胞 以上指标均需连续两次评估
完全缓解（CR）	血清和尿免疫固定电泳阴性，软组织浆细胞瘤消失，骨髓中浆细胞<5% 对仅依靠血清游离轻链（FLC）水平作为可测量病变的患者，除满足以上CR的标准外，还要求FLC的比率恢复正常（0.26～1.65） 以上指标均需连续两次评估
非常好的部分缓解（VGPR）	蛋白电泳检测不到M蛋白，但血清和尿免疫固定电泳阳性；或血清M蛋白降低≥90%且尿M蛋白<100mg/24h 在仅依靠血清FLC水平作为可测量病变的患者，除满足以上VGPR标准外，还要求受累和未受累FLC之间的差值缩小>90%。以上指标均需连续两次评估
部分缓解（PR）	血清M蛋白减少≥50%，24h尿M蛋白减少≥90%或降至<200mg/24h 若血清和尿中M蛋白无法检测，则要求受累与非受累FLC之间的差值缩小≥50% 若血清和尿中M蛋白以及血清FLC都不可测定，并且基线骨髓浆细胞比例>30%时，则要求骨髓内浆细胞数目减少≥50% 除上述标准外，若基线存在软组织浆细胞瘤，则要求浆细胞瘤缩小≥50% 以上指标均需连续两次评估。如做影像学检查，则应无新的骨质病变或原有骨质病变进展的证据
微小缓解	·血清M蛋白减少25%～49%，24h尿M蛋白减少50%～89% ·若基线存在软组织浆细胞瘤，则要求浆细胞瘤缩小25%～49% ·溶骨性病变数量和大小没有增加（可允许压缩性骨折的发生）

疗效分级	标 准
疾病稳定	·不符合CR、VGPR、PR及PD标准。如做影像学检查，则应无新的骨质病变或原有骨质病变进展的证据
进展	诊断至少应符合以下1项（以下数据均为与获得的最低数值相比）： ·血清M蛋白水平升高≥25%（升高绝对值须≥5/L），若基线血清M蛋白≥50g/L，M蛋白增加≥10g/L即可 ·尿M蛋白升高≥25%（升高绝对值须≥200mg/24h） ·若血清和尿M蛋白无法检出，则要求血清受累与非受累FLC之间的差值增加≥25%（增加绝对值须>100 mg/L） ·若血尿M蛋白及FLL均不可测量，骨髓浆细胞比例升高≥25%（增加绝对值≥10%） ·出现新的软组织浆细胞瘤病变：原有1个以上的可测量病变SPD（最大垂直径乘积之和）从最低点增加≥50%，或原有的≥1cm的病变其长轴增加≥50% ·循环浆细胞增加≥50%（在仅有循环中浆细胞作为可测量病变时应用，绝对值要求至少为200个细胞/μl）。
临床复发	·出现新的骨病变或者软组织浆细胞瘤 ·明确的骨病变或者软组织浆细胞瘤增大。取所有可测量病灶中增大最明显者，明确增大定义为病灶两垂径乘积较前增大50%以上并至少增大1cm² ·高钙血症（2.8mmol/L或11.5mg/dl） ·Hb下降≥20g/L ·血肌酐水平上升≥176.8μmol/L（2mg/dl） ·血清M蛋白相关的高粘滞血症
完全缓解后复发（只有终点研究是无病生存期时才使用）	·免疫固定电泳或常规电泳检查血或尿M蛋白再次出现 ·骨髓浆细胞比例≥0.05 ·出现PD的任何其他指征（如新出现的浆细胞瘤、溶骨性病变或高钙血症）

（二）微小残留病标准（表2-71）

表2-71　微小残留病标准

疗 效	标 准
持续MRD阴性（sustained MRD-negative）	新一代流式（new generation flow，NGF）或新一代测序（new generation sequencing，NGS）检测骨髓MRD阴性并且影像学检测阴性，至少间隔1年两次检测均为阴性。进一步的评估用MRD阴性持续时间描述，如"5年MRD阴性"
流式MRD阴性（flow MRD-negative）	NGF检测显示骨髓无表型异常的克隆性浆细胞，流式采用EuroFlow标准操作规程（或应用经过验证的等效方法），最低检测敏感度为10⁵个有核细胞中可检测出1个克隆性浆细胞
测序MRD阴性（sequencing MRD-negative）	NGS检测显示骨髓无克隆性浆细胞，克隆定义为应用LymphoSIGHT平台（或者经过验证的等效方法）进行DNA测序，未发现有两个相同的序列。最低检测敏感度为10⁵个有核细胞中可检测出1个克隆性浆细胞
原有影像学阳性的MRD阴性（imaging-positive MRD-negative）	要求NGF或NGS检测MRD阴性，并且原有PET-CT上所有高代谢病灶消失，或者病灶标准摄取值（SUV）低于纵隔血池，或者低于周围正常组织的SUV值
MRD阴性后复发（relapse from MRD negative）	失去MRD阴性状态（NGF或者NGS证实存在克隆性浆细胞，或影像学提示MM复发）；固定电泳或蛋白电泳检测血清或尿中M蛋白再现；骨髓中克隆浆细胞≥5%；出现任何其他疾病进展情况（如新的浆细胞瘤、溶骨性破坏或高钙血症）

八、化疗前准备

1. 发热患者的化疗前准备　发热患者建议立即进行病原微生物培养并使用抗生素，有明确脏器感染患者应根据感染部位及病原微生物培养结果选用相应抗生素，同时治疗用药的选择应综合患者病情及抗菌药物特点制定。详情参见血液科患者的抗生素使用。

2. Hb<80g/L，PLT<20×10⁹/L或有活动性出血，分别输浓缩红细胞和单采血小板，若存在弥散性血管内凝血（DIC）倾向则PLT<50×10⁹/L即应输注单采血小板。有心功能不全者可放宽输血指征。

3. 高白细胞患者可行白细胞分离术。

4. 患者及家属签署以下同意书　病重或病危通知书、化疗知情同意书、输血知情同意书、骨穿同意书、腰穿同意书（必要时）、静脉插管同意书。

九、化疗中及化疗后治疗

（一）感染防治
参见血液科患者的抗生素使用。

（二）脏器功能损伤的相应防治
镇吐、保肝、保心、护胃、水化、碱化利尿、防治尿酸肾病（别嘌醇）、监测血糖，血压等。

（三）成分输血
Hb<80g/L，PLT<20×10⁹/L或有活动性出血，分别输浓缩红细胞和单采血小板，若存在DIC倾向则PLT<50×10⁹/L即应输注血小板。有心功能不全者可放宽输血指征。出凝血异常或有活动性出血倾向者予以输注血浆和或纤维蛋白原。

（四）造血生长因子
化疗后ANC≤1.0×10⁹/L，可使用G-CSF 5μg/（kg·d）。多发性骨髓瘤者若Hb<80g/L，可予以红细胞生成素（EPO）支持治疗。

十、初治多发性骨髓瘤临床治疗表单

适用对象：第一诊断为多发性骨髓瘤（ICD10：M97320/3），有治疗指征的行诱导化疗

患者姓名：_____ 性别：_____ 年龄：_____ 门诊号：_____ 住院号：_____

住院日期：__年__月__日　　出院日期：__年__月__日　　标准住院日：30 天内

时间	住院第 1~2 天	化疗钱（住院第 3~5 天）
主要诊疗工作	□ 询问病史及体格检查，完成病历书写 □ 患者家属签署输血同意书、骨穿同意书 □ 开化验检查单并完成入院化验检查，包括骨髓涂片分类、活检等 □ 上级医师查房，提出初步诊断意见，分析评估病情，补充必要化验检查 □ 根据情况给予必要的对症支持处理，如抗感染、输血、碱化利尿、并发症防治等 □ 住院医师完成上级医师查房记录等病历书写	□ 及时追问、分析回报的化验检查结果，并观察患者病情 □ 根据情况给予必要的预治疗或并发症的防治 □ 补充必要的化验检查 □ 申请必要的相关科室会诊 □ 综合判断，明确诊断及分期、预后 □ 主任查房、制定观察或治疗策略 □ 向患者及家属谈话，介绍病情及治疗策略 □ 必要时签署静脉插管同意书，行深静脉（PICC）插管 □ 患者家属签署化疗知情同意书 □ 住院医师完成病程记录
重要医嘱	长期医嘱： □ 血液病二级护理常规 □ 饮食：◎普食◎糖尿病饮食◎其他 □ 患者既往基础用药 □ 抗生素（必要时） □ 其他医嘱 临时医嘱： □ 血、尿、便常规，血型，血生化，电解质，凝血功能，输血前检查 □ 骨髓穿刺 □ 骨髓形态学、流式、病理、FISH 等检测 □ 胸片、心电图、腹部 B 超、超声心动（必要时） □ 病原微生物培养（必要时） □ 输血医嘱（必要时） □ 其他医嘱	长期医嘱： □ 抗生素（必要时） □ 其他医嘱 临时医嘱： □ 补充必要的化验检查 □ 输血医嘱（必要时） □ 其他医嘱
主要护理工作	□ 介绍病房环境、设施和设备 □ 入院护理评估 □ 宣教（血液病知识）	□ 宣教（血液病知识） □ 辅助完成各种检查
病情变异记录	□ 无　□ 有，原因： 1. 2.	□ 无　□ 有，原因： 1. 2.
护士签名		
医师签名		

时间	化疗过程中（一般住院第6~18天）	化疗结束
主要诊疗工作	□ 再次查看患者是否适合马上化疗 □ 住院医师完成病程记录 □ 按照方案化疗 □ 镇吐及重要脏器保护 □ 每日查看患者，注意饮食、尿便及并发症情况 □ 注意复查电解质、血常规等检查 □ 必要时调整治疗方案 □ 必要时抗生素、G-CSF等治疗	□ 上级医师查房，评估并发症情况 □ 住院医师完成病程记录 □ 注意观察体温、血压、体重等 □ 成分输血、抗感染等支持治疗（必要时） □ 必要时复查电解质、血常规等检查 □ 必要时G-CSF等治疗
重要医嘱	**长期医嘱：** □ 补液治疗（水化、碱化） □ 镇吐、保肝、保胃、预防病毒感染等医嘱 □ 其他医嘱 **临时医嘱：** □ 化疗医嘱：PAD，TAD，（V）DPACE，DECP等 □ 输血医嘱（必要时） □ 心电监护（必要时） □ 复查血常规、血生化、电解质 □ 血培养（高热时） □ 静脉插管维护、换药 □ 其他医嘱	**长期医嘱：** □ 继续补液治疗（必要时） □ 继续保肝、保胃、预防病毒感染等（必要时） □ 抗生素（根据体温及症状、体征及影像学调整） □ 其他医嘱 **临时医嘱：** □ 输血医嘱（必要时） □ 复查血常规、血生化、电解质 □ 静脉插管维护、换药 □ G-CSF 5μg/（kg·d）（必要时） □ 其他医嘱
主要护理工作	□ 随时观察患者病情变化 □ 心理与生活护理 □ 化疗期间嘱患者多饮水	□ 随时观察患者情况 □ 心理与生活护理
病情变异记录	□ 无　□ 有，原因： 1. 2.	□ 无　□ 有，原因： 1. 2.
护士签名		
医师签名		

时间	出院日
主要 诊疗 工作	□ 上级医师查房，评估并发症情况，明确是否出院 □ 完成出院记录、病案首页、出院证明书等 □ 向患者交代出院后的注意事项，如返院复诊的时间、地点，发生紧急情况时的处理等
重 要 医 嘱	**出院医嘱：** □ 出院带药 □ 定期门诊随访 □ 监测血常规、血生化、电解质
主要 护理 工作	□ 指导患者办理出院手续 □ 指导患者院外服药及注意事项
病情 变异 记录	无　□ 有，原因： 1. 2.
护士 签名	
医师 签名	

附录1　神经毒性评估工具

对患者的说明，请圈出能真实反映你近一周真实情况下述症状严重程度的尺度：

	完全不会	有一点儿	稍微、有点儿	经常	很多
我的手有麻木或刺痛症状	0	1	2	3	4
我的脚有麻木或刺痛症状	0	1	2	3	4
我的手会不舒服	0	1	2	3	4
我的脚会不舒服	0	1	2	3	4
我会关节痛或肌肉痉挛	0	1	2	3	4
我经常感到乏力	0	1	2	3	4
我听力下降	0	1	2	3	4
我会耳鸣	0	1	2	3	4
我按下按钮困难	0	1	2	3	4
我会不能感知手中物体的形状	0	1	2	3	4
我行走困难	0	1	2	3	4

附录2　万珂所致周围神经病的剂量调整方案

症状/体征的严重程度	剂量和方案的调整
1级（感觉异常和/或反射丧失，不伴有疼痛或功能丧失）	不做调整
1级伴有疼痛或2级（功能受损，但不影响日常生活能力）	硼替佐米剂量减至 $1.0mg/m^2$
2级伴有疼痛或3级（日常生活受影响）	暂停硼替佐米治疗直至毒性反应缓解。当毒性缓解时，将硼替佐米剂量减至 $0.7mg/m^2$，改为每周给药1次
4级（永久性感觉丧失，功能受影响）	停用硼替佐米

第三章
贫血诊疗规范

第一节

阵发性睡眠性血红蛋白尿症

一、阵发性睡眠性血红蛋白尿症诊断

（一）目的

确立阵发性睡眠性血红蛋白尿症（paroxysmal nocturnal hemoglobinuria，PNH）一般诊疗的标准操作规程，确保患者诊疗的正确性和规范性。

（二）范围

适用阵发性睡眠性血红蛋白尿症的诊疗。

（三）诊断要点与依据

1. 诊断依据　《血液病诊断及疗效标准》（第四版，科学出版社）。

2. 诊断要点

（1）临床表现符合PNH。

（2）实验室检查：①Ham实验、蔗糖溶血实验、尿含铁血黄素实验、蛇毒因子溶血实验中两项以上阳性；或一项阳性但重复2次阳性，有肯定的血红蛋白尿出现，并除外其他溶血；②流式细胞仪外周血GPI锚蛋白测定：外周血CD59或CD55阴性的中性粒细胞或红细胞>10%。

临床表现符合，实验室检查结果具备①项和/或②项者可明确诊断。

（四）鉴别诊断

1. 再生障碍性贫血。

2. 骨髓增生异常综合征。

3. 自身免疫性溶血性贫血。

4. 缺铁性贫血。

5. 遗传性球形红细胞增多症。

6. 阵发性冷性血红蛋白尿症。

7. 葡萄糖-6-磷酸脱氢酶缺乏症。

8. 机械性红细胞损伤。

9. 血型不合红细胞输入。

（五）诊断规程

1. 采集病历

（1）现病史：包括患者症状（贫血、尿色改变等相关症状）出现的初始时间、严重程度以及相关治疗情况。

（2）既往史及个人史：包括是否有肝脏病史、特殊用药史。注意有无下肢静脉、深静脉血栓、肠系膜血栓发作病史。

（3）体检：包括贫血、黄疸相关体征，肝、脾、淋巴结肿大情况；骨骼及生长发育情况。

2. 入院检查

（1）必要检查项目。①常规：血常规（含网织红细胞计数及白细胞分类）、尿常规＋Rous、便常规+潜血。②GPI锚蛋白测定（外周血）。③酸化血清溶血试验（Ham试验）。④蔗糖溶血试验。⑤血浆游离

血红蛋白（FHb）、血浆结合珠蛋白（HP）测定。⑥肝肾功能、空腹血糖。⑦乳酸脱氢酶及同工酶。⑧其他，包括电解质六项；叶酸、维生素 B₁₂ 水平；血清铁四项；血清铁蛋白；骨髓形态学分类；骨髓活检病理（初诊时）；N-ALP、PAS、铁染色；祖细胞培养（BFU-E、CFU-E、CFU-GM、CFU-Mix）；腹部 B 超。

（2）需要检查项目。①抗碱血红蛋白测定（HbF）、血红蛋白 A2 定量（HbA2）。②Coombs 试验（直接、间接）。③冷凝集素试验（CAT）。④酸化甘油溶血试验（AGLT50）。⑤红细胞盐水渗透脆性试验（EOF）。⑥葡萄糖-6-磷酸脱氢酶（G6PD）活性测定。⑦凝血八项。⑧骨髓染色体核型分析。⑨淋巴细胞亚群。⑩其他，包括免疫球蛋白定量；抗心磷脂抗体；ENA 抗体谱；抗核抗体；甲功全项；转铁蛋白及受体；心脏彩超；胸部 X 线片。

（3）可选检查项目。凝血八项，蛋白 C，蛋白 S。

二、治疗方案的选择

（一）治疗原则

积极避免诱发或加重溶血的因素（感染及氧化性药物、食物等），控制溶血急性或慢性发作；以骨髓造血衰竭为主要临床表现时则应以雄激素促造血药物联合免疫抑制治疗为主，同时预防并治疗并发症及合并症。

（二）控制急、慢性溶血发作，改善贫血状况

1. 补体抑制剂（依库珠单抗，Eculizumab）　补体抑制剂作为补体 C5 的人源化单克隆抗体，可以有效抑制补体膜攻击复合物的形成，从而减轻溶血发作，明显降低血制品依赖性，减轻血栓事件发生风险。目前，国际多篇临床对照研究数据均支持补体抑制剂作为以急慢性溶血发作为主要表现的 PNH 患者一线首选治疗措施。补体抑制剂使用前应常规给予淋球菌及脑膜炎双球菌疫苗预防感染，前 4 周每周 600mg 静点一次，第 5 周 900mg，此后每 2 周应用 900mg，可长期应用。补体抑制剂治疗的适应证主要是：PNH 患者长期慢性溶血（含急性加重）导致输血依赖，以及与 PNH 长期慢性溶血相关的并发症发生（频发急性疼痛事件、血栓栓塞、肾功能不全、平滑肌张力障碍及其他终末脏器功能障碍）。而因骨髓造血衰竭导致的输血依赖并不适用 Eculizumab 治疗。

2. 糖皮质激素　补体抑制剂之前的时代，糖皮质激素是控制溶血慢性发作和急性加重最有效的药物。目前，仍然可以作为控制 PNH 患者急性血管内溶血的首选药物。常规剂量按泼尼松龙计算，每日 0.75 ~ 1.0mg/kg，1 ~ 3 周溶血减轻后应逐渐减量并在 2 ~ 3 个月内停用，部分可耐受患者亦可用最低剂量（每日 15mg 以下）泼尼松龙维持。原则上应尽量避免患者长期使用糖皮质激素。因为目前尚未有明确的临床研究数据支持糖皮质激素能够有效控制 PNH 患者慢性溶血的程度并减轻输血依赖，糖皮质激素的长期毒副作用亦限制其使用。激素使用期间，应注意血压、血糖监测，骨质疏松预防及胃黏膜保护。

（三）改善骨髓造血衰竭状况，减少输血依赖

对于以骨髓造血衰竭为主要表现的 PNH 患者应使用雄激素（达那唑 200 ~ 600mg/d 或司坦唑醇 6 ~ 10mg/d，以耐受男性化及肝脏损伤副作用为前提）或红细胞生成素（10 000U，每周 3 次，皮下注射）促造血治疗，同时亦可联合环孢素免疫抑制治疗，应用保肝药物可减轻药物性肝损伤及增强药物治疗依从性。达到重度骨髓造血衰竭者应积极考虑异基因造血干细胞移植或抗淋巴细胞球蛋白治疗。

（四）异基因造血干细胞移植

是唯一可以治愈本病的方法，有合适同胞匹配的供者可考虑。因 Eculizumab 在临床上广泛得以应用及其肯定疗效，异基因造血干细胞移植适应证变得更加严格：PNH 进展为严重的骨髓造血衰竭或恶性克隆演变（如 MDS、AL 等）；PNH 伴发严重危及生命及重要脏器功能的血栓栓塞事件；Eculizumab 治疗不

能控制的慢性溶血导致严重的输血依赖及致残性血栓栓塞事件发生。

（五）支持治疗

适当补充造血原料，适当进行抗凝治疗预防血栓栓塞事件。长期慢性溶血易合并缺铁，应以食物补铁为主，亦可小剂量补充铁剂。长期慢性溶血导致机体叶酸相对不足，应每日补充叶酸5mg。此外，维生素E 100mg，每日3次，有稳定红细胞膜、减轻溶血的作用。对于血栓形成高危者（粒细胞GPI阴性克隆超过50%，曾有血栓栓塞发生，蛋白C、蛋白S活性降低，D-二聚体多次超过正常值2倍以上，合并糖尿病发生，长期吸烟）应给予抗凝治疗，常用华法林1～2mg/d，根据INR调整用药剂量，保持INR在2.0～3.0为宜。

三、初次诊治阵发性睡眠性血红蛋白尿症临床治疗表单

适用对象：第一诊断为阵发性睡眠性血红蛋白尿症

患者姓名：_____ 性别：_____ 年龄：____ 门诊号：_____ 住院号：_____

住院日期：__年__月__日　出院日期：__年__月__日　标准住院日：14天内

时间	住院第1天	住院第2天
主要诊疗工作	□ 向家属告知病情（溶血严重、危及生命者告病危并签署病危通知书） □ 患者家属签署骨穿同意书、输血知情同意书） □ 询问病史及体格检查 □ 完成病历书写 □ 开化验单 □ 上级医师查房与激素治疗前风险评估 □ 根据血象及凝血象决定是否成分输血 □ 根据溶血程度轻重决定是否应用糖皮质激素治疗	□ 上级医师查房 □ 完成入院检查 □ 骨穿：骨髓形态学检查、病理活检、祖细胞培养及细胞遗传学检查 □ 完成必要的相关科室会诊 □ 住院医师完成上级医师查房记录等病历书写
重要医嘱	长期医嘱： □ 血液病二级护理常规（溶血重者应执行一级护理） □ 饮食：◎普食◎糖尿病饮食◎其他 □ 补液、碱化尿液治疗 □ 抗生素（有感染时） □ 其他医嘱 临时医嘱： □ 血、尿、便常规，血型，血生化，电解质，凝血功能，输血前检查 □ GPI锚链蛋白测定（PNH克隆鉴定） □ 糖皮质激素治疗（溶血情况及激素使用风险评估后） □ 胸片、心电图、腹部B超 □ 超声心动（视患者情况而定） □ 病原微生物培养（有感染时） □ 输血医嘱（必要时） □ 其他医嘱（糖皮质激素副作用的预防性治疗）	长期医嘱： □ 补液、碱化尿液治疗 □ 抗生素（有感染时） □ 其他医嘱 临时医嘱： □ 骨穿 □ 骨髓形态学检查、病理活检、祖细胞培养细胞遗传学 □ 血常规 □ 输血医嘱（必要时） □ 其他医嘱
主要护理工作	□ 介绍病房环境、设施和设备 □ 入院护理评估	□ 宣教（血液病知识）
病情变异记录	□ 无　□ 有，原因： 1. 2.	□ 无　□ 有，原因： 1. 2.
护士签名		
医师签名		

时间	住院第3~6天	
主要诊疗工作	☐ 根据初步骨髓结果制定治疗方案 ☐ 重要脏器保护 ☐ 住院医师完成病程记录	☐ 患者家属签署治疗知情同意书 ☐ 上级医师查房
重要医嘱	**长期医嘱：** ☐ 补液、碱化尿液治疗 ☐ 糖皮质激素副作用预防及对症支持治疗 ☐ 抗凝治疗（有血栓形成高危因素者） ☐ 重要脏器功能保护：保肝、退黄、保护胃黏膜等 ☐ 其他医嘱 **临时医嘱：** ☐ 糖皮质激素治疗 ☐ 输血医嘱（必要时） ☐ 每周复查血生化、电解质 ☐ 每2天复查血常规 ☐ 血压、血糖监测 ☐ 其他医嘱	
主要护理工作	☐ 随时观察患者病情变化 ☐ 心理与生活护理 ☐ 治疗期间嘱患者多饮水	
病情变异记录	☐ 无 ☐ 有，原因： 1. 2.	
护士签名		
医师签名		

时间	住院第 7～14 天	出院日
主要诊疗工作	□ 上级医师查房，注意治疗后病情变化 □ 住院医师完成病历书写 □ 每 2 日复查血常规 □ 注意观察体温、血压、体重等 □ 注意观察糖皮质激素使用后副作用的产生及治疗 □ 成分输血等支持治疗（必要时） □ 根据骨髓造血功能评估决定是否应用促造血及免疫抑制治疗	□ 上级医师查房，进行治疗疗效进一步评估，确定有无并发症情况，明确是否可以出院 □ 完成出院记录、病案首页、出院证明书等 □ 向患者交代出院后的注意事项，如返院复诊的时间、地点，发生紧急情况时的处理等
重要医嘱	**长期医嘱：** □ 洁净饮食 □ 补液、碱化尿液治疗 □ 其他医嘱 **临时医嘱：** □ 促造血及免疫抑制治疗医嘱（必要时） □ 血、尿、便常规 □ 血生化、电解质 □ 输血医嘱（必要时）	**出院医嘱：** □ 出院带药 □ 定期门诊随访 □ 监测血常规、血生化、电解质
主要护理工作	□ 随时观察患者情况 □ 心理与生活护理 □ 治疗期间注意肛周及口腔护理	□ 指导患者办理出院手续
病情变异记录	□ 无 □ 有，原因： 1. 2.	□ 无 □ 有，原因： 1. 2.
护士签名		
医师签名		

（施　均　郑以州）

第二节

再生障碍性贫血

一、再生障碍性贫血诊断

（一）目的

确立再生障碍性贫血（aplastic anemia，AA）一般诊疗的标准操作规程，确保患者诊疗的正确性和规范性。

（二）范围

适用再生障碍性贫血患者的诊疗。

（三）诊断依据

根据 *British Committee for Standards in Haematology*：*Guidelines for the diagnosis and management of aplastic anaemia*（2016）及《血液病诊断及疗效标准》（第四版，科学出版社，2018年4月）。

（四）诊断规程

1. 采集病历

（1）现病史：包括患者症状（贫血、出血、感染等相关症状），初始时间、严重程度以及相关治疗情况。

（2）既往史、个人史：详细询问有无家族史；询问其他重要脏器疾病史。

（3）体检：包括贫血、出血相关体征，有无躯体畸形，有无感染病灶等。

2. 入院检查

（1）初诊时

1）常规：血常规、尿常规、便常规+潜血、血型；输血前相关检查：HIV、梅毒、病毒性肝炎标志物。

2）骨髓：骨髓分类（要观察三系的形态，是否有病态造血；非造血细胞比例增高，须注意淋巴细胞及浆细胞形态有无异常，必要时行胸骨检查）；骨髓活检病理+嗜银染色；GPI 锚蛋白流式检测（CD55、CD59）（也可选择外周血标本送检）；N-ALP、PAS、铁染色、巨核细胞酶标；染色体核型（必要时行荧光原位免疫杂交如5、7、8、20、21、Y 染色体）；流式细胞仪免疫表型分析；造血干祖细胞培养；电镜形态及免疫组织化学（MPO，PPO）；彗星实验、MMC 实验（年龄＜50岁需要筛查，医科院血液病医院已经开展本检测项目）。

3）生化：肝肾功能、空腹血糖；防癌五项；电解质六项；乳酸脱氢酶及同工酶；心肌酶谱；铁代谢四项指标（血清铁，未饱和铁结合力，总铁结合力，铁饱和度）；可溶性转铁蛋白及其受体。

4）免疫学：免疫球蛋白定量；淋巴细胞亚群、T/NK 大颗粒淋巴细胞比例、Vβ 流式检测；甲状腺功能全项检测；铁蛋白；叶酸、维生素 B_{12} 水平检测；红细胞生成素（EPO）水平检测；免疫学全套检查（抗核抗体、ENA 抗体谱、循环免疫复合物、抗链O、类风湿因子、C 反应蛋白、IgG、IgA、IgM、C3、C4）；细胞因子（TNFα、TGFβ、sEPO、INF-γ、IL1 等）。

5）溶血初筛检查：FHB HP；Coombs 试验（直接、间接）及其亚型；Ham 试验；尿 ROUS 试验；凝血八项。

6）其他：包括心电图、胸片（如患者合并感染，建议行肺部 CT 检查）、腹部消化系统及其泌尿系统 B 超（如患者为长期贫血，建议进行心脏彩色超声心动检查，评价心脏功能）。

7）眼底、口腔、耳鼻喉检查。

8）细菌、真菌培养+药敏：如果怀疑重型再生障碍性贫血，入院时常规送鼻、口、咽、皮肤、会阴、肛周、痰培养及感染部位分泌物培养；住院中体温大于38.5℃，持续2天以上，非感染原因难以解释送可疑部位分泌物培养；如疑诊为真菌感染，送检G试验及GM试验（如果有条件）。

9）二代基因测序：如果有条件，对于发病年龄<40岁患者，做先天造血衰竭相关基因测序，以除外先天造血衰竭疾病；对于需鉴别再生障碍性贫血与低增生MDS患者，可进行血液肿瘤相关基因二代测序检测，以提供鉴别诊断线索。

（2）治疗后复查

1）常规：血、尿、便常规。

2）外周血：生化全项；可溶性转铁蛋白及其受体；铁代谢指标（铁四项、铁蛋白）；叶酸、维生素B_{12}水平；溶血初筛检查：FHB、HP、Coomb、Ham实验；外周血淋巴细胞免疫分型；T/NK大颗粒淋巴细胞比例（如初诊时比例有异常，须复查此项，并加做Vβ流式检测）；细胞因子水平检测。

3）骨髓检查：骨髓涂片形态学检查；骨髓或组织病理检查；N-ALP、PAS、铁染色、巨核细胞酶标；GPI锚蛋白流式检测（CD55、CD59）；染色体核型（必要时行荧光原位免疫杂交）；造血干祖细胞培养；彗星实验、MMC实验（如初诊时结果有异常或临界值）。

4）如患者在服用环孢素，检测其空腹浓度（C_0）及服药后2小时浓度（C_2）。

二、治疗

（一）判断患者病情并进行分型

患者确诊为获得性再障，需根据血象分为重型再生障碍性贫血（SAA）及非重型再生障碍性贫血（NSAA），如果外周血细胞符合以下三项中的两项，则可确诊为SAA：①中性粒细胞<0.5×10^9/L；②血小板<20×10^9/L；③网织红细胞绝对值<20×10^9/L。如果中性粒细胞<0.2×10^9/L，则诊断极重型再生障碍性贫血（VSAA）。如不符合以上各项，则诊断为NSAA。诊断分型与患者发病时间无关。

（二）本病治疗

1. NSAA治疗　此类患者如果需要定期频繁进行血制品输注，即输血依赖，治疗建议参考SAA患者选择的治疗方案（图3-1）。

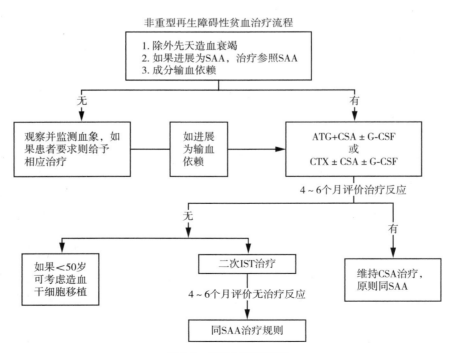

图3-1　NSAA治疗流程

如患者非输血依赖，首选治疗口服环孢素（CsA），初始治疗剂量 3 ~ 5mg/kg，根据环孢浓度调整用药剂量，使 C_0 维持在成人 200 ~ 400ng/ml，儿童 150 ~ 250ng/ml 范围。应用过程中监测肝肾功能，必要时同时服用保肝药物预防肝细胞损伤。雄激素对于初诊患者，尤其是儿童及年轻女性，不常规作为首选治疗，对于 CsA 效果不明显或者无效患者可以加用，因血小板减低月经量明显增多的年轻女性患者可短期应用以减轻出血。可选择的药物为司坦唑醇（康力龙）、十一酸睾酮（安雄）、达那唑等药物。雄激素对肝功能影响较大，须实时监测。NSAA 患者也可适当加用中成药治疗，如再造生血片、血宝等，具体用量参考说明书。

2. SAA 治疗　根据 BCSH（2016 年）再障诊断治疗指南，对于年龄<35 岁有同胞供者患者，首选同胞供者造血干细胞移植。移植后治疗及处理同其他移植患者（图 3-2）。对于年龄 35 ~ 50 岁的患者，同胞供者的造血干细胞移植及 IST 治疗均可作为治疗首选推荐。

对于年龄>50 岁或无同胞供者或治疗经费不足以承担干细胞移植的患者，选择强烈免疫抑制治疗（IST），即抗胸腺细胞球蛋白（ATG）序贯口服 CsA 治疗。医科院血液病医院有（兔）rATG（法国）及（猪）pATG（中国武汉）两种，用量分别为 rATG 3 ~ 3.75mg/kg，pATG 20 ~ 30mg/kg，应用前须进行静脉实验或者皮试（详细参考药物说明书），缓慢滴注每日不低于 10 小时，连续应用 5 天。同时应用 1mg/kg 糖皮质激素（泼尼松）换算成静脉氢化可的松及地塞米松与 ATG 同步输注。应用时密切注意患者有无过敏反应，进行心电血压血氧监测。治疗同时或者序贯口服 CsA（具体用法同 NSAA）。

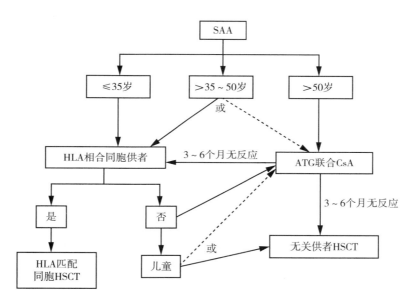

图 3-2　SAA 治疗流程图

ATG 治疗过程中药物应用步骤：

通道一：rATG 3.0 ~ 3.75mg/（kg·d）×5 天，或 pATG 20 ~ 30mg/（kg·d）×5 天。

通道二：按泼尼松 1mg/（kg·d）换算成氢化可的松 50 ~ 100mg，余换算成等量的地塞米松或甲泼尼龙。

对于经济能力无法承担 ATG 治疗或 ATG 无法耐受的 SAA 患者，推荐应用大剂量环磷酰胺（HD-CTX）治疗，剂量为 30mg/（kg·d），溶于 250ml 生理盐水，正常速度连续应用 4 天，于应用 CTX 的第 0，3，6，9 小时给予美司钠解救，同时碱化利尿，监测尿 pH 值使之维持 6.5 以上，进行心电血压血氧检测。治疗前须停用 CsA 一周以上，治疗后 1 个月可再次加用口服 CsA。

CTX 治疗过程中药物应用步骤：

通道一：CTX 30mg/（kg·d）×4天。

通道二：美司钠 0.4g 静脉输注用药第 0，3，6，9 小时×4天，同时静脉碱化利尿补液。

根据患者经济承担能力及其意愿，部分患者选择只口服 CsA 治疗，具体方法同 NSAA。

3. CsA 的换药、减量及停用　　再障患者治疗过程中需要定期返院复查，一般定于开始治疗的第 2、3、6、9、12、15、18、24、30、36 个月进行复查，以评判疗效及调整治疗方案及药物剂量。

口服 CsA 4～6 个月血象及骨髓增生程度无改善甚至进一步减低的患者，判断为治疗无效，建议换用二线免疫抑制药物，如吗替麦考酚酯、西罗莫司、达那唑等，但经验不足，疗效不肯定。也可试用中药或者参加临床实验。

对于疗效确切的患者，如血象恢复正常或维持稳定水平超过 3 个月，CsA 可缓慢减量，速度大约为 0.3mg/（kg·m）。如果在减量过程中患者血象有下降趋势，可调整回此次减量前上次水平。如患者减量过程中复发，建议返院进行二次治疗。

4. 造血干细胞刺激治疗（TPO/TPOR 激动剂）　　已经证实，TPO 及 TPO 受体激动剂艾曲泊帕能刺激造血干细胞的增殖分化，美国已批准艾曲泊帕在初治及难治 SAA 中作为治疗推荐药物，国内已经开展相关研究，目前针对难治 SAA 患者可加用本药，未来对于初治及难治 SAA、NSAA 治疗中艾曲泊帕可能都会作为联合治疗的推荐。重组人 TPO 目前只有中国上市，国内部分研究证实再障治疗中联合 TPO 会增加疗效，减少患者的血制品输注。

（三）支持对症治疗

1. 保护性隔离　　对于中性粒细胞减低的患者建议尽早进行保护性隔离，以减少发生感染的机会。

2. 造血因子　　对于 ANC$<0.5×10^9$/L 患者，应用 G-CSF 200～400μg/（m^2·d），持续至 ANC$>1.5×10^9$/L，以减少患者发生感染的机会。

3. 血制品输注　　贫血患者建议输注浓缩红细胞以维持 Hb>80g/L，尤其年龄>60 患者，以保证心脏功能足以承受进一步强烈免疫治疗。血小板减低患者其水平$<10×10^9$/L，或者$<20×10^9$/L 同时患者有活动性出血、年龄偏大、伴发感染发热的情况，需要输注单采血小板，以减少患者发生致命出血的风险。

4. 抗生素应用　　一旦患者合并感染，如果 ANC$<0.5×10^9$/L，在明确病原菌之前建议尽早应用超广谱抗生素，以尽快控制感染，争取应用有效治疗机会。如果患者 ANC 正常，可根据感染部位选择适当抗生素。

5. 心理支持　　患者的角色转换需要一定时间，并且每位患者反应不同，根据不同情况给予患者心理支持。

（四）祛铁治疗

患者因红细胞生产不足，铁利用障碍，并需要长期输注红细胞，大部分会出现铁过载。定期监测铁蛋白，并对于水平>1000ng/ml 的患者进行祛铁治疗，以减少心脏、胰腺、肝脏等脏器功能的损伤。一般剂量为 20～25mg/（kg·d），持续缓慢滴注>10h/d 或者应用祛铁泵持续滴注，每疗程两周，可根据铁蛋白适当增减。

（五）出院标准

一般情况良好，没有需要住院处理的并发症和/或合并症。

三、初治再生障碍性贫血临床治疗表单

适用对象：第一诊断为再生障碍性贫血

患者姓名：＿＿＿＿性别：＿＿＿＿年龄：＿＿门诊号：＿＿＿＿住院号：＿＿＿

住院日期：＿年＿月＿日　出院日期：＿年＿月＿日　标准住院日：NSAA 21天内，SAA 72天内

时间	住院第1天	住院第2天
主要诊疗工作	□ 向家属告病重或病危并签署病重或病危通知书 □ 患者家属签署骨穿同意书、输血知情同意书、静脉插管同意书（条件允许时） □ 询问病史及体格检查 □ 完成病历书写 □ 开化验单 □ 上级医师查房初步分析病情 □ 根据血象及凝血象决定是否成分输血	□ 上级医师查房 □ 完成入院检查 □ 骨穿：骨髓形态学检查、细胞遗传学、组织化学、干细胞培养和GPI、彗星实验及MMC实验 □ 根据骨髓、血象及凝血象决定是否成分输血 □ 完成必要的相关科室会诊 □ 住院医师完成上级医师查房记录等病历书写
重要医嘱	长期医嘱： □ 血液病一级护理常规 □ 饮食：◎普食◎糖尿病饮食◎其他 □ 抗生素（必要时） □ 补液治疗（必要时） □ 其他医嘱 临时医嘱： □ 血、尿、便常规，血型，血生化，电解质，凝血功能，输血前检查 □ 胸片、心电图、腹部B超 □ 超声心动（视患者情况而定） □ 病原微生物培养（必要时） □ 输血医嘱（必要时） □ 其他医嘱	长期医嘱： □ 患者既往基础用药 □ 抗生素（必要时） □ 补液治疗（必要时） □ 其他医嘱 临时医嘱： □ 骨穿 □ 骨髓形态学检查、细胞遗传学、组织化学、干细胞培养和GPI □ 血常规 □ 输血医嘱（必要时） □ 其他医嘱
主要护理工作	□ 介绍病房环境、设施和设备 □ 入院护理评估	□ 宣教（血液病知识）
病情变异记录	□ 无　□ 有，原因： 1. 2.	□ 无　□ 有，原因： 1. 2.
护士签名		
医师签名		

时间	住院第 3 ~ 7 天	住院第 8 ~ 20 天
主要诊疗工作	□ 根据初步骨髓结果制定治疗方案 □ 患者家属签署治疗知情同意书 □ 重要脏器保护 □ 住院医师完成病程记录 □ 上级医师查房	□ 上级医师查房，注意病情变化 □ 住院医师完成病历书写 □ 每日复查血常规 □ 注意观察体温、血压、体重等 □ 成分输血、抗感染等支持治疗（必要时） □ 加用 CsA，注意监测 CsA 浓度 □ HLA 配型（符合造血干细胞移植条件者） □ 进入层流室进行强烈免疫抑制治疗（符合行强烈免疫抑制治疗患者） □ 造血生长因子（必要时）
重要医嘱	长期医嘱： □ 免疫抑制治疗 □ 抗感染等对症支持治疗医嘱 □ 补液治疗（必要时） □ 重要脏器功能保护：保肝等 □ 其他医嘱 临时医嘱： □ 输血医嘱（必要时） □ 心电监护（必要时） □ 每周复查血生化、电解质 □ 每日或隔日复查血常规 □ 血培养（高热时） □ 静脉插管术（条件允许时）及静脉插管维护、换药 □ 其他医嘱	长期医嘱： □ 洁净饮食 □ 抗感染等支持治疗（必要时） □ 其他医嘱 临时医嘱： □ 免疫抑制治疗医嘱 □ 血、尿、便常规 □ 血生化、电解质 □ 输血医嘱（必要时） □ G-CSF 5μg/（kg·d）（必要时） □ 影像学检查（必要） □ 病原微生物培养（必要时） □ 血培养（高热时） □ 静脉插管维护、换药 □ 其他医嘱
主要护理工作	□ 随时观察患者病情变化 □ 心理与生活护理 □ 治疗期间嘱患者多饮水	□ 随时观察患者情况 □ 心理与生活护理 □ 治疗期间注意肛周及口腔护理
病情变异记录	□ 无 □ 有，原因： 1. 2.	□ 无 □ 有，原因： 1. 2.
护士签名		
医师签名		

时间	住院第20~71天	出院日 （NSAA第21天，SAA第72天）
主要诊疗工作	□ 上级医师查房 □ 住院医师完成常规病历书写 □ 根据血常规情况对症支持治疗 □ 注意监测CsA浓度直至达到理想浓度范围	□ 上级医师查房，进行治疗有效性评估，确定有无并发症情况，明确是否出院 □ 完成出院记录、病案首页、出院证明书等 □ 向患者交代出院后的注意事项，如返院复诊的时间、地点，发生紧急情况时的处理等
重要医嘱	长期医嘱： □ 洁净饮食 □ 停抗生素（根据体温及症状、体征及影像学） □ 其他医嘱 临时医嘱： □ 骨穿 □ 骨髓形态学、微小残留病检测 □ 血、尿、便常规 □ 监测CsA浓度 □ G-CSF 5μg/（kg·d）（必要时） □ 输血医嘱（必要时） □ 其他医嘱	出院医嘱： □ 出院带药 □ 定期门诊随访 □ 监测血常规、血生化、电解质
主要护理工作	□ 随时观察患者情况 □ 心理与生活护理 □ 指导患者生活护理	□ 指导患者办理出院手续
病情变异记录	□ 无　□ 有，原因： 1. 2.	□ 无　□ 有，原因： 1. 2.
护士签名		
医师签名		

四、复诊的再生障碍性贫血临床治疗表单

适用对象：第一诊断再生障碍性贫血治疗后

患者姓名：_____性别：_____年龄：____门诊号：_____住院号：_____

住院日期：__年__月__日　出院日期：__年__月__日　标准住院日：2天

时间	住院第1天	住院第2天
主要诊疗工作	□ 患者家属签署输血同意书、骨穿同意书、腰穿同意书、静脉插管同意书 □ 询问病史及体格检查 □ 完成病历书写 □ 开化验单 □ 上级医师查房与化疗前评估	□ 上级医师查房 □ 完成入院检查 □ 骨髓形态学检查、细胞遗传学、组织化学、干细胞培养和GPI □ 根据血象决定是否成分输血 □ 完成必要的相关科室会诊 □ 住院医师完成上级医师查房记录等病历书写
重要医嘱	长期医嘱： □ 血液病二级护理常规 □ 饮食：◎普食◎糖尿病饮食◎其他 □ 抗生素（必要时） □ 其他医嘱 临时医嘱： □ 血、尿、便常规，血型，血生化，电解质，凝血功能，输血前检查 □ 胸片、心电图、腹部B超 □ 超声心动（视患者情况而定） □ 病原微生物培养（必要时） □ 输血医嘱（必要时） □ 其他医嘱	长期医嘱： □ 患者既往基础用药 □ 抗生素（必要时） □ 其他医嘱 临时医嘱： □ 骨穿 □ 骨髓形态学检查、细胞遗传学、组织化学、干细胞培养和GPI □ 血常规 □ 输血医嘱（必要时） □ 出院带药 □ 定期复查 □ 其他医嘱
主要护理工作	□ 介绍病房环境、设施和设备 □ 入院护理评估	□ 宣教（血液病知识）.
病情变异记录	□ 无　□ 有，原因： 1. 2.	□ 无　□ 有，原因： 1. 2.
护士签名		
医师签名		

（井丽萍　张凤奎）

第三节

纯红细胞再生障碍性贫血

一、诊断目的和范围

（一）目的

确立纯红细胞再生障碍性贫血（pure red-cell anemia，PRCA）一般诊疗的标准操作规程，确保患者诊疗的正确性和规范性。

（二）范围

适用于纯红细胞再生障碍性贫血的诊疗。

二、诊断和鉴别诊断

（一）诊断依据

①根据《血液病诊断及疗效标准》（第四版，科学出版社，2018年）：贫血相关的症状和体征（无肝脾肿大）；②血红蛋白低于正常值（男<120g/L，女<110g/L），网织红细胞<1%，MCV、MCH及MCHC均正常。白细胞和血小板计数正常；③骨髓幼红细胞<5%，粒系及巨核系各阶段均正常。

（二）鉴别诊断

1. Diamond-Blackfan贫血（DBA）　本病为先天型遗传性疾病，绝大多数在出生后1年内起病，除贫血、网织红细胞减少、骨髓红系增生减低外，可有阳性家族史、身体畸形、染色体或基因异常以鉴别。

2. 儿童一过性幼红细胞减少症（TEC）　特指发生于儿童的PRCA变异型，多见于1~3岁的健康儿童，发病前有感染前驱症状，病因不明，但和微小病毒B19无关，除贫血、网织红细胞减少、骨髓红系增生减低外，极少数出现癫痫、神经系统异常等并发症，病情于数周内可自发恢复。

3. 一过性再障危象（TAC）　多见于年轻人，在慢性溶血性贫血病史基础上发生微小病毒B19感染。患者既往有胆红素浓度升高、黄疸病史，骨髓涂片可见较为特异的巨大幼稚红细胞提示微小病毒B19感染，病程持续几周时间，呈自限性。

4. 骨髓增生异常综合征（MDS）　部分骨髓增生异常综合征表现为单纯贫血、骨髓红系增生减低等类似PRCA的特点，常规治疗效果欠佳，有向急性白血病转化的趋势。病态造血、原始细胞比例增高、染色体或基因异常可进行鉴别。

5. 其他继发性纯红再障　纯红再障可继发于胸腺瘤、T细胞大颗粒淋巴细胞白血病、其他血液系统肿瘤、结缔组织病、感染、药物、ABO不相合骨髓移植、EPO抗体产生、妊娠等，仔细的病史询问，体格检查和针对性实验室项目有助鉴别。

三、入院检查

（一）必要检查

1. 常规　血常规（含网织红细胞计数及白细胞分类）、尿常规+潜血、便常规+潜血、血型。

2. 溶血

（1）游离血红蛋白、结合珠蛋白。

（2）Coombs试验。

3．骨髓

（1）骨髓形态学分类。

（2）染色体核型分析。

（3）N-ALP、PAS、铁染色。

（4）骨髓活检病理。

（5）祖细胞培养（BFU-E、CFU-E、CFU-GM、CFU-Mix）。

4．生化

（1）肝肾功能、乳酸脱氢酶、空腹血糖。

（2）电解质六项。

（3）血清铁四项。

5．免疫学

（1）乙肝两对半、丙肝抗体、甲肝抗体、HIV。

（2）免疫球蛋白定量。

（3）ENA抗体谱。

（4）风湿三项（ASO，RF，CRP）。

（5）抗核抗体（ANA），循环免疫复合物（CIC）。

（6）转铁蛋白及受体。

6．流式细胞仪免疫表型分析

（1）GPI锚蛋白（外周血）。

（2）大颗粒淋巴细胞免疫表型（外周血）。

（3）TCR vβ（外周血）。

7．分子生物学　TCR/IgH重排。

8．贫血相关指标

（1）血清铁蛋白。

（2）叶酸、维生素B_{12}水平。

（3）红细胞生成素水平。

9．出凝血相关检查。

10．心电图、胸部X线片、腹部B超、心脏彩超。

（二）需要检查

1．微小病毒B19检测（B19抗原/抗体，B19 DNA）。

2．彗星实验、MMC实验（伴白细胞减少时需同Fanconi贫血鉴别）。

3．胸腹部CT（考虑继发于淋巴系统增殖性疾病或实体瘤时）。

（三）可选检查

1．如患者服用CsA，检测血药浓度。

2．如有需要行全基因组或靶向基因测序。

（四）治疗

1．支持治疗　Hb<80g/L或出现贫血相关症状者输注浓缩红细胞。

2．病因治疗　伴有胸腺瘤者行手术切除，疑似药物、感染相关者停止一切可能药物并控制感染，考虑微小病毒B19感染者应用丙种球蛋白，继发于淋巴系统增殖性疾病者治疗基础病。

3．免疫抑制治疗

（1）糖皮质激素：泼尼松起始剂量1mg/（kg·d），定期监测血红蛋白、网织红细胞和血细胞比容

（HCT），HCT≥35%后缓慢减量并于3~4个月内减停，部分激素依赖患者需要最小有效剂量维持。若连续服用2~3月无效，应考虑更换其他治疗方案，此外，糖皮质激素有效但需大剂量维持者可与其他免疫抑制剂合用以减少糖皮质激素用量。

（2）环孢素：可单药应用或与糖皮质激素联合，推荐起始剂量3~5mg/（kg·d），每日两次给药，根据血药浓度进一步调整剂量，维持谷浓度150~250ng/ml，疗程不应短于3个月。

（3）细胞毒免疫抑制药物：糖皮质激素无效或需大剂量维持着可换用环磷酰胺或硫唑嘌呤，联合小剂量糖皮质激素（Pred 20~30mg/d）可以提高疗效。两种药物的起始剂量50mg/d，每周（或每两周）增加50mg/d至最大150mg/d，有效者先由糖皮质激素开始减药。用药期间ANC<1×10^9/L或PLT<100×10^{12}/L则停药观察。

4. 其他

（1）静脉免疫球蛋白：慢性微小病毒B19感染患者可试验性应用，剂量0.4g/（kg·d），疗程5~10天。

（2）抗胸腺细胞球蛋白（ATG）：可用于难治性病例，rATG（法国）3~5mg/（kg·d），连续应用5天，联合小剂量糖皮质激素（Pred 20~30mg/d）。

（3）抗CD20单克隆抗体（利妥昔单抗）、抗CD52单克隆抗体、抗IL-2R单克隆抗体限于治疗继发于淋巴细胞增殖性疾病的患者，或者对常规免疫抑制治疗无效者。

（4）血浆置换：上述免疫抑制治疗均无效者可试用，每周至少置换3次，至少维持2~3周，直至起效。

5. 祛铁治疗 治疗无效者需长期输注红细胞，有出现继发性血色病可能。定期监测铁蛋白水平，必要时行祛铁治疗。

四、初治纯红细胞再生障碍性贫血临床治疗表单

适用对象：第一诊断为纯红细胞再生障碍性贫血

患者姓名：_____ 性别：_____ 年龄：____ 门诊号：_____ 住院号：_____

住院日期：__ 年 __ 月 __ 日　出院日期：__ 年 __ 月 __ 日　标准住院日：21 天内

时间	住院第 1 天	住院第 2 天
主要诊疗工作	□ 向家属告病重或病危并签署病重或病危通知书 □ 患者家属签署骨穿同意书、输血知情同意书 □ 询问病史及体格检查 □ 完成病历书写 □ 开化验单 □ 上级医师查房 □ 根据血象决定是否成分输血	□ 上级医师查房 □ 完成入院检查 □ 骨穿：骨髓形态学检查、细胞遗传学、组织化学、干细胞培养和病理活检 □ 完成必要的相关科室会诊 □ 住院医师完成上级医师查房记录等病历书写
重要医嘱	长期医嘱： □ 血液病一级护理常规 □ 饮食：◎普食◎糖尿病饮食◎其他 □ 补液治疗（必要时） □ 其他医嘱 临时医嘱： □ 血、尿、便常规，血型，血生化，电解质，凝血功能，输血前检查 □ 胸片、心电图、腹部 B 超 □ 超声心动（视患者情况而定） □ 输血医嘱（必要时） □ 其他医嘱	长期医嘱： □ 患者既往基础用药 □ 补液治疗（必要时） □ 其他医嘱 临时医嘱： □ 骨穿 □ 骨髓形态学检查、细胞遗传学、组织化学、干细胞培养、骨髓活检 □ 其他医嘱
主要护理工作	□ 介绍病房环境、设施和设备 □ 入院护理评估	□ 宣教（血液病知识）
病情变异记录	□ 无　□ 有，原因： 1. 2.	□ 无　□ 有，原因： 1. 2.
护士签名		
医师签名		

时间	住院第3~5天	
主 要 诊 疗 工 作	☐ 根据初步骨髓结果制定治疗方案 ☐ 重要脏器保护 ☐ 住院医师完成病程记录	☐ 患者家属签署治疗知情同意书 ☐ 上级医师查房
重 要 医 嘱	**长期医嘱：** ☐ 免疫抑制治疗 ☐ 检测血压 ☐ 补液治疗（必要时） ☐ 重要脏器功能保护：保肝等 ☐ 其他医嘱 **临时医嘱：** ☐ 输血医嘱（必要时） ☐ 心电监护（必要时） ☐ 每周复查血生化、电解质 ☐ 隔天复查血常规 ☐ 静脉插管及维护、换药（如需要） ☐ 其他医嘱	
主要 护理 工作	☐ 随时观察患者病情变化 ☐ 心理与生活护理 ☐ 治疗期间嘱患者多饮水	
病情 变异 记录	☐ 无　☐ 有，原因： 1. 2.	
护士 签名		
医师 签名		

时间	住院第 6～20 天	出院日
主要诊疗工作	□ 上级医师查房，注意病情变化 □ 住院医师完成病历书写 □ 隔日复查血常规 □ 注意观察体温、血压、体重等 □ 成分输血（必要时） □ 加用环孢菌素，注意监测环孢菌素 A 浓度	□ 上级医师查房，进行疗效评估，确定有无并发症情况，明确是否出院 □ 完成出院记录、病案首页、出院证明书等 □ 向患者交代出院后的注意事项，如返院复诊的时间、地点，发生紧急情况时的处理等
重要医嘱	长期医嘱： □ 洁净饮食 □ 其他医嘱 临时医嘱： □ 免疫抑制治疗医嘱 □ 血、尿、便常规 □ 血生化、电解质 □ 输血医嘱（必要时） □ 影像学检查（必要） □ 静脉插管维护、换药 □ 其他医嘱	出院医嘱： □ 出院带药 □ 定期门诊随访 □ 监测血常规、血生化、电解质、血压
主要护理工作	□ 随时观察患者情况 □ 心理与生活护理	□ 指导患者办理出院手续
病情变异记录	□ 无 □ 有，原因： 1. 2.	□ 无 □ 有，原因： 1. 2.
护士签名		
医师签名		

（周　康　张凤奎）

第四节

巨幼细胞贫血

一、巨幼细胞贫血的诊断

（一）目的

确立巨幼细胞贫血（megaloblastic anemia）一般诊疗的标准操作规程，确保患者诊疗的正确性和规范性。

（二）范围

适用巨幼细胞贫血患者的诊疗。

（三）诊断依据与要点

1. 诊断依据 根据《血液病学》（第三版，人民卫生出版社）、《血液病诊断及疗效标准》（第三版，科学出版社）。

2. 诊断要求

（1）临床表现：①贫血的症状；②常伴消化道症状，如食欲减退、恶心、腹泻及腹胀等，还可能伴有舌痛，色红，乳头消失，表面光滑；③如果维生素B_{12}缺乏还常伴有神经系统症状，主要为脊髓后侧束变性，表现为下肢对称性深部感觉及振动感消失，严重的可有平衡失调及步行障碍，亦可同时出现周围神经病变及精神抑郁。

（2）实验室检查：①大细胞性贫血，MCV>100fl，多数红细胞呈大卵圆形，网织红细胞常减低；②白细胞和血小板亦常减少，中性粒细胞核分叶过多（5叶者>5%或6叶者>1%）；③骨髓增生明显活跃，红系呈典型巨幼红细胞生成，巨幼红细胞>10%；粒系及巨核细胞系亦有巨幼型变，特别是晚幼粒细胞改变明显，核质疏松、肿胀，巨核细胞有核分叶过多，血小板生成障碍；④生化检查：血清叶酸测定（放射免疫法）<6.91nmol/L（<3ng/ml），和/或维生素B_{12}<103pmol/L（<140ng/ml）；红细胞叶酸测定（放射免疫法）<227nmol/L（<100ng/ml）。

（四）鉴别诊断

1. 骨髓增生异常综合征。

2. 慢性再障。

3. 溶血性贫血。

4. 遗传性乳清酸尿。

（五）诊断规程

1. 采集病历

（1）现病史：包括患者症状（贫血、舌炎、味觉消失以及神经系统症状）初始时间、严重程度以及相关治疗情况。

（2）既往史、个人史：包括是否有肿瘤、溶血病史、甲状腺功能亢进及慢性肾功能不全、胃病及小肠炎症（特别是空肠段）；有否长期、反复腹泻；是否有偏食、酗酒及服药史；烹饪习惯；女性患者着重询问生育史。

（3）体检：包括贫血相关体征；胃肠道症状（舌面光滑、乳突消失）；神经系统症状（乏力、手足对称性麻木、下肢步态不稳、行走困难）。

2．入院初诊时检查

（1）必要检查。①常规：血常规、尿常规、便常规+潜血。②生化：肝肾功能、空腹血糖；血清叶酸和维生素 B_{12} 水平、血清铁及转铁蛋白饱和度。

（2）需要检查。①骨髓：骨髓分类（应包括红系巨幼变及成熟红细胞形态的具体描述）；骨髓活检病理；N-ALP、PAS、铁染色、巨核细胞酶标。②乙肝两对半、丙肝抗体、甲肝抗体。③电解质六项。④免疫学：免疫球蛋白定量；抗核抗体、ENA 抗体谱。⑤血型。⑥心电图、胸片、胃肠 X 线及胃镜、腹部 B 超。

（3）可选检查。①红细胞叶酸测定。②脱氧尿嘧啶核苷抑制试验。③内因子抗体测定。④维生素 B_{12} 吸收试验。

二、治疗

1．病因治疗　治疗基础疾病，去除病因。

2．营养知识教育，纠正偏食及不良烹调习惯。

3．补充叶酸和/或维生素 B_{12}

（1）叶酸缺乏：口服叶酸 5～10mg，每天 3 次。胃肠道不能吸收者可肌内注射四氢叶酸钙 5～10mg，每天 1 次，直至血红蛋白正常，一般不需维持治疗。

（2）维生素 B_{12}：肌内注射维生素 B_{12} 100μg，每天 1 次（或 200μg，隔日 1 次）直至血红蛋白恢复正常；或甲钴胺 0.5mg，3 次/日。恶性贫血或胃全部切除者需终生采用维持治疗，每月注射 100μg 1 次。维生素 B_{12} 缺乏伴有神经症状者对治疗反应不一，有时需大剂量（每周每次 500～1000μg）长时间（半年以上）的治疗。对于单纯维生素 B_{12} 缺乏的患者如果单用叶酸治疗会加重维生素 B_{12} 的缺乏，特别要警惕会有神经系统症状的发生或加重。

4．几种特殊类型巨幼细胞贫血治疗

（1）麦胶肠病及乳糜泻：对症治疗同时用叶酸治疗，需小剂量叶酸维持且不宜进食含麦胶食物。

（2）热带口炎性腹泻：叶酸治疗加广谱抗生素能使症状缓解及贫血纠正，缓解后应用小剂量叶酸维持治疗。

（3）乳清酸尿症：叶酸及维生素 B_{12} 治疗无效，用尿嘧啶治疗可纠正贫血。

严重的巨幼细胞贫血患者在补充治疗后，要警惕低血钾的发生。巨幼细胞贫血一般患者在进行治疗后可得到很快的反应，临床症状迅速改善，神经系统症状恢复缓慢或不恢复。网织红细胞一般于治疗后 5～7 天开始增多，以后血细胞比容和血红蛋白浓度逐渐增高，血红蛋白可在 1～2 个月内恢复正常。粒细胞和血小板计数及其他实验室异常一般 7～10 天恢复正常。

三、初诊巨幼细胞性贫血临床治疗表单

适用对象：第一诊断为巨幼细胞性贫血

患者姓名：＿＿＿＿性别：＿＿＿＿年龄：＿＿门诊号：＿＿＿＿住院号：＿＿＿＿

住院日期：＿年＿月＿日 出院日期：＿年＿月＿日 标准住院日：10天内

时间	住院第1天	住院第2天
主要诊疗工作	□ 向家属交代病情并签署72小时病情告知书 □ 患者家属签署骨穿同意书、输血知情同意书（必要时） □ 询问病史及体格检查 □ 完成病历书写 □ 开化验单 □ 上级医师查房初步分析病情 □ 根据血象决定是否成分输血	□ 上级医师查房 □ 完成入院检查 □ 骨穿+活检 □ 根据血象决定是否成分输血 □ 完成必要的相关科室会诊 □ 住院医师完成上级医师查房记录等病历书写
重要医嘱	长期医嘱： □ 血液病二级护理常规 □ 饮食：◎普食◎糖尿病饮食◎其他 □ 补液治疗（必要时） □ 其他医嘱 临时医嘱： □ 血、尿、便常规，血型，生化，电解质，铁蛋白，防癌六项，溶血检查，免疫学，输血前检查 □ 胸片、心电图、腹部B超 □ 胃肠X线及胃镜（必要时） □ 输血医嘱（必要时） □ 红细胞叶酸测定、脱氧尿嘧啶核苷抑制试验、内因子抗体测定、维生素B_{12}吸收试验（必要时） □ 其他医嘱	长期医嘱： □ 患者既往基础用药 □ 补液治疗（必要时） □ 其他医嘱 临时医嘱： □ 骨穿+活检 □ 骨髓形态学检查、组织化学、病理 □ 血常规 □ 输血医嘱（必要时） □ 其他医嘱
主要护理工作	□ 介绍病房环境、设施和设备 □ 入院护理评估	□ 宣教（血液病知识）
病情变异记录	□ 无 □ 有，原因： 1. 2.	□ 无 □ 有，原因： 1. 2.
护士签名		
医师签名		

时间	住院第 3~9 天	出院日（第 10 日）
主要诊疗工作	□ 上级医师查房，明确诊断，确定给药途径，制定治疗方案（包括特殊类型） □ 寻找并去除病因，必要时请相关科室会诊 □ 住院医师完成病程记录　　　□ 隔日复查血常规+网织红细胞、血钾 □ 对症治疗	□ 上级医师查房，进行治疗有效性评估，确定有无并发症情况，明确是否出院 □ 完成出院记录、病案首页、出院证明书等 □ 向患者交代出院后的注意事项，如返院复诊的时间、地点，发生紧急情况时的处理等
重要医嘱	**长期医嘱：** □ 补充叶酸、维生素 B12 治疗 □ 针对病因治疗（必要时） □ 其他医嘱 **临时医嘱：** □ 输血医嘱（必要时） □ 隔日复查血常规+网织红细胞 □ 其他医嘱	**出院医嘱：** □ 出院带药 □ 定期门诊随访 □ 监测血常规、血生化
主要护理工作	□ 随时观察患者情况 □ 饮食指导 □ 心理与生活护理	□ 指导患者办理出院手续
病情变异记录	□ 无　□ 有，原因： 1. 2.	□ 无　□ 有，原因： 1. 2.
护士签名		
医师签名		

（邵英起　郑以州）

第五节

自身免疫性溶血性贫血

一、自身免疫性溶血性贫血临床路径标准住院流程

（一）适用对象

第一诊断为自身免疫性溶血性贫血（ICD-10：D59.101/D59.601）。

（二）诊断依据

根据《血液病诊断和疗效标准》（张之南、沈悌主编，科学出版社，2018年，第四版）。

1. 温抗体型自身免疫性溶血性贫血（AIHA）

（1）符合溶血性贫血的临床表现：溶血及贫血，多为女性。如果为继发性，常有原发病的表现。

（2）实验室检查：有红细胞破坏的证据：贫血严重程度不一；网织红细胞比例及绝对值升高；外周血涂片可见球形红细胞及数量不等的幼红细胞；骨髓红系比例增高；直接抗人球蛋白试验阳性，主要为IgG和补体C3型，偶有IgA型。

（3）如广谱直接抗人球蛋白试验阴性，但临床表现符合，肾上腺皮质激素等免疫抑制治疗有效，又能除外其他溶血性贫血，可考虑为Coombs试验阴性的自身免疫性溶血性贫血。

（4）需除外系统性红斑狼疮（SLE）或其他疾病（如CLL，Lymphoma）引起的继发性自身免疫性溶血。

2. 冷凝集素综合征

（1）符合溶血性贫血的临床和实验室表现：寒冷环境下出现耳郭、鼻尖及手指发绀，加温后消失，可可有贫血或黄疸的体征；实验室检查发现胆红素浓度升高，反复发作者有含铁血黄素尿等。

（2）冷凝集素试验阳性。

（3）直接Coombs试验几乎均为补体C3型。

3. 阵发性冷性血红蛋白尿症

（1）符合溶血性贫血的临床和实验室表现：如受凉后血红蛋白尿发作，发作时出现贫血且进展迅速，实验室检查发现胆红素浓度升高，反复发作者有含铁血黄素尿等。

（2）冷热溶血试验阳性。

（3）直接Coombs试验为补体C3型。

（三）进入路径标准

1. 第一诊断必须符合ICD-10：D59.101/D59.601自身免疫性溶血性贫血疾病编码。

2. 当患者同时具有其他疾病诊断，但在住院期间不需要特殊处理，也不影响第一诊断的临床路径流程实施时，可以进入路径。

（四）采集病历

1. 现病史　包括患者症状（贫血、溶血等相关症状）、初始时间、严重程度以及相关治疗情况，有无寒冷环境暴露史；有无关节肿痛、脱发、皮疹、口腔溃疡等风湿免疫系统疾病；有无发热、消瘦、盗汗等消耗性疾病相关临床症状。

2. 既往史、个人史　包括是否有贫血家族史、输血史、特殊用药史、自身免疫性疾病史询问其他重要脏器疾病史；是否有放射线、苯、特殊药物等接触史。

3．体检　包括贫血、出血相关体征，肝、脾、淋巴结肿大情况，有无感染病灶等。

（五）住院期间检查项目

1．常规　血常规（含网织红细胞计数及白细胞分类）、尿常规+尿 Rous、便常规+潜血、血型、输血相关检查（肝炎病毒全套、HIV 病毒、梅毒）。

2．溶血检查

（1）血浆游离血红蛋白（FHb）、血浆结合珠蛋白（HP）测定。

（2）Coombs 试验（直接、间接），如为阳性，则测定亚型，如有条件可用微柱凝胶法。

（3）冷凝集素试验（CAT）。

（4）冷热溶血试验（D-L 试验）。

（5）红细胞盐水渗透脆性试验（EOF）。

（6）酸化甘油试验。

（7）EMA 检测。

（8）G6PD、PK、P5'N、GPI 活性测定。

（9）PNH 克隆测定（外周血）。

3．骨髓

（1）骨髓形态学分类。

（2）GPI 锚蛋白测定。

（3）N-ALP、PAS、铁染色、巨核酶标染色。

（4）骨髓活检病理（如怀疑为淋巴系统增殖性疾病，加做免疫组织化学染色）。

（5）TCR、IgH 基因重排（PCR 检测）。

（6）染色体核型。

4．生化

（1）肝肾甲状腺功能、空腹血糖。

（2）电解质六项。

（3）乳酸脱氢酶及同工酶。

（4）血清铁四项，铁蛋白，叶酸，维生素 B_{12} 水平。

5．免疫学

（1）抗核抗体（ANA），循环免疫复合物（CIC）。

（2）免疫球蛋白定量。

（3）淋巴细胞亚群。

（4）ENA 抗体谱。

（5）风湿三项（ASO，RF，CRP）。

（6）甲状腺功能。

（7）肿瘤标志物。

6．出凝血（凝血八项）。

7．特殊检查　心电图、胸部 X 线片、腹部 B 超、心脏彩超（考虑继发肿瘤者行胸腹联合 CT 及浅表淋巴结检查）。

8．病原微生物培养、影像学检查（发热或疑有感染者可选择）。

（六）标准住院日

为 28 天内。

（七）治疗

开始于诊断后第1天。

（八）治疗方案的选择

1. 温抗体型免疫性溶血性贫血

（1）病因治疗：部分继发于肿瘤、自身免疫性结缔组织病、感染者行原发基础疾病的治疗，考虑药物引致者停用相关药物。

（2）肾上腺糖皮质激素作为首选治疗

1）常规起始剂量，按照泼尼松1mg/（kg·d），初始可折合为同等效价的静脉用药（地塞米松、甲泼尼龙等），病情平稳后改为同等效价口服激素，贫血纠正后逐渐减量，至最小有效剂量后至少维持3～6个月。糖皮质激素治疗4～6周无效者考虑改换其他方案。

2）视病情可选用短疗程大剂量给药。

（3）急症治疗：适用于严重贫血、溶血危象、需要紧急手术或分娩者。

1）静脉输注丙种球蛋白：0.4g/（kg·d）×5d或1.0g/（kg·d）×2d。

2）输注红细胞，有条件输注洗涤红细胞。

3）血浆置换。

（4）脾切除：糖皮质激素治疗无效，维持剂量过大，有应用禁忌证或有不能耐受的副反应时考虑行脾切除术。

（5）其他治疗药物

1）对于糖皮质激素无效的或复发的或激素不耐受的患者，可选择CD20单克隆抗体。

2）细胞毒药物：糖皮质激素无效或需大剂量维持者，以及有切脾禁忌证和脾切除术无效者可选用CTX或6-MP，治疗期间注意骨髓抑制毒性。

3）其他免疫抑制剂：对激素依赖患者可根据病情选用环孢菌素A，可巩固糖皮质激素疗效，减少激素用量。也可选用有免疫调节作用的蛋白同化激素达那唑。

（6）输血：输血须谨慎，温抗体型AIHA患者输血有可能导致严重输血反应或加重溶血。输血指征包括：①爆发性AIHA；②溶血危象；③可能危及生命的极重度贫血。

2. 冷抗体型自身免疫性溶血性贫血

（1）病因治疗：继发于感染、肿瘤者进行原发基础病的治疗。

（2）保暖。

（3）输血：冷抗体型IHA应尽量避免输血，因输血本身可补充新鲜补体而加重溶血，对于急性发作重症患者输血时注意如下事项：①输在不同温度下经严格交叉配血的洗涤红细胞。②输注时红细胞预热至37℃，同时注意患者保暖。③输血速度宜慢。

（4）血浆置换可快速清除部分冷抗体。

（5）免疫抑制剂：激素疗效欠佳者，应用CD20单克隆抗体。

（九）出院标准

1. 一般情况良好。

2. 没有需要住院处理的并发症和/或合并症。

（十）变异及原因分析

溶血危象、再障危象、常规治疗无效、发生严重并发症等，则退出该治疗路径。

二、自身免疫性溶血性贫血临床治疗表单

适用对象：第一诊断为自身免疫性溶血性贫血（ICD-10：D59.101/D59.601）

患者姓名：_____性别：_____年龄：___门诊号：_____住院号：_____

住院日期：__年__月__日　出院日期：__年__月__日　标准住院日：28天内

时间	住院第1天	住院第2天
主要诊疗工作	□ 询问病史及体格检查 □ 完成病历书写 □ 开化验单 □ 对症支持治疗 □ 病情告知，必要时向患者家属告病重或病危通知，并签署病重或病危通知书 □ 患者家属签署输血及骨穿知情同意书	□ 上级医师查房 □ 完成入院检查 □ 骨髓穿刺术（形态学检查） □ 继续对症支持治疗 □ 完成必要的相关科室会诊 □ 完成医师查房记录等病历书写 □ 向患者及家属交代病情及其注意事项
重要医嘱	长期医嘱： □ 血液病护理常规 □ 一级护理 □ 饮食 □ 视病情通知病重或病危 □ 其他医嘱 临时医嘱： □ 血常规、网织及分类、网织红细胞、尿常规、便常规+潜血 □ 肝肾功能、电解质、红细胞沉降率、凝血功能、抗"O"、C反应蛋白、血型、输血前检查 □ 胸片、心电图、腹部B超 □ 输注红细胞（有指征时） □ 血浆置换（必要时） □ 其他医嘱	长期医嘱： □ 患者既往基础用药 □ 其他医嘱 临时医嘱： □ 血常规及网织 □ 骨穿：骨髓形态学 □ 输注红细胞（有指征时） □ 自身免疫系统疾病筛查 □ 溶血相关检查：网织红细胞、血浆游离血红蛋白和结合珠蛋白、胆红素、尿胆原、尿含铁血黄素；免疫球蛋白和补体、抗人球蛋白试验、冷凝集试验；单价抗体测红细胞膜附着的IgG、A、M和C3；尿游离血红蛋白、冷热溶血试验 □ 梅毒、病毒等有关检查 □ 凝血功能 □ 病原微生物培养、影像学检查（必要时） □ 其他医嘱
主要护理工作	□ 介绍病房环境、设施和设备 □ 入院护理评估 □ 宣教	□ 观察患者病情变化
病情变异记录	□ 无　□ 有，原因： 1. 2.	□ 无　□ 有，原因： 1. 2.
护士签名		
医师签名		

时间	住院第3~13天	住院第28天 （出院日）
主要诊疗工作	□ 上级医师查房 □ 复查血常规及网织红细胞，观察血红蛋白变化 □ 根据体检、辅助检查、骨髓检查结果和既往资料，进行鉴别诊断和确定诊断 □ 根据其他检查结果进行鉴别诊断，判断是否合并其他疾病 □ 开始治疗 □ 保护重要脏器功能 □ 注意观察皮质激素的副作用，并对症处理 □ 完成病程记录	□ 上级医师查房，进行评估，确定有无并发症及是否治疗有效，明确是否出院 □ 完成出院记录、病案首页、出院证明书等 □ 向患者交代出院后的注意事项，如返院复诊的时间、地点、发生紧急情况时的处理等
重要医嘱	长期医嘱（视情况可第一天起开始治疗）： □ 糖皮质激素：常规起始剂量［Pred 1mg/（kg·d）］或短疗程大剂量给药 □ 丙种球蛋白0.4g/（kg·d）×5d 或1.0g/（kg·d）×2d（必要时） □ 利妥昔单抗100mg ivdrip，qw（必要时） □ 重要脏器保护：抑酸、补钙等 □ 其他医嘱 临时医嘱： □ 复查血常规 □ 复查血生化、电解质 □ 输注红细胞（有指征时） □ 血浆置换（必要时） □ 对症支持 □ 其他医嘱	出院医嘱： □ 出院带药 □ 定期门诊随访 □ 监测血常规和网织红细胞及肝肾功能
主要护理工作	□ 观察患者病情变化	□ 指导患者办理出院手续
病情变异记录	□ 无 □ 有，原因： 1. 2.	□ 无 □ 有，原因： 1. 2.
护士签名		
医师签名		

（张　莉　张凤奎）

第六节

全血细胞减少

一、目的

确立全血细胞减少一般诊疗的标准操作流程，确保患者诊疗的正确性和规范性。

二、范围

以全血细胞计数减少为表现的患者的诊疗。

三、诊疗规程

（一）病史采集

1. 现病史　应包括患者症状（贫血、出血、感染等相关症状）、初始时间、严重程度以及相关治疗情况。

2. 既往史、个人史　应详细询问有无家族史；询问其他重要脏器疾病史。

3. 体检　应包括贫血、出血相关体征，有无躯体畸形，有无感染病灶等。

（二）入院检查

1. 常规

（1）血常规+网织红细胞计数+血细胞分类。

（2）尿常规。

（3）便常规+潜血。

（4）血型。

（5）肝炎全项、梅毒抗体、HIV 抗体。

2. 骨髓检查

（1）骨髓形态学分类（必要时行胸骨检查）。

（2）骨髓活检病理+嗜银染色。

（3）N-ALP、有核红细胞 PAS 染色、铁染色、小巨核酶标。

（4）染色体核型。

（5）流式免疫分型。

3. 生化检查

（1）肝肾功能、血糖。

（2）电解质六项。

（3）血清铁四项+血清铁蛋白。

（4）血清叶酸+维生素 B_{12}。

4. 免疫学

（1）免疫学全套检查（抗核抗体、ENA 抗体谱、循环免疫复合物、抗链 O、类风湿因子、C 反应蛋白、免疫球蛋白定量）。

（2）细胞因子（TNFα、TGFβ、INF-γ、IL-1、IL-2、IL-6等）。

（3）甲状腺功能。

5．溶血检查

FHb、HP、Ham实验、Coombs实验、冷凝激素试验。

6．流式检测

（1）PNH克隆检测。

（2）外周血淋巴细胞亚群测定、大颗粒淋巴细胞检测。

7．其他

（1）心电图。

（2）胸片或胸部CT。

（3）腹部超声+泌尿系超声。

（4）如考虑再障，年轻患者或有家族史，做彗星实验及MMC检查，必要时行先天造血衰竭相关基因的二代基因测序。

经过常规及骨髓检查，多数患者可有倾向性的诊断。根据相应疾病的诊疗流程行进一步检查以明确诊断并制定治疗方案。

（赵　馨　张凤奎）

第七节

缺铁性贫血

一、缺铁性贫血的诊断

（一）目的

确立缺铁性贫血一般诊疗的标准操作规程，确保患者诊疗的正确性和规范性。

（二）范围

适用缺铁性贫血患者的诊疗。

（三）诊断依据

根据《血液病学》（第一版，人民卫生出版社）、《血液病诊断及疗效标准》（第三版，科学出版社）。

1. 小细胞低色素性贫血　男性 Hb<120g/L，女性 Hb<110g/L，孕妇 Hb<100g/L，MCV<80fl，MCH<27pg，MCHC<0.32；红细胞形态有明显低色素表现。

2. 有明确的缺铁病因和临床表现。

3. 血清（血浆）铁<8.95μmol/L（50μg/dl），总铁结合力>64.44μmol/L（360μg/dl）。

4. 运铁蛋白饱和度<0.15。

5. 骨髓铁染色显示骨髓小粒可染铁消失，铁粒幼红细胞<15%。

6. 红细胞游离原卟啉（FEP）>0.9μmol/L（50μg/dl）（全血），或血液锌原卟啉（ZPP）>0.96μmol/L（60μg/dl）（全血），或 FEP/Hb>4.5μg/gHB。

7. 血清铁蛋白（SF）<12μg/L。

8. 血清可溶性转铁蛋白受体（sTfR）浓度>26.5nmol/L（2.25mg/L）。

9. 铁剂治疗有效。

符合第 1 条和 2~9 条中任何两条以上者，可诊断为缺铁性贫血。

（四）鉴别诊断

1. 铁粒幼细胞性贫血。

2. 转铁蛋白缺乏症。

3. 珠蛋白生成障碍性贫血。

4. 异常血红蛋白病。

5. 慢性病性贫血。

（五）治疗原则

1. 病因治疗。

2. 口服铁剂治疗。一般以口服铁剂为主，不论使用何种铁剂，一般每日剂量为元素铁 150~200mg，最常用硫酸亚铁。

（六）诊断规程

1. 采集病历

（1）现病史：包括患者症状（贫血、口角炎、舌炎以及匙状指甲等相关症状）、初始时间、严重程度以及相关治疗情况。

（2）既往史、个人史：包括是否有十二指肠及胃病史（包括消化道出血），以及偏食、异食癖；酗酒及服药史；儿童患者的生长发育情况；女性患者着重询问月经、生育史。

（3）体检：包括贫血相关体征，毛发、口角及指甲情况等。

2. 入院初诊时检查

（1）必要检查。①常规：血常规、尿常规、便常规+潜血。②生化：肝肾功能、空腹血糖；血清铁、总铁结合力、未饱和铁、铁饱和度、转铁蛋白受体及转铁蛋白饱和度。③血清铁蛋白。

（2）需要检查。①骨髓：骨髓分类；骨髓活检病理；N-ALP、PAS、铁染色、巨核细胞酶标。②乙肝两对半、丙肝抗体、甲肝抗体。③电解质六项。④防癌六项。⑤免疫学：免疫球蛋白定量；抗核抗体、ENA抗体谱。⑥血型。⑦其他：心电图、胸片、胃肠X线及胃镜、腹部B超。

（3）可选检查。①红细胞游离原卟啉（FEP）测定。②红细胞铁蛋白测定。

二、治疗

（一）病因治疗

应尽可能地去除导致缺铁的病因。

（二）铁剂的补充

铁剂的补充以口服为主，每天元素铁150~200mg即可。常用的是亚铁制剂（如硫酸亚铁）、右旋糖酐铁及多糖铁复合物。于进餐时或餐后服用，以减少药物对胃肠道的刺激。铁剂忌与茶同服，否则易与茶叶中的鞣酸结合成不溶解的沉淀，不易被吸收。

补充铁剂后患者自觉症状可以很快恢复，网织红细胞计数一般3~4天上升，7天左右达高峰。血红蛋白浓度于2周后明显上升，1~2个月后达正常水平。在血红蛋白恢复正常后，铁剂应继续服用，待血清铁蛋白恢复到50μg/L后再停药。如果患者对口服铁剂不能耐受，不能吸收或失血速度快须及时补充者，可予胃肠外给药。常用的是右旋糖酐铁、硫酸亚铁或山梨醇铁肌内注射。治疗总剂量的计算方法是：

$$所需补充铁mg数=（150-患者Hb值）\times 3.4（按每1000g\ Hb中含铁3.4g）\times 体重（kg）$$
$$\times 0.065（正常人每kg体重的血量约为65ml）\times 1.5（包括补充储存铁）$$

上述公式可简化为：

$$所需补充铁量（mg）=（150-患者Hb值）\times 体重（kg）\times 0.33$$

式中：Hb的单位为g/L。

首次注射量应为50mg，如无不良反应，第二次可增加到100mg，以后每周注射2~3次，直到完成治疗总量。有5%~13%的患者于注射后可发生局部肌肉疼痛、淋巴结炎、头痛、头晕、发热、荨麻疹及关节痛等，多为轻度及暂时的。偶尔（2.6%）出现过敏性休克，会有生命危险，故注射时应有急救设备（肾上腺素、氧气及复苏设备）。如胃肠外给药仍无效，则要考虑以下原因。①诊断错误：贫血不是由缺铁所致。②合并慢性疾病（如感染、炎症、肿瘤或尿毒症等）干扰了铁剂的治疗。③造成缺铁的病因未消除，铁剂的治疗未能补偿丢失的铁量（如消化道出血、女性月经过多）。④同时合并有叶酸或维生素B_{12}缺乏影响血红蛋白的恢复。⑤铁剂治疗中的不恰当（包括每天剂量不足，疗程不够，未注意食物或其他药物对铁吸收的影响等）。

三、初诊缺铁性贫血临床治疗表单

适用对象：第一诊断为缺铁性贫血

患者姓名：＿＿＿＿性别：＿＿＿＿年龄：＿＿＿门诊号：＿＿＿＿住院号：＿＿＿＿

住院日期：＿年＿月＿日　出院日期：＿年＿月＿日　标准住院日：10 天内

时间		住院第 1 天	住院第 2 天
主要诊疗工作		□ 向家属交代病情并签署 72 小时病情告知书 □ 患者家属签署骨穿同意书、输血知情同意书（必要时） □ 询问病史及体格检查 □ 完成病历书写 □ 开化验单 □ 上级医师查房初步分析病情 □ 根据血象决定是否成分输血	□ 上级医师查房 □ 完成入院检查 □ 骨穿+活检 □ 根据血象决定是否成分输血 □ 完成必要的相关科室会诊 □ 住院医师完成上级医师查房记录等病历书写
重要医嘱		长期医嘱： □ 血液病二级护理常规 □ 饮食：◎普食◎糖尿病饮食◎其他 □ 补液治疗（必要时） □ 其他医嘱 临时医嘱： □ 血、尿、便常规，血型，生化，电解质，铁蛋白，防癌六项，溶血检查，免疫学，输血前检查 □ 胸片、心电图、腹部 B 超 □ 胃肠 X 线及胃镜、妇科 B 超（必要时） □ 输血医嘱（必要时） □ 红细胞游离原卟啉（FEP）测定（必要时） □ 其他医嘱	长期医嘱： □ 患者既往基础用药 □ 补液治疗（必要时） □ 其他医嘱 临时医嘱： □ 骨穿+活检 □ 骨髓形态学检查、组织化学、病理 □ 血常规 □ 输血医嘱（必要时） □ 其他医嘱
主要护理工作		□ 介绍病房环境、设施和设备 □ 入院护理评估	□ 宣教（血液病知识）
病情变异记录		□ 无　□ 有，原因： 1. 2.	□ 无　□ 有，原因： 1. 2.
护士签名			
医师签名			

时间	住院第3~9天	出院日（第10日）
主要诊疗工作	□ 上级医师查房，明确诊断，决定给药途径，制定治疗方案 □ 寻找并去除缺铁病因，必要时请相关科室会诊 □ 患者家属签署治疗知情同意书 □ 住院医师完成病程记录 □ 隔日复查血常规+网织红细胞 □ 对症处理铁剂治疗相关胃肠道反应	□ 上级医师查房，进行治疗有效性评估，确定有无并发症情况，明确是否出院 □ 完成出院记录、病案首页、出院证明书等 □ 向患者交代出院后的注意事项，如返院复诊的时间、地点，发生紧急情况时的处理等
重要医嘱	长期医嘱： □ 补充铁剂治疗 □ 保肝等（必要时） □ 其他医嘱 临时医嘱： □ 输血医嘱（必要时） □ 隔日复查血常规 □ 其他医嘱	出院医嘱： □ 出院带药 □ 定期门诊随访 □ 监测血常规、血生化
主要护理工作	□ 随时观察患者情况 □ 饮食指导 □ 心理与生活护理	□ 指导患者办理出院手续
病情变异记录	□ 无 □ 有，原因： 1. 2.	□ 无 □ 有，原因： 1. 2.
护士签名		
医师签名		

（邵英起 郑以州）

第八节

先天性再生障碍性贫血

一、先天性再生障碍性贫血诊断

（一）目的

确立先天性再生障碍性贫血（又称范可尼贫血，Fanconi anemia）一般诊疗的标准操作规程，确保患者诊疗的正确性和规范性。

（二）范围

适用先天性再生障碍性贫血患者的诊疗。

（三）诊断依据

根据《血液病诊断及疗效标准》（第四版，科学出版社）。

1. 临床表现　有贫血、出血、感染等血细胞减少的相关表现，伴或不伴躯体畸形。

2. 可有家族史，可有父母近亲结婚。

3. 实验室检查　外周血 1～3 系血细胞减少，骨髓检查符合再生障碍性贫血。胎儿血红蛋白增多。DEB/MMC 试验阳性。

（四）诊断规程

1. 采集病历

（1）现病史：包括患者症状（贫血、出血、感染等相关症状）、初始时间、严重程度以及相关治疗情况。

（2）既往史、个人史：详细询问有无家族史，家族中有无近亲结婚史，有无乳腺癌、卵巢癌及其他肿瘤病史；询问其他重要脏器疾病史。

（3）体检：包括贫血、出血、感染相关体征，重点注意有无躯体畸形、皮肤色素沉着、牛奶咖啡斑等。

2. 入院检查

初诊时：

（1）常规：血常规、尿常规、便常规、血型；输血前相关检查：HIV、梅毒、病毒性肝炎标志物。

（2）骨髓：骨髓分类（要看骨髓增生情况；观察三系形态，是否有病态造血；造血细胞及非造血细胞比例，须注意淋巴细胞及浆细胞形态有无异常，必要时行胸骨检查）；骨髓活检病理+嗜银染色；小组化（中性粒细胞碱性磷酸酶，有核红细胞糖原染色，铁染色）；巨核细胞酶标；染色体核型（必要时行荧光原位免疫杂交如 5、7、8、20、21、Y 染色体）；流式细胞术免疫表型分析；造血干祖细胞培养；电镜形态及免疫组织化学（MPO，PPO）；彗星实验和 MMC 试验（年龄<50 岁患者常规筛查）；如果彗星试验、MMC 试验无明显异常，临床高度怀疑先天性再生障碍性贫血，应做皮肤成纤维细胞的彗星、MMC 试验，同时行父母的彗星试验和 MMC 试验。

（3）生化：肝肾功能及甲状腺功能；铁代谢指标；叶酸、维生素 B_{12} 水平检测；EPO 水平；胎儿血红蛋白水平。

（4）免疫学：免疫球蛋白定量；淋巴细胞亚群；免疫学全套检查（抗核抗体、ENA 抗体谱、循环免疫复合物、抗链 O、类风湿因子、C 反应蛋白）；细胞因子（TNFα、TGFβ、INF-γ、IL2、IL6 等）。

（5）其他：心电图；胸片（如患者合并感染，建议行肺部CT检查）；心脏、腹部消化系统及其泌尿系统B超（注意有无脏器畸形）；全身骨骼X线片：注意有无骨骼畸形。

（6）PNH克隆检测。

（7）细菌、真菌培养+药敏：如果怀疑重型再障，入院时常规送鼻、口、咽、皮肤、会阴、肛周、痰培养及感染部位分泌物培养；住院中体温大于38.5℃，持续2天以上，应送可疑感染部位分泌物培养；如疑诊为真菌感染，送检G实验及GM实验。

（8）二代基因测序可以明确诊断。随着二代测序技术在临床应用的展开，对于无先天畸形，临床怀疑再生障碍性贫血的患者，可以进行二代基因测序检查。

至今发现的再生障碍性贫血相关基因有22个：BRCA2、BRIP1、FANCA、FANCB、FANCC、FANCD2、FANCE、FANCF、FANCG、FANCI、ERCC4、FANCL、FANCM、MAD2L2、PALB2、RAD51、RAD51C、RFWD3、SLX4、UBE2T、XRCC2、MAD2L2。

二、治疗

（一）造血干细胞移植（HSCT）

家族中如果有HLA相合非先天性再生障碍性贫血的同胞供者，HSCT为首选治疗方法。无HLA相合的同胞供者，应积极寻找无关供者。

移植时机：①当患者Hb<80g/L，PLT<30×10^9/L，ANC<0.5×10^9/L，或出现贫血、感染、出血症状时；②持续存在克隆异常，如1、3、7号染色体或进展为MDS/AML；③出现输血依赖；④初始即表现为MDS/AML的患者。

（二）雄激素

未达移植标准或暂时无条件行HSCT时，可试用达那唑600~800mg/d，分2~3次口服。

（三）支持治疗

粒细胞集落刺激因子可提高中性粒细胞计数，减少感染机会。

（四）监测其他指标

在治疗和随访中需要检测其他指标及脏器功能，一旦出现其他系统疾病，尤其是恶性疾病，及时干预治疗。

三、初治先天性再生障碍性贫血临床治疗表单

适用对象：第一诊断为先天性再生障碍性贫血

患者姓名：_____ 性别：_____ 年龄：____ 门诊号：_____ 住院号：_____

住院日期：__ 年__ 月__ 日 出院日期：__ 年__ 月__ 日 标准住院日：7天内

时间	住院第 1 天	住院第 2 天
主要诊疗工作	□ 询问病史及体格检查 □ 完成病历书写 □ 开化验单 □ 患者家属签署骨穿同意书、输血知情同意书、静脉插管同意书（条件允许时） □ 上级医师查房及病情评估 □ 根据血象决定是否成分输血 □ 对症支持治疗	□ 上级医师查房 □ 完成入院检查（抽血和骨髓穿刺） □ 特殊检查（心电图、B超、X线） □ 完成必要的相关科室会诊 □ 住院医师完成上级医师查房记录等病历书写
重要医嘱	长期医嘱： □ 血液病护理常规 □ 饮食：◎普食◎糖尿病饮食◎其他 □ 其他医嘱 临时医嘱： □ 血、尿、便常规，血型，血生化，电解质，凝血功能，输血前检查 □ 胸片、心电图、腹部B超 □ 超声心动（视患者情况而定） □ 静脉插管术（条件允许时） □ 病原微生物培养（必要时） □ 输血医嘱（必要时） □ 其他医嘱	长期医嘱： □ 患者既往基础用药 □ 抗生素（必要时） □ 补液治疗（必要时） □ 其他医嘱 临时医嘱： □ 骨穿 □ 骨髓形态学检查、细胞遗传学、组织化学、干细胞培养和GPI □ 血常规 □ 输血医嘱（必要时） □ 其他医嘱
主要护理工作	□ 介绍病房环境、设施和设备 □ 入院护理评估	□ 宣教（血液病知识）
病情变异记录	□ 无 □ 有，原因： 1. 2.	□ 无 □ 有，原因： 1. 2.
护士签名		
医师签名		

时间	住院第3～6天	住院第7天（出院日）
主要诊疗工作	□ 根据初步骨髓结果制定初步诊疗方案 □ 患者家属签署治疗知情同意书 □ 必要的对症支持治疗 □ 上级医师查房	□ 上级医师查房，根据检查结果确定诊断 □ 明确是否可行造血干细胞移植及移植时机 □ 观察当日血常规，无血制品输注需求者予以出院 □ 完成出院记录、病案首页、出院证明书等 □ 向患者交代出院后的注意事项
重要医嘱	**长期医嘱：** □ 患者既往基础用药 □ 抗生素（必要时） □ 补液治疗（必要时） □ 其他医嘱 **临时医嘱：** □ 输血医嘱（必要时） □ 其他医嘱	**临时医嘱：** □ 今日出院
主要护理工作	□ 随时观察患者病情变化 □ 心理与生活护理	□ 宣教（血液病知识）
病情变异记录	□ 无　□ 有，原因： 1. 2.	□ 无　□ 有，原因： 1. 2.
护士签名		
医师签名		

（张　莉　张凤奎）

第九节

遗传性球形红细胞增多症

一、遗传性球形红细胞增多症诊断

（一）目的
确立遗传性球形红细胞增多症（hereditary spherocytosis，HS）一般诊疗的标准操作规程，确保患者诊疗的正确性和规范性。

（二）范围
适用遗传性球形红细胞增多症的诊疗。

（三）诊断依据
根据《血液病诊断及疗效标准》（第四版，科学出版社）。

1. 贫血轻重不等，多为小细胞/正细胞高色素性贫血。

2. 外周血涂片瑞氏染色小球形红细胞比例>10%。

3. 网织红细胞比例增高。

4. 间歇性黄疸。

5. 轻、中度脾大，常伴有胆囊结石。

6. 多呈常染色体显性遗传，可有阳性家族史。

7. 红细胞渗透脆性实验（含温育后）阳性。

8. 酸化甘油溶血实验（AGLT50）阳性。

9. 蔗糖高渗冷溶实验阳性。

10. 红细胞膜蛋白电泳示膜收缩蛋白、骨架蛋白缺乏。

（四）鉴别诊断

1. 自身免疫性溶血性贫血。

2. 葡萄糖-6-磷酸脱氢酶缺乏症。

3. 骨髓纤维化。

4. 其他溶血性疾病继发脾功能亢进。

5. 镰状细胞贫血。

6. 不稳定血红蛋白病。

7. 先天性红细胞生成异常性贫血Ⅱ型。

8. 生物、化学因素导致的红细胞损伤。

（五）诊断规程

1. 采集病历

（1）现病史：包括患者症状（贫血、黄疸等相关症状）出现的初始时间、严重程度以及相关治疗情况。

（2）既往史、个人史：包括是否有肝脏病史、特殊用药史；重点询问家族史（包括父母、兄弟姐妹及三代以内直系和旁系亲属有无贫血表现）。

（3）体检：包括贫血、黄疸相关体征，肝、脾、淋巴结肿大情况；骨骼及生长发育情况。

2．入院检查

（1）必要检查项目：常规，包括血常规（含网织红细胞计数及白细胞分类）、尿常规、便常规+潜血；外周血涂片瑞氏染色（观察成熟红细胞形态）；红细胞盐水渗透脆性试验（EOF），含孵育后 EOF；酸化甘油溶血试验（AGLT50）；蔗糖高渗冷溶血试验（SHTCL）；直接 Coombs 试验；葡萄糖-6-磷酸脱氢酶（G6PD）活性测定；肝肾功能、空腹血糖；乳酸脱氢酶及同工酶；电解质六项；叶酸、维生素 B_{12} 水平；骨髓形态学分类（必要时）；骨髓活检病理（必要时）；腹部 B 超。

（2）需要检查项目：抗碱血红蛋白测定（HbF）、血红蛋白 A2 定量（HbA2）；血浆游离血红蛋白（FHb）、血浆结合珠蛋白（HP）测定；血红蛋白电泳；丙酮酸激酶（PK）、葡萄糖磷酸异构酶（GPI）、嘧啶 5'-核苷酸酶（P5'N）活性测定；热不稳定试验（HIT）；异丙醇试验（IPT）；高铁血红蛋白还原试验（MHb-RT）；酸化血清溶血试验（Ham's test）；冷凝集素试验（CAT）；骨髓透射电镜检查（有核红细胞超微结构）；血清铁四项；免疫球蛋白定量；ENA 抗体谱；抗核抗体；心脏彩超；胸部 X 线片。

（3）可选检查项目（医科院血液病医院尚未开展）：SDS-PAGE 红细胞膜蛋白电泳；PCR-SSCP 红细胞膜蛋白基因缺陷分析。

二、治疗方案的选择

（一）脾切除适应证

脾切除是治疗本病最根本方法。脾切除适应证：

1．重型 HS（Hb≤80g/L，Ret≥10%）。

2．Hb 为 80~110g/L，Ret 为 8%~10%，具有以下情况之一应考虑切脾：①贫血影响生活质量或体能活动；②贫血影响重要脏器功能：心脏射血分数<50%；胆囊、胆总管多发结石引起胆管扩张，有胆道手术适应证者。③发生髓外造血性脏器肿大并引起压迫症状。

3．年龄 10 岁以上。重型 HS 患者，年龄可放宽至 6 岁以上。

（二）支持治疗

1．肝功异常者可应用保肝药物及改善胆红素代谢药物。

2．脾切除术前应用肺炎链球菌疫苗，围术期预防性青霉素类抗生素治疗。

3．常规补充叶酸，1mg/d，预防长期慢性溶血导致叶酸相对不足。

（施 均 郑以州）

第十节

疑诊溶血性贫血（后天获得性）

一、常规（必要检查）

1. 血常规（含网织红细胞计数及白细胞分类）。
2. 尿常规+Rous试验。
3. 便常规+潜血。
4. 血型。
5. 病毒感染相关标志物检测。

二、溶血相关检查（必要检查）

1. Coombs试验（直接、间接）。
2. 冷凝集素试验（CAT）。
3. GPI锚蛋白测定（外周血）。
4. 酸化血清溶血（Ham）试验。
5. 蔗糖高渗冷溶实验（SHTCL）。
6. 血浆游离血红蛋白（FHb）、血浆结合珠蛋白（HP）测定。

三、骨髓

1. 形态学分类（必要检查）。
2. 骨髓病理活检+嗜银染色（必要检查）。
3. N-ALP（血涂片）、有核红细胞PAS染色、铁染色（必要检查）。
4. 造血祖细胞培养（需要检查）。
5. 染色体核型（必要检查）。

四、生化检查（必要检查）

1. 肝肾功能、血糖。
2. 电解质六项。
3. 乳酸脱氢酶及同工酶。
4. 血清铁四项。
5. 血清铁蛋白。
6. 叶酸、维生素B_{12}水平。

五、免疫学（需要检查）

1. 免疫学全套检查（抗核抗体、ENA抗体谱、循环免疫复合物、抗链O、类风湿因子、C反应蛋白、IgG、IgA、IgM、C3、C4）。

2．淋巴细胞亚群。

3．甲功全项。

六、其他检查

1．心电图（需要检查）。

2．胸片（需要检查）。

3．腹部超声（必要检查）。

4．泌尿系超声（需要检查）。

5．心脏彩超（需要检查）。

6．凝血八项（需要检查）。

七、疑诊溶血性贫血（后天获得性）诊查流程

疑诊溶血性贫血（后天获得性）诊查流程见图3-3。

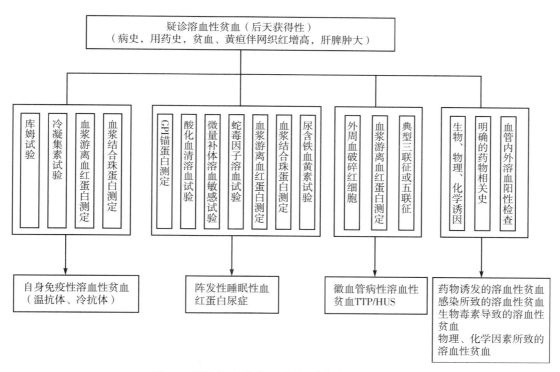

图3-3　疑诊溶血性贫血（后天获得性）诊查流程

（施　均　郑以州）

第十一节

疑诊先天性溶血性贫血

一、常规（必要检查）

1．血常规（含网织红细胞计数及白细胞分类）。
2．尿常规。
3．便常规。
4．血型。
5．病毒感染相关标志物检测。

二、溶血相关检查（必要检查）

1．外周血涂片瑞氏染色（观察成熟红细胞形态）。
2．红细胞盐水渗透脆性试验（EOF），含孵育后EOF。
3．酸化甘油溶血试验（AGLT50）。
4．伊红-5′-马来酰亚胺（EMA）结合试验。
5．蔗糖高渗冷溶血试验（SHTCL）。
6．葡萄糖6磷酸脱氢酶（G6PD）、丙酮酸激酶（PK）、葡萄糖磷酸异构酶（GPI）、嘧啶5'-核苷酸酶（P5′N）活性测定。
7．热不稳定试验（HIT）。
8．异丙醇试验（IPT）。
9．高铁血红蛋白还原试验（MHb-RT）。
10．抗碱血红蛋白测定（HbF）、血红蛋白A2定量（HbA2）。
11．血红蛋白电泳。
12．α/β肽链合成比例分析（可选项目，医科院血液病医院尚未开展）。
13．SDS-PAGE红细胞膜蛋白电泳（可选项目，医科院血液病医院尚未开展）。
14．PCR-SSCP红细胞膜蛋白基因缺陷分析（可选项目，医科院血液病医院尚未开展）。

三、骨髓

1．形态学分类（需要检查）。
2．骨髓病理活检+嗜银染色（需要检查）。
3．N-ALP（血涂片）、有核红细胞PAS染色、铁染色（需要检查）。
4．骨髓透射电镜检查（有核红细胞超微结构异常）（需要检查）。
5．染色体核型（需要检查）。

四、生化检查（必要检查）

1．肝肾功能、血糖。
2．电解质六项。

3. 乳酸脱氢酶及同工酶。

4. 血清铁四项。

5. 血清铁蛋白。

6. 叶酸、维生素B_{12}水平。

五、免疫学（需要检查）

1. 免疫学全套检查（抗核抗体、ENA抗体谱、循环免疫复合物、抗链O、类风湿因子、C反应蛋白、IgG、IgA、IgM、C3、C4）。

2. 淋巴细胞亚群。

3. 甲功全项。

六、其他

1. 心电图（需要检查）。

2. 胸片（需要检查）。

3. 腹部超声（必要检查）。

4. 泌尿系超声（需要检查）。

5. 心脏彩超（需要检查）。

七、疑诊先天性溶血性贫血诊查流程

疑诊先天性溶血性贫血诊查流程见图3-4。

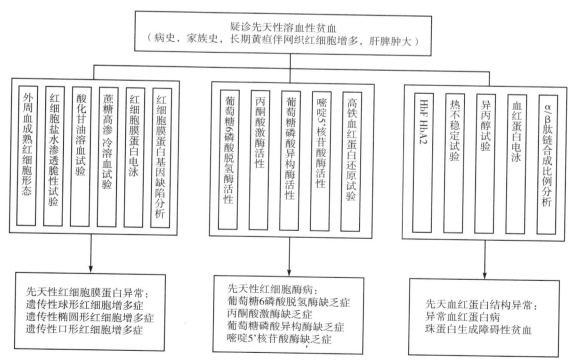

图3-4 疑诊先天性溶血性贫血诊查流程

（施 均 郑以州）

第四章
出凝血疾病诊疗规范

第一节

原发免疫性血小板减少症

一、原发免疫性血小板减少症诊断

（一）目的

确立原发免疫性血小板减少症（immune thrombocyto penia，ITP）一般诊疗的标准操作规程，确保患者诊疗的正确性和规范性。

（二）范围

适用于血小板减少患者的诊断及鉴别诊断和ITP患者的治疗。

（三）诊断依据

1.《成人原发免疫性血小板减少症诊断与治疗中国专家共识（2016年版）》［中华血液学杂志，2016，37（2）：89-93］。

2. The American Society of Hematology 2011 evidence-based practice guideline for immune thrombocyto - penia［Blood，2011，117（16）：4190-4207］。

3. International consensus report on the investigation and management of primary immune thrombocytopenia［Blood，2010，115（2）：168-186］。

4. Standardization of terminology，definitions and outcome criteria in immune thrombocytopenic purpura of adults and children：report from an international working group［Blood，2009，113（11）：2386-2393］。

（四）诊断标准及鉴别诊断

1. 至少2次血常规检查示血小板计数减少，血细胞形态无异常。

2. 脾一般不增大。

3. 骨髓检查　巨核细胞数增多或正常、有成熟障碍。

4. 须排除其他继发性血小板减少症，如自身免疫性疾病、甲状腺疾病、淋巴系统增殖性疾病、骨髓增生异常（再生障碍性贫血和骨髓增生异常综合征）、恶性血液病、慢性肝病、脾功能亢进、常见变异性免疫缺陷病（CVID）以及感染等所致的继发性血小板减少、血小板消耗性减少、药物诱导的血小板减少、同种免疫性血小板减少、妊娠血小板减少、假性血小板减少以及先天性血小板减少等。

（五）分期

1. 新诊断的ITP　确诊后3个月以内的ITP患者。

2. 持续性ITP　确诊后3~12个月血小板持续减少的ITP患者，包括没有自发缓解和停止治疗后不能维持完全缓解的患者。

3. 慢性ITP　血小板持续减少超过12个月的ITP患者。

4. 重症ITP　PLT<$10×10^9$/L且就诊时存在需要治疗的出血症状或常规治疗中发生新的出血而需要加用其他升血小板药物治疗或增加现有治疗药物剂量。

5. 难治性ITP　满足以下所有条件的患者：①进行诊断再评估仍确诊为ITP。②脾切除无效或术后复发。

（六）疗效判断标准

1. 完全反应（CR）　治疗后PLT≥$100×10^9$/L且没有出血表现。

2. 有效（R）　治疗后PLT≥$30×10^9$/L，并且至少比基础血小板计数增加2倍，且没有出血。

3. 无效（NR） 治疗后PLT<30×10⁹/L或者血小板计数增加不到基础值的2倍或者有出血。

4. 复发 治疗有效后，血小板计数降至30×10⁹/L以下或者不到基础值的2倍或者出现出血症状。

在定义CR或R时，应至少检测2次血小板计数，其间至少间隔7天。定义复发时至少检测2次，其间至少间隔1天。

（七）诊断规程

1. 病历采集

（1）现病史：包括患者起病原因及是否有前驱感染病史及症状，出血部位及程度，黏膜出血应记录具体出血部位、范围及转归情况的详细描述。出现出血症状后第一次血常规检查的结果，详细的用药及治疗反应，输注血小板疗效，出血症状改善及血小板变化的情况，血小板数量减低时，是否伴有乏力，发病及治疗过程中是否发生血栓事件。注意当地医院免疫相关的检查结果。

（2）既往史、个人史：包括是否有肝炎、结缔组织病、甲状腺病史，既往手术及外伤时出血情况的描述，月经增多的具体描述，详细询问是否有出血家族史。

（3）体检：包括皮肤出血及黏膜出血程度的详细描述，是否合并贫血；是否有肝、脾、淋巴结肿大。

2. 入院检查

（1）初诊时

1）常规：血常规（包括外周血涂片）+网织红细胞、尿常规、便常规+潜血、血型、感染相关标志物（初始治疗期间每1~2日复查血小板计数，直至连续2次血小板计数高于20×10⁹/L后，改为每周复查2~3次）。

2）免疫学相关检查：①抗核抗体、ENA抗体谱、免疫球蛋白定量、风湿三项；②直接抗人球蛋白试验；③病毒全项（包括CMV和微小病毒B19）；④抗心磷脂抗体；⑤狼疮抗凝物；⑥淋巴细胞亚群（选做调节性T细胞，Treg）；⑦甲状腺功能；⑧大颗粒淋巴细胞；⑨血小板膜糖蛋白特异性抗体：单克隆抗俘获血小板抗原技术（MAIPA），ELISA法（PAKAUTO试剂盒）。

3）一般检查：肝肾心功能；电解质；凝血八项。

4）鉴别诊断检查（选做）：贫血四项（血清铁蛋白，叶酸、维生素B₁₂、EPO水平）、血清铁四项、肿瘤标志物、激素四项、细胞因子全项。

5）特殊检查：消化系B超（泌尿系出血、月经增多患者分别选做泌尿系、妇科B超）；心电图；必要时胸部X线（或肺CT）排除肺部疾病。

6）骨髓检查（对ITP一线治疗疗效欠佳及年龄大于60岁的血小板减少患者）：骨髓分类（巨核细胞数量，并判断是否存在成熟障碍）；骨髓活检病理（石蜡包埋，网状纤维染色；选做免疫组化）；N-ALP、PAS、铁染色、巨核细胞酶标；染色体核型；流式细胞仪免疫表型分析（MDS/MPN）；电镜：观察巨核细胞形态的异常（选做）；造血祖细胞培养（选做）；基因突变检测（选做，鉴别遗传性血小板减少症、骨髓造血衰竭、克隆性造血疾病）。

7）必要时，眼底、口腔、耳鼻喉检查明确出血情况。

（2）初诊时（可选检查）：¹³C呼气试验查幽门螺杆菌；血小板生成素（TPO）水平检测；网织血小板计数；核素标记血小板生存时间。

（3）复诊检查：①血常规。②骨髓检查（疗效不佳患者3~6个月后重新评估骨髓及疾病诊断）。③免疫学相关检查：ENA抗体谱；抗核抗体，循环免疫复合物；免疫球蛋白定量，风湿三项。④一般检查：肝肾心功能；电解质。⑤长期应用激素患者，必要时行骨密度检测。⑥必要时，眼底、口腔、耳鼻喉检查明确出血情况。

（4）治疗无效及难治性ITP患者的重新评估：①血常规。②出血情况。③骨髓检查（疗效不佳患者

3～6个月后重新评估骨髓及疾病诊断）。④免疫学检查：ENA抗体谱、ANA、风湿三项、免疫球蛋白定量；抗心磷脂抗体、狼疮抗凝物。⑤重新评估前期治疗药物疗效及不良反应。⑥排除其他继发性血小板减少症。

二、ITP治疗方案的选择

（一）治疗原则

PLT≥30×10⁹/L、无出血表现且不从事增加出血危险工作（或活动）的成人ITP患者，可予观察和随访（证据等级2c）。

以下因素增加出血风险：①出血风险随患者年龄增长和患病时间延长而增高。②血小板功能缺陷。③凝血因子缺陷。④未被控制的高血压。⑤外科手术或外伤。⑥感染。⑦服用阿司匹林、非甾体类抗炎药、华法林等抗凝药物。

若患者有出血症状，无论血小板减少程度如何，都应积极治疗。

（二）新诊断ITP的一线治疗

1. 肾上腺糖皮质激素

（1）常规剂量

静脉：起始剂量，甲泼尼龙0.8mg/（kg·d），治疗有效后（PLT≥100×10⁹/L）改为口服，缓慢减量（每周减量4mg）2～3月内减停，血小板≥300×10⁹/L，快速减至最小维持剂量（<15mg/d）后缓慢减量。治疗4周仍无反应，应迅速减量至停用。注意防治糖皮质激素的副作用。

口服：起始剂量，泼尼松1mg/（kg·d）；曲安西龙0.8mg/（kg·d）；甲泼尼龙0.8mg/（kg·d）。治疗有效后，缓慢减量，减量原则同上。

（2）短疗程大剂量给药（地塞米松40mg/d×4d，建议口服用药，无效患者可在半个月后重复1个疗程）。治疗过程中应注意监测血压、血糖的变化，预防感染，保护胃黏膜。

2. IVIG治疗

（1）常用剂量400mg/（kg·d）×5d（首选）或1000mg/kg给药1次（严重者每天1次、连用2天）。必要时可以重复应用。

（2）主要用于：①ITP的紧急治疗；②不能耐受肾上腺糖皮质激素或疗效欠佳的患者；③脾切除术前准备；④妊娠或分娩前；⑤部分慢作用药物发挥疗效之前。IVIG慎用于IgA缺乏、糖尿病和肾功能不全的患者。

（三）成人ITP二线治疗

1. 促血小板生成药物

（1）重组人血小板生成素（rhTPO）：剂量1.0μg/（kg·d）×14d，PLT≥100×10⁹/L时停药。应用14天血小板计数不升者视为无效，应停药；反复间断应用，疗效欠佳时，应停药。

（2）艾曲波帕（Eltrombopag）：起始剂量25mg/d（顿服，注意食物、药品对药物代谢的影响），根据血小板计数调整剂量，维持PLT≥（30～50）×10⁹/L，PLT≥100×10⁹/L时减量，PLT≥200×10⁹/L时停药，最大剂量75mg/d。用药过程中需要监测肝功能。

（3）罗米司亭（Romiplostim）：首次应用从1μg/kg每周1次皮下注射开始，若PLT<50×10⁹/L则每周增加1μg/kg，最大剂量10μg/kg。若持续2周PLT≥100×10⁹/L，开始每周减量1μg/kg。PLT≥200×10⁹/L时停药。最大剂量应用4周血小板计数不升者视为无效，应停药。

2. 抗CD20单克隆抗体（利妥昔单抗）

推荐剂量：①小剂量利妥昔单抗（375mg/m²，应用一次；或100mg每周1次，共4次）。②375mg/m²每周1次，静脉滴注，共4次。一般在首次注射4～12周内起效。应用前需排除病毒性肝炎，或感染高危因素。

3. 脾切除术 在脾切除前，必须对 ITP 的诊断做出重新评价。

脾切除指征：①糖皮质激素正规治疗无效，病程迁延 6 个月以上；②泼尼松治疗有效，但维持量大于 30mg/d；③有使用糖皮质激素的禁忌证。对于切脾治疗无效或最初有效随后复发的患者应进一步检查是否存在副脾。

4. 其他二线药物治疗 需个体化选择治疗。

（1）达那唑：常用剂量 400～800mg/d（分 2～3 次口服），起效慢，需持续使用 3～6 个月。与肾上腺糖皮质激素联合可减少肾上腺糖皮质激素用量。

达那唑的不良反应主要为肝功损害、月经减少，偶有多毛发生，停药后可恢复。对月经过多者尤为适用。

（2）环孢素：常用剂量为 3～5mg/（kg·d）（分 2 次口服），根据血药浓度调整剂量。

不良反应包括肝肾损害、齿龈增生、毛发增多、高血压、癫痫等，用药期间应监测肝、肾功能。

（3）长春碱类：长春新碱 1.4mg/m²（最大剂量为 2mg/m²）或长春碱酰胺 4mg，每周 1 次，共 4 次，缓慢静脉滴注。

不良反应主要有周围神经炎、脱发、便秘和白细胞减少等。

（4）硫唑嘌呤：常用剂量为 100～150mg/d（分 2～3 次口服），根据患者白细胞计数调整剂量。不良反应为骨髓抑制、肝肾毒性。

5. 其他治疗

（1）一、二线治疗无效（包括不适合或不接受脾切除的患者）、仍需治疗以维持安全血小板水平的患者，其治疗宜个体化。可以选用联合化疗、霉酚酸酯、血浆置换、免疫吸附、新药临床试验、中药治疗。

（2）探索性治疗：文献报道治疗 ITP 有效药物，如地西他滨、奥司他韦等，推荐剂量及不良反应，参照文献报道。

（四）紧急治疗

1. 重症 ITP 患者（PLT<10×10⁹/L）发生胃肠道、泌尿生殖道、中枢神经系统或其他部位的活动性出血或需要急诊手术时，应迅速提高血小板计数。

2. 治疗选择

（1）IVIG。

（2）输注血小板。

（3）甲泼尼龙（1000mg/d×3d）。

（4）促血小板生成药物。

（5）紧急脾切除术（发生危及生命出血，联合应用其他紧急治疗方案效果不佳，确诊为 ITP）。

（6）上述治疗措施仍不能控制出血，可以考虑使用重组人活化因子Ⅶ（rhFⅦa）。

（五）难治性 ITP 治疗

1. 采用个体化联合治疗（兼顾治疗药物疗效，起效时间，疗效持续时间，药物不良反应，既往治疗反应及并发症）。

2. 新药临床试验。

成年人原发免疫性血小板减少症诊治流程见图 4-1。

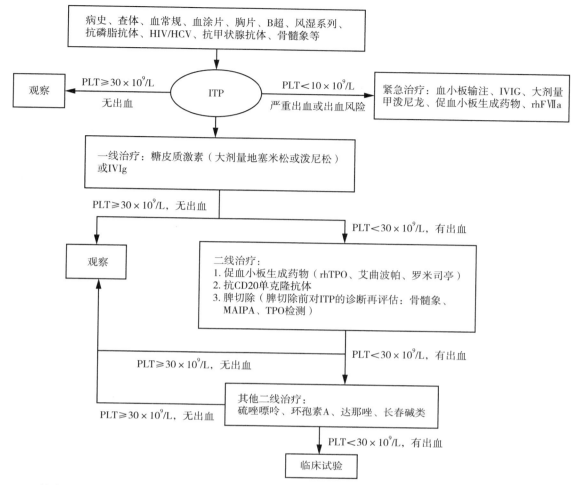

IVIG：静脉丙种球蛋白；rhFⅦa：重组人活化因子Ⅶ；MAIPA：单克隆抗俘获血小板抗原技术；TPO：血小板生成素；rhTPO：重组人血小板生成素。

图4-1　成人原发免疫性血小板减少症诊治流程图

（六）其他注意事项

（1）利妥昔单抗治疗前检测：淋巴细胞亚群、血常规、网织血小板、CD19/CD20/CD45。

（2）激素治疗不良反应及处理：抑酸、补钙、骨科随诊。

（3）加强止血治疗：雌激素减少月经量；EACA、凝血酶、云南白药治疗局部出血。

（4）合并IDA患者的补铁、输血支持治疗。

（5）免疫抑制治疗后感染的防治：发热患者建议立即进行病原微生物培养并使用抗生素，有明确脏器感染患者应根据感染部位及病原微生物培养结果选用相应抗生素，同时治疗用药的选择应综合患者病情及抗菌药物特点制定。详情参见血液科患者的抗生素使用。

（6）患者及家属签署以下同意书：病重或病危通知书、化疗知情同意书、输血知情同意书、骨穿同意书、静脉插管同意书（有条件时）。

三、出院标准

1. 一般情况良好。

2. 没有需要住院处理的并发症和/或合并症。

四、免疫性血小板减少症临床治疗表单

适用对象：第一诊断免疫性血小板减少症

患者姓名：_____性别：_____ 年龄：____ 门诊号：_____住院号：_____

住院日期：__年__月__日　　出院日期：__年__月__日　　标准住院日：14 天内

时间	住院第 1 天	住院第 2 天
主要诊疗工作	□ 询问病史及体格检查 □ 完成病历书写 □ 开化验单 □ 上级医师查房，初步确定诊断 □ 对症支持治疗 □ 向患者家属告病重或病危通知，并签署病重或病危通知书（必要时） □ 患者家属签署输血知情同意书、骨穿同意书	□ 上级医师查房 □ 完成入院检查 □ 骨髓穿刺术（必要时）（骨髓形态学及病理检查） □ 继续对症支持治疗 □ 完成必要的相关科室会诊 □ 完成上级医师查房记录等病历书写 □ 向患者及家属交代病情及其注意事项
重要医嘱	**长期医嘱：** □ 血液病护理常规 □ 一/二/三级护理 □ 饮食 □ 视病情通知病重或病危 □ 治疗方案及其他医嘱 **临时医嘱：** □ 血常规、尿常规、便常规+潜血 □ 肝肾功能、电解质、红细胞沉降率、凝血功能、血涂片、血型、输血前检查、自身免疫系统疾病筛查 □ 胸片、心电图、腹部 B 超 □ 输注血小板（有指征时） □ 治疗方案及其他医嘱	**长期医嘱：** □ 患者既往基础用药 □ 治疗方案调整 □ 其他医嘱 **临时医嘱：** □ 血常规 □ 骨穿 □ 骨髓形态学 □ 输注血小板（有指征时） □ 治疗方案调整 □ 其他医嘱
主要护理工作	□ 介绍病房环境、设施和设备 □ 入院护理评估 □ 宣教	□ 观察患者病情变化
病情变异记录	□ 无　□ 有，原因： 1. 2.	□ 无　□ 有，原因： 1. 2.
护士签名		
医师签名		

时间	住院第3~13天	出院日
主要诊疗工作	□ 上级医师查房 □ 复查血常规 □ 观察血小板变化 □ 根据体检、骨髓检查结果和既往资料，进行鉴别诊断和确定诊断 □ 根据其他检查结果进行鉴别诊断，判断是否合并其他疾病 □ 开始治疗 □ 保护重要脏器功能 □ 注意观察皮质激素的副作用，并对症处理 □ 完成病程记录	□ 上级医师查房，进行评估，确定有无并发症情况，明确是否出院 □ 完成出院记录、病案首页、出院证明书等 □ 向患者交代出院后的注意事项，如返院复诊的时间、地点，发生紧急情况时的处理等
重要医嘱	**长期医嘱**（视情况可第二天起开始治疗）： □ 糖皮质激素：常规剂量或短疗程大剂量给药（见ITP一线治疗） □ 丙种球蛋白0.4g/（kg·d）×5d或1.0g/（kg·d）×2d（必要时） □ 重要脏器保护：抑酸、补钙等 □ 调整治疗方案及其他医嘱 **临时医嘱：** □ 复查血常规 □ 复查血生化、电解质 □ 输注血小板（有指征时） □ 对症支持 □ 其他医嘱	**出院医嘱：** □ 出院带药 □ 定期门诊随访 □ 监测血常规
主要护理工作	□ 观察患者病情变化	□ 指导患者办理出院手续
病情变异记录	□ 无　□ 有，原因： 1. 2.	□ 无　□ 有，原因： 1. 2.
护士签名		
医师签名		

（刘晓帆　张　磊　杨仁池）

第二节

血栓性血小板减少性紫癜

一、血栓性血小板减少性紫癜诊断

（一）目的
确立血栓性血小板减少性紫癜一般诊疗的标准操作规程，确保患者诊疗的正确性和规范性。

（二）范围
适用血栓性血小板减少性紫癜患者的诊疗。

（三）诊断及治疗依据
1. *Williams Hematology*（Kenneth Kaushansky等主编，McGraw-Hill Education，2015年，第9版）。

2.《血栓性血小板减少性紫癜诊断与治疗中国专家共识（2012版）》[中华血液学杂志，2012，33（11）：983-984]。

3.《血液病诊断及疗效标准》（沈悌、赵永强主编，科学出版社，2018年，第4版）。

4. Thrombotic thrombocytopenic purpura [Joly BS, et al.Blood，2017，129（21）：2836-2846]。

（四）诊断与鉴别诊断
1. TTP诊断标准　TTP没有诊断的金指标。目前TTP的诊断需具备以下各点：

（1）具备TTP临床表现。如微血管病性溶血性贫血、血小板减少、神经精神症状三联征，或具备五联征。

（2）典型的血细胞计数变化和血生化改变。贫血、血小板计数显著降低，尤其是外周血涂片中红细胞碎片明显增多；血清游离血红蛋白增多，血清乳酸脱氢酶水平明显升高。凝血功能检查基本正常。

（3）血浆ADAMTS13活性显著降低，在特发性TTP患者中常检出ADAMTS13抑制物。部分患者此项检查正常。

（4）排除HUS、DIC、HELLP综合征、Evans综合征、子痫等疾病。

历史上采用五联征定义TTP，包括发热、血小板减少、微血管病性溶血性贫血、中枢神经系统症状、肾功能不全，五联征俱存的患者实际不足10%。最常见表现仍是血小板减少和微血管病性溶血性贫血，血涂片可见破碎红细胞。存在微血管性溶血性贫血和血小板减少的患者必须考虑到TTP的可能。

2. TTP病因分型　TTP分为先天性及获得性，其中，获得性TTP又可分为急性原发性、继发性及间歇性TTP。继发性TTP的常见原因包括：药物（如避孕药、噻氯匹定、环孢素、丝裂霉素C等）、骨髓移植后、SLE、恶性疾病、妊娠、感染（如大肠埃希菌0157：H7、HIV等）。

3. TTP的鉴别诊断

（1）注意鉴别其他可能导致血小板减少和红细胞碎片的疾病，如伴或不伴DIC的败血症、恶性高血压、血管炎、恶性肿瘤转移（瘤栓）、严重的肺动脉高压等。

（2）TTP需要与其他的出现微血管血栓（TMAs）性疾病相鉴别：如HUS、DIC、灾难性抗磷脂抗体综合征、子痫和先兆子痫、HELLP综合征及Evans综合征等。

（五）诊断规程
1. 病历采集

（1）现病史：应包括患者起病原因及是否有前驱感染病史及症状，出血部位及程度，黏膜出血应记录具体出血部位及出血情况的详细描述。注意询问患者是有否关节炎、胸膜炎样胸痛、雷诺现象及其他不典型症状，是否有发热及出血，出血部位的具体情况。患者是否有意识障碍、神志模糊。谵妄、半身麻木、视野缺失等。出现症状后第一次行血常规检查的结果，详细的用药及治疗反应，出血及血常规变化的情况。

（2）既往史、个人史：应包括是否有肝炎病史，特别注意询问妊娠生产史，详细询问是否出血家族史。

（3）体检应包括：体温、意识等生命体征。皮肤出血及黏膜出血程度的详细描述，是否合并贫血、黄疸。是否有肝脾淋巴结肿大。进行详细的神经系统查体。

2. 入院检查

（1）必要的检测。①常规：血常规、网织红细胞，必须进行外周血涂片明确是否有破碎红细胞，尿常规、便常规+潜血、血型（初始治疗期间每日复查血小板计数）；②免疫学相关检查：ENA 抗体谱；抗核抗体；免疫球蛋白定量，风湿三项；直接抗人球蛋白试验；乙肝两对半、丙肝抗体、甲肝抗体；抗 HIV 抗体；梅毒螺旋体抗体；抗心磷脂抗体及抗 β_2 糖蛋白抗体；狼疮抗凝物；红细胞沉降率。③一般检查：肝肾心功能（特别是 LDH 水平及胆红素水平监测）；电解质；凝血八项；血浆 vWF 抗原及活性测定；溶血相关检查，包括血浆结合珠蛋白、血浆游离血红蛋白测定、库姆实验、酸溶血试验、冷凝集试验、直接抗人球蛋白试验、PNH 克隆检测等。④血浆 ADAMTS13 活性及 ADAMTS13 抑制物检查，如怀疑遗传性 TTP，进行基因检测（图4-2）。⑤特殊检查：消化系 B 超；心电图；必要时胸部 X 线明确肺部情况。

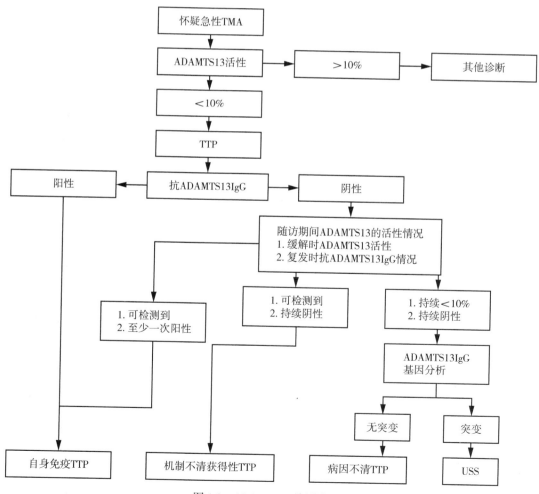

图4-2 ADAMTS13检测流程

（2）需要的检测。①骨髓检查（必要时）：骨髓分类；骨髓活检病理（石蜡包埋）；N-ALP、PAS、铁染色、巨核细胞酶标；染色体核型（必要时）；流式细胞仪免疫表型分析（MDS）；造血祖细胞培养。②淋巴细胞亚群、大颗粒淋巴细胞检测。③病毒全项。④肿瘤标志物。⑤血小板特异性抗体检测。

二、治疗

（一）初始治疗

1. 消除病因和诱因。

2. 血浆置换　为首选治疗，采用新鲜血浆、新鲜冷冻血浆；血浆置换量推荐为每次2000ml（或为40 ~ 60ml/kg），每日 1 ~ 2 次，直至症状缓解、PLT 计数>150×10⁹/L持续至少 2 天以上及 LDH 恢复正常，以后可逐渐延长置换间隔。对暂时无条件行血浆置换治疗或遗传性TTP患者，可输注新鲜血浆或新鲜冷冻血浆，推荐剂量为每天 20 ~ 40ml/kg，注意液体量平衡。当严重肾衰竭时，可与血液透析联合应用。对继发性TTP患者血浆置换疗法常无效。

（二）辅助治疗

1. 糖皮质激素　通常用法为在血浆置换治疗期间给予泼尼松每天总剂量为 1mg/（kg·d）或2mg/（kg·d），分一次或两次使用，或同等效价的激素，之后逐渐减量。另一种方案为，发作期TTP患者辅助使用甲泼尼龙（200mg/d）或地塞米松（10 ~ 15mg/d）静脉输注 3 ~ 5 天，后过渡至泼尼松［1mg/（kg·d）］，病情缓解后减量至停用。

2. 利妥昔单抗　传统治疗无效时在血浆置换基础上加用利妥昔单抗，每周 375mg/m²×4。目前认为利妥昔单抗高效、复发率低，作为一线治疗也是恰当的。

3. 脾切除　一些报道表明，脾切除可延长缓解期，或者降低血浆置换或免疫抑制治疗抵抗的TTP患者复发率，可能与消除了产生抗ADAMTS13抗体的主要场所有关。

4. 新药　N乙酰半胱氨酸能抑制血小板黏附于vWF多聚体，硼替佐米能去除浆细胞、抑制AD - AMTS13重组，vWF糖蛋白1b抑制剂caplacizumab能明显缩短血小板恢复时间，以上制剂正在进一步评估中。

5. 抗血小板药物　病情稳定后可选用潘生丁和/或阿司匹林，对减少复发有一定作用，但抗血小板药物尚有争议。

6. 血小板输注　血小板输注与TTP的急性恶化和死亡有关，因此，血小板输注相对禁忌。

7. 其他药物　伴抑制物的特发性TTP患者也可加用长春新碱或其他免疫抑制剂，减少自身抗体产生。静脉滴注免疫球蛋白：效果不及血浆置换疗法，适用于血浆置换无效或多次复发的病例。

（三）支持治疗

根据临床需要给予红细胞输注；建议所有患者接受补充叶酸治疗；只有发生危及生命的出血时才考虑输注血小板；血小板计数升至 50×10⁹/L 以上后，建议所有患者接种乙肝疫苗。

（四）治疗反应

完全反应标准是连续 2 天血小板>150×10⁹/L，LDH 正常，临床表现恢复；持续治疗反应定义为停止血浆置换后至少持续 30 天；达治疗反应标准 30 天内疾病复发定义为加重，30 天以后的疾病复发定义为复发；难治性定义为 30 天内无治疗反应，或 60 天内无持续治疗反应。

（五）难治复发TTP的治疗

如果患者对标准血浆置换和泼尼松治疗无反应，就需增加治疗强度，可在 2 次/日血浆置换基础上加入利妥昔单抗、脉冲式环磷酰胺、硼替佐米，甚至脾切除，具体治疗应根据临床过程确定。利妥昔单抗、脾切除术、应用抗血小板药物可能减少复发率。

（六）其他注意事项

1. 免疫抑制治疗后感染的防治　发热患者建议立即进行病原微生物培养并使用抗生素，有明确脏器感染患者应根据感染部位及病原微生物培养结果选用相应抗生素，同时治疗用药的选择应综合患者病情及抗菌药物特点制定。详情参见血液科患者的抗生素使用。

2. 患者及家属签署以下同意书　病重或病危通知书、化疗知情同意书、输血知情同意书、血浆置换治疗同意书、骨穿同意书、静脉插管同意书（有条件时）。

3. 根据临床常规加强对症支持治疗。

三、出院标准

1. 一般情况良好；持续CR。
2. 没有需要住院处理的并发症和/或合并症。

四、血栓性血小板减少性紫癜临床治疗表单

适用对象：第一诊断血栓性血小板减少性紫癜

患者姓名：_____性别：_____ 年龄：____ 门诊号：_____住院号：_____

住院日期：__年__月__日 出院日期：__年__月__日 标准住院日：30天内

时间	住院第1天	住院第2天
主要诊疗工作	□ 询问病史及体格检查 □ 完成病历书写 □ 开化验单 □ 上级医师查房，初步确定诊断 □ 血浆置换、糖皮质激素及支持治疗 □ 向患者家属告病重或病危通知，并签署病重或病危通知书（必要时） □ 患者家属签署输血及骨穿同意书	□ 上级医师查房 □ 完成入院检查 □ 骨髓穿刺及活检术 □ 血浆置换、糖皮质激素治疗 □ 继续对症支持治疗 □ 完成必要的相关科室会诊 □ 完医师查房记录等病历书写 □ 向患者及家属交代病情及其注意事项
重要医嘱	**长期医嘱：** □ 血液病护理常规 □ 一级护理 □ 饮食 □ 视病情通知病重或病危 □ 其他医嘱 **临时医嘱：** □ 血常规及网织红细胞及血涂片、尿常规、便常规+潜血、血型 □ 肝肾功能、电解质、红细胞沉降率、凝血功能、血浆vWF抗原及活性；溶血相关检查；输血前病毒学检查、自身免疫系统疾病筛查；血浆ADAMTS13活性及ADAMTS13抑制物检查；基因检测（必要时） □ 必要时行淋巴细胞亚群、大颗粒淋巴细胞检测、病毒全项、肿瘤标志物、血小板特异性抗体检测 □ 胸片、心电图、腹部B超 □ 血浆置换、激素及支持治疗 □ 其他医嘱	**长期医嘱：** □ 患者既往基础用药 □ 其他医嘱 **临时医嘱：** □ 血常规 □ 骨穿 □ 骨髓形态学 □ 骨髓病理 □ N-ALP、PAS、铁染色、巨核细胞酶标；染色体核型（必要时）；流式细胞仪免疫表型分析（MDS）；造血祖细胞培养 □ 血浆置换 □ 激素 □ 对症支持治疗 □ 其他医嘱
主要护理工作	□ 介绍病房环境、设施和设备 □ 入院护理评估 □ 宣教	□ 观察患者病情变化
病情变异记录	□ 无 □ 有，原因： 1. 2.	□ 无 □ 有，原因： 1. 2.
护士签名		
医师签名		

时间	住院第3～13天	出院日
主要诊疗工作	□ 上级医师查房 □ 复查血常规 □ 观察血小板变化 □ 根据体检、骨髓检查结果和既往资料，进行鉴别诊断和确定诊断 □ 根据其他检查结果进行鉴别诊断，判断是否合并其他疾病 □ 继续血浆置换、激素，必要时利妥昔单抗或其他药物治疗 □ 保护重要脏器功能 □ 注意观察皮质激素的副作用，并对症处理 □ 完成病程记录	□ 上级医师查房，进行评估，确定有无并发症情况，明确是否出院 □ 完成出院记录、病案首页、出院证明书等 □ 向患者交代出院后的注意事项，如返院复诊的时间、地点，发生紧急情况时的处理等
重要医嘱	长期医嘱（视情况可第二天起开始治疗）： □ 糖皮质激素： □ 重要脏器保护：抑酸、补钙等 □ 其他医嘱 临时医嘱： □ 复查血常规 □ 复查血生化、电解质 □ 血浆置换 □ 糖皮质激素 □ 利妥昔单抗（必要时）或其他免疫抑制剂（必要时） □ 对症支持 □ 其他医嘱	出院医嘱： □ 出院带药 □ 定期门诊随访 □ 监测血常规及网织红细胞、生化指标包括乳酸脱氢酶等
主要护理工作	□ 观察患者病情变化	□ 指导患者办理出院手续
病情变异记录	□ 无　□ 有，原因： 1. 2.	□ 无　□ 有，原因： 1. 2.
护士签名		
医师签名		

（付荣凤　张　磊　杨仁池）

第三节

IgA 血管炎（过敏性紫癜）

一、IgA 血管炎诊断

（一）目的

确立 IgA 血管炎（IgAv，旧称过敏性紫癜）一般诊疗的标准操作规程，确保患者诊疗的正确性和规范性。

（二）范围

适用 IgA 血管炎患者的诊断、治疗。

（三）诊断依据

1. 《血液病学》（张之南、郝玉书、赵永强、王建祥主编，人民卫生出版社，2011 年，第 2 版）。

2. 《血液病诊断和疗效标准》（沈悌、赵永强主编，科学出版社，2018 年，第 4 版）。

3. EULAR/PRINTO/PRES criteria for Henoch–Schonlein purpura, childhood polyarteritis nodosa, childhood Wegener granulomatosis and childhood Takayasu arteritis：Ankara 2008.Part Ⅱ：Final classification criteria（Ann Rheum Dis，2010，69：798–806）。

4. 2012 revised International Chapel Hill Consensus Conference Nomenclature of Vasculitides ［Arthritis Rheum，2013，65（1）：1］。

5. 《儿童过敏性紫癜循证诊治建议》［中华儿科杂志，2013，52（7）：502–507］。

6. IgA vasculitis in adults：the performance of the EULAR/PRINTO/PRES classification criteria in adults ［Arthritis Res Ther，2016，18：58］。

（四）诊断规程

1. 病历采集

（1）现病史：可能的病因或诱因：如上呼吸道感染、药物、食物等。淤点、淤斑：发病时间、起病缓急，皮疹的部位、大小、形态、数目及其演变过程。自觉症状：有无发热、不适、腹痛、关节痛等，饮食、精神及睡眠情况等。诊疗经过、疗效及不良反应。

（2）既往有无类似皮肤病史、出血史及药物过敏史。有无家族史。

（3）体检应包括：体格检查应注意皮肤淤点或淤斑，有无其他皮疹，是否对称分布、腹部及关节情况，有无水肿。

2. 入院检查

（1）必要检查。①常规检查：血常规（包括外周血涂片）、尿常规、便常规+潜血。②骨髓检查：骨髓涂片细胞学分类；N-ALP、PAS、铁染色、巨核细胞酶标；流式细胞仪免疫表型分析（MDS）。③免疫学相关检查：ENA 抗体谱；抗核抗体，循环免疫复合物；免疫球蛋白定量，风湿三项；IgA 抗心磷脂抗体、转化生长因子 β（transforming growth factor-beta，TGF-β）、ESR、病毒全项；乙肝两对半、丙肝抗体、甲肝抗体；抗 HIV 抗体；梅毒螺旋体抗体。④一般检查：肝肾心功能；电解质；凝血八项、血小板功能、毛细血管脆性试验。⑤特殊检查：消化系 B 超；心电图；必要时作腹部、关节、肾脏的 X 线检查和 B 超检查。

（2）初诊时（可选项目，未开展）。病变部位组织病理学；过敏源。

（五）诊断与鉴别诊断

1．IgA血管炎国内诊断标准

（1）临床表现：发病前1~3周常有低热、咽痛、上呼吸道感染及全身不适等症状；以下肢大关节附近及臀部分批出现对称分布、大小不等的斑丘疹样紫癜为主，可伴荨麻疹或水肿、多形性红斑；病程中可有出血性肠炎或关节痛，少数患者腹痛或关节痛可在紫癜出现前2周发生。可有紫癜肾炎。

（2）实验室检查血小板计数正常，血小板功能和凝血时间正常。

（3）除外可引起血管炎的其他疾病。

2．IgA血管炎uLAR/PReS criteria-2006诊断标准

（1）必备条件：可触及的紫癜性损害，不伴血小板减少和凝血功能障碍。

（2）加上以下任何一项：弥漫性腹痛；任何部位活检IgA沉积；关节炎或关节痛；肾脏累及（血尿和/或蛋白尿）。

3．IgA血管炎分型

（1）单纯型。

（2）腹型。

（3）关节型。

（4）肾型。

（5）混合型。

4．鉴别诊断　需要与以下疾病鉴别：免疫性血小板减少症；溶血尿毒综合征；风湿性关节炎；肾小球肾炎、系统性红斑狼疮；外科急腹症；其他疾病引起的血管炎，如婴儿急性出血性水肿、超敏反应性血管炎、冷球蛋白综合征、良性高球蛋白性紫癜等。

（1）免疫性血小板减少症：以皮肤、黏膜、内脏出血为主要表现，多次检查血常规血小板低下，其他两系正常，脾脏正常或轻度肿大；骨髓巨核细胞数量正常或增多、伴成熟障碍，产血小板减少；血清可以检测到血小板特异性抗体。但必须排除其他继发性血小板减少的原因，如结缔组织病、药物、感染、肿瘤等。

（2）急腹症：是指腹腔内、盆腔和腹膜后组织和脏器发生了急剧的病理变化，从而产生以腹部为主要症状和体征，同时伴有全身反应的临床综合征。常见的急腹症包括：急性阑尾炎、溃疡病急性穿孔、急性肠梗阻、急性胆道感染及胆石症、急性胰腺炎、腹部外伤、泌尿系结石及异位妊娠子宫破裂等。仔细地询问病史，准确而全面的体格检查，必要的辅助检查，如实验室检查、腹腔穿刺和影像学检查等，可协助诊断。过敏性紫癜如在皮疹出现以前表现为急性腹痛，应与急腹症鉴别。过敏性紫癜的腹痛较为剧烈，但位置不固定，压痛轻，除非出现肠穿孔，一般没有无腹肌紧张和反跳痛，如果出现血便，需与肠套叠、梅克尔憩室进行鉴别。

（3）系统性红斑狼疮（SLE）：是一种多发于青年女性的累及多脏器的自身免疫性炎症性结缔组织病。SLE患者常存在多系统受累，如血液系统异常和肾脏损伤等，血常规检查可有贫血、白细胞计数减少、血小板减少；肾脏受累时，尿液分析可显示蛋白尿、血尿、细胞和颗粒管型；SLE的诊断主要依靠临床表现、实验室检查、组织病理学和影像学检查。皮肤黏膜受累表现多种多样，大体可分为特异性和非特异性两类，非特异性皮损中的皮肤血管炎（紫癜）需与过敏性紫癜皮损鉴别。

二、治疗方案的选择

(一) IgA血管炎疗效判断及出院标准

1. 临床治愈 症状及皮疹消失,实验室检查正常。

2. 好转 病情明显好转、稳定,皮疹基本消失,实验室检查基本正常。

3. 未愈 症状、皮疹及实验室检查均未改善。

凡达到临床治愈或病情好转者可出院。

(二) IgA血管炎治疗方案的选择

1. 绝大多数IgAV(HSP)患者可自行恢复,因此主要给予支持治疗。

2. 住院治疗,IgAV(HSP)患者如有以下指征需住院治疗:

(1) 不能经口充分补液。

(2) 有重度腹痛。

(3) 有明显的消化道出血。

(4) 精神状态改变。

(5) 关节重度受累,导致离床活动和/或生活自理受限。

(6) 肾功能不全(肌酐水平升高)、高血压和/或肾病综合征。

3. 治疗

(1) 一般治疗:注意休息,去除可能的致病因素,防止呼吸道感染,避免服用可疑食物和药物。

(2) 抗组胺药物:如氯苯那敏4mg,2~3次/天。

(3) 降低血管壁通透性:如维生素C、路丁、钙剂等。

(4) 严重者可应用激素:对皮肤型和关节型较好;泼尼松或甲泼尼龙1~2 mg/(kg·d)应用1~2周,后减量至0.5mg/(kg·d)一周,继以0.5mg/kg隔日1次应用一周后停用。

(5) 病情顽固者可应用免疫抑制剂:如雷公藤总苷20mg,3次/天,硫唑嘌呤50mg,3次/天或环磷酰胺100mg,1次/天。其他可选用的还包括环孢素、霉酚酸酯等。常与大剂量肾上腺皮质激素合用;适用于对肾上腺皮质激素疗效不佳者。通常推荐用于急进性肾小球性肾炎和累及肺、脑等部位出血的情况。

(6) IVIG:IVIG能明显改善HSP坏死性皮疹、严重胃肠道症状(包括腹痛、肠出血、肠梗阻)、脑血管炎(包括抽搐、颅内出血)的症状 [V/E],推荐剂量1g/(kg·d),连用2天,或2g/(kg·d)用1天,或400mg/(kg·d)连用4天。注意有报道部分患儿使用IVIG后出现肾衰竭,故临床不要盲目扩大使用指征。

(7) 疼痛治疗:包括使用对乙酰氨基酚或非甾体类抗炎药(NSAID)(有活动性消化道出血或肾小球肾炎的患者可能禁用NSAID);萘普生镇痛,剂量为10~20mg/(kg·d),分2次给药。对于青少年和成人,可持续几日给予每日最大总剂量1500mg;对于长期应用者,建议最大剂量为1000mg/d;糖皮质激素可应用于重度疼痛治疗。

(8) 其他对症治疗(血浆置换、白细胞去除法),预防并发症;外用药物及中医中药治疗。

(三) 其他注意事项

1. 治疗不良反应及处理 抑酸、补钙。

2. 免疫抑制治疗后感染的防治 发热患者建议立即进行病原微生物培养并使用抗生素,有明确脏器感染患者应根据感染部位及病原微生物培养结果选用相应抗生素,同时治疗用药的选择应综合患者病情及抗菌药物特点制定。详情参见血液科患者的抗生素使用。

3. 患者及家属签署骨穿同意书。

（四）治疗

IgA血管炎患者的治疗见图4-3。

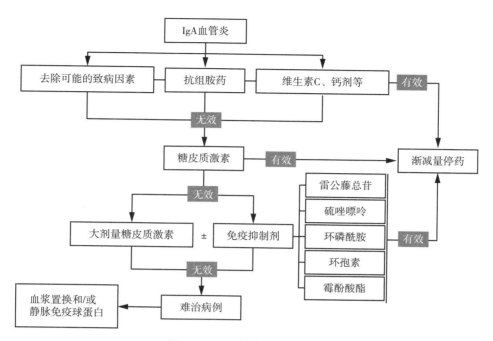

图4-3　IgA血管炎患者的治疗

三、IgA 血管炎临床治疗表单

适用对象：第一诊断 IgA 血管炎

患者姓名：＿＿＿＿ 性别：＿＿＿ 年龄：＿＿ 门诊号：＿＿＿ 住院号：＿＿＿

住院日期：＿年＿月＿日　　出院日期：＿年＿月＿日　　标准住院日：10天内

时间	住院第1天	住院第2天
主要诊疗工作	□ 询问病史及体格检查 □ 完成病历书写 □ 开化验单 □ 上级医师查房，初步确定诊断 □ 对症支持治疗 □ 患者家属签署骨穿同意书	□ 上级医师查房 □ 完成入院检查 □ 骨髓穿刺术（形态学检查）（必要时） □ 继续对症支持治疗 □ 完成必要的相关科室会诊 □ 完成医师查房记录等病历书写 □ 向患者及家属交代病情及其注意事项
重要医嘱	长期医嘱： □ 血液病护理常规 □ 一级护理 □ 饮食 □ 其他医嘱 临时医嘱： □ 血常规、尿常规、便常规+潜血 □ 肝肾功能、电解质、红细胞沉降率、凝血功能、血涂片、血型、输血前检查 □ 胸片、心电图、腹部B超 □ 抗组胺药、维生素C □ 其他医嘱	长期医嘱： □ 患者既往基础用药 □ 其他医嘱 临时医嘱： □ 血常规 □ 骨穿（必要时） □ 骨髓形态学 □ 抗组胺药、维生素C □ 其他医嘱
主要护理工作	□ 介绍病房环境、设施和设备 □ 入院护理评估 □ 宣教	□ 观察患者病情变化
病情变异记录	□ 无　□ 有，原因： 1. 2.	□ 无　□ 有，原因： 1. 2.
护士签名		
医师签名		

时间	住院第3～6天	出院日
主要诊疗工作	□ 上级医师查房 □ 复查血、尿常规、肾功能 □ 根据体检、出凝血、骨髓检查结果和既往资料，进行鉴别诊断和确定诊断 □ 根据其他检查结果进行鉴别诊断，判断是否合并其他疾病 □ 继续治疗 □ 保护重要脏器功能 □ 注意观察皮质激素的副作用，并对症处理 □ 完成病程记录	□ 上级医师查房，进行评估，确定有无并发症情况，明确是否出院 □ 完成出院记录、病案首页、出院证明书等 □ 向患者交代出院后的注意事项，如返院复诊的时间、地点，发生紧急情况时的处理等
重要医嘱	长期医嘱（视情况开始治疗）： □ 抗组胺药物：如氯苯那敏4mg，2～3次/天；维生素C □ 泼尼松0.5mg/（kg·d）（必要时） □ 雷公藤总苷20mg，3次/天，硫唑嘌呤50mg，3次/天或环磷酰胺100mg，1次/天（必要时） □ 重要脏器保护：抑酸、补钙等 □ 其他医嘱 临时医嘱： □ 复查血常规 □ 复查血生化、电解质 □ 对症支持 □ 其他医嘱	出院医嘱： □ 出院带药 □ 定期门诊随访 □ 监测血、尿常规、肾功能
主要护理工作	□ 观察患者病情变化	□ 指导患者办理出院手续
病情变异记录	□ 无　□ 有，原因： 1. 2.	□ 无　□ 有，原因： 1. 2.
护士签名		
医师签名		

（黄月婷　张　磊　杨仁池）

第四节

凝血因子缺乏

一、凝血因子缺乏诊断

（一）目的
确立凝血因子缺乏一般诊疗的标准操作规程，确保患者诊疗的正确性和规范性。

（二）范围
适用凝血因子缺乏患者的诊疗。

（三）诊断依据
1. 《血友病》（杨仁池等主编，上海科学技术出版社，2016年）。

2. Diagnostics of Inherited Bleeding Disorders of Secondary Hemostasis：An Easy Guide for Routine Clinical Laboratories（Semin Thromb Hemost，2016，42：471–477）。

二、诊断规程

（一）病史采集及查体
问诊包括出血症状发生的时间、部位、诱因、频率、治疗，是否有血制品输注史、用药史，家族中是否有出血性疾病患者等。查体包括系统查体及出血部位的评估。

（二）初筛实验
1. 凝血八项　包括 APTT、PT、TT、纤维蛋白原抗原定量及活性测定、AT3活性、FDP及D-dimer。

2. 血常规　包括白细胞计数、红细胞计数、血红蛋白浓度、血小板计数等。

3. 根据初筛结果选择实验检查并鉴别诊断

（1）APTT延长，PT、Fbg及血小板正常：提示内源性凝血途径成分异常。

1）凝血因子Ⅷ、Ⅸ、Ⅺ、Ⅻ活性测定。

2）高分子激肽原及前激肽释放酶测定。

3）vWF:Ag测定、瑞斯托霉素辅因子活性（vWF:RCo）、凝血因子Ⅷ结合实验。

4）狼疮抗凝因子测定及抗心磷脂抗体、抗β₂糖蛋白测定。

5）vWF多聚体分析。

6）凝血因子抑制物定性试验。

7）如凝血因子抑制物定性试验阳性，行相关因子抑制物定量试验。

8）排除肝素污染。

9）必要时行基因检测。

（2）PT延长，APTT、Fbg及血小板正常：提示外源性凝血途径成分异常。

1）凝血因子抑制物定性试验。

2）凝血因子Ⅶ活性测定。

3）如FⅦ:C降低，测FⅦ抑制物定量试验。

4）排除肝素污染。

5）必要时行基因检测。

（3）PT、APTT均延长，Fbg及血小板正常：提示共同途径异常或者多种因子异常。

1）凝血因子Ⅱ、Ⅴ、Ⅹ活性测定。

2）凝血因子Ⅶ、Ⅷ、Ⅸ、Ⅺ、Ⅻ活性测定。

3）凝血因子抑制物定性试验。

4）如凝血因子抑制物定性试验阳性，测凝血因子抑制物定量试验。

5）排除肝素污染。

（4）Fbg水平异常：Fbg质量或者数量异常。

1）Fbg免疫比浊法测定抗原水平。

2）确定为遗传性Fbg异常后行Fbg基因突变检测。

（5）TT延长，Fbg正常。

1）排除肝素污染。

2）鱼精蛋白纠正TT试验或者爬虫酶试验。

（6）筛查指标均无异常。

1）第ⅩⅢ因子定性试验。

2）血小板聚集试验。

（7）其他检查

1）常规：血尿便常规。

2）生化：肝肾功能、电解质六项、心肌酶谱、血清铁四项。

3）免疫：抗核抗体、免疫球蛋白定量+风湿三项、ENA抗体谱、肝炎全项。

4）流式：淋巴细胞亚群。

5）其他：心电图、胸片、腹部B超。

三、凝血因子缺乏诊断示意图

1. 血管性血友病及血小板功能性疾病诊断流程（图4-4）

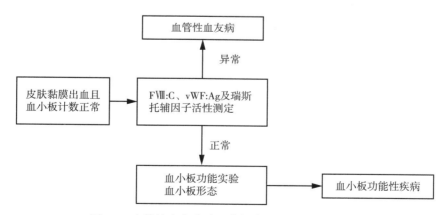

图4-4　血管性血友病及血小板功能性疾病诊断流程

2. 遗传性凝血因子缺乏诊断流程（图 4-5）

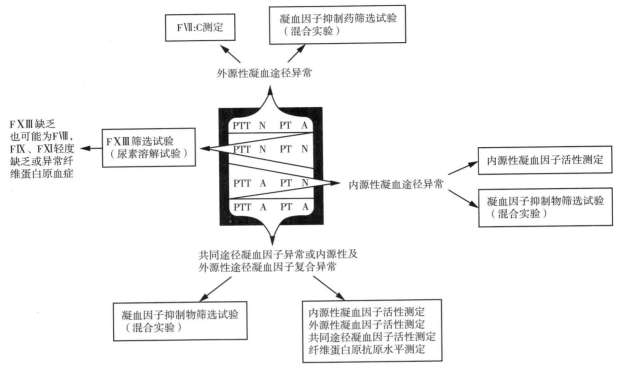

图 4-5　遗传性凝血因子缺乏诊断流程

3. 单纯 APTT 延长伴出血症状患者诊断流程（图 4-6）

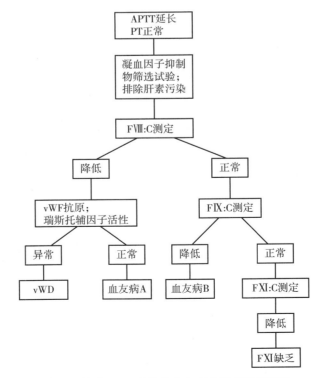

图 4-6　单纯 APTT 延长伴出血症状患者诊断流程

4. 获得性凝血因子缺乏疾病诊断流程（图4-7）

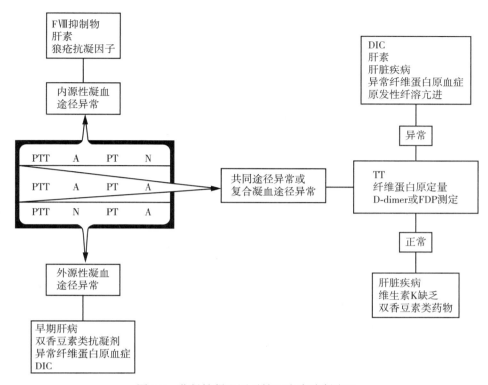

图4-7 获得性凝血因子缺乏疾病诊断流程

（刘 葳 张 磊 杨仁池）

第五节

血友病 A

一、血友病 A 诊断

（一）目的

确立血友病 A 一般诊疗的标准操作规程，确保患者诊疗的正确性和规范性。

（二）范围

适用血友病 A 患者的诊疗。

（三）诊断依据

1.《血液病诊断及疗效标准》（沈悌、赵永强主编，科学出版社，2018）。

2.《血友病》（杨仁池等主编，上海科学技术出版社，2016）。

3.《血友病诊断与治疗中国专家共识（2017 年版）》［中华医学会血液学分会血栓与止血学组，中国血友病协作组.中华血液学杂志，2017，38（5）：364-370］。

4.《凝血因子Ⅷ/Ⅸ抑制物诊断与治疗中国指南（2018 年版）》［中华医学会血液学分会血栓与止血学组，中国血友病协作组.中华血液学杂志，2018，39（10）：793-799］。

5. *Williams Hematology*（Kenneth Kaushansky 等主编，McGraw-Hill Education，2015）。

（四）血友病 A 诊断依据及分型

1. 临床表现

（1）本病发病率约为 1/5000 男性人群。男性患者，有或无家族史。有家族史者符合性联隐性遗传规律。女性血友病患者极其罕见。由于经济等各方面的原因，血友病的患病率在不同国家甚至同一国家的不同时期都存在很大的差异。我国 1986～1989 年期间在全国 24 个省的 37 个地区进行的调查结果显示，我国血友病的患病率为 2.73/100 000 人口。

（2）关节、肌肉、深部组织及内脏出血（中枢神经系统、泌尿系及消化道出血等）。可表现为自发性出血。反复出血可导致关节畸形和假肿瘤，严重者可以危及生命。

（3）轻度外伤或手术后延迟性出血为其特点。

2. 实验室检查

（1）PT、TT 和纤维蛋白原定量正常，APTT 延长，能被正常新鲜血浆及吸附血浆纠正，不能被血清纠正。

（2）血小板计数正常，出血时间及血块回缩试验正常。长期反复出血者可伴随贫血。

（3）凝血因子Ⅷ促凝活性（FⅧ:C）减少。

（4）血管性血友病因子抗原（vWF:Ag）、血管性血友病因子活性（vWF:Ac）及 FⅨ:C 正常。

3. 临床分型（表 4-1）

表 4-1 血友病 A 分型

临床分型	FⅧ:C	临床特点
轻型	5%～40%	大手术或外伤可致严重出血
中间型	1%～5%	偶有自发出血，小手术/外伤后可有严重出血
重型	<1%	反复自发出血，常见关节、肌肉及深部组织。关节畸形及假肿瘤

（五）诊断规程

1. 病史采集

（1）现病史：包括促使患者就诊的出血症状的时间、部位、严重程度、诱因、出血频率及相关治疗情况，是否有贫血相关症状。第一次出血症状的年龄、诱因、部位、程度、是否采取止血措施。应仔细询问年幼时是否有自发或者轻度外伤后的出血，如皮肤淤斑，关节肿痛等。

（2）既往史、个人史、家族史：既往是否接受过创伤性操作及出血情况，是否有血制品输注史及原因。家族中是否有类似症状者，尤其是母系亲属方。父母是否近亲婚配。

（3）体检：包括出血、贫血相关体征，关节活动度及是否畸形。

2. 入院检查

（1）初诊时。①常规：血常规、尿常规、便常规+潜血、血型。②凝血筛查：凝血八项，包括 APTT、PT、TT、纤维蛋白原定量、抗凝血酶Ⅲ（AT-Ⅲ）含量及活性、纤维蛋白（原）降解产物（FDP）、D 二聚体。③凝血因子活性测定：凝血因子Ⅷ、Ⅸ、Ⅺ、Ⅻ、Ⅴ、Ⅹ、Ⅱ活性测定。④vWF:Ag、vWF:Ac、瑞斯托霉素辅因子活性（vWF:RCo）（未开展）、凝血因子Ⅷ结合实验（未开展）。⑤血小板聚集功能。⑥凝血因子抑制物定性及定量试验。⑦生化：肝肾功能、空腹血糖、电解质六项、心肌酶谱。⑧免疫学：乙肝两对半、丙肝抗体、甲肝抗体、梅毒抗体、HIV 抗体；免疫球蛋白定量、风湿三项；抗核抗体；ENA 抗体谱。⑨其他：心电图、胸片、腹部 B 超，怀疑出血部位的影像学检查。

（2）确诊后患者。①FⅧ基因突变检测（疑难病例诊断可查出血性疾病基因筛查）。②凝血因子抑制物定性及定量试验定期监测，前 20 个暴露日内每 5 个暴露日监测一次，在 21～50 个暴露日内每 10 个暴露日检测 1 次，此后每年 2 次监测至 150 个暴露日；暴露日：既往接受的 FⅧ治疗以天数为单位，一日内不管输注几次 FⅧ均算作一个暴露日。③因出血需治疗再次入院时：血、尿、便常规；凝血因子抑制物定性及定量实验；怀疑出血部位的影像学检查。④替代治疗效果欠佳时：凝血因子抑制物定性及定量试验；FⅧ替代治疗后 15 分钟后 FⅧ:C 测定；外周血淋巴细胞亚群（B/T/NK）；外周血调节 T 细胞比例；Th1/Th2。⑤FⅧ药代动力学测定（PK）：可以通过输注 FⅧ后多次采血，计算 FⅧ半衰期。

二、治疗方案的选择

（一）出血的辅助治疗及一般禁忌

1. RICE　R（Rest/休息）、I（Ice/冷敷）、C（Compression/压迫）及 E（Elevation/抬高）。关节或者肌肉出血时的辅助治疗。其中冷敷采用冰块毛巾包裹，每 4～6 小时冷敷 20 分钟，以减少炎症反应。

2. 局部出血处理　局部用止血粉、凝血酶或明胶海绵贴敷等。口腔黏膜出血可口含 EACA 漱口水或凝血酶，牙龈出血可以应用凝血酶棉球局部按压。

3. 避免肌内注射、外伤和手术，如必须手术，需行凝血因子替代治疗。禁服含阿司匹林、吲哚美辛等影响血小板聚集的药物。

（二）止血药物及其他药物

1. 1-去氨基-8-右旋-精氨酸加压素（DDAVP）　DDAVP 0.3U/kg 溶于 50ml 生理盐水中静脉输注 20～30 分钟，每 12 小时 1 次，连续 1～3 天为 1 个疗程。可在 30 分钟内使轻型患者血浆中 FⅧ和 vWF 升高到基线水平的 3～5 倍，对中重型患者无效。应用该药时应检测患者反应，用药后 90 分钟 FⅧ:C 无上升者需要重新评价是否为中重型患者。DDAVP 无严重副作用，主要为面红、轻度心动过速及一过性头痛、有心血管病史的老年患者应谨慎使用，2 岁以下儿童禁用。

2. 抗纤溶药物　主要包括氨基己酸及氨甲环酸。适合于口腔拔牙后出血，一般与替代治疗同时使用，减少凝血因子的使用量。泌尿道出血者禁用，以免形成血块堵塞尿路，使用同时应避免应用凝血酶原复合物,可以与重组FⅧa同时使用。常用6-氨基己酸(EACA)4~6g首剂静脉滴注,后每小时1g维持滴注8小时,或每日4次滴注,每日总量一般小于20g。

3. 肾上腺皮质激素 可减轻患者出血引起的炎症反应及疼痛,对于血尿效果较好。一般与替代治疗合用,短期5~7天使用。应注意激素使用的禁忌证。

4. 镇痛药物 可用于患者急性关节出血后或者慢性血友病关节病的疼痛,对乙酰氨基酚一般安全。禁用阿司匹林及吲哚美辛类药物。

(三)康复/物理治疗

对于出血后的早期功能恢复及慢性并发症时关节、肌肉及肢体功能失常的恢复有重要作用,需要在有血友病治疗经验的理疗师指导下进行。

(四)替代治疗

补充患者缺失的FⅧ制剂以达到止血/预防出血的效果称为替代治疗。每千克体重给予1U FⅧ可以提高血浆2%的FⅧ:C,因此可按照如下公式计算FⅧ剂量。

$$FⅧ剂量单位 = 期望FⅧ:C水平\% \times 体重(kg) \times 0.5$$

目前可以获得的用于替代治疗的FⅧ及FⅨ制剂特性见表4-2。

表4-2 各种FⅧ/Ⅸ制剂特点

种 类	特 点	局 限 性
新鲜冷冻血浆	含各种凝血因子	因子含量低,有输注量限制,未经病毒灭活
冷沉淀	每单位含FⅧ约80U,含vWF及纤维蛋白原	获取不及时,未经病毒灭活
血浆浓缩FⅧ	纯度高,容易保存及使用,经过病毒灭活	潜在病毒存在风险
凝血酶原复合物	主要含有FⅡ/Ⅶ/Ⅸ/Ⅹ,容易保存及使用,经过病毒灭活	大剂量使用可能形成血栓/潜在病毒存在风险
基因重组FⅧ/FⅨ	纯度高,携带使用方便,避免病毒感染	价格相对较高

替代治疗按照给药方案可以分为初级预防、次级预防、短期预防及按需治疗(表4-3)。

表4-3 替代治疗的分类及定义

治疗方案	定 义
初级预防	每年大于45周的连续治疗 始于3岁之前,第2次关节出血之前且无关节损伤影像学证据
次级预防	在2次以上关节出血后,但没有影像学证实的关节病前所开始的每年大于45周的连续治疗
三级预防	在有体格检查或X线片证实的关节损伤后开始的预防
短期预防	短期规律的输注预防出血
按需治疗	出血发生后的治疗

1. 按需治疗 出血后输注FⅧ制剂止血称为按需治疗,一般原则是"怀疑即治疗",在发生出血后2小时内治疗效果最佳。由于FⅧ半衰期为8~12小时,因此需要每12小时输注一次,根据治疗反应调整治疗次数。具体使用剂量及疗程可参见表4-4。替代治疗虽然可以有效地挽救生命,减少出血后的痛苦,但是其缺点是不能阻止出血后造成的组织损伤,因此反复出血仍然会导致血友病关节病的发生。

表4-4　替代治疗中FⅧ剂量及疗程

出血类型	预期水平（IU/dl）	疗程（d）
关节	40~60	1~2（若反应不充分可以延长）
表层肌/无神经血管损害（髂腰肌除外）	40~60	2~3（若反应不充分可以延长）
髂腰肌和深层肌，有神经血管损伤或大量失血		
起始	80~100	1~2
维持	30~60	3~5（作为物理治疗期间的预防，可以延长）
中枢神经系统/头部		
起始	80~100	1~7
维持	50	8~21
咽喉和颈部		
起始	80~100	1~7
维持	50	8~14
胃肠		
起始	80~100	7~14
维持	50	
肾脏	50	3~5
深部裂伤	50	5~7

2. 预防治疗　在血友病患者发生出血前规律性给予凝血因子的替代治疗，以达到预防出血发生的目的，称为预防治疗。预防治疗的优势在于可以阻止/减少出血的发生，从而阻止/减少血友病关节病的发生，保持血友病患者的健康状态，提高患者的生活质量。缺点是治疗费用高，需要频繁注射。目前预防治疗的剂量及疗程无统一标准，需要根据经济情况、药物供应情况及患者依从性决定。下面列举几种不同预防治疗方案。

（1）欧洲方案：FⅧ制剂每次25~50IU/kg，3次/周。

（2）加拿大方案：起始50U/kg，1次/周，根据出血情况增加至30U/kg，2次/周及25U/kg，3次/周。

（3）中剂量方案：15~25U/kg，2~3次/周。

（4）低剂量方案：10~20U/kg，2~3次/周。

需要指出的是，即使采取预防治疗，尤其是低剂量方案，患者仍然有可能发生突破性出血，尤其是已经发生血友病关节病的患者，因此需要根据出血的频度来调整用药的剂量及间隔。

（五）伴有FⅧ抑制物形成的血友病患者的治疗

1. 血友病抑制物的定义及分类　血友病A/B患者，尤其是重型患者，在替代治疗时，可能会产生针对FⅧ/FⅨ的中和性同种抗体，这种抗体可以导致输注的外源性FⅧ/FⅨ止血效果下降。根据抑制物滴度水平，可以分为低滴度（≤5BU/ml）及高滴度（>5BU/ml）。

2. 伴有抑制物形成血友病A患者出血的治疗

（1）低滴度患者：可以通过提高FⅧ剂量的方法中和存在的抑制物并达到止血效果。一般按照1BU/ml抗体中和20U/kg体重的FⅧ计算额外需要的剂量，再加上需要提高到目的FⅧ:C所需剂量（计算方式见无抑制物患者部分）。但是此法有使抑制物滴度增高的危险。低滴度患者亦可采用下面"旁路途径"制剂止血。

（2）高滴度患者：需要通过"旁路途径"制剂止血。目前国内可以使用的药物有凝血酶原复合物

（PCC）及基因重组人活化FⅦ（rFⅦa）。①凝血酶原复合物浓缩剂（PCC）：可用于FⅧ及FⅨ抑制物阳性者的止血治疗，剂量50～100U/（kg·d），每日总量不超过200U/kg体重，不与抗纤溶药物如氨甲环酸及EACA合用。②基因重组人活化FⅦ（rFⅦa）：适用于伴有FⅧ抗体产生且有活动性出血的血友病A患者，不良反应轻微，但是价格昂贵，对于老年患者和伴有动脉粥样硬化危险因素的患者应谨慎使用。常用剂量为90μg/kg，静脉注射，每2～4小时重复一次，至出血停止，也可270μg/kg单次给药。

3. 伴有抑制物形成血友病A患者的预防治疗　艾美赛珠单抗：在中国的适应证为伴有FⅧ抑制物的血友病A成人及儿童患者的预防治疗。该药属于非因子类药品，通过模拟FⅧa功能而促进FⅨa激活FX的过程。推荐剂量为3mg/kg每周一次（负荷剂量），随后为1.5mg每周一次（维持剂量），皮下注射。

4. 免疫耐受诱导治疗

（1）Bonn方案：开始时FⅧ用量为100IU/kg每12小时1次，同时使用aPCC 50IU/kg或rFⅦa每日2次。等到抑制物滴度下降，FⅧ活性开始恢复后停用aPCC或rFⅦa，FⅧ用量改为150IU/kg每12小时1次，直到抑制物消失。

（2）Van Creveld方案：FⅧ 25～50IU/kg隔日1次输注，根据抑制物滴度下降和FⅧ活性恢复情况逐渐减少FⅧ用量，直至与原来的预防治疗剂量一样。

（3）Malmö方案：在Bonn方案的基础上联合免疫抑制治疗［口服泼尼松50～150mg/d，环磷酰胺12～15mg/（kg·d）×2d→2～3 mg/（kg·d），共8～10d，同时加用静脉丙种球蛋白0.4 g/（kg·d）×5d］。抑制物滴度>10BU/ml的患者，在开始治疗前使用免疫吸附方法（蛋白A层析柱）使抑制物滴度低于10BU/ml。

三、血友病A临床治疗表单

适用对象：第一诊断为血友病A（ICD-10：D66.x01）

患者姓名：_____性别：_____　年龄：____　门诊号：_____住院号：_____

住院日期：__年__月__日　　出院日期：__年__月__日　　标准住院日：10天

时间	住院第1天	住院第2天
主要诊疗工作	□ 询问病史及体格检查 □ 完成病历书写 □ 开化验单 □ 结合化验检查初步确定诊断 □ 对症支持治疗 □ 病情告知，必要时向患者家属告病重或病危通知，并签署病重或病危通知书 □ 患者家属签署输血知情同意书	□ 上级医师查房 □ 继续完成入院检查 □ 继续对症支持治疗 □ 完成必要的相关科室会诊 □ 完成上级医师查房记录等病历书写 □ 向患者及家属交代病情及其注意事项
重要医嘱	长期医嘱： □ 血液病护理常规 □ 级别护理（根据病情决定护理） □ 饮食 □ 视病情通知病重或病危 □ 其他医嘱 临时医嘱： □ 血常规及分类、尿常规、便常规+潜血 □ 肝肾功能、电解质、凝血功能、血型、输血前检查、FⅧ:C及vWF测定、因子Ⅸ活性，FⅧ抗体测定 □ 胸片、心电图、血肿或脏器B超、关节平片、头颅CT、MRI等 □ 输注浓缩FⅧ因子或替代物（参见表4-2） □ 冷沉淀 □ 新鲜血浆 □ 凝血酶原复合物 □ 肾上腺皮质激素 □ 抗纤溶药物 □ 局部止血治疗 □ 其他医嘱	长期医嘱： □ 患者既往基础用药 □ 其他医嘱 临时医嘱： □ 凝血分析 □ 输注浓缩FⅧ因子或替代物 □ 冷沉淀 □ 新鲜血浆 □ 凝血酶原复合物 □ 肾上腺皮质激素 □ 抗纤溶药物 □ 局部止血治疗 □ 其他医嘱
主要护理工作	□ 介绍病房环境、设施和设备 □ 入院护理评估 □ 宣教	□ 观察患者病情变化
病情变异记录	□ 无　□ 有，原因： 1. 2.	□ 无　□ 有，原因： 1. 2.
护士签名		
医师签名		

时间	住院第3~9天	住院第10天 （出院日）
主要诊疗工作	□ 上级医师查房 □ 复查凝血功能、FⅧ □ 观察出血变化 □ 根据体检、辅助检查结果和既往资料，进行鉴别诊断和确定诊断 □ 根据其他检查结果进行鉴别诊断，判断是否合并其他疾病 □ 开始治疗 □ 保护重要脏器功能 □ 注意观察血制品的副作用，并对症处理 □ 完成病程记录	□ 上级医师查房，进行评估，确定有无并发症情况，明确是否出院 □ 完成出院记录、病案首页、出院证明书等 □ 向患者交代出院后的注意事项，如返院复诊的时间、地点、发生紧急情况时的处理等
重要医嘱	**长期医嘱**（诊断明确即刻开始治疗）： □ 输注FⅧ □ 冷沉淀 □ 新鲜血浆 □ 凝血酶原复合物 □ 肾上腺皮质激素 □ 抗纤溶药物 □ 局部止血治疗及护理 □ 其他医嘱 **临时医嘱：** □ 复查血常规 □ 复查血生化、凝血功能、FⅧ:C水平 □ 对症支持 □ 其他医嘱	出院医嘱： □ 出院带药 □ 定期门诊随访 □ 监测凝血功能
主要护理工作	□ 观察患者病情变化	□ 指导患者办理出院手续
病情变异记录	□ 无　□ 有，原因： 1. 2.	□ 无　□ 有，原因： 1. 2.
护士签名		
医师签名		

（薛　峰　张　磊　杨仁池）

第六节

血友病 B

一、血友病 B 诊断

（一）目的
确立血友病 B 一般诊疗的标准操作规程，确保患者诊疗的正确性和规范性。

（二）范围
适用血友病 B 患者的诊疗。

（三）诊断依据
1.《血液病诊断及疗效标准》（沈悌、赵永强主编，科学出版社，2018 年，第 4 版）。

2.《血友病》（杨仁池等主编，上海科学技术出版社，2016 年）。

3.《血友病诊断与治疗中国专家共识（2017 年版）》[中华血液学杂志，2017，38（5）：364-370]。

4.《凝血因子Ⅷ/Ⅸ抑制物诊断与治疗中国指南（2018 年版）》[中华血液学杂志，2018，39（10）：793-799]。

5. *Williams Hematology*（Kenneth Kaushansky 等主编，McGraw-Hill Education，2015 年，第 9 版）。

（四）诊断及分型
1. 临床表现

（1）本病发病率约为血友病 A 的 1/5。男性患者，有或无家族史。有家族史者符合性联隐性遗传规律。女性纯合子型可发病，极少见。

（2）关节、肌肉、深部组织及内脏出血（中枢神经系统、泌尿系及消化道出血等）。可表现为自发性出血。反复出血可导致关节畸形和假肿瘤，严重者可以危及生命。

（3）轻度外伤或手术后延迟性出血为其特点。

2. 实验室检查

（1）凝血酶原时间（PT）、凝血酶时间（TT）和纤维蛋白原定量正常，活化部分凝血活酶时间（APTT）延长，能被正常新鲜血浆及血清纠正，不能被吸附血浆纠正。

（2）血小板计数正常，出血时间及血块回缩试验正常。长期反复出血者可伴随贫血。

（3）凝血因子Ⅸ促凝活性（FⅨ:C）减少。

（4）血管性血友病因子抗原（vWF:Ag）、血管性血友病因子活性（vWF:Ac）及 FⅧ:C 正常。

3. 临床分型（表 4-5）

表 4-5 血友病 B 分型

临床分型	FⅨ:C	临床特点
轻型	5%~40%	大手术或外伤可致严重出血
中间型	1%~5%	偶有自发出血，小手术/外伤后可有严重出血
重型	<1%	反复自发出血，常见关节、肌肉及深部组织。关节畸形及假肿瘤

（五）诊断规程

1．病史采集

（1）现病史：包括促使患者就诊的出血症状的时间、部位、严重程度、诱因、出血频率及相关治疗情况，是否有贫血相关症状。第一次出血症状的年龄、诱因、部位、程度、是否采取止血措施。应仔细询问年幼时是否有自发或者轻度外伤后的出血，如皮肤淤斑，关节肿痛等。

（2）既往史、个人史、家族史：既往是否接受过创伤性操作及出血情况，是否有血制品输注史及原因。家族中是否有类似症状者，尤其是母系亲属方。父母是否近亲婚配。

（3）体检应包括：出血、贫血相关体征，关节活动度及是否畸形。

2．入院检查

（1）初诊时。①常规：血常规、尿常规、便常规+潜血、血型。②凝血筛查：凝血八项，包括APTT、PT、TT、纤维蛋白原定量、抗凝血酶Ⅲ（AT-Ⅲ）含量及活性、纤维蛋白（原）降解产物（FDP）、D二聚体。③凝血因子活性测定：凝血因子Ⅷ、Ⅸ、Ⅺ、Ⅻ、Ⅴ、Ⅹ、Ⅱ活性测定。④vWF:Ag、vWF:Ac、瑞斯托霉素辅因子活性（vWF:RCo）（未开展）。⑤血小板聚集功能。⑥凝血因子抑制物定性及定量实验。⑦生化：肝肾功能、空腹血糖、电解质六项、心肌酶谱。⑧免疫学：乙肝两对半、丙肝抗体、甲肝抗体、梅毒抗体、HIV抗体；免疫球蛋白定量、风湿三项；抗核抗体；ENA抗体谱。⑨其他：心电图、胸片、腹部B超，怀疑出血部位的影像学检查。

（2）确诊后。①FⅨ基因突变检测（疑难病例诊断可查出血性疾病基因筛查）。②凝血因子抑制物定性及定量试验定期监测，前20个暴露日内每5个暴露日监测一次，在21～50个暴露日内每10个暴露日检测1次，此后每年2次监测至150个暴露日。暴露日：既往接受的FⅧ治疗以天数为单位，一日内不管输注几次FⅧ均算作一个暴露日。③因出血需治疗再次入院时：血、尿、便常规；凝血因子抑制物定性及定量实验；怀疑出血部位的影像学检查。④替代治疗效果欠佳时：凝血因子抑制物定性及定量试验；FⅨ替代治疗后15分钟后FⅨ测定；外周血淋巴细胞亚群（B/T/NK）；外周血调节T细胞比例；Th1/Th2。⑤FⅨ药代动力学测定（PK）：可以通过输注FⅨ后多次采血，计算FⅨ半衰期。

二、治疗方案的选择

（一）一般辅助治疗及禁忌

1．RICE　关节或者肌肉出血时的辅助治疗。R（Rest/休息）、I（Ice/冷敷）、C（Compression/压迫）及E（Elevation/抬高）。其中冷敷采用冰块毛巾包裹，每4～6小时冷敷20分钟，以减少炎症反应。

2．局部出血处理　局部用止血粉、凝血酶或明胶海绵贴敷等。口腔黏膜出血可口含EACA漱口水或凝血酶，牙龈出血可以应用凝血酶棉球局部按压。

3．避免肌内注射、外伤和手术，如必须手术，需行凝血因子替代治疗。禁服含阿司匹林、吲哚美辛等影响血小板聚集的药物。

（二）止血药物及其他药物

1．抗纤溶药物　主要包括氨基己酸及氨甲环酸。适用于口腔拔牙后出血，一般与替代治疗同时使用，减少凝血因子的使用量。泌尿道出血者禁用，以免形成血块堵塞尿路，使用同时应避免应用凝血酶原复合物，可以与重组FⅨ及重组FⅦa同时使用。常用6-氨基己酸（EACA）4～6g首剂静脉滴注，后每小时1g维持滴注8小时，或每日4次滴注，每日总量一般小于20g。

2．肾上腺皮质激素　可减轻患者出血引起的炎症反应及疼痛，对于血尿效果较好。一般与替代治疗合用，短期5～7天使用。应注意激素使用的禁忌证。

3．镇痛药物　可用于患者急性关节出血后或者慢性血友病关节病的疼痛，对乙酰氨基酚一般安全。

禁用阿司匹林及吲哚美辛类药物。

（三）康复/物理治疗

对于出血后的早期功能恢复及慢性并发症时关节、肌肉及肢体功能失常的恢复有重要作用，需要在有血友病治疗经验的理疗师指导下进行。

（四）FIX制剂替代治疗

每千克体重给予1U FIX可以提高血浆1%的FIX:C，因此可按照如下公式计算FIX剂量。

$$FIX剂量单位＝期望FIX:C水平\%\times体重（kg）\times1$$

由于FIX半衰期为24小时，每日输注一次即可。目前可以获得的用于替代治疗的FIX制剂特性见表4-2。

1. 按需治疗　所需的FIX制剂数量及天数需要根据出血部位、严重程度及患者的经济状况判断，每千克体重1U FIX可以提高血浆FIX:C 1%，每天输注1次。表4-6中列出了具体替代治疗方案。

表4-6　替代治疗中FIX剂量及疗程

出血类型	预期水平（IU/dl）	疗程（d）
关节	40～60	1～2（若反应不充分可以延长）
表层肌/无神经血管损害（髂腰肌除外）	40～60	2～3（若反应不充分可以延长）
髂腰肌和深层肌，有神经血管损伤或大量失血		
起始	80～100	1～2
维持	30～60	3～5（作为物理治疗期间的预防，可以延长）
中枢神经系统/头部		
起始	80～100	1～7
维持	50	8～21
咽喉和颈部		
起始	80～100	1～7
维持	50	8～14
胃肠		
起始	80～100	7～14
维持	50	
肾脏	50	3～5
深部裂伤	50	5～7

2. 预防治疗　由于FIX半衰期较长，因此可以给予FIX制剂25～40U/kg，1～2次/周。也可以根据PK参数，制定个体化治疗方案。

（五）伴有FIX抑制物形成的血友病患者的止血治疗

1. 血友病抑制物的定义及分类　见本章第五节。

2. 伴有抑制物形成血友病B患者出血的治疗

（1）低滴度患者：可以通过提高FIX剂量的方法中和存在的抑制物并达到止血效果。

（2）高滴度患者：参见血友病A。血友病B患者抑制物的发生率一般低于5%，常常伴有FIX过敏反应的发生。因此对于伴有抑制物产生的血友病B患者，PCC的使用可能会导致抗体滴度的增高及出现严重过敏反应，此时 rFⅦa 更加适用于止血治疗。

3. 免疫耐受诱导治疗　由于血友病 B 伴抑制物发生率低，目前尚无统一治疗方案，多采用类似血友病 A 的治疗方案，文献报道的治疗剂量 25～200 IU/d，且无特定因子产品的推荐。血友病 B 伴抑制物患者治疗效果不及血友病 A，总体有效率 13%～31%，并且可能会出现肾病综合征（19%）、过敏反应（60%～63%）等不良事件，导致成功率进一步降低，甚至无法继续进行 ITI 治疗。血友病 B 伴抑制物 ITI 治疗效果不佳，可选择联合应用免疫抑制剂（糖皮质激素、静脉丙种球蛋白、环孢素、吗替麦考酚酯、利妥昔单抗等）。

三、血友病B临床治疗表单

适用对象：第一诊断为血友病B

患者姓名：_____ 性别：_____ 年龄：____ 门诊号：_____ 住院号：_____

住院日期：__年__月__日 出院日期：__年__月__日 标准住院日：14天内

时间	住院第1天	住院第2天
主要诊疗工作	□ 询问病史及体格检查 □ 完成病历书写 □ 开化验单，治疗前抽取静脉血化验或冻存 □ 上级医师查房与出血严重性评估 □ 一般对症治疗及替代治疗 □ 根据血象及凝血决定是否成分输血（红细胞、血浆）	□ 上级医师查房 □ 完成入院检查 □ 继续对症支持治疗 □ 根据血象及凝血及出血情况决定是否成分输血（红细胞、血浆） □ 住院医师完成上级医师查房记录等病历书写
重要医嘱	长期医嘱： □ 血液病一级护理常规 □ 饮食：◎普食◎糖尿病饮食◎其他 □ 抗生素（必要时） □ 补液水化、碱化治疗（泌尿系出血时） □ 其他医嘱 临时医嘱： □ 血、尿、便常规，血型，血生化，电解质，凝血功能（包括凝血八项及全套凝血因子活性检测），输血前检查 □ 胸片、心电图、腹部B超 □ 特殊部位影像学检查（依出血部位决定） □ 替代治疗（必要时） □ 其他医嘱	长期医嘱： □ 患者既往基础用药 □ 抗生素（必要时） □ 水化、碱化治疗（有血尿时） □ 其他医嘱 临时医嘱： □ 血常规 □ 继续替代治疗（必要时） □ 其他医嘱
主要护理工作	□ 介绍病房环境、设施和设备 □ 入院护理评估	□ 宣教（血液病知识）
病情变异记录	□ 无 □ 有，原因： 1. 2.	□ 无 □ 有，原因： 1. 2.
护士签名		
医师签名		

时间	住院第 3～9 天	出院日
主要诊疗工作	□ 上级医师查房，注意病情变化 □ 住院医师完成病历书写 □ 注意观察体温、血压、体重等 □ 替代治疗（必要时） □ 检测凝血因子抑制物（必要时）	□ 上级医师查房，进行止血评估，确定有无并发症情况，明确是否出院 □ 完成出院记录、病案首页、出院证明书等 □ 向患者交代出院后的注意事项，如避免肌内注射、避免外伤及有出血时及时替代治疗
重要医嘱	**长期医嘱：** □ 饮食 □ 替代治疗（必要时） □ 其他医嘱 **临时医嘱：** □ 血、尿、便常规 □ 血生化、电解质 □ 凝血因子抑制物定性及定量（必要时） □ 影像学检查（必要） □ 其他医嘱	**出院医嘱：** □ 出院带药 □ 避免肌内注射，注意休息、避免外伤 □ 监测血常规、血生化、电解质
主要护理工作	□ 随时观察患者情况 □ 心理与生活护理 □ 其他护理	□ 指导患者办理出院手续
病情变异记录	□ 无　□ 有，原因： 1. 2.	□ 无　□ 有，原因： 1. 2.
护士签名		
医师签名		

（薛　峰　张　磊　杨仁池）

第七节

弥散性血管内凝血

一、弥散性血管内凝血诊断

（一）目的

确立弥散性血管内凝血（disseminated intravascular coagulation，DIC）一般诊疗的标准操作规程，确保患者诊疗的正确性和规范性。

（二）范围

适用弥散性血管内凝血患者的诊疗。

（三）诊断依据

1. 《血液病诊断和疗效标准》（沈悌、赵永强主编，科学出版社，2018年，第4版）。

2. Guidelines for the diagnosis and management of disseminated intravascular coagulation.British Committee for Standards in Haematology［Br J Haematol，2009，145（1）：24-33］。

3. 弥散性血管内凝血诊断中国专家共识（2017年版）［中华血液学杂志，2017，38（5）：361-363］。

（四）诊断规程

1. 采集病历

（1）现病史：包括患者症状（出血、休克、微血栓栓塞和溶血等相关症状）、初始时间、严重程度以及相关治疗情况。

（2）既往史、个人史：是否有出血家族史；询问其他重要脏器疾病史。

（3）体检：包括出血、休克、微血栓栓塞和溶血相关体征等。

2. 入院检查

初诊时：

（1）常规：血常规、尿常规、便常规+潜血、血型。

（2）出凝血检查：①反映凝血因子消耗的证据：凝血酶原时间（PT）、活化部分凝血活酶时间（APTT）、纤维蛋白原抗原定量及活性、血小板计数；②反映纤溶系统活化的证据：纤维蛋白（原）降解产物FDP、D-二聚体、血浆鱼精蛋白副凝试验（3P试验）。

（3）生化：肝肾功能、空腹血糖；乙肝两对半、丙肝抗体、甲肝抗体；电解质六项；乳酸脱氢酶及同工酶；心肌酶谱。

（4）免疫学：免疫球蛋白定量；淋巴细胞亚群。

（5）其他：心电图、胸片/肺CT、腹部B超。

（6）眼底、口腔、耳鼻喉检查。

常规检查流程图见图4-8。

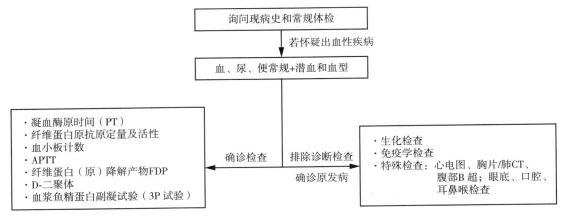

图 4-8　常规检查流程图

（五）DIC 诊断标准

在 DIC 诊断中，基础疾病和临床表现是两个很重要的部分，不可或缺，同时还需要结合实验室指标来综合评估，任何单一的常规实验诊断指标用于诊断 DIC 的价值十分有限。中华医学会血液学分会血栓与止血学组于 2014 年起建立了中国弥散性血管内凝血诊断积分系统（Chinese DIC scoring system，CDSS）（表 4-7），使 DIC 诊断标准更加符合我国国情。此外，DIC 是一个动态的病理过程，检测结果只反映这一过程的某一瞬间，利用该积分系统动态评分将更有利于 DIC 的诊断。

表 4-7　中国弥散性血管内凝血诊断积分系统

积分项	分数
存在导致 DIC 的原发病	2
临床表现	
不能用原发病解释的严重或多发出血倾向	1
不能用原发病解释的微循环障碍或休克	1
广泛性皮肤、黏膜栓塞，灶性缺血性坏死、脱落及溃疡形成，不明原因的肺、肾、脑等脏器功能衰竭	1
实验室指标	
血小板计数	
非恶性血液病	
≥100 × 10⁹/L	0
（80 ~ 100）× 10⁹/L	1
<80 × 10⁹/L	2
24 小时内下降≥50%	1
恶性血液病	
<50 × 10⁹/L	1
24 小时内下降≥50%	1
D-二聚体	
<5mg/L	0
5 ~ 9mg/L	2
≥9mg/L	3

续 表

积分项	分数
PT 及 APTT 延长	
PT 延长<3s 且 APTT 延长<10s	0
PT 延长≥3s 或 APTT 延长≥10s	1
PT 延长≥6s	2
纤维蛋白原	
≥1.0g/L	0
<1.0g/L	1

注：非恶性血液病，每日计分1次，≥7分时可诊断为DIC；恶性血液病，临床表现第一项不参与评分，每日计分1次，≥6分时可诊断为DIC；PT，凝血酶原时间；APTT，部分激活的凝血活酶时间。

（六）DIC 鉴别诊断

1. 血栓性血小板减少性紫癜（TTP） TTP是一组以血小板血栓为主的微血管血栓出血综合征，其主要临床特征包括微血管病性溶血性贫血、血小板减少、神经精神症状、发热和肾脏受累等。遗传性TTP系ADAMTS13基因突变导致酶活性降低或缺乏所致；特发性TTP因患者体内存在抗ADAMTS13自身抗体（抑制物）而导致ADAMTS13活性降低或缺乏；继发性TTP由感染、药物、肿瘤、自身免疫性疾病等因素引发。

2. 溶血性尿毒症综合征（HUS） HUS是以微血管内溶血性贫血、血小板减少和急性肾功能衰竭为特征的综合征。病变主要局限于肾脏，主要病理改变为肾脏毛细血管内微血栓形成，少尿、无尿等尿毒症表现更为突出，多见于儿童与婴儿，发热与神经系统症状少见。HUS分为流行性（多数有血性腹泻的前驱症状）、散发性（常无腹泻）和继发性。实验室检查：尿中大量蛋白、红细胞、白细胞、管型、血红蛋白、含铁血黄素及尿胆原，肾功能损害严重；HUS患者血小板计数一般正常，血涂片破碎红细胞较少，血浆ADAMTS13活性无降低。

3. 原发性纤溶亢进 严重肝病、恶性肿瘤、感染、中暑、冻伤可引起纤溶酶原激活物抑制物（PAI）活性减低，导致纤溶活性亢进、纤维蛋白原减少、其降解产物FDP明显增加，引起临床广泛、严重出血，但无血栓栓塞和微循环衰竭表现。原发性纤溶亢进时无血管内凝血存在，无血小板消耗与激活，因此，血小板计数正常。由于不是继发性纤溶亢进，故D-二聚体正常或轻度增高。

4. 严重肝病 多有肝病病史，黄疸、肝功能损害症状较为突出，血小板减少程度较轻、较少，凝血因子Ⅷ活性（FⅧ:C）正常或升高，纤溶亢进与微血管病性溶血表现少见，但需注意严重肝病合并DIC的情况。

5. 原发性抗磷脂综合征（APS） 临床表现包括：血栓形成，习惯性流产，神经症状（脑卒中发作、癫痫、偏头痛、舞蹈症），肺高压症，皮肤表现（网状皮斑、下肢溃疡、皮肤坏死、肢端坏疽）等；实验室检查：抗磷脂抗体（APA）阳性，抗心磷脂抗体（ACA）阳性，狼疮抗凝物质（LA）阳性，BFP-STS相关抗体假阳性，库姆试验阳性，血小板数减少及凝血时间延长。

二、治疗方案的选择

（一）治疗原则

原发病的治疗是终止DIC病理过程的最为关键和根本的治疗措施。在某些情况下，凡是病因能迅速去除或控制的DIC患者，凝血功能紊乱往往能自行纠正。但多数情况下，相应的治疗，特别是纠正凝血功能紊乱的治疗是缓解疾病的重要措施。

DIC 的主要治疗措施：①去除诱因；②抗凝治疗；③替代治疗；④其他治疗。

（二）治疗策略

1. 原发病治疗　对病理产科及时终止分娩，清除子宫内容物；对严重感染选择有效抗生素治疗；对肿瘤和白血病要及时进行化疗。

2. 肝素治疗　肝素使用的原则：①DIC 早期血液处于高凝血状态，PT、APTT 缩短；②出现多发栓塞现象（如皮肤、黏膜栓塞性坏死；急性多脏器功能衰竭如急性呼吸衰竭、肾衰竭等）；③顽固性休克伴其他循环衰竭症状和体征，而常规抗休克治疗无效；④伴有明显的活动性出血是单独使用肝素的禁忌证；⑤DIC 晚期以纤溶亢进为主时，则不宜使用肝素。

抗凝药物常用的为肝素和低分子量肝素。标准肝素趋向于小剂量用药。对急性 DIC 患者，首次标准肝素 5000U，随后每 6～8 小时给予 2500U，根据病情连续使用 3～5 天；而对慢性 DIC 患者，剂量还可减少 50%。加大剂量并不能提高疗效，反而增加出血风险。给药方式建议皮下注射。普通肝素使用的监测指标为 APTT，延长为对照值的 1.5～2.0 倍时即为肝素合适剂量。

低分子量肝素在使用时，可给予每日 50U/kg，分 2 次皮下注射，用药间隔时间 8～12 小时，疗程 5～8 天。一般不需要进行严格的血液学监测。

3. 替代疗法　DIC 早期、中期患者进行血小板和凝血因子的替代治疗，应在充分抗凝治疗的基础上进行。在 DIC 早期，如未行抗凝治疗而单纯补充血小板及凝血因子，可能加重病情。另外，凝血因子的补充不可过量，否则会加重凝血激活，补充的剂量主要根据出血症状改善情况和实验室检测综合分析。

替代治疗主要是补充凝血因子和血小板。①新鲜冷冻血浆除含有凝血因子外，还有抗纤溶酶，如 α2-抗纤溶酶和 α2-巨球蛋白，亦有抗凝血酶Ⅲ。②冷沉淀剂每袋约含因子Ⅷ 80～100U，纤维蛋白原 300mg。③血小板悬液未出血的患者血小板计数低于 20×10^9/L，或者存在活动性出血且血小板计数低于 50×10^9/L 的 DIC 患者，需紧急输入血小板悬液。④纤维蛋白原制剂：每 1 克纤维蛋白原制剂可升高血浆纤维蛋白浓度 0.25g/L，一般每次 2～4g，因半衰期 4 天，故每隔 4 天，重复使用，但有时用 1 次即可。

4. 其他治疗

（1）支持对症治疗：抗休克治疗，纠正缺氧、酸中毒及水电解质平衡紊乱。

（2）纤溶抑制药物：临床上一般不使用，仅适用于 DIC 的基础病因及诱发因素已经去除或控制，并有明显纤溶亢进的临床及实验证据，继发性纤溶亢进已成为迟发性出血主要或唯一原因的患者。

（3）糖皮质激素：不做常规应用，但下列情况可予以考虑：①基础疾病需糖皮质激素治疗者；②感染-中毒休克并 DIC 已经有效抗感染治疗者；③并发肾上腺皮质功能不全者。

三、弥散性血管内凝血临床治疗表单

适用对象：第一诊断弥散性血管内凝血

患者姓名：＿＿＿＿＿性别：＿＿＿＿＿　年龄：＿＿＿　门诊号：＿＿＿＿＿住院号：＿＿＿＿＿

住院日期：＿＿年＿＿月＿＿日　　出院日期：＿＿年＿＿月＿＿日　　标准住院日：14天内

时间	住院第1天	住院第2天
主要诊疗工作	□ 询问病史及体格检查 □ 完成病历书写 □ 开化验单 □ 上级医师查房，初步原发疾病诊断 □ 对症支持治疗 □ 向患者家属告病重或病危通知，并签署病重或病危通知书（必要时） □ 患者家属签署输血知情同意书	□ 上级医师查房 □ 完成入院检查 □ 继续对症支持治疗 □ 完成必要的相关科室会诊 □ 完成医师查房记录等病历书写 □ 向患者及家属交代病情及其注意事项
重要医嘱	长期医嘱： □ 血液病护理常规 □ 一级护理 □ 饮食 □ 视病情通知病重或病危 □ 其他医嘱 临时医嘱： □ 血常规、尿常规、便常规+潜血 □ 肝肾功能、电解质、红细胞沉降率、凝血功能、血涂片、血型、输血前检查、自身免疫系统疾病筛查 □ 胸片、心电图、腹部B超 □ 输注血浆和血小板（有指征时） □ 其他医嘱	长期医嘱： □ 患者既往基础用药 □ 其他医嘱 临时医嘱： □ 血常规 □ 凝血功能 □ 输注血浆和血小板（有指征时） □ 其他医嘱
主要护理工作	□ 介绍病房环境、设施和设备 □ 入院护理评估 □ 宣教	□ 观察患者病情变化
病情变异记录	□ 无　□ 有，原因： 1. 2.	□ 无　□ 有，原因： 1. 2.
护士签名		
医师签名		

时间	住院第3~13天	出院日
主要诊疗工作	□ 上级医师查房 □ 复查出凝血 □ 观察出凝血状态变化 □ 根据体检和既往资料，进行鉴别诊断和确定原发性诊断 □ 根据其他检查结果进行鉴别诊断，判断是否合并其他疾病 □ 积极治疗原发疾病，消除引起DIC的诱因 □ 保护重要脏器功能 □ 注意观察输注血液制品的过敏等副作用，并对症处理 □ 完成病程记录	□ 上级医师查房，进行评估，确定有无并发症情况，明确是否出院 □ 完成出院记录、病案首页、出院证明书等 □ 向患者交代出院后的注意事项，如返院复诊的时间、地点，发生紧急情况时的处理等
重要医嘱	长期医嘱（视情况可第二天起开始治疗）： □ 积极治疗原发疾病 □ 重要脏器保护 □ 其他医嘱 临时医嘱： □ 复查血常规 □ 复查出凝血 □ 对症支持 □ 其他医嘱	出院医嘱： □ 出院带药 □ 定期门诊随访 □ 监测血常规
主要护理工作	□ 观察患者病情变化	□ 指导患者办理出院手续
病情变异记录	□ 无　□ 有，原因： 1. 2.	□ 无　□ 有，原因： 1. 2.
护士签名		
医师签名		

（陈云飞　张　磊　杨仁池）

第八节

血管性血友病

一、血管性血友病诊断

（一）目的

确立血管性血友病一般诊疗的标准操作规程，确保患者诊疗的正确性和规范性。

（二）范围

适用血管性血友病患者的诊疗。

（三）诊断依据

1. 《血液病诊断和疗效标准》（张之南、沈悌主编，科学出版社，2018年，第4版）。

2. Clinical and laboratory diagnosis of von Willebrand disease：a synopsis of the 2008 NHLBI/NIH guidelines［Am J Hematol，2009，84（6）：366-370］。

3. 血管性血友病诊断与治疗中国专家共识（2012年版）［中华血液学杂志，2012，33（11）：980-981］。

（四）诊断规程

1. 采集病历

（1）现病史：应包括患者症状（出血和贫血等相关症状）、初始时间、严重程度以及相关治疗情况。

（2）既往史及个人史：应包括是否有出血家族史；询问其他重要脏器疾病史。

（3）体检：应包括贫血、出血相关体征等。

2. 入院检查

初诊时：

（1）常规：血常规、尿常规、便常规+潜血、血型。

（2）出凝血：凝血酶原时间（PT）；纤维蛋白原定量；抗凝血酶Ⅲ（AT-Ⅲ）含量及活性；血浆因子Ⅷ:C活性；活化部分凝血活酶时间（APTT）；纤维蛋白（原）降解产生（FDP）；D-二聚体；vWF:Ag。

（3）血小板功能：胶原诱导的血小板聚集；ADP诱导的血小板聚集；花生四烯酸诱导血小板聚集；肾上腺素诱导血小板聚集；瑞斯托霉素诱导的血小板聚集（RIPA）。

（4）VWD分型诊断试验：血浆VWF多聚体分析；瑞斯托霉素诱导的血小板聚集（RIPA）；血浆vWF胶原结合试验（vWF:CB）。

（5）血浆vWF与FⅧ结合活性（vWF:FⅧB）

（6）生化：肝肾功能、空腹血糖；乙肝两对半、丙肝抗体、甲肝抗体；电解质六项；乳酸脱氢酶及同工酶；心肌酶谱。

（7）免疫学。

（8）心电图、胸片/肺CT、腹部B超。

（9）眼底、口腔和耳鼻喉检查。

3. 临床诊断与分型

（1）临床分型：vWD主要分为三种类型，其中2型又分为4种亚型（2A型、2B型、2M型和2N型）。

1型，占全部vWD的70%左右，为常染色体显性遗传。血浆中vWF和FⅧ减少，出血时间延长，瑞斯托霉素辅因子活性（vWF:RCo）降低，瑞斯托霉素诱导的血小板聚集（RIPA）降低，但vWF多聚体结构正常。

2型，占全部vWD的20%~30%，可以呈显性或隐性遗传。

2A型是大分子量的vWF多聚体缺乏引起的变异型，呈显性遗传或隐性遗传。表现为出血时间延长，FⅧ活性降低或正常，RIPA降低，vWF:RCo降低，vWF：Ag降低或正常。

2B型是指所有对血小板GPIb亲和力增强的变异型，呈显性遗传。表现为出血时间延长，Ⅷ:C降低或正常，vWF:Ag降低或正常，RIPA增加，vWF:RCo减低。

2M型是因vWF结合血小板功能受损而vWF多聚体分布正常的变异型，表现为出血时间延长，vWF:Ag正常或降低，Ⅷ:C正常或降低，RIPA明显降低，vWF:RCo降低，多聚体分析显示分布正常。

2N型是指所有与FⅧ亲和力显著降低的变异型，呈隐性或显性遗传，出血时间延长，Ⅷ:C明显减少，vWF:Ag正常，RIPA正常，多聚体分析呈正常类型。

3型是重型vWD，为常染色体隐性或其显性遗传，患者为纯合子或双重杂合子，vWF极低或缺如，FⅧ活性也显著降低（<1%）。临床出血表现严重，可自幼出血，表现为关节出血和深部组织出血。

（2）诊断检查流程（图4-9，表4-8）。

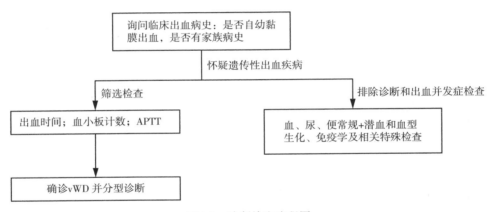

图4-9　诊断检查流程图

表4-8　血管性血友病特征与分型

特　征	1型	2A型	2B型
遗传方式	常染色体显性	常染色体显性或常染色体隐性	常染色体显性
出血倾向	轻、中度	多中度，个体差异大	多中度，个体差异大
vWF:Ag	减低	减低或正常	减低或正常
vWF:RCo	减低	减低	减低
FⅧ:C	减低	减低或正常	减低或正常
vWF:RCo/vWF:Ag	正常	减低或正常	减低或正常
R1PA	减低或正常	减低	增加
vWF多聚体	正常	异常（缺乏大、中分子多聚物）	异常（缺乏大分子多聚物）
DDAVP治疗反应	有效，vWF多聚体增加	部分有效，vWF中分子多聚体增加	慎用，可导致血小板减少
特　征	2M型	2N型	3型
遗传方式	常染色体显性或常染色体隐性	多为常染色体隐性	常染色体隐性或共显性
出血倾向	多中度，个体差异大	多中度，个体差异大	重度

续　表

特　征	2M 型	2N 型	3 型
vWF:Ag	减低或正常	多数患者正常	缺如
vWF:RCo	减低	多正常	缺如
FⅧ:C	减低或正常	显著减低	显著减低
vWF:RCo/vWF:Ag	减低或正常	正常	—
RIPA	减低	多正常	缺如
vWF 多聚体	正常	正常	无
DDAVP 治疗反应	部分有效，vWF 多聚体增加	部分有效，vWF 多聚体增加	无效

注：vWF，血管性血友病因子；vWF:Ag，vWF 抗原［正常参考值：30%（含）～200%；缺如指<3%］；vWF:RCo，vWF 瑞斯托霉素辅因子（正常参考值：≥30%；缺如指<3%）；FⅧ:C，因子Ⅷ活性（正常参考值：60%～160%）；vWF:RCo/vWF:Ag 正常参考值：50%～70%；RIPA，瑞斯托霉素诱导的血小板聚集（正常参考值：50%～80%）；DDAVF，1-去氨基-8-右旋-精氨酸血管加压素；—，无参考意义。

（3）鉴别诊断：血友病 A 和 B。血友病 A 和 B 为 X 染色体连锁的隐性遗传性出血性疾病，绝大多数患者是男性，女性患者极为罕见，通过详细地询问出血病史、家族史以及实验室检查可以明确诊断；FⅧ:C 测定和 FⅨ:C 测定辅以基因检测可以确诊血友病 A 和血友病 B，可根据结果对血友病进行临床分型；同时应行 vWF:Ag 测定（血友病患者正常）。

二、治疗方案的选择

（一）一般治疗

轻型患者可以不需要特殊治疗，主要是局部治疗，但禁用阿司匹林、双嘧达莫、吲哚美辛以及保泰松等可影响血小板功能的药物。女性 1 型或 2 型 vWD 患者可以服用雌-孕激素治疗慢性或反复鼻出血及月经过多，而对 3 型患者疗效差。

（二）1-去氨基-8-右旋-精氨酸加压素（DDAVP）

DDAVP 0.3～0.4μg/kg 溶于 30～50ml 生理盐水中静脉输注（至少 30 分钟），必要时可每 12～24 小时重复应用。

血小板 vWF 容量正常的 1 型 vWD 患者对 DDAVP 反应良好，而血小板 vWF 容量低的 1 型患者反应差；2A 型患者用药后 FⅧ:C 水平显著升高，但只有部分患者出血时间缩短；2M 型患者反应较差；由于 2N 型患者 vWF 上的 FⅧ结合位点异常不能保护 FⅧ，患者在使用 DDAVP 后，血浆中 FⅧ:C 只出现短暂的升高便很快下降。2B 型患者不能使用 DDAVP。3 型患者无效。

DDAVP 无严重副作用，主要为面红、轻度心动过速及一过性头痛、有心血管病史的老年患者应谨慎使用。

幼儿及妊娠妇女慎用。

DDAVP 治疗：Rp 0.9% 生理盐水 30～50ml，静脉输注，至少 30 分钟。

DDAVP 0.3μg/kg，静脉输注，至少 30 分钟。

（三）替代治疗

使用的制剂包括新鲜全血、新鲜冷冻血浆、冷沉淀物以及 FⅧ浓缩物等。

在重度出血时，冷沉淀物的剂量应达 10U/（kg·d）体重或Ⅷ:C 15～20U/（kg·d）。若需要进行大手术，首次或者术前Ⅷ:C 40～60U/kg，维持量为每 12～24h 20～40U/kg，持续 7～14 天；中度出血或小型手术，首次或术前用量 30～60U/kg，维持量每 12～24h 20～40U/kg，持续 1～5 天；轻度出血或拔牙、简单有创操作可单次使用 20～30U/kg，观察。

（四）辅助治疗

抗纤溶药物 6-氨基己酸首剂 4～5g，静脉滴注；后每小时 1 克至出血控制；24 小时总量不超过 24 克。氨甲环酸 10mg/kg 静脉滴注，每 8 小时一次。抗纤溶药物偶有血栓形成危险，肾实质出血或上尿路出血者禁用。牙龈出血时可局部使用。局部使用凝血酶或纤维蛋白凝胶对皮肤黏膜出血治疗有辅助作用。

（五）女性 vWD 患者的治疗

伴月经增多的 vWD 患者首先需排除其他与月经增多相关的妇科疾病；在前述 vWD 治疗的基础上，推荐使用含孕激素类药治疗月经增多。此外，宫内节育装置左炔诺孕酮宫内缓释系统（曼月乐）对控制月经增多效果良好。子宫内膜切除术或子宫切除术仅适用于常规治疗无效的 vWD 患者。

出血性卵巢囊肿部分女性 vWD 患者发生出血性卵巢囊肿或黄体破裂出血，引起急腹症。治疗方法包括 vWF 替代治疗、抗纤溶药物等，对重症患者急需症手术治疗。术后口服避孕药可预防复发。

妊娠 vWD 妇女可正常妊娠，但出血、流产的发生率增高，尤其是妊娠头 3 个月。

三、血管性血友病临床治疗表单

适用对象：第一诊断血管性血友病

患者姓名：_____性别：_____ 年龄：____ 门诊号：_____住院号：_____

住院日期：__年__月__日 出院日期：__年__月__日 标准住院日：14 天内

时间	住院第1天	住院第2天
主要诊疗工作	□ 询问病史及体格检查 □ 完成病历书写 □ 开化验单 □ 上级医师查房，初步原发疾病诊断 □ 对症支持治疗 □ 若出血严重向患者家属告病重或病危通知，并签署病重或病危通知书（必要时） □ 患者家属签署输血知情同意书	□ 上级医师查房 □ 完成入院检查 □ 继续对症支持治疗 □ 完成必要的相关科室会诊 □ 完成医师查房记录等病历书写 □ 向患者及家属交代病情及其注意事项
重要医嘱	长期医嘱： □ 血液病护理常规 □ 一级护理 □ 饮食 □ 视出血病情通知病重或病危 □ 其他医嘱 临时医嘱： □ 血常规、尿常规、便常规+潜血 □ 肝肾功能、电解质、凝血功能、血小板功能检测、血涂片、血型、输血前检查、自身免疫系统疾病筛查 □ 胸片、心电图、腹部B超 □ 输注血源性FⅧ、冷沉淀或新鲜冷冻血浆（有指征时） □ 其他医嘱	长期医嘱： □ 患者既往基础用药 □ 其他医嘱 临时医嘱： □ 血常规 □ 凝血功能 □ 输注血源性FⅧ、冷沉淀或新鲜冷冻血浆（有指征时） □ 其他医嘱
主要护理工作	□ 介绍病房环境、设施和设备 □ 入院护理评估 □ 宣教	□ 观察患者病情变化
病情变异记录	□ 无 □ 有，原因： 1. 2.	□ 无 □ 有，原因： 1. 2.
护士签名		
医师签名		

时间	住院第 3~13 天	出院日
主要诊疗工作	□ 上级医师查房 □ 观察出血状态变化 □ 根据体检和既往资料，进行鉴别诊断和确定原发性诊断 □ 根据其他检查结果进行鉴别诊断，判断是否合并其他疾病 □ 积极治疗出血并发症 □ 保护重要脏器功能 □ 注意观察输注血液制品的过敏等副作用，并对症处理 □ 完成病程记录	□ 上级医师查房，进行评估，确定有无并发症情况，明确是否出院 □ 完成出院记录、病案首页、出院证明书等 □ 向患者交代出院后的注意事项，如返院复诊的时间、地点，发生紧急情况时的处理等
重要医嘱	长期医嘱（视情况可第二天起开始治疗）： □ 积极治疗原发疾病 □ 重要脏器保护 □ 其他医嘱 临时医嘱： □ 复查血常规 □ 复查出凝血 □ 输注血源性 FⅧ、冷沉淀或新鲜冷冻血浆 □ 对症支持 □ 其他医嘱	出院医嘱： □ 出院带药 □ 定期门诊随访 □ 避免剧烈运动或外伤出血
主要护理工作	□ 观察患者病情变化	□ 指导患者办理出院手续
病情变异记录	□ 无　□ 有，原因： 1. 2.	□ 无　□ 有，原因： 1. 2.
护士签名		
医师签名		

（刘　葳　张　磊　杨仁池）

第九节

血小板无力症

一、血小板无力症诊断流程

（一）目的

确立血小板无力症一般诊疗的标准操作规程，确保患者诊疗的正确性和规范性。

（二）范围

适用血小板无力症诊疗患者的诊疗。

（三）诊断治疗依据

1. 《血液病诊断和疗效标准》（第4版）（沈悌、赵永强主编，科学出版社，2018）。

2. 血小板无力症治疗的现状和展望［中华血液学杂志，2016，37（5）：430-431］。

3. Glanzmann thrombasthenia：an update［Clin Chim Acta，2010，411（1-2）：1-6］。

（四）诊断规程

1. 采集病历

（1）现病史：包括患者症状（出血和贫血等相关症状）、初始时间、严重程度以及相关治疗情况。

（2）既往史、个人史：包括是否有出血家族史；询问其他重要脏器疾病史。

（3）体检：包括贫血、出血相关体征等。

2. 入院检查

（1）常规：血常规、尿常规、便常规+潜血、血型。

（2）出凝血：凝血酶原时间（PT）；纤维蛋白原定量；抗凝血酶Ⅲ（AT-Ⅲ）含量及活性血浆因子Ⅷ:C活性；活化部分凝血活酶时间（APTT）、纤维蛋白（原）降解产物（FDP）、D-二聚体；血浆血精蛋白副凝试验（3P试验）；vWF:Ag；血小板膜蛋白Ⅱb/Ⅲa（GPⅡb/Ⅲa）自身抗体检测；血块收缩试验。

（3）血小板功能检测：出血时间；血小板黏附；胶原诱导血小板聚集；ADP诱导血小板聚集；花生四烯酸诱导血小板聚集；肾上腺素诱导血小板聚集；瑞斯托菌素诱导血小板聚集（RIPA）；血小板纤维蛋白原结合试验。

（4）流式细胞仪：血小板膜GPⅡb/Ⅲa复合物减少或有质的异常。

（5）基因检测：可发现血小板GPⅡb/Ⅲa基因（ITGA2B、ITGB3）突变，常为复合杂合子或纯合子。

必选项目但医科院血液病医院尚未开展：血小板生存时间检测；血小板玻璃珠滞留试验；血小板膜糖蛋白（GP）测定，流式血小板膜GPⅡb/Ⅲa复合物检测，血小板纤维蛋白原结合试验。

（6）生化：肝肾功能、空腹血糖；乙肝两对半、丙肝抗体、甲肝抗体；电解质六项；乳酸脱氢酶及同工酶；心肌酶谱。

（7）免疫学：免疫球蛋白定量；淋巴细胞亚群。

（8）心电图、胸片/肺CT、腹部B超。

（9）眼底、口腔、耳鼻喉检查。

3. 临床诊断

（1）临床表现：染色体隐性遗传，自幼出血症状。

（2）实验室检查：血小板计数正常；血涂片上血小板散在分布，不聚集成堆；出血时间延长；血块收缩不良或不收缩；胶原、ADP、花生四烯酸和肾上腺素诱导的血小板不聚集；瑞斯托菌素诱导的血小板聚集（RIPA）正常或减低；血小板玻璃珠滞留试验减低；血小板膜GPⅡb-Ⅲa有量或质异常，血小板纤维蛋白原结合试验降低或缺乏；基因检测可发现血小板GPⅡb/Ⅲa基因（ITGA2B、ITGB3）突变。

4. 血小板无力症临床分型（表4-9）

表4-9 血小板无力症临床分型

分型	GPⅡb-Ⅲa含量	血小板聚集	血块退缩	血小板纤维蛋白原
Ⅰ型	<5%	不聚集	不收缩	明显减少
Ⅱ型	5%~25%	减低	部分退缩	减少
变异型	40%~100%	减低	正常或部分退缩	减少

5. 检查诊断流程图（图4-10）

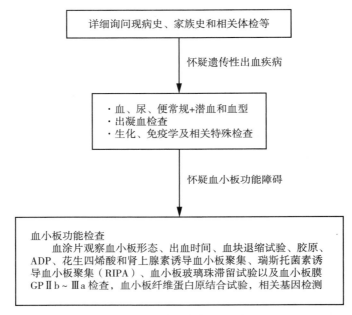

图4-10 检查诊断流程图

二、治疗方案的选择

本病尚无根治方法，也缺乏预防自发性出血的措施，主要是对症治疗。禁用抗血小板药物。

1. 通常采用局部压迫止血即可，如牙龈出血，局部使用吸收性明胶海绵及凝血酶即能控制。

2. 全身或局部使用抗纤溶药物可作为牙龈出血和拔牙的辅助措施。对于拔牙、包皮环切、扁桃体摘除、分娩及其他需要外科处理的患者，应预防性输注血小板直至创面完全愈合。鼻出血有时很难控制，甚至需要采取动脉结扎或动脉栓塞方能止血。

3. 对于月经过多的女性患者可服用避孕药。

4. 对于多数严重出血的患者，输注血小板可能是最有效的措施，但反复输注有可能传染病毒性疾病或产生同种免疫，后者导致血小板输注无效，因此最好选择输注HLA配型一致的单采血小板。

5. 有条件者可考虑使用基因重组人活化的凝血因子Ⅶ（rhFⅦa）。

6. 对于严重出血而血小板输注无效的患者异基因骨髓移植可能有效，目前有数例异基因骨髓移植治疗本病获得成功的报道，但在考虑这种措施时应权衡利弊，因为骨髓移植本身风险很大。

7. 禁用抗血小板药物。

8. 对于长期慢性失血者应补充铁剂，必要时补充叶酸。保持口腔卫生，对于减少牙龈出血非常重要。

三、血小板无力症临床治疗表单

适用对象：第一诊断血小板无力症

患者姓名：_____性别：_____ 年龄：____ 门诊号：_____住院号：_____

住院日期：__年__月__日　　出院日期：__年__月__日　　标准住院日：14 天内

时间	住院第1天	住院第2天
主要诊疗工作	□ 询问病史及体格检查 □ 完成病历书写 □ 开化验单 □ 上级医师查房，初步原发疾病诊断 □ 对症支持治疗 □ 若出血严重向患者家属告病重或病危通知，并签署病重或病危通知书（必要时） □ 患者家属签署输血知情同意书	□ 上级医师查房 □ 完成入院检查 □ 继续对症支持治疗 □ 完成必要的相关科室会诊 □ 完成上级医师查房记录等病历书写 □ 向患者及家属交代病情及其注意事项
重要医嘱	**长期医嘱：** □ 血液病护理常规 □ 一级护理 □ 饮食 □ 视出血病情通知病重或病危 □ 其他医嘱 **临时医嘱：** □ 血常规、尿常规、便常规+潜血 □ 肝肾功能、电解质、红细胞沉降率、凝血功能、血小板功能检测、血涂片、血型、输血前检查、自身免疫系统疾病筛查 □ 胸片、心电图、腹部B超 □ 输注血小板，必要时输注配型血小板（有指征时） □ 其他医嘱	**长期医嘱：** □ 患者既往基础用药 □ 其他医嘱 **临时医嘱：** □ 血常规 □ 输注血小板，必要时输注配型血小板（有指征时） □ 其他医嘱
主要护理工作	□ 介绍病房环境、设施和设备 □ 入院护理评估 □ 宣教	□ 观察患者病情变化
病情变异记录	□ 无　□ 有，原因： 1. 2.	□ 无　□ 有，原因： 1. 2.
护士签名		
医师签名		

时间	住院第3~13天	出院日
主要诊疗工作	□ 上级医师查房 □ 观察出血状态变化 □ 根据体检和既往资料，进行鉴别诊断和确定诊断 □ 根据其他检查结果进行鉴别诊断，判断是否合并其他疾病 □ 积极治疗出血并发症 □ 保护重要脏器功能 □ 注意观察输注血液制品的过敏等副作用，并对症处理 □ 完成病程记录	□ 上级医师查房，进行评估，确定有无并发症情况，明确是否出院 □ 完成出院记录、病案首页、出院证明书等 □ 向患者交代出院后的注意事项，如返院复诊的时间、地点，发生紧急情况时的处理等
重要医嘱	**长期医嘱**（视情况可第二天起开始治疗）： □ 积极治疗原发疾病 □ 重要脏器保护 □ 其他医嘱 **临时医嘱**： □ 复查血常规 □ 输注血小板，必要时输注配型血小板 □ 对症支持 □ 其他医嘱	**出院医嘱**： □ 出院带药 □ 定期门诊随访 □ 防止剧烈运动或外伤出血
主要护理工作	□ 观察患者病情变化	□ 指导患者办理出院手续
病情变异记录	□ 无　□ 有，原因： 1. 2.	□ 无　□ 有，原因： 1. 2.
护士签名		
医师签名		

（陈云飞　张　磊　杨仁池）

第五章
骨髓增生性疾病诊疗规范

第一节
慢性嗜酸粒细胞白血病和特发性高嗜酸粒细胞综合征

一、慢性嗜酸粒细胞白血病和特发性高嗜酸粒细胞综合征诊断

（一）目的

确立慢性嗜酸粒细胞白血病和特发性高嗜酸粒细胞综合征一般诊疗的标准操作规程，确保患者诊疗的正确性和规范性。

（二）范围

适用慢性嗜酸粒细胞白血病和特发性高嗜酸粒细胞综合征患者的诊疗。

（三）诊断要点及依据

1. 诊断依据

（1）*World Health Organization Classification of Tumors. Pathology and Genetic of Tumors of Haematopoietic and Lymphoid Tissue*（2017）。

（2）World Health Organization-defined eosinophilic disorders：2017 update on diagnosis，risk stratification，and management［Am J Hematol，2017，92（11）：1243-1259］。

2. 诊断要点及鉴别诊断

（1）外周血嗜酸性粒细胞绝对值持续≥1.5×10^9/L达6个月以上，分类计数以成熟嗜酸性粒细胞为主，可见少量幼稚嗜酸性粒细胞，原始粒细胞比例<20%。

（2）骨髓中嗜酸性粒细胞比例增高，有各阶段幼稚嗜酸性粒细胞，原始粒细胞比例<20%。

（3）嗜酸性粒细胞常有形态学异常，如有空泡形成、嗜酸颗粒分布不均，伴嗜碱颗粒、核分叶过多等。

（4）除外一切伴有继发性、反应性嗜酸性粒细胞增多的疾病，如过敏、寄生虫病、传染性疾病、Loeffler病和胶原病、T细胞淋巴瘤、淋巴细胞变异型嗜酸性粒细胞增多症、霍奇金淋巴瘤、慢性髓性白血病（CML）、inv（16）/t（16；16）急性髓系白血病（AML）、骨髓增生异常综合征（MDS）和骨髓增殖性肿瘤（MPN）。

（5）如果有克隆性染色体核型异常、其他单克隆嗜酸性粒细胞增生的证据、外周血原始细胞≥2%或骨髓原始细胞≥5%而<20%时则诊断为慢性嗜酸粒细胞白血病，非特指型（CEL-NOS）；如有PDGFRα、PDGFRβ、FGFR1基因重排或PCM1-JAK2，则分别诊断为与PDGFRα、PDGFRβ、FGFR1重排或PCM1-JAK2相关的伴嗜酸性粒细胞增多的髓系/淋系肿瘤；否则诊断为特发性高嗜酸粒细胞综合征（IHES）。如果没有组织受损，则诊断特发性高嗜酸粒细胞增多症（IHE）。

（四）诊断规程

1. 采集病历

（1）现病史：包括患者症状（发热、乏力、疲劳、体重减轻、肌肉疼痛，是否存在组织器官受累，如心血管系统、呼吸系统、消化、泌尿系统、中枢神经及周围神经系统）、初始时间、严重程度以及相关治疗情况。

（2）既往史、个人史：包括是否有哮喘、鼻炎、过敏史、传染性疾病、寄生虫病、肿瘤病史以及肿瘤家族史；询问其他重要脏器疾病史、药物应用史。

（3）体格检查：包括皮肤（红斑丘疹、出血性皮疹、皮肤或皮下结节），肝、脾、淋巴结肿大情况，有无感染病灶等。

2. 入院检查

（1）必要检查。①常规：包括血常规、血型、尿常规、便常规+潜血，便盐水漂浮法查寄生虫虫卵。②骨髓：骨髓涂片细胞学分析；骨髓组织切片病理检查（石蜡包埋，必要时进行骨髓病理免疫组织化学染色）；染色体核型和FISH检测PDGFRα、PDGFRβ、FGFR1和JAK2基因重排；分子生物学：包括FIP1L1-PDGFRα，TCR/IgH/IgK重排；髓外浸润（如皮下结节）：包括病理活检和免疫组织化学染色。③生化：肝肾功能、空腹血糖；电解质（钾、钠、氯、钙、镁、磷）；维生素B$_{12}$；乳酸脱氢酶及同工酶；心肌酶谱。④免疫学：包括免疫球蛋白定量（IgE）。

（2）需要检查。①骨髓：流式细胞术MDS/MPN免疫表型（怀疑白血病伴嗜酸性粒细胞增多时）；流式细胞术分析TCR Vβ各亚家族表达谱。②分子生物学：MYH11/CBFβ、AML1-ETO、BCR-ABL1P210、BCR/ABL P190（怀疑白血病伴嗜酸性粒细胞增多时）；外周血淋巴瘤免疫表型。③免疫学：ANA、抗ENA、ANCA；HIV抗体、乙肝病毒感染血清标志物、丙肝抗体、甲肝抗体。

（3）可选检查。细胞因子检测；肿瘤标志物检测；凝血功能检测（必要时）；心电图、心脏彩超、胸部CT、肝脾B超；过敏源检测。

3.嗜酸性粒细胞增多症诊断路径见图5-1。

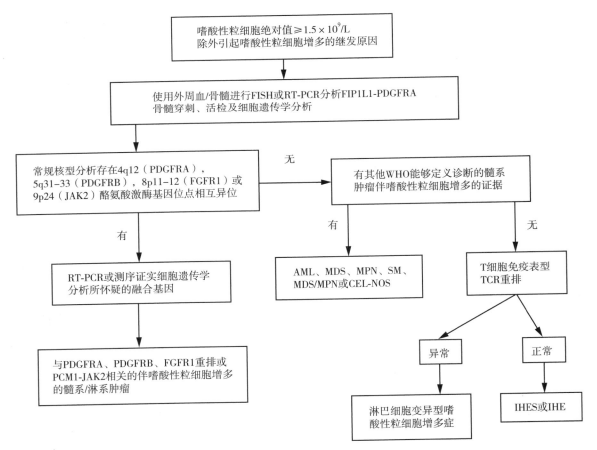

图5-1　嗜酸性粒细胞增多症诊断路径图

二、治疗方案的选择

1. 嗜酸性粒细胞计数>$100×10^9$/L者，应考虑用白细胞单采术。

2. FIP1L1-PDGFRα、PDGFRβ重排阳性患者首选伊马替尼治疗，起始剂量为100mg/d，若效果不佳可增量至400mg/d，直至临床、血液学、分子生物学缓解，后可改为维持治疗。JAK2重排患者可尝试芦可替尼治疗，使用剂量根据血小板计数调整。

3. FIP1L1-PDGFRα、PDGFRβ、FGFR1或JAK2重排阴性患者首选糖皮质激素治疗，泼尼松1mg/（kg·d）口服，1~2周后逐渐减量，2~3个月内减至最少维持剂量。若减量过程中病情反复，至少恢复至减药前用药量。治疗1个月后如果嗜酸性粒细胞绝对计数>$1.5×10^9$/L或最低维持剂量>10mg/d，则应联合或替换为其他二线治疗，并逐渐减停或至最低维持剂量。

4. 细胞毒性药物　糖皮质激素不能控制或所需剂量过大时可加用羟基脲治疗（1~2g/d）至白细胞<$10×10^9$/L后，小剂量维持（每日或隔日0.5g）。嗜酸性粒细胞计数>$100×10^9$/L，可选用长春新碱、依托泊苷、硫鸟嘌呤、环磷酰胺等。

5. 干扰素（IFN）和环孢素　对糖皮质激素、羟基脲反应差可以应用IFN $3×10^6$U/日，皮下注射，隔日。环孢素剂量4mg/（kg·d）。

6. 造血干细胞移植　CEL或IHES在药物不能控制病情进展的患者，年龄小于50岁，有合适供体且一般情况允许，可考虑HSCT。

7. 并发症处理　HES常合并心脏病变，50%患者有二尖瓣或三尖瓣膜受损，可行瓣膜修补或瓣膜置换术。心脏外科治疗可改善心脏受累者的心功能，延长其生存期。如有其他脏器受损临床表现，应进行相应处理。

三、嗜酸性粒细胞增多症临床治疗表单

适用对象：第一诊断为嗜酸性粒细胞增多症

患者姓名：_____性别：____ 年龄：____门诊号：_____住院号：_____

住院日期：__年__月__日 出院日期：__年__月__日 标准住院日：10天内

时间	住院第1天	住院第2天
主要诊疗工作	□ 询问病史及体格检查 □ 完成病历书写 □ 开化验单 □ 对症支持治疗 □ 病情告知，必要时向患者家属告病重或病危通知，并签署病重或病危通知书 □ 患者家属签署红细胞单采知情同意书、骨穿同意书	□ 上级医师查房 □ 完成入院检查 □ 骨髓穿刺术 □ 继续对症支持治疗 □ 完成必要的相关科室会诊 □ 完成上级医师查房记录等病历书写 □ 向患者及家属交代病情及注意事项
重要医嘱	**长期医嘱：** □ 血液病护理常规 □ 二级护理 □ 饮食 □ 视病情通知病重或病危 □ 其他医嘱 **临时医嘱：** □ 血常规（含分类）、尿常规、便常规+潜血、便盐水漂浮法查寄生虫虫卵 □ 血型、输血前检查、肝肾功能、电解质、凝血功能、维生素 B_{12}、乳酸脱氢酶及同工酶、心肌酶谱 □ 免疫学：包括免疫球蛋白定量（IgE） □ 胸片、心电图、腹部B超或CT □ 头颅CT、血管超声（疑诊血栓） □ 白细胞单采术（必要时） □ 其他医嘱	**长期医嘱：** □ 患者既往基础用药 □ 其他医嘱 **临时医嘱：** □ 血常规 □ 骨穿及活检术 □ 骨髓形态学、细胞/分子遗传学、骨髓病理（必要时进行骨髓病理免疫组织化学染色）、基因重排检测 □ 流式细胞术分析 □ 其他医嘱
主要护理工作	□ 介绍病房环境、设施和设备 □ 入院护理评估 □ 宣教	□ 观察患者病情变化
病情变异记录	□ 无 □ 有，原因： 1. 2.	□ 无 □ 有，原因： 1. 2.
护士签名		
医师签名		

时间	住院第3~9天	住院第10天 （出院日）
主要诊疗工作	□ 上级医师查房 □ 复查血常规 □ 根据体检、骨髓检查结果和既往资料，进行鉴别诊断和确定诊断 □ 根据其他检查结果进行鉴别诊断，判断是否合并其他疾病 □ 开始治疗 □ 保护重要脏器功能 □ 注意观察药物的副作用，并对症处理 □ 完成病程记录	□ 上级医师查房，进行评估，确定有无并发症情况，明确是否出院 □ 完成出院记录、病案首页、出院证明书等 □ 向患者交代出院后的注意事项，如返院复诊的时间、地点，发生紧急情况时的处理等
重要医嘱	长期医嘱（视情况可第二天起开始治疗）： 根据HCT水平调整 □ 泼尼松 □ 羟基脲 □ 干扰素 □ 长春新碱 □ 依托泊苷 □ 环磷酰胺 □ 伊马替尼 □ 白细胞单采术 □ 其他医嘱 临时医嘱： □ 复查血常规 □ 复查血生化、电解质 □ 对症支持 □ 其他医嘱	出院医嘱： □ 出院带药 □ 定期门诊随访 □ 监测血常规
主要护理工作	□ 观察患者病情变化	□ 指导患者办理出院手续
病情变异记录	□ 无 □ 有，原因： 1. 2.	□ 无 □ 有，原因： 1. 2.
护士签名		
医师签名		

（曲士强 肖志坚）

第二节

骨髓增生异常综合征

一、骨髓增生异常综合征的诊断

（一）目的

确立骨髓增生异常综合征（myelodysplastic syndrome，MDS）一般诊疗的标准操作规程，确保患者诊疗的正确性和规范性

（二）范围

适用全血细胞减少患者的诊断和 MDS 患者的治疗。

（三）诊断要点及依据

1. *World Health Organization Classification of Tumors. Pathology and Genetic of Tumors of Haematopoietic and Lymphoid Tissue*（2017）。

2. *NCCN Clinical Practice Guidelines in Oncology-MDS*（2019）。

3. 骨髓增生异常综合征中国诊断与治疗指南（2019 年版）［中华血液学杂志，2019，40（2）：89-97］。

4. 铁过载诊断与治疗的中国专家共识［中华血液学杂志，2011，32（8）：572-574］。

（四）诊断要点

"MDS 最低诊断标准（表 5-1）"及"MDS 的 WHO 分型（2016）（表 5-2）"。

表 5-1　MDS 最低诊断标准

MDS 诊断需满足两个必要条件和一个主要标准
必要条件（两条均需满足）
·持续 4 个月一系或多系血细胞减少（如检出原始细胞增多或 MDS 相关细胞遗传学异常，无须等待可诊断 MDS）
·排除其他可导致血细胞减少和发育异常的造血及非造血系统疾病
MDS 相关（主要）标准（至少满足一条）
·发育异常：骨髓涂片中红细胞系、粒细胞系、巨核细胞系发育异常细胞比例≥10%
·环状铁粒幼红细胞占有核红细胞比例≥15%，或≥5% 且同时伴有 SF3B1 突变
·原始细胞：骨髓涂片原始细胞达 5%～19%（或外周血涂片 2%～19%）
·常规核型分析或 FISH 检出有 MDS 诊断意义的染色体核型
辅助标准（对于符合必要条件、未达主要标准、存在输血依赖的大细胞性贫血等常见 MDS 临床表现的患者，如符合≥2 条辅助标准，诊断为疑似 MDS）
·骨髓活检切片的形态学或免疫组化结果支持 MDS 诊断
·骨髓细胞的流式细胞术检测发现多个 MDS 相关的表型异常，并提示红系和/或髓系存在单克隆细胞群
·基因测序检出 MDS 相关基因突变，提示存在髓系细胞的克隆群体

表 5-2　2016 年 MDS 的 WHO 分型

疾病类型	发育异常	血细胞减少	环状铁粒幼红细胞	骨髓和外周血原始细胞	常规核型分析
MDS 伴单系血细胞发育异常（MDS-SLD）	1 系	1~2 系	<15% 或 <5%ᵃ	骨髓 <5%，外周血 <1%，无 Auer 小体	任何核型，但不符合伴单纯 del（5q）MDS 标准
MDS 伴多系血细胞发育异常（MDS-MLD）	2~3 系	1~3 系	<15% 或 <5%ᵃ	骨髓 <5%，外周血 <1%，无 Auer 小体	任何核型，但不符合伴单纯 del（5q）MDS 标准
MDS 伴环状铁粒幼红细胞（MDS-RS）					
MDS-RS-SLD	1 系	1~2 系	≥15% 或 ≥5%ᵃ	骨髓 <5%，外周血 <1%，无 Auer 小体	任何核型，但不符合伴单纯 del（5q）MDS 标准
MDS-RS-MLD	2~3 系	1~3 系	≥15% 或 ≥5%ᵃ	骨髓 <5%，外周血 <1%，无 Auer 小体	任何核型，但不符合伴单纯 del（5q）MDS 标准
MDS 伴单纯 del（5q）	1~3 系	1~2 系	任何比例	骨髓 <5%，外周血 <1%，无 Auer 小体	仅有 del（5q），可以伴有 1 个其他异常 [-7 或 del（7q）除外]
MDS 伴原始细胞增多（MDS-EB）					
MDS-EB1	0~3 系	1~3 系	任何比例	骨髓 5%~9% 或外周血 2%~4%，无 Auer 小体	任何核型
MDS-EB2	0~3 系	1~3 系	任何比例	骨髓 10%~19% 或外周血 5%~19% 或有 Auer 小体	任何核型
MDS，不能分类型（MDS-U）					
外周血原始细胞 1%	1~3 系	1~3 系	任何比例	骨髓 <5%，外周血 =1%ᵇ，无 Auer 小体	任何核型
单系血细胞发育异常伴全血细胞减少	1 系	3 系	任何比例	骨髓 <5%，外周血 <1%，无 Auer 小体	任何核型
伴有诊断意义核型异常	0 系	1~3 系	<15%ᶜ	骨髓 <5%，外周血 <1%，无 Auer 小体	有定义 MDS 的核型异常

注：血细胞减少定义为血红蛋白 <100g/L、血小板计数 <100×10⁹/L、中性粒细胞绝对值计数 <1.8×10⁹/L，极少情况下 MDS 可见这些水平以上的轻度贫血或血小板减少，外周血单核细胞必须 <1×10⁹/L；ᵃ如果存在 SF3B1 突变；ᵇ外周血 =1% 的原始细胞必须有两次不同时间的检查记录；ᶜ若环状铁粒幼红细胞 ≥15% 的病例有明显红系发育异常，则归类为 MDS-RS-SLD。

（五）鉴别诊断

MDS 的诊断需与以下疾病相鉴别，并能排除这些疾患：①先天性或遗传性血液病：如先天性红细胞生成异常性贫血、遗传性铁粒幼红细胞性贫血、先天性角化不良、范可尼贫血、先天性中性粒细胞减少症和先天性纯红细胞再生障碍等；②其他累及造血干细胞的疾病：如再生障碍性贫血、阵发性睡眠性血红蛋白尿症（PNH）、原发性骨髓纤维化、大颗粒淋巴细胞白血病（LGL）、急性白血病（尤其是伴有血细胞发育异常的患者、低增生性 AML 或 AML-M7）等；③维生素 B₁₂ 或叶酸缺乏；④接受细胞毒性药物、细胞因子治疗或接触有血液毒性的化学制品或生物制剂等；⑤慢性病性贫血（感染、非感染性疾病或肿瘤）、慢性肝病、慢性肾功能不全、病毒感染（如 HIV、CMV、EBV 等）；⑥自身免疫性血细胞减少、甲状腺功能减退或其他甲状腺疾病；⑦重金属（如砷剂等）中毒、过度饮酒、铜缺乏。

（六）诊断规程

1. 采集病史

（1）现病史：包括患者发病的时间、症状（贫血、出血、感染以及其他症状）、体征，初始时间，相关治疗情况［药物名称、剂量、用药持续时间、疗效（血常规及骨髓的变化情况）］；输血史［血制品种类（红细胞或血小板）、输血频率（以月为单位）、每次输血剂量、输血持续时间、输血总量］。

（2）既往史：包括是否有肿瘤病史以及肿瘤家族史；其他重要脏器疾病史。

（3）个人史：是否有毒物、放射线接触史；烟酒史；是否有偏食。

（4）体检：包括贫血、出血等相关体征，肝、脾、淋巴结肿大情况，有无感染等。

2. 入院检查

（1）初诊时

1）必要检查。①常规：血常规+网织红细胞、尿常规、便常规+潜血、血型（ABO 血型+Rh 血型）。②骨髓：骨髓涂片细胞学分析（应计数 500 个有核细胞，并具体描述形态异常及比例），骨髓组织切片病理检查（嗜银染色），必要时进行骨髓病理免疫组织化学染色。③N-ALP、有核红细胞 PAS、铁染色、巨核细胞酶标染色。④细胞遗传学：染色体核型分析（需检测 20～25 个骨髓细胞的中期分裂象，染色体检查失败时行 FISH 检测，至少包括 5q31、CEP7、7q31、CEP8、20q、CEPY 和 p53 等）。⑤骨髓单个核细胞流式细胞术免疫表型分析。⑥基因突变检测（至少包含以下基因：SF3B1、TP53、TET2、DNMT3A、IDH1/2、EZH2、ASXL1、SRSF2、RUNX1、U2AF1、SETBP1、JAK2 等）。⑦生化：肝肾功能、空腹血糖，乳酸脱氢酶及同工酶，心肌酶谱，电解质（钾、钠、氯、钙、镁、磷），血清铁、未饱和铁、总铁结合力、铁饱和度、叶酸、维生素 B_{12}、血清铁蛋白、红细胞生成素。⑧免疫学：人免疫缺陷病毒抗体检测，梅毒螺旋体抗体检测，甲肝抗体、丙肝抗体、乙肝病毒感染血清标志物。

2）需要检查。①骨髓：分子生物学：IgH 和 TCR 基因重排。②免疫学：免疫球蛋白定量，抗核抗体、ENA 抗体谱，肿瘤标志物检测，甲状腺功能检测，淋巴细胞亚群（必要时行大颗粒淋巴细胞检测）。③溶血检查：血浆游离血红蛋白（FHb）、血浆结合珠蛋白（HP）、酸化血清溶血试验（Ham）、Cooms 试验。④GPI 锚蛋白检测：红细胞 CD55、CD59 检测，中性粒细胞 FLAER 检测。

3）可选检查。①HLA-DR15 检测。②造血干、祖细胞培养（包括 CFU-GM、CFU-E、BFU-E、CFU-Mix）。③细胞因子：TNF-α、TGFβ、IFNγ、IL-6、IL-8。④凝血功能检测（必要时）。⑤其他：心电图、胸片/胸部 CT、腹部 B 超［消化系、泌尿系、心脏彩超（必要时）、妇科 B 超（女性）］。⑥细菌、真菌培养+药敏实验：入院时常规送鼻、咽、肛周拭子培养、痰培养、痰涂片（革兰染色）及感染部位分泌物培养；住院中体温>38.5℃，持续 2 小时以上，非感染原因难以解释时送可疑感染部位分泌物培养；中性粒细胞减少，体温升高或伴畏寒、寒战，抽血培养。

（2）复查（免疫抑制等治疗 3 个月后）。①常规：血常规+网织红细胞、尿常规（必要时）、便常规+潜血（必要时）。②骨髓：骨髓涂片细胞学分析（应计数 500 个有核细胞，并具体描述形态异常及比例）；骨髓组织切片病理检查（+嗜银染色），必要时进行骨髓病理免疫组织化学染色。③N-ALP、有核红细胞 PAS、铁染色、巨核细胞酶标。④细胞遗传学：染色体核型分析（需检测 20～25 个骨髓细胞的中期分裂象，染色体检查失败时行 FISH 检测，至少包括 5q31、CEP7、7q31、CEP8、20q、CEPY 和 p53 等）。⑤造血干、祖细胞培养（骨髓）（包括 CFU-GM、CFU-E、BFU-E、CFU-Mix）。⑥生化：肝肾功能、空腹血糖，乳酸脱氢酶及同工酶，心肌酶谱，血清铁、未饱和铁、总铁结合力、铁饱和度、叶酸、维生素 B_{12}、血清铁蛋白、红细胞生成素。⑦环孢素血药浓度：谷值（服药前，C_0）、峰值（服药 2 小时，C_2）。⑧免疫学：人免疫缺陷病毒抗体检测（必要时），梅毒螺旋体抗体检测（必要时），甲肝抗体、乙肝病毒感染血清标志物、丙肝抗体（必要时），细胞因子（TNF-α、TGFβ、IFNγ、IL-6、IL-8），淋巴细胞亚群。

（3）复查（化疗后）

诱导治疗期：疗程结束第一天及疗程结束后7～10天，复查骨髓分类。

缓解后治疗期：每次化疗前行骨髓涂片细胞学分析（应计数500个有核细胞，并具体描述形态异常及比例）；若有初诊时染色体核型异常，复查至正常；若增生低下，必要时行骨髓组织切片病理检查（+嗜银染色）。

（4）复发后：①骨髓涂片细胞学分析（应计数500个有核细胞，并具体描述形态异常及比例）。②若增生低下，必要时行骨髓组织切片病理检查（+嗜银染色）。③细胞遗传学：染色体核型分析（需检测20～25个骨髓细胞的中期分裂象，染色体检查失败时行FISH检测，至少包括5q31、CEP7、7q31、CEP8、20q、CEPY和p53等）。④流式细胞仪免疫表型分析。⑤基因突变检测（至少包含以下基因：SF3B1、TP53、TET2、DNMT3A、IDH1/2、EZH2、ASXL1、SRSF2、RUNX1、U2AF1、SETBP1、JAK2等）。

3. IPSS-R积分标准及危度划分（表5-3）

表5-3 IPSS-R积分标准及危度划分

预后变量	积 分						
	0	0.5	1	1.5	2	3	4
细胞遗传学[a]	极好		好		中等	差	极差
骨髓原始细胞（%）	≤2		>2且<5		5～10	>10	
血红蛋白（g/L）	≥100		80～100	<80			
血小板计数（×10⁹/L）	≥100	50～100	<50				
中性粒细胞绝对值（×10⁹/L）	≥0.8	<0.8					

注：[a]极好：−Y, del（11q）；好：正常核型，del（5q），12p-，del（20q），del（5q）附加另一种异常；中等：del（7q），+8，+19，i（17q），其他1个或2个独立克隆的染色体异常；差：−7，inv（3）/t（3q）/del（3q），−7/del（7q）附加另一种异常，复杂异常（3个）；极差：复杂异常（>3个）。

IPSS-R危险度分类：极低危：≤1.5分；低危：1.5～3分；中危：3～4.5分；高危：4.5～6分；极高危：>6分。

二、治疗方案的选择

MDS治疗主要解决两大问题：骨髓衰竭及并发症、AML转化。

MDS患者自然病程和预后的差异性很大，治疗宜个体化。应根据MDS患者的预后分组，同时结合患者年龄、体能状况、合并疾病、治疗依从性等进行综合分析，选择治疗方案。MDS可按预后积分系统分为两组：较低危组［IPSSR-极低危组、低危组和中危组（≤3.5分）］，较高危组［IPSS-R-中危组（>3.5分）、高危组和极高危组］。较低危MDS的治疗目标是改善造血、提高生活质量，较高危组MDS治疗目标是延缓疾病进展、延长生存期和治愈。

1. 支持治疗 包括成分输血、EPO、G-CSF或GM-CSF。为大多数高龄MDS、低危MDS患者所采用。支持治疗的主要目的是改善症状、预防感染出血和提高生活质量。

（1）输血：除MDS自身疾病原因导致贫血以外，其他多种因素可加重贫血，如营养不良、出血、溶血和感染等。在改善贫血中，这些因素均应得到处理。一般在Hb<60g/L或伴有明显贫血症状时输注红细胞。老年、代偿反应能力受限、需氧量增加，可放宽输注，不必Hb<60g/L。

（2）去铁治疗：去铁治疗可有效降低血清铁蛋白（SF）水平及脏器中的铁含量。对于预期寿命≥1年、总量超过80U、SF≥1000μg/L至少2个月、输血依赖的患者，可实施去铁治疗，并以SF为主要监测及控制指标（目标是将SF控制在500～1000μg/L）。

血清铁蛋白测定能间接反映机体铁负荷，但水平波动较大，易受感染、炎症、肿瘤、肝病及酗酒等影响。对于红细胞输注依赖患者，应每年监测3～4次血清铁蛋白。接受去铁治疗的患者，应依所选药物的使用指南进行铁负荷监测，并定期评价受累器官功能。去铁治疗可以降低血清铁蛋白水平及肝脏和心脏中铁含量，疗效与药物使用时间、剂量、患者耐受性及同时的输血量有关。血清铁蛋白降至500g/L以下且患者不再需要输血时可终止去铁治疗，若去铁治疗不再是患者的最大收益点时也可终止去铁治疗。常用药物有去铁胺、地拉罗司。

（3）血小板输注：建议存在血小板消耗危险因素者（感染、出血、使用抗生素或ATG等）输注点为PLT 20×10^9/L，而病情稳定者输注点为PLT 10×10^9/L。

（4）促中性粒细胞治疗：中性粒细胞缺乏患者，可给予G-CSF和/或GM-CSF，以使中性粒细胞>1.0×10^9/L。不推荐MDS患者常规使用抗生素预防感染治疗。

（5）促红细胞生成治疗：EPO是低危MDS、输血依赖者主要的初始治疗，输血依赖的较低危组MDS患者可采用EPO±G-CSF治疗，治疗前EPO水平<500 IU/ml和红细胞输注依赖较轻（每月<8U）的MDS患者EPO治疗反应率更高。对治疗有反应者，一旦取得最大疗效，逐渐减少G-CSF、EPO剂量，直至用最小的剂量维持原疗效。

2. 免疫抑制治疗（IST）　ATG单药或联合环孢素进行IST选择以下患者可能有效：≤60岁的低危或中危-1患者，或者骨髓增生低下，HLA-DR15或伴有小的PNH克隆。不推荐原始细胞>5%，伴染色体-7或者复杂核型者使用IST。CsA 3～5mg/（kg·d），分两次服用，间隔12小时，根据CsA血浆药物浓度调整用量，使CsA浓度C_0值在100～200μg/ml，C_2值在400～600μg/ml，必要时可间隔8小时用药。

3. 免疫调节治疗　常用的免疫调节药物包括沙利度胺和来那度胺等。部分患者接受沙利度胺治疗后可改善红系造血，减轻或脱离输血依赖，然而患者常难以耐受长期应用后出现的神经毒性等不良反应。对于伴有del（5q）±1种其他异常（除-7/7q-外）的较低危组MDS患者，如存在输血依赖性贫血，可应用来那度胺治疗，部分患者可减轻或脱离输血依赖，并获得细胞遗传学缓解，延长生存。对于不伴有del（5q）的较低危组MDS患者，如存在输血依赖性贫血，且对细胞因子治疗效果不佳或不适合采用细胞因子治疗，也可以选择来那度胺治疗。来那度胺的常用剂量10mg/d×21天，每28天为1个疗程。伴有del（5q）的MDS患者，如出现下列情况不建议应用来那度胺：①骨髓原始细胞比例>5%；②复杂染色体核型；③IPSS-中危-2或高危组；④TP53基因突变。

4. 去甲基化药物治疗　5-阿扎胞苷（Azacitidine，AZA）和5-阿扎-2-脱氧胞苷（Decitabine，地西他滨）可降低细胞内DNA总体甲基化程度，并引发基因表达改变。两种药物低剂量时有去甲基化作用，高剂量时有细胞毒作用。AZA和地西他滨在MDS治疗中的具体剂量方案仍在优化中。去甲基化药物可应用于较高危组MDS患者，与支持治疗组相比，去甲基化药物治疗组可降低患者向AML进展的风险、改善生存。较低危组MDS患者如出现严重粒细胞减少和/或血小板减少，也可应用去甲基化药物治疗，以改善血细胞减少。

（1）阿扎胞苷（AZA）：目前推荐方案为MDS中高危患者应用AZA 75mg/（m²·d），皮下注射共7天，28天为1个疗程。AZA可明显改善患者生活质量，减少输血需求，明显延迟高危MDS患者向AML转化或死亡的时间。即使患者未达完全缓解，AZA也能改善生存。接受AZA治疗的MDS患者，首次获得治疗反应的中位时间为3个疗程，约90%治疗有效的患者在6个疗程内获得治疗反应。因此，推荐MDS患者接受AZA治疗6个疗程后评价治疗反应，有效患者可持续使用。

（2）地西他滨（DAC）：地西他滨的最佳给药方案仍在不断探索中，较低危组MDS患者地西他滨最佳给药方案迄今尚未达成共识。推荐方案之一为20mg/（m²·d）×5天，每4周为1个疗程。推荐MDS患者接受地西他滨治疗4~6个疗程后评价治疗反应，有效患者可持续使用。

5. 细胞毒性化疗　较高危组尤其是原始细胞比例增高的患者预后较差，化疗是选择非造血干细胞移植患者的治疗方式之一。可采取AML标准3+7诱导方案或预激方案。预激方案在国内广泛应用于较高危MDS患者，为小剂量阿糖胞苷（10mg/m²，每12小时1次，皮下注射，×14天）基础上加用G-CSF，并联合阿柔比星或高三尖杉酯碱或去甲氧柔红霉素。预激方案治疗较高危MDS患者的完全缓解率可达40%~60%，且老年或身体功能较差的患者对预激方案的耐受性优于常规AML化疗方案。预激方案也可与去甲基化药物联合。

（1）治疗方案：

IA方案：

IDA 8mg/（m²·d）×3d

Ara-C 100~200mg/（m²·d）×7d

HAG方案：

HHT 2mg/d，d1~8

Ara-C 每次10mg/m²，每12小时1次，皮下注射，d1~14

G-CSF　200μg/（m²·d），d1~14（依据白细胞水平调整）

CAG方案：

ACR 7mg/（m²·d），d1~8

Ara-C 每次10mg/m²，每12小时1次，皮下注射，d1~14

G-CSF 200μg/（m²·d），d1~14（依据白细胞水平调整）

Mel：2mg，po，qd，持续服用

无法耐受联合化疗的老年患者可选择单药。

（2）治疗后监测：所有治疗患者治疗结束当天、第7~10天以及21天左右行骨髓形态学监测，患者可根据骨髓增生程度、原始细胞比例以及患者身体状况调整治疗方案。

（3）治疗有效患者的后续治疗及治疗失败患者的挽救治疗：尚无共识方案，根据患者一般状况、治疗意愿等决定。

6. allo-HSCT　allo-HSCT是目前唯一能根治MDS的方法，造血干细胞来源包括同胞全相合供者、非血缘供者和单倍型相合血缘供者。Allo-HSCT的适应证为：①年龄<65岁、较高危组MDS患者；②年龄<65岁、伴有严重血细胞减少、经其他治疗无效或伴有不良预后遗传学异常（如-7、3q26重排、TP53基因突变、复杂核型、单体核型）的较低危组患者。拟行allo-HSCT的患者，如骨髓原始细胞>5%，在等待移植的过程中可应用化疗或去甲基化药物或二者联合桥接allo-HSCT，但不应耽误移植的进行。

7. 其他　雄激素对部分有贫血表现的MDS患者有促进红系造血作用，是MDS治疗的常用辅助治疗药物，包括达那唑、司坦唑醇和十一酸睾丸酮。接受雄激素治疗的患者应定期检测肝功能。

8. 化疗前准备

（1）发热患者的化疗前准备：发热患者建议立即进行病原微生物培养并使用抗生素，有明确脏器感染患者应根据感染部位及病原微生物培养结果选用相应抗生素，同时治疗用药的选择应综合患者病情及抗菌药物特点制定。详情参见血液科患者的抗生素使用。

（2）Hb<80g/L，PLT<20×10⁹/L或有活动性出血，分别输浓缩红细胞和单采血小板，若存在弥散性血管内凝血（DIC）倾向，则PLT<50×10⁹/L即应输注单采血小板。有心功能不全者可放宽输血指征。

（3）化疗开始于诊断明确后，且患者及家属签署以下同意书：病重或病危通知书、化疗知情同意书、输血知情同意书、骨穿同意书、静脉插管同意书（有条件时）。

9. 化疗中及化疗后治疗

(1) 感染防治：参见血液科患者的抗生素使用。

(2) 脏器功能损伤的相应防治：镇吐、保肝、水化、碱化、防治尿酸肾病（别嘌醇）、抑酸剂等。

(3) 成分输血：Hb<80g/L，PLT<20×10⁹/L或有活动性出血，分别输浓缩红细胞和单采血小板，若存在DIC倾向，则PLT<50×10⁹/L即应输注血小板。有心功能不全者可放宽输血指征。

(4) 造血生长因子：化疗后ANC≤1.0×10⁹/L，可使用G-CSF 5μg/（kg·d）。

10. 国际工作组（IWG）的MDS治疗反应标准（2006）（表5-4）。

表5-4 国际工作组（IWG）的MDS治疗反应标准（2006）

类　别	疗效标准（疗效必须维持≥4周）
完全缓解	·骨髓：原始细胞<5%且所有细胞系成熟正常# ·应注明持续存在的病态造血（发育异常）# ·外周血： 　　血红蛋白：≥110g/L 　　中性粒细胞：≥1×10⁹/L 　　血小板：≥100×10⁹/L 　　原始细胞0
部分缓解	·外周血细胞绝对值达到完全缓解标准必须持续至少2个月 ·其他条件均达到完全缓解标准（凡治疗前有异常者），但骨髓原始细胞仅较治疗前减少≥50%，但仍>5% ·不考虑细胞增生程度和形态学
骨髓完全缓解	·骨髓：原始细胞<5%且较治疗前减少≥50% ·外周血：如果达到血液学改善（HI），应同时注明
疾病稳定	·未达到部分缓解的最低标准但至少8周以上无疾病进展证据
治疗失败	·治疗期间死亡或病情进展，表现为血细胞减少加重、骨髓原始细胞百分比增高或较治疗前发展为更进展的FAB亚型
完全缓解或部分缓解后复发	至少有下列1项： ·骨髓原始细胞比例回升至治疗前水平 ·粒细胞或血小板数较达最佳疗效时下降50%或以上 ·血红蛋白下降≥15g/L或依赖输血
细胞遗传学反应	·完全缓解：染色体异常消失且无新发异常 ·部分缓解：染色体异常减少≥50%
疾病进展	·原始细胞<5%者：原始细胞增加≥50%达到5% ·原始细胞5%~10%者：原始细胞增加≥50%达到10% ·原始细胞10%~20%者：原始细胞增加≥50%达到20% ·原始细胞20%~30%者：原始细胞增加≥50%达到30% ·下列任何一项： 　　粒细胞或血小板数较最佳缓解/疗效时下降≥50% 　　血红蛋白下降≥20g/L 　　依赖输血
生存	结束时点： ·总体生存：任何原因死亡 ·无变故生存：治疗失败或任何原因死亡 ·无进展生存：病情进展或死于MDS ·无病生存：至复发时为止 ·特殊原因死亡：MDS相关死亡

类　别	疗效标准（疗效必须维持≥4周）
血液学改善	·疗效标准（疗效必须维持≥8周）
红系反应 （治疗前<110g/L）	·血红蛋白浓度升高≥15g/L ·红细胞输注减少，与治疗前比较，每8周输注量至少减少4个单位。仅治疗前血红蛋白<90g/L且需红细胞输注者才纳入红细胞输注疗效评估
血小板反应 （治疗前< 100 × 10⁹/L）	·治疗前血小板计数>20×10⁹/L者，净增值≥30×10⁹/L；或从<20×10⁹/L增高至>20×10⁹/L且至少增高100%
中性粒细胞反应 （治疗前<1×10⁹/L）	·增高100%以上和绝对值增高>0.5×10⁹/L
血液学改善后进展或 复发△	有下列至少1项： ·粒细胞或血小板数较最佳疗效时下降≥50% ·血红蛋白浓度下降≥15g/L ·依赖输血

注：#病态造血（发育异常）的改变应考虑病态造血（发育异常）改变的正常范围；△在没有如感染、重复化疗疗程、胃肠出血、溶血等其他情况的解释下。

三、治疗路径图

1. 较低危MDS（图5-2）

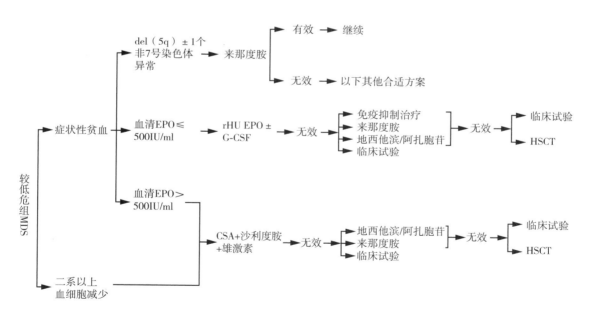

图5-2　较低危MDS治疗路径

2．较高危MDS（图5-3）

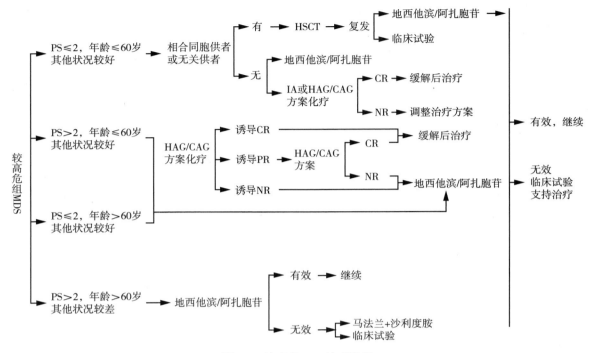

图5-3　较高危MDS治疗路径

四、骨髓增生异常综合征临床治疗表单

适用对象：第一诊断为骨髓增生异常综合征（ICD：D46.201）

患者姓名：_____性别：____年龄：____门诊号：_____住院号：_____

住院日期：____年__月__日　出院日期：____年__月__日　标准住院日：30天

时间	入院诊察阶段（第1~10天）
主要诊疗工作	□ 询问病史及体格检查 □ 完成病历书写 □ 开化验单 □ 上级医师查房 □ 对症支持治疗 □ 病情告知，必要时向患者家属告病重或病危通知，并签署病重或病危通知书 □ 患者家属签署输血知情同意书、骨穿同意书 □ 骨髓穿刺术（形态学、病理、免疫分型、细胞、分子遗传学检查等） □ 完成必要的相关科室会诊 □ 向患者及家属交代病情及其注意事项
重要医嘱	**长期医嘱：** □ 血液病护理常规 □ 一级护理 □ 饮食 □ 视病情通知病重或病危 □ 患者既往基础用药 □ 其他医嘱 **临时医嘱：** □ 血常规、尿常规、便常规+潜血 □ 肝肾功能、电解质、凝血功能、血型、输血前检查 □ 胸片、心电图、腹部B超、心脏超声 □ 输注红细胞或血小板（有指征时） □ 溶血相关检查 □ 感染部位病原学检查（必要时） □ 其他医嘱
主要护理工作	□ 介绍病房环境、设施和设备 □ 入院护理评估 □ 宣教
病情变异记录	□ 无　□ 有，原因： 1. 2.
护士签名	
医师签名	

时间	化疗用药阶段（第 3～14 天）
主要诊疗工作	□ 上级医师查房 □ 复查血常规 □ 观察血红蛋白、白细胞、血小板计数变化 □ 根据体检、骨髓检查结果和既往资料，进行鉴别诊断和确定诊断 □ 根据其他检查结果进行鉴别诊断，判断是否合并其他疾病 □ 开始治疗 □ 保护重要脏器功能 □ 注意观察药物的副作用，并对症处理，完成病程记录
重要医嘱	**长期医嘱**（视情况可第二天起开始治疗）： □ 血液病护理常规 □ 一级护理 □ 饮食 □ 视病情通知病重或病危 □ 患者既往基础用药 □ 马法兰 2mg/d，口服 □ 沙利度胺 50mg/d，口服 □ 其他医嘱 **临时医嘱：** □ 复查血常规 □ 复查血生化、电解质 □ 输血医嘱（有指征时） □ 对症支持 □ 其他医嘱 □ CAG 方案 　　ACM 7～12mg/m²，d1～8；Ara-C 每次 10～15mg/m²，q12h，d1～14；G-CSF 200μg/（m²·d），d1～14。当 ANC>5×10⁹/L 或 WBC>20×10⁹/L 时，G-CSF 暂停或减量 □ HAG 方案 　　HHT 2mg/d，d1～8；Ara-C 每次 10～15mg/m²，q12h，d1～14；G-CSF 200μg/（m²·d），第 1～14 天。当 ANC>5×10⁹/L 或 WBC>20×10⁹/L 时，G-CSF 暂停或减量 □ DA：DNR 45mg/（m²·d）×3 天；Ara-C 100mg/（m²·d）×7 天 □ HA：HHT 2mg/（m²·d）×7 天；Ara-C 100mg/（m²·d）×7 天 □ IA：IDA 8mg/（m²·d）×3 天；Ara-C 100mg/（m²·d）×7 天 □ 去甲基化药物 　　DAC 20mg/（m²·d），静脉输注，第 1～5 天 　　AZA 100mg/d，皮下注射，第 1～7 天
主要护理工作	□ 随时观察患者病情变化 □ 心理与生活护理 □ 化疗期间嘱患者多饮水
病情变异记录	□ 无　□ 有，原因： 1. 2.
护士签名	
医师签名	

$ACM\ 7\sim12mg/m^2,\ d1\sim8;\ Ara\text{-}C\ 每次\ 10\sim15mg/m^2,\ q12h,\ d1\sim14;\ G\text{-}CSF\ 200\mu g/(m^2\cdot d),\ d1\sim14$

时间	化疗后观察阶段（第14～28天）	出院日
主要诊疗工作	□ 上级医师查房，注意病情变化 □ 住院医师完成常规病历书写 □ 复查血常规 □ 注意观察体温、血压、体重等 □ 成分输血、抗感染等支持治疗（必要时） □ 造血生长因子（必要时） □ 根据血常规情况，决定复查骨穿	□ 上级医师查房，进行评估，确定有无并发症情况，明确是否出院 □ 完成出院记录、病案首页、出院证明书等 □ 向患者交代出院后的注意事项，如返院复诊的时间、地点、发生紧急情况时的处理等
重要医嘱	**长期医嘱：** □ 洁净饮食 □ 抗感染等支持治疗（必要时） □ 其他医嘱 **临时医嘱：** □ 血、尿、便常规 □ 血生化、电解质 □ 输血医嘱（必要时） □ G-CSF 5μg/（kg·d）（必要时） □ 影像学检查（必要） □ 病原微生物培养（必要时） □ 血培养（高热时） □ 静脉插管维护、换药 □ 骨穿 □ 骨髓形态学、微小残留病检测 □ HLA配型（符合造血干细胞移植条件者） □ 其他医嘱	**出院医嘱：** □ 出院带药 □ 定期门诊随访 □ 监测血常规
主要护理工作	□ 观察患者病情变化 □ 心理与生活护理 □ 化疗期间嘱患者多饮水	□ 指导患者办理出院手续
病情变异记录	□ 无　□ 有，原因： 1. 2.	□ 无　□ 有，原因： 1. 2.
护士签名		
医师签名		

（徐泽锋　肖志坚）

第三节

原发性骨髓纤维化

一、原发性骨髓纤维化诊断

(一)目的

确立原发性骨髓纤维化(primary myelofibrosis,PMF)一般诊疗的标准操作规程,确保患者诊疗的正确性和规范性。

(二)范围

适用原发性骨髓纤维化患者的诊疗。

(三)诊断要点及依据

1. 诊断依据

(1) *World Health Organization Classification of Tumors.Pathology and Genetic of Tumors of Haematopoietic and Lymphoid Tissue* (2017)。

(2) *NCCN Clinical Practice Guidelines in Oncology-MPN* (2019)。

(3) 原发性骨髓纤维化诊断与治疗中国指南(2019年版)[中华血液学杂志,2019,40(1):1-7]。

2. 诊断要点及鉴别诊断 采用世界卫生组织(2016)诊断标准,包括纤维化前(prefibrotic)/早(early)期原发性骨髓纤维化(表5-5)和明显纤维化(overt fibrotic)期原发性骨髓纤维化(表5-6)。

表5-5 纤维化前/早期原发性骨髓纤维化诊断标准(WHO 2016)

确诊需要满足3项主要标准,以及至少1项次要标准
主要标准: · 有巨核细胞增生和异形巨核细胞,无明显网状纤维增多(≤MF-1),骨髓增生程度年龄调整后呈增高,粒系细胞增殖而红系细胞常减少 · 不能满足真性红细胞增多症、慢性髓性白血病(BCR-ABL1融合基因阴性)、骨髓增生异常综合征(无粒系和红系病态造血)或其他髓系肿瘤的WHO诊断标准 · 有JAK2、CALR或MPL基因突变,或无这些突变但有其他克隆性标志,或无继发性骨髓纤维化证据 **次要标准:** · 非合并疾病导致的贫血 · WBC≥11×10^9/L · 可触及的脾大 · 血清乳酸脱氢酶水平增高

表5-6 明显纤维化期原发性骨髓纤维化诊断标准（WHO2016）

确诊需要满足3项主要标准，以及至少1项次要标准
主要标准： ·巨核细胞增生和异形巨核细胞，常伴有网状纤维或胶原纤维（MF-2或MF-3） ·不能满足真性红细胞增多症、慢性髓性白血病（BCR-ABL1融合基因阴性）、骨髓增生异常综合征（无粒系和红系病态造血）或其他髓系肿瘤的WHO诊断标准 ·有JAK2、CALR或MPL基因突变，或无这些突变但有其他克隆性标志，或无继发性骨髓纤维化证据 **次要标准：** ·非合并疾病导致的贫血 ·WBC≥11×10^9/L ·可触及的脾大 ·血清乳酸脱氢酶水平增高 ·幼粒幼红血象

（四）诊断规程

1. 采集病历

（1）必须仔细询问患者年龄、有无血栓栓塞病史、有无心血管高危因素（如高血压、高血脂、糖尿病、吸烟和充血性心力衰竭），有无疲劳、早饱感、腹部不适、皮肤瘙痒和骨痛，以及活动力、注意力、此前一年内体重下降情况，有无不能解释的发热或重度盗汗及持续时间，有无血制品输注史和家族有无类似疾病的患者等。采用骨髓增殖性肿瘤总症状评估量表（MPN-SAF-TSS，简称MPN-10）对患者进行症状负荷评估。

（2）体检应包括贫血相关体征，有无淋巴结、肝、脾肿大情况。

2. 入院检查

（1）必要检查。①常规：血常规（外周血涂片分类计数）、尿常规、便常规+潜血。②骨髓：骨髓涂片细胞学分析；骨髓组织切片病理检查（嗜银染色），必要时进行骨髓病理免疫组织化学染色；N-ALP、PAS、巨核细胞酶标；细胞遗传学分析（如果骨髓"干抽"，可用外周血标本）；分子生物学，包括JAK2、MPL和CALR基因突变和BCR-ABL1融合基因检测（如果骨髓"干抽"，可用外周血标本），ASXL1、TET2、DNMT3a、SRSF2、U2AF1、EZH2、IDH1/2、SF3B1、TP53和CBL等基因突变作为二线检测。③生化：肝肾功能、空腹血糖；电解质（钾、钠、氯、钙）；乳酸脱氢酶及同工酶；心肌酶谱；血清铁、未饱和铁、总铁结合力、铁饱和度、血清铁蛋白和红细胞生成素水平。④肝、脾超声或CT检查，有条件单位推荐MRI检测测定患者脾脏容积。

（2）需要检查。免疫学：免疫球蛋白定量；淋巴细胞亚群；转铁蛋白及受体；ENA抗体谱、ANA；叶酸、维生素B_{12}。

（3）可选检查。骨髓分子生物学，包括JAK2 exon 12等；凝血功能检测，蛋白C，蛋白S；细胞因子检测；肿瘤标志物检测；乙肝病毒感染血清标志物、丙肝抗体、甲肝抗体；心电图、胸片、胸部CT、心脏超声心动图。

二、预后分组

1. 国际预后积分系统（International Prognostic Scoring System，IPSS）和动态国际预后积分系统（Dynamic International Prognostic Scoring System，DIPSS）或DIPSS-Plus预后积分系统（表5-7）。

2. 针对中国人改良的DIPSS（modified DIPSS）（表5-8）。

表 5-7　国际预后积分系统（IPSS）和动态国际预后积分系统（DIPSS）

预后因素	IPSS 积分	DIPSS 积分	DIPSS-Plus 积分
年龄>65 岁	1	1	—
体质性症状	1	1	—
血红蛋白<100g/L	1	2	—
白细胞>25 × 10⁹/L	1	1	—
外周血原始细胞≥1%	1	1	—
PLT<100 × 10⁹/L	—	—	1
需要红细胞输注	—	—	1
预后不良染色体核型ᵃ	—	—	1
DIPSS 中危-1	—	—	1
DIPSS 中危-2	—	—	2
DIPSS 高危	—	—	3

注：ᵃ不良预后染色体核型包括复杂核型或涉及+8、−7/7q−、i（17q）、−5/5q−；12p−、inv（3）或 11q23 重排的单个或 2 个异常。

IPSS 分组：低危（0 分）、中危-1（1 分）、中危-2（2 分）、高危（≥3 分）。
DIPSS 分组：低危（0 分）、中危-1（1 或 2 分）、中危-2（3 或 4 分）、高危（5 或 6 分）。
DIPSS-Plus 分组：低危（0 分）、中危-1（1 分）、中危-2（2 或 3 分）、高危（4 ~ 6 分）。

表 5-8　针对中国人改良的 DIPSS

预后因素	Modified DIPSS 积分
低危	0
中危-1	1
中危-2	2
高危	3
无可触及的脾大	1
血小板计数≤100 × 10⁹/L	1

Modified DIPSS 分组：低危（0 ~ 1 分）、中危（2 ~ 3 分）和高危（4 ~ 5 分）。

三、治疗方案的选择

（一）治疗目标

1. 改善生活质量。
2. 缓解相关症状，减低向白血病转化的风险。

PMF 的治疗策略可依据患者的预后分组来加以制定，IPSS/DIPSS/DIPSS-Plus 低危和中危-1 患者如果没有明显的临床症状并且无明显的贫血（Hb<100g/L）、无明显的脾大（触诊左缘肋下>10cm）、无白细胞计数增高（>25 × 10⁹/L）或无显著血小板计数增高（>1000 × 10⁹/L），可以仅观察、监测病情变化，如有降细胞治疗指征，首选羟基脲治疗，IFNα 亦是一个有效的降细胞药物。

（二）治疗方案

1. 脾大的治疗

（1）脾大的药物治疗：一线药物是芦可替尼，可作为有脾大的 IPSS/DIPSS/DIPSS-Plus 中危-2 和高危患者的一线治疗，对那些有严重症状性脾大（如左上腹痛或由于早饱而影响进食量）的中危-1 患者亦可以作为一线治疗，其他患者首选药物是羟基脲。芦可替尼的起始剂量主要依据患者的血小板计数水平：治疗前 PLT>200×10^9/L 患者的推荐起始剂量为每次 20mg，每日 2 次；PLT 为（100～200）$\times 10^9$/L 的患者推荐起始剂量为每次 15mg，每日 2 次；PLT 为（50～100）$\times 10^9$/L 的患者推荐起始剂量为每次 5mg，每日 2 次。前 4 周不应增加剂量，调整剂量间隔至少 2 周，最大用量为每次 25mg，每日 2 次。治疗过程中 PLT<100×10^9/L 时应考虑减量；PLT<50×10^9/L 或 ANC<0.5×10^9/L 应停药。芦可替尼开始治疗前查血常规和包括尿酸和乳酸脱氢酶的详细代谢指标，此后，每 2～4 周复查 1 次，直至芦可替尼剂量稳定后，根据临床情况决定复查频率。在治疗前及治疗过程中用 MPN-10 评估患者临床症状负荷。此外，采用触诊或 B 超监测脾脏大小变化。停药应在 7～10 天内逐渐减停，应避免突然停药，停药过程中推荐加用泼尼松 20～30mg/d。

芦可替尼最常见的血液学不良反应为 3/4 级贫血、血小板减少以及中性粒细胞减少。3/4 级贫血可见于治疗的前 6 个月，主要发生在开始治疗前 8～12 周，在 24 周左右达到稳态水平。治疗过程中出现贫血的患者除红细胞输注外，可加用 EPO 或达那唑。血小板减少是治疗开始 8～12 周内最常见的血液学不良反应，随后血小板计数处于稳态水平。血小板减少的主要处理方法是依据血小板计数水平调整芦可替尼用量。芦可替尼最常见的非血液学不良反应是感染（特别是泌尿系感染和呼吸系统感染）以及病毒再激活。

二线药物是羟基脲（无血细胞减少时），沙利度胺和泼尼松龙（有血细胞减少时），来那度胺（贫血伴 PLT>100×10^9/L）。

（2）脾切除

指征：①有症状的门脉高压（如静脉曲张出血、腹水）；②药物难治的显著脾大伴有疼痛；③依赖输血的贫血；④有严重恶病质。

术前准备：①评估心脏、肝脏、肾脏及代谢功能；②纠正凝血异常；③术前及术后严密监测血小板计数；④不建议腹腔镜脾切除术；⑤不建议脾动脉栓塞；⑥恰当的青霉素预防感染。

脾切除术后骨髓增殖的治疗：降血细胞治疗（羟基脲），克拉屈滨可用于部分患者。

（3）放射疗法

指征：①PLT>50×10^9/L，不适合外科手术的症状性脾大患者，治疗后可能需要血小板输注；②重要器官出现髓外造血；③严重骨痛。

放射治疗可缓解肝、脾增大所致的饱胀症状，但症状缓解时间较短（中位时间 3～6 个月）。脾区照射的总剂量为 0.1～0.5Gy（分为 5～10 次照射）。主要不良反应是血细胞减少，由此而导致的死亡率可达 10% 以上。

2. 贫血的治疗

（1）血制品输注：症状性贫血的原发性骨髓纤维化患者，推荐红细胞输注；在原发性骨髓纤维化患者中，去铁治疗不作为常规推荐。

（2）红细胞生成素：伴有贫血的 PMF 患者，且较低的红细胞生成素水平（<100U/L），可考虑用重组人红细胞生成素治疗。在相对轻度贫血的患者中，可能更有效。

重组人红细胞生成素开始剂量为每次 10 000U，每周 3 次（或促红细胞生成刺激蛋白每周 150μg），1～2 个月后仍无效的患者，剂量调整至每次 10 000U，每日 1 次（或促红细胞生成刺激蛋白每周 300μg）。如果 3～4 个月仍无效，应停止治疗。

（3）雄激素类：伴贫血和/或血小板减少的患者初治时可联合雄激素（司坦唑醇6mg/d或达那唑200mg，q8h）和糖皮质激素（泼尼松30mg/d），至少3个月。如果疗效好，雄激素可继续使用，糖皮质激素逐渐减量。有前列腺疾病或有肝病患者不宜选用雄激素治疗。

达那唑是有输血依赖性贫血的骨髓纤维化患者的治疗选择，可提高患者的血红蛋白浓度。推荐开始剂量是200mg/d，根据患者耐受性和体重逐步增加剂量（体重<80kg的患者，最大剂量为600mg/d；体重>80kg的患者，最大剂量为800mg/d）。至少应治疗6个月，有效的患者在减低至最低维持剂量前应用400mg/d继续治疗6个月。肝功能检测在开始时至少每月监测1次，每6~12个月推荐肝超声检查，以排除肝脏恶性肿瘤。男性患者在治疗前和治疗期间应筛查前列腺肿瘤。

3. 体质性症状的治疗　当前推断细胞因子的异常产生与PMF相关体质性症状和恶病质有因果关系。PMF患者的体质性症状可很严重，须视为一个重要的治疗指征。针对脾大的治疗常可部分缓解体质性症状。芦可替尼可显著改善PMF的体质性症状，那些MPN-10总积分>44分或难治且严重（单项评分>6分）的皮肤瘙痒或不是由其他原因导致的超预期体重下降（过去6个月下降>10%）或不能解释的发热的患者，芦可替尼可以作为一线治疗。

4. 骨髓抑制剂治疗

（1）羟基脲是用于控制骨髓纤维化的增殖过度表现的一线治疗选择。

（2）阿那格雷应慎重用于明确诊断骨髓纤维化的患者。

（3）干扰素α在PMF患者中仅被用于有明显增殖特征的早期病例中。

（4）在PMF患者中，常规的大剂量干扰素α作为起始剂量是难以耐受的，因而应避免使用大剂量。推荐开始剂量为每次150万单位，每周3次，如果可以耐受可增加值1500万U/周。如果使用聚乙二醇干扰素，推荐使用干扰素。

5. 骨髓移植

（1）自体干细胞移植（ASCT）：自体干细胞移植用于PMF的治疗是罕见的，仅见于早期的试验性研究中。随后的报道证实该方法缺少有意义的治疗效果。因此，自体干细胞移植不推荐用于PMF的治疗。

（2）allo-HSCT：合适的移植患者被定义为该患者状况被确信足以耐受可控的并发症的过程，并且有HLA匹配的同胞供者或无关供者。①年龄<45岁，IPSS分组为中危-2或高危组的合适的移植患者，尤其有输血依赖和/或有不良细胞遗传学异常的患者，应考虑行骨髓根除性allo-HSCT。②IPSS分组为中危-2或高危组的合适的移植患者，尤其有输血依赖和/或有不良细胞遗传学异常的患者，伴有HSCT合并症指数≥3，或年龄超过45岁，应考虑行减低强度预处理的allo-HSCT。③患者应在接受20U红细胞输注前行移植。④口服白消安的使用应伴随根据血浆浓度水平进行目标剂量调整，或者在血浆浓度水平的指导下应用静脉白消安。⑤没有确切证据表明移植前需要行脾切除术。一些证据表明手术的发病率和死亡率不利于移植，并可能增加移植后的复发风险。⑥JAK2V617F突变的患者，在移植后通过定量聚合酶链反应（Q-PCR）监测，没有达到分子生物学缓解或缓解后复发，即使没有GVHD亦可考虑供者淋巴细胞输注。移植后Q-PCR对其他突变的作用仍不清楚。⑦虽然应用白消安、氟达拉滨和抗淋巴细胞球蛋白已经取得较好的结果，但目前无确切的证据支持使用特殊的骨髓根除或减低强度的预处理方案。任何尝试都应该进行前瞻性临床研究，并且资料应向国际登记处进行报告。

6. PMF急变期（PMF-BP）治疗　PMF急变预后不良，应考虑给予积极的支持治疗。对于不能进行allo-HSCT的患者，阿扎胞苷或地西他滨单药治疗可能能延长生存。治愈PMF-BP患者的方法首先应该进行成功的诱导化疗，使其回到慢性期，并立即行异基因干细胞移植。严格的移植患者选择是必要的，这些只能在少数患者中取得成功。

7. 非肝脾内的髓外造血的治疗　胸椎椎体是PMF非肝脾性髓外造血（EMH）的最常见部位。其他的部位包括淋巴结、肺、胸膜、小肠、腹膜、泌尿生殖道和心脏。当出现临床症状时，可采用低剂量病灶局部放疗（0.1～1.0Gy，分为5～10次照射）。现时，低剂量放疗是PMF相关非肝脾EMH的治疗选择。

四、疗效评价

疗效标准采用2013年的EUMNET和国际骨髓纤维化研究和治疗工作组（IWG-MRT）共识标准（表5-9）。

表5-9 原发性骨髓纤维化疗效评价标准

完全缓解（CR）：以下条件需全部符合：
· 髓：符合年龄校准的正常增生等级，原始细胞<5%，骨髓纤维化分级≤1级（欧洲分级标准）；
· 外周血：Hb≥100g/L，PLT≥100×10⁹/L，ANC≥1×10⁹/L，且上述指标均不高于正常值上限；幼稚髓系细胞<2%
· 临床症状、体征（包括肝、脾肿大）完全消失，无髓外造血的证据

部分缓解（PR）：符合以下条件之一：
· 外周血：Hb≥100g/L，PLT≥100×10⁹/L，ANC≥1×10⁹/L，上述指标均不高于正常值上限；幼稚髓系细胞<2%；临床症状、体征（包括肝脾肿大）完全消失，无髓外造血的证据。
· 骨髓：符合年龄校准的正常增生等级，原始细胞<5%，骨髓纤维化分级≤1级；外周血：Hb为（85～100）g/L，PLT为（50～100）×10⁹/L，ANC≥1×10⁹/L但低于正常值上限，幼稚髓系细胞<2%；临床症状、体征（包括肝、脾肿大）完全消失，无髓外造血的证据

临床改善（CI）：贫血、脾大或症状改善，无疾病进展或贫血、血小板减少、中性粒细胞减少加重
贫血疗效： 非输血依赖患者Hb≥20g/L；输血依赖患者脱离输血（在治疗期间连续12周以上未输注红细胞且Hb≥85 g/L）
脾脏疗效：
· 基线时脾脏肋缘下5～10cm者变为肋缘下不可触及；
· 基线脾肋缘下>10cm者减少≥50%；
· 基线脾肋缘下<5cm者不进行脾疗效评估；
· 脾疗效需要通过MRI或CT证实脾容积减少≥35%
症状疗效： MPN症状评估表—症状总积分（MPN-SAF TSS）减少≥50%
疾病进展（PD）：符合以下条件之一：
· 基线脾肋缘下<5cm者出现新的进行性脾大
· 基线脾肋缘下5～10cm者，可触及的脾脏长度增加≥100%
· 基线脾肋缘下>10cm者，可触及的脾脏长度增加>50%
· 骨髓原始细胞>20%，证实为向白血病转化
· 外周血原始细胞≥20%且原始细胞绝对值≥1×10⁹/L并持续至少2周
疾病稳定（SD）：不符合上述任何一项
复发：符合以下条件之一：
· 取得完全缓解、部分缓解或临床改善后，不再能达到至少临床改善的标准
· 失去贫血疗效持续至少1个月
· 失去脾疗效持续至少1个月
细胞遗传学缓解：细胞遗传学疗效时至少要分析10个分裂中期细胞，并且要求在6个月内重复检测证实
· 完全缓解（CR）：治疗前存在细胞遗传学异常，治疗后消失
· 部分缓解（PR）：治疗前异常的中期分裂细胞减少≥50%（PR限用于基线至少有10个异常中期分裂细胞的患者）
分子生物学缓解：分子生物学疗效评价必须分析外周血粒细胞，并且要求在6个月内重复检测证实
· 完全缓解（CR）：治疗前存在的分子生物学异常在治疗后消失
· 部分缓解（PR）：等位基因负荷减少≥50%（部分缓解仅用于基线等位基因负荷至少有20%突变的患者）
细胞遗传学/分子生物学复发：重复检测证实既往存在的细胞遗传学/分子生物学异常再次出现

注：每项符合指标需维持时间≥12周方可判断所达疗效类型。

五、原发性骨髓纤维化临床治疗表单

适用对象：第一诊断为原发性骨髓纤维化

患者姓名：_____ 性别：____ 年龄：____ 门诊号：_____ 住院号：_____

住院日期：____年__月__日　出院日期：____年__月__日　标准住院日：10天内

时间	住院第1天	住院第2天
主要诊疗工作	□ 询问病史及体格检查 □ 完成病历书写 □ 开化验单 □ 对症支持治疗 □ 病情告知，必要时向患者家属告病重或病危通知，并签署病重或病危通知书 □ 患者家属签署骨穿同意书	□ 上级医师查房 □ 完成入院检查 □ 患者MPN相关症状负荷评估（MPN-10） □ 骨髓穿刺术 □ 继续对症支持治疗 □ 完成必要的相关科室会诊 □ 完成上级医师查房记录等病历书写 □ 向患者及家属交代病情及注意事项
重要医嘱	**长期医嘱：** □ 血液病护理常规 □ 二级护理 □ 饮食 □ 视病情通知病重或病危 □ 其他医嘱 **临时医嘱：** □ 血常规（含分类）、尿常规、便常规+潜血 □ 血型、输血前检查、肝肾功能、电解质、凝血功能、EPO、铁蛋白、血清铁 □ 胸片、心电图、腹部B超或CT □ 其他医嘱	**长期医嘱：** □ 患者既往基础用药 □ 其他医嘱 **临时医嘱：** □ 血常规 □ 骨穿及活检术 □ 骨髓形态学、细胞/分子遗传学、骨髓病理（包括嗜银染色）、基因突变检测 □ 其他医嘱
主要护理工作	□ 介绍病房环境、设施和设备 □ 入院护理评估 □ 宣教	□ 观察患者病情变化
病情变异记录	□ 无　□ 有，原因： 1. 2.	□ 无　□ 有，原因： 1. 2.
护士签名		
医师签名		

时间	住院第3~9天	住院第10天 （出院日）
主要诊疗工作	□ 上级医师查房 □ 复查血常规 □ 根据体检、骨髓检查结果和既往资料，进行鉴别诊断和确定诊断 □ 根据其他检查结果进行鉴别诊断，判断是否合并其他疾病 □ 开始治疗 □ 保护重要脏器功能 □ 注意观察药物的副作用，并对症处理 □ 完成病程记录	□ 上级医师查房，进行评估，确定有无并发症情况，明确是否出院 □ 完成出院记录、病案首页、出院证明书等 □ 向患者交代出院后的注意事项，如返院复诊的时间、地点，发生紧急情况时的处理等
重要医嘱	长期医嘱（视情况可第二天起开始治疗）：根据 Hb、WBC、PLT水平和脾大程度调整 □ 芦可替尼 □ 阿司匹林 □ 沙利度胺 □ 泼尼松 □ 司坦唑醇 □ 达那唑 □ 羟基脲 □ 马法兰 □ 重组人EPO □ 干扰素 □ 其他医嘱 临时医嘱： □ 复查血常规 □ 复查血生化、电解质 □ 对症支持 □ 其他医嘱	出院医嘱： □ 出院带药 □ 定期门诊随访 □ 监测血常规
主要护理工作	□ 观察患者病情变化	□ 指导患者办理出院手续
病情变异记录	□ 无　□ 有，原因： 1. 2.	□ 无　□ 有，原因： 1. 2.
护士签名		
医师签名		

（徐泽锋　肖志坚）

第四节

红细胞增多症

一、红细胞增多症诊断

（一）目的

确立红细胞增多症一般诊疗的标准操作规程，确保患者诊疗的正确性和规范性。

（二）范围

适用真性红细胞增多症（Polycythernia Vera，PV）患者的诊疗。

（三）诊断要点与依据

1. 诊断依据

（1）*World Health Organization Classification of Tumors. Pathology and Genetic of Tumors of Haematopoietic and Lymphoid Tissue*（2017）。

（2）真性红细胞增多症诊断与治疗中国专家共识（2016年版）［中华血液学杂志，2016，37（4）：265-268］。

（3）Revised response criteria for polycythemia vera and essential thrombocythemia：an ELN and IWG-MRT consensus project［Blood，2013，121（23）：4778-4781］。

2. PV 的诊断要点

（1）主要标准：①男性 Hb>165g/L，女性 Hb>160g/L，或男性 HCT>49%，女性 HCT>48%；或红细胞容量增加。②骨髓活检示年龄矫正的高度增生和三系增生伴多形性、成熟巨核细胞。③有 JAK2 突变。

（2）次要标准：血清 EPO 水平低于正常参考值水平。

符合3条主要标准，或第①、②条主要标准和次要标准则可诊断真性红细胞增多症。

3. 真性红细胞增多症后骨髓纤维化（post-PV MF）诊断标准

（1）主要标准（以下2条均需满足）：①此前按 WHO 诊断标准确诊为 PV。②骨髓活检示纤维组织分级为2/3级（按0～3级标准）或3/4级（按0～4级标准）。

（2）次要标准（至少符合其中2条）：①贫血或不需持续静脉放血（在未进行降细胞治疗情况下）或降细胞治疗来控制红细胞增多。②外周血出现幼稚粒细胞、幼稚红细胞。③进行性脾大（此前有脾大者超过左肋缘下5cm或新出现可触及的脾大）。④以下3项体质性症状中至少出现1项：过去6个月内体重下降>10%，盗汗，不能解释的发热（>37.5 ℃）。

4. 鉴别诊断　PV 的诊断必须排除继发性红细胞增多和相对性红细胞增多后方可诊断。同时要与其他骨髓增殖性疾病相鉴别。

（四）诊断规程

1. 采集病历

（1）必须仔细询问患者年龄，有无血管栓塞病史，有无心血管高危因素（如高血压、高血脂、糖尿病、吸烟和充血性心力衰竭），有无疲劳、早饱感、腹部不适、皮肤瘙痒和骨痛，以及活动力、注意力、此前一年内体重下降情况，有无不能解释的发热或重度盗汗及其持续时间，家族有无类似患者，有无长期高原生活史等

（2）建议在患者初诊时及治疗过程中评估疗效时采用骨髓增殖性肿瘤总症状评估量表（MPN-10）进行症状负荷评估。

（3）体检：应包括多血貌相关体征（面红、掌红、球结膜、口唇、口腔黏膜充血等），肝、脾肿大情况。

2．入院检查

初诊时：

（1）必要检查。①常规：血常规（外周血涂片分类计数）、尿常规、便常规+潜血。②骨髓：骨髓涂片细胞学分析；骨髓组织切片病理检查（+嗜银染色）；N-ALP、PAS、巨核细胞酶标；细胞遗传学分析（染色体核型）；分子生物学，包括JAK2V617F和JAK2第12外显子基因突变、BCR-ABL1（P210，P190）融合基因，有家族病史者建议筛查EPOR、VHL、EGLN1/PHD2、EPAS1/HIF2α、HGBB、HGBA和BP-GM等基因突变；造血干祖细胞培养（±EPO）（BFU-E、CFU-E、CFU-GM、CFU-Mix）。③生化：肝肾功能、空腹血糖；乙肝病毒感染血清标志物、丙肝抗体、甲肝抗体；电解质（钾、钠、氯、钙、镁、磷）；乳酸脱氢酶及同工酶；心肌酶谱；红细胞生成素（EPO）；外周血造血干祖细胞培养（±EPO）（BFU-E、CFU-E、CFU-GM、CFU-Mix）。④肝、脾超声或CT检查。

（2）需要检查。转铁蛋白及受体；血清铁、未饱和铁、总铁结合力、铁饱和度；维生素B_{12}、血清铁蛋白；动脉血气分析；凝血功能检测、血管性血友病因子（vWF）检测、蛋白C、蛋白S。

（3）可选检查。①骨髓分子生物学：JAK2 V617F 阴性疑诊 PV 患者行 JAK2 exon 12 检测；怀疑先天性、家族性红细胞增多时行以下项目检查：EPOR exon 8、PHD2基因、HIF2α基因和VHL基因突变分析。②血流变学检查。③其他：心电图、胸片、胸部CT、肺功能、心脏超声心动图，若出现中枢神经系统症状行头颅CT或MRI检查。④眼底检查。

3．红细胞增多症诊断路径见图5-4。

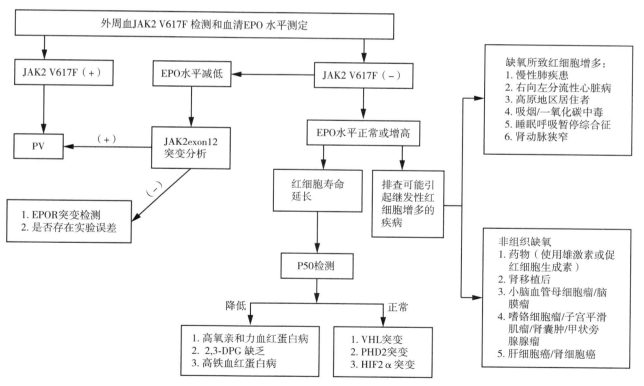

图5-4　红细胞增多症诊断路径图

二、治疗方案的选择

（一）预后分组

采用 Tefferi 等提出的预后分组积分系统：依年龄（≥67 岁为 5 分，57 ~ 66 岁为 2 分）、WBC>15 × 10^9/L（1 分）和静脉血栓（1 分）分为低危组（0 分）、中危组（1 或 2 分）和高危组（≥3 分）。

（二）治疗目标

1. 避免初发或复发的血栓形成或出血合并症。

2. 尽量降低急性白血病及 PV 后骨髓纤维化的风险。

3. 控制全身症状（如血栓形成或出血），多血症期治疗目标是控制 HCT<45%。

（三）治疗方案

1. 小剂量阿司匹林 75 ~ 100mg/d，口服，但既往有出血病史或血小板>1500 × 10^9/L 者避免应用。不能耐受的患者可选用口服双嘧达莫（潘生丁）。

2. 避免容易诱发血栓形成的危险因素，如吸烟、高血压、高胆固醇血症、肥胖等。

3. 静脉放血治疗，开始阶段间隔 2 ~ 4 天放血 400 ~ 500ml，维持 HCT<45%。反复静脉放血治疗可出现铁缺乏的相关症状和体征，但一般不进行补铁治疗。

4. 骨髓抑制药物治疗

适应证：①不能耐受静脉放血治疗或静脉放血治疗需求>1 次/月。②出现血小板增多>1500 × 10^9/L 以及进行性白细胞增多。③出现全身性症状或进行性脾大。羟基脲或干扰素 α 为任何年龄 PV 患者降细胞治疗的一线药物。在年轻患者（<40 岁）中，羟基脲应慎用。

5. 二线治疗选择 约 25% 的患者对羟基脲耐药或不耐受，20% ~ 30% 的患者对干扰素不耐受，这些患者可采用二线治疗。

2014 年 12 月芦可替尼被 FDA 批准用于治疗羟基脲疗效不佳或不耐受的 PV 患者。推荐起始剂量为 10mg bid，在开始治疗的前 4 周不进行剂量调整，每次剂量调整间隔不应少于 2 周，最大剂量不超过 50mg/d。芦可替尼最常见的血液学不良反应为 3/4 级的贫血、血小板减少以及中性粒细胞减少，但极少导致治疗中断。治疗过程中外周血 PLT<50 × 10^9/L 或 ANC<0.5 × 10^9/L、Hb<80g/L 应停药。停药应在 7 ~ 10 天内逐渐减停，应避免突然停药，停药过程中推荐加用泼尼松（20 ~ 30mg/d）。

（四）疗效评价

根据欧洲白血病网以及骨髓增殖性肿瘤研究和治疗国际工作组 2013 年修订的 PV 疗效评价标准（表 5-10），主要包括临床血液学及骨髓组织学评价两方面。分子生物学疗效对于评价完全缓解（CR）或部分缓解（PR）不是必需的。完全分子生物学缓解（CRm）定义为：原先存在的异常完全消失。部分分子生物学缓解仅用于基线的等位基因突变负荷≥20% 且等位基因突变负荷下降≥50% 的患者。

表 5-10 真性红细胞增多症疗效评价标准

疗效标准	定 义
完全缓解（CR）	以下 4 条必须全部符合： · 包括可触及的肝、脾肿大等疾病相关体征持续（≥12 周）消失，症状显著改善（MPN-SAF TSS 积分下降≥10 分） · 外周血细胞计数持续（≥12 周）缓解，未行静脉放血情况下 HCT<45%、PLT≤400 × 10^9/L、WBC<10 × 10^9/L · 无疾病进展，无任何出血或血栓事件 · 骨髓组织学缓解，按年龄校正后的骨髓增生程度正常，三系高度增生消失和无>1 级的网状纤维（欧洲分级标准）

续　表

疗效标准	定　义
部分缓解（PR）	以下4条必须全部符合： · 包括可触及的肝、脾肿大等疾病相关体征持续（≥12周）消失，症状显著改善（MPN-SAF TSS积分下降≥10分） · 外周血细胞计数持续（≥12周）缓解，未行静脉放血情况下HCT<45%、PLT≤400×10⁹/L、WBC<10×10⁹/L · 无疾病进展和任何出血或血栓事件 · 未达到骨髓组织学缓解，存在三系高度增生
无效（NR）	疗效未达到PR
疾病进展（PD）	演进为真性红细胞增多症后骨髓纤维化（post-PV MF）、骨髓增生异常综合征或急性白血病

注：MPN-SAF TSS：骨髓增殖性肿瘤总症状评估量表；HCT：血细胞比容。

三、真性红细胞增多症临床治疗表单

适用对象：第一诊断为真性红细胞增多症

患者姓名：_____性别：____ 年龄：____ 门诊号：_____住院号：____

住院日期：____年__月__日 出院日期：____年__月__日 标准住院日：10天内

时间	住院第1天	住院第2天
主要诊疗工作	□ 询问病史及体格检查 □ 完成病历书写 □ 开化验单 □ 对症支持治疗 □ 病情告知，必要时向患者家属告病重或病危通知，并签署病重或病危通知书 □ 患者家属签署红细胞单采知情同意书、骨穿同意书	□ 上级医师查房 □ 完成入院检查 □ 患者MPN相关症状负荷评估（MPN-10） □ 骨髓穿刺术 □ 继续对症支持治疗 □ 完成必要的相关科室会诊 □ 完成上级医师查房记录等病历书写 □ 向患者及家属交代病情及注意事项
重要医嘱	**长期医嘱：** □ 血液病护理常规 □ 二级护理 □ 饮食 □ 视病情通知病重或病危 □ 其他医嘱 **临时医嘱：** □ 血常规（含分类）、尿常规、便常规+潜血 □ 血型、输血前检查、肝肾功能、电解质、凝血功能、动脉血气分析、EPO、铁蛋白、血清铁 □ 胸片、心电图、腹部B超或CT □ 头颅CT、血管超声（疑诊血栓） □ 红细胞单采术（必要时） □ 其他医嘱	**长期医嘱：** □ 患者既往基础用药 □ 其他医嘱 **临时医嘱：** □ 血常规 □ 骨穿及活检术 □ 骨髓形态学、细胞/分子遗传学、骨髓病理（包括嗜银染色）、基因突变检测 □ 其他医嘱
主要护理工作	□ 介绍病房环境、设施和设备 □ 入院护理评估 □ 宣教	□ 观察患者病情变化
病情变异记录	□ 无 □ 有，原因： 1. 2.	□ 无 □ 有，原因： 1. 2.
护士签名		
医师签名		

时间	住院第3~9天	住院第10天 （出院日）
主要诊疗工作	□ 上级医师查房 □ 复查血常规 □ 根据体检、骨髓检查结果和既往资料，进行鉴别诊断和确定诊断 □ 根据其他检查结果进行鉴别诊断，判断是否合并其他疾病 □ 开始治疗 □ 保护重要脏器功能 □ 注意观察药物的副作用，并对症处理 □ 完成病程记录	□ 上级医师查房，进行评估，确定有无并发症情况，明确是否出院 □ 完成出院记录、病案首页、出院证明书等 □ 向患者交代出院后的注意事项，如返院复诊的时间、地点，发生紧急情况时的处理等
重要医嘱	**长期医嘱**（视情况可第二天起开始治疗）：根据HCT水平调整 □ 阿司匹林 □ 羟基脲 □ 干扰素 □ ^{32}P □ 芦可替尼 □ 红细胞单采或静脉放血 □ 其他医嘱 **临时医嘱：** □ 复查血常规 □ 复查血生化、电解质 □ 对症支持 □ 其他医嘱	**出院医嘱：** □ 出院带药 □ 定期门诊随访 □ 监测血常规
主要护理工作	□ 观察患者病情变化	□ 指导患者办理出院手续
病情变异记录	□ 无　□ 有，原因： 1. 2.	□ 无　□ 有，原因： 1. 2.
护士签名		
医师签名		

（徐泽锋　肖志坚）

第五节

血小板增多症

一、血小板增多症诊断

（一）目的

确立血小板增多症一般诊疗的标准操作规程，确保患者诊疗的正确性和规范性。

（二）范围

适用原发性血小板增多症患者的诊疗。

（三）诊断要点及依据

1. 诊断依据

（1）*World Health Organization Classification of Tumors.Pathology and Genetic of Tumors of Haematopoietic and Lymphoid Tissue*（2017）。

（2）原发性血小板增多症诊断与治疗中国专家共识（2016 年版）[中华血液学杂志，2016，37（10）：833-836]。

（3）Revised response criteria for polycythemia vera and essential thrombocythemia：an ELN and IWG-MRT consensus project [Blood，2013，121（23）：4778-4781]。

2. 诊断要点　需满足 4 条主要诊断标准或者前 3 条主要诊断标准和 1 条次要诊断标准：

（1）主要诊断标准：①持续性血小板计数≥450×10^9/L。②骨髓活检示巨核细胞高度增生，胞体大、核过分叶的成熟巨核细胞数量增多，粒系、红系无显著增生或左移，且网状纤维极少轻度（1 级）增多。③排除真性红细胞增多症、慢性粒细胞白血病（BCR-ABL 融合基因阴性）、原发性骨髓纤维化、骨髓增生异常综合征（无粒系和红系病态造血）或其他髓系肿瘤的 WHO 标准。④存在 JAK2、CALR 或 MPL 基因突变。

（2）次要诊断标准：存在其他克隆性证据或者排除反应性血小板增多。

3. 原发性血小板增多症后骨髓纤维化（post-ET MF）诊断标准

（1）主要标准（2 条均需符合）：①此前按 WHO 诊断标准确诊为原发性血小板增多症。②骨髓活检示纤维组织分级为 2/3 级（按 0～3 级标准）或 3/4 级（按 0～4 级标准）。

（2）次要标准（至少需符合 2 条）：①贫血或血红蛋白含量较基线水平下降 20g/L。②外周血出现幼粒幼红细胞。③进行性脾大（超过左肋缘下 5cm 或新出现可触及的脾大）。④以下 3 项体质性症状中至少出现 1 项：过去 6 个月内体重下降>10%，盗汗，不能解释的发热（>37.5 ℃）。

4. 鉴别诊断

（1）反应性血小板增多症：最常见的反应性血小板增多的原因有感染、炎症和缺铁性贫血等。

（2）其他伴血小板增多的血液系统疾病：PV、PMF、慢性髓性白血病、慢性粒单核细胞白血病、骨髓增生异常综合征中的 5q 综合征、骨髓增生异常综合征/骨髓增殖性肿瘤伴环状铁粒幼红细胞和血小板增多（MDS/MPN-RS-T）等血液系统疾病均可出现血小板增多，原发性血小板增多症应与这些疾病进行鉴别诊断。

(四) 诊断规程

1. 采集病历

(1) 必须仔细询问患者年龄,有无血管性头痛、头晕、视物模糊、肢端感觉异常和手足发绀等微循环障碍症状,有无疲劳、腹部不适、皮肤瘙痒、盗汗、骨痛、体重下降等情况,有无心血管高危因素(如高血压、高血脂、糖尿病、吸烟和充血性心力衰竭),有无血管栓塞病史(卒中、短暂性缺血发作、心肌梗死、外周动脉血栓和下肢静脉、肝静脉、门静脉和肠系膜静脉等深静脉血栓),家族有无类似患者等。

(2) 建议在初诊时及治疗过程中评估患者疗效时采用骨髓增殖性肿瘤总症状评估量表(MPN-SAF TSS)对患者进行症状负荷评估。

(3) 体检:应包括出血和血栓形成后相关症状,如头痛、发绀、肢体感觉异常等,以及肝、脾肿大情况。

2. 入院检查

初诊时:

(1) 必要检查。①常规:血常规(外周血涂片分类计数)、尿常规、便常规+潜血。②骨髓:骨髓涂片细胞学分析;骨髓组织切片病理检查(+嗜银染色);N-ALP、PAS、巨核细胞酶标;细胞遗传学分析(染色体核型);分子生物学,包括JAK2、CALR和MPL基因突变、BCR/ABL(P210,P190)融合基因。③生化:肝肾功能、空腹血糖;乙肝病毒感染血清标志物、丙肝抗体、甲肝抗体、HIV-Ab、TP-Ab;电解质(钾、钠、氯、钙、镁、磷);乳酸脱氢酶及同工酶;心肌酶谱。④肝脏、脾脏超声或CT检查。

(2) 需要检查。转铁蛋白及受体;血清铁、未饱和铁、总铁结合力、铁饱和度;叶酸、维生素 B_{12}、血清铁蛋白、红细胞生成素(EPO);凝血功能检测、血管性血友病因子(vWF)检测、血小板黏附、聚集试验、蛋白C、蛋白S。

(3) 可选检查。ENA抗体谱;免疫球蛋白定量;心电图、胸片、胸部CT,若出现中枢神经系统症状行头颅CT或MRI检查、眼底检查。

二、治疗方案的选择

(一) 预后分组

1. ET血栓国际预后积分(IPSET-thrombosis)系统 血栓是影响原发性血小板增多症患者生活质量和降低患者寿命的主要原因。患者确诊ET后首先应按IPSET thrombosis系统对患者发生血栓的风险作出评估:年龄>60岁(1分),有心血管危险因素(CVR)(1分),此前有血栓病史(2分),JAK2V617F突变阳性(2分)。依累计积分血栓危度分组:低危(0~1分)、中危(2分)和高危(≥3分)。各危度组患者血栓的年发生率分别为1.03%、2.35%和3.56%。

2. ET国际预后积分(IPSET)系统 建议采用IWG-MRT提出的IPSET对患者总体生存预后作出评估:年龄(<60岁0分;≥60岁,2<分);白细胞计数(<11×10^9/L,0分;≥11×10^9/L,1分);血栓病史(无0分,有1分)。依累计积分预后危度分组:低危组(0分),中危组(1~2分),高危组(≥3分)。各危度组患者中位生存期依次为没有达到、24.5年和13.8年。

(二) 治疗目标

原发性血小板增多症的治疗目标是预防和治疗血栓合并症,因此,现今治疗的选择主要是依据患者血栓风险分组来加以制定。血小板计数应控制在<600×10^9/L,理想目标值为400×10^9/L。

(三) 治疗方案

1. 出血的治疗 在开始有关检查以前,输注正常血小板为最有效的治疗措施,血小板单采是降低血小板数的快速方法，但对那些致命性出血的患者疗效不佳。最有效的药物治疗是羟基脲，2～4g/d，用药3～4天后根据患者血小板计数、体重和年龄再调整剂量，一般减至1g/d。

2．缺血/栓塞的治疗　应立即给予抗凝剂，首选阿司匹林200mg/d，同时采用血小板单采迅速降低血小板数，亦可选用口服羟基脲。

3．小剂量阿司匹林　75～100mg/d，口服，但既往有出血病史者避免应用。

4．避免容易诱发血栓形成的危险因素，如吸烟、高血压、高胆固醇血症、肥胖等。

5．骨髓抑制药物治疗　一般认为血小板数超过（1000～1500）×10⁹/L是开始治疗的最好指征。

（1）羟基脲，一线药物，开始剂量每日10～30mg/kg，此后根据血细胞计数（白细胞）调整用药剂量。

（2）重组干扰素α：300万单位，隔日一次，皮下注射；可同时口服解热镇痛药防治寒战、发热或肌肉酸痛等流感样副作用。血小板接近正常后根据个体的治疗反应和耐受性调整剂量，可用较小剂量每周3次皮下注射维持多年。

（3）阿那格雷：起始剂量为0.5mg，每日2次口服，至少1周后开始调整剂量，维持PLT<600×10⁹/L。剂量增加每周不超过0.5mg/d，最大单次剂量为2.5mg，每日最大剂量为10mg，PLT维持在（150～400）×10⁹/L为最佳。

（4）双溴丙派嗪：开始剂量每次0.5mg，4次/日或每次1mg，2次/日。注意停药后大多数患者血小板计数迅速上升。

6．治疗选择

（1）无血栓病史：①年龄<60岁、无CVR或JAK2V617突变者，可采用观察随诊策略。②年龄<60岁、有CVR或JAK2V617突变者，给予阿司匹林100mg每日1次。③年龄<60岁、有CVR和JAK2V617突变且PLT<×10⁹/L者，给予阿司匹林100mg每日1次。④年龄≥60岁、无CVR或JAK2V617突变者给予降细胞治疗+阿司匹林100mg每日1次。⑤年龄≥60岁、有CVR或JAK2V617突变者给予降细胞治疗+阿司匹林100mg每日2次。⑥任何年龄、PLT>1500×10⁹/L的患者，给予降细胞治疗。

（2）有动脉血栓病史：①任何年龄、无CVR和JAK2V617突变者，给予降细胞治疗+阿司匹林100mg，每日1次。②年龄≥60岁、有CVR或JAK2V617突变者，给予降细胞治疗+阿司匹林100mg每日2次。

（3）有静脉血栓病史：①任何年龄、无CVR和JAK2V617突变者，给予降细胞治疗+系统抗凝治疗。②任何年龄、有CVR或JAK2V617突变的患者，给予降细胞治疗+系统抗凝治疗+阿司匹林100mg每日1次。

（4）治疗选择的动态调整：在病程中应对患者进行动态评估并根据评估结果调整治疗选择。PLT>1000×10⁹/L的患者服用阿司匹林可增加出血风险，应慎用。PLT>1500×10⁹/L的患者不推荐服用阿司匹林。对阿司匹林不耐受的患者可换用氯吡格雷。

（5）有CVR的患者，应积极进行相关处理（戒烟，高血压患者控制血压，糖尿病患者控制血糖等）。

（四）疗效评价

采用欧洲白血病网和IWG-MRT 2013年修订的ET疗效评价标准（表5-11），主要包括临床血液学及骨髓组织学评价两方面。分子生物学疗效对于评价完全缓解（CR）或部分缓解（PR）不是必需的。完全分子生物学缓解（CRm）：原先存在的异常完全消失。部分分子生物学缓解：基线等位基因突变负荷≥20%的患者治疗后等位基因突变负荷下降≥50%。

表5-11 原发性血小板增多症疗效评价标准

疗效标准	定 义
完全缓解（CR）	以下4条必须全部符合： ·包括可触及的肝、脾肿大等疾病相关体征持续（≥12周）消失，症状显著改善（MPN-SAF TSS积分下降≥10分） ·外周血细胞计数持续（≥12周）缓解：PLT≤400×10⁹/L、WBC<10×10⁹/L，无幼粒幼红血象 ·无疾病进展，无任何出血或血栓事件 ·骨髓组织学缓解，巨核细胞高度增生消失，无>1级的网状纤维（欧洲分级标准）
部分缓解（PR）	以下4条必须全部符合： ·包括可触及的肝、脾肿大等疾病相关体征持续（≥12周）消失，症状显著改善（MPN-SAF TSS积分下降≥10分） ·外周血细胞计数持续（≥12周）缓解：PLT≤400×10⁹/L、WBC<10×10⁹/L，无幼粒幼红血象 ·无疾病进展和任何出血或血栓事件 ·无骨髓组织学缓解，有巨核细胞高度增生
无效（NR）	疗效未达到PR
疾病进展（PD）	演进为原发性血小板增多症后骨髓纤维化（post-ET MF）、骨髓增生异常综合征或急性白血病

注：MPN-SAF TSS：骨髓增殖性肿瘤总症状评估量表。

三、原发性血小板增多症临床治疗表单

适用对象：第一诊断为原发性血小板增多症

患者姓名：_____ 性别：____ 年龄：____ 门诊号：_____ 住院号：_____

住院日期：___年__月__日 出院日期：___年__月__日 标准住院日：10天内

时间	住院第1天	住院第2天
主要诊疗工作	□ 询问病史及体格检查 □ 完成病历书写 □ 开化验单 □ 对症支持治疗 □ 病情告知，必要时向患者家属告病重或病危通知，并签署病重或病危通知书 □ 患者家属签署骨穿同意书	□ 上级医师查房 □ 完成入院检查 □ 患者MPN相关症状负荷评估（MPN-10） □ 骨髓穿刺术 □ 继续对症支持治疗 □ 完成必要的相关科室会诊 □ 完成上级医师查房记录等病历书写 □ 向患者及家属交代病情及注意事项
重要医嘱	**长期医嘱：** □ 血液病护理常规 □ 二级护理 □ 饮食 □ 视病情通知病重或病危 □ 其他医嘱 **临时医嘱：** □ 血常规（含分类）、尿常规、便常规+潜血 □ 血型、输血前检查、肝肾功能、电解质、凝血功能、血清铁四项 □ 胸片、心电图、腹部B超或CT □ 头颅CT、血管超声（疑似动、静脉血栓时） □ 其他医嘱	**长期医嘱：** □ 患者既往基础用药 □ 其他医嘱 **临时医嘱：** □ 血常规 □ 骨穿及活检术 □ 骨髓形态学、细胞/分子遗传学、骨髓病理（包括嗜银染色）、基因突变检测 □ 其他医嘱
主要护理工作	□ 介绍病房环境、设施和设备 □ 入院护理评估 □ 宣教	□ 观察患者病情变化
病情变异记录	□ 无 □ 有，原因： 1. 2.	□ 无 □ 有，原因： 1. 2.
护士签名		
医师签名		

时间	住院第3~9天	住院第10天 （出院日）
主要诊疗工作	□ 上级医师查房 □ 复查血常规 □ 根据体检、骨髓检查结果和既往资料，进行鉴别诊断和确定诊断 □ 根据其他检查结果进行鉴别诊断，判断是否合并其他疾病 □ 开始治疗 □ 保护重要脏器功能 □ 注意观察药物的副作用，并对症处理 □ 完成病程记录	□ 上级医师查房，进行评估，确定有无并发症情况，明确是否出院 □ 完成出院记录、病案首页、出院证明书等 □ 向患者交代出院后的注意事项，如返院复诊的时间、地点，发生紧急情况时的处理等
重要医嘱	长期医嘱（视情况可第二天起开始治疗）：根据血小板水平调整 □ 羟基脲 □ 干扰素 □ 阿那格雷 □ 双溴丙哌嗪 □ 阿司匹林 □ 氯吡格雷 □ 其他医嘱 临时医嘱： □ 复查血常规 □ 复查血生化、电解质 □ 对症支持 □ 其他医嘱	出院医嘱： □ 出院带药 □ 定期门诊随访 □ 监测血常规
主要护理工作	□ 观察患者病情变化	□ 指导患者办理出院手续
病情变异记录	□ 无　□ 有，原因： 1. 2.	□ 无　□ 有，原因： 1. 2.
护士签名		
医师签名		

（徐泽锋　肖志坚）

第六章
造血干细胞移植诊疗规范

第一节 中性粒细胞缺乏伴发热患者抗感染

近年来，随着恶性血液病患者大剂量化疗的广泛开展，新的免疫抑制剂如氟达拉滨、抗胸腺细胞球蛋白（ATG）、单克隆抗体 CD52、皮质激素等药物的广泛应用，中心静脉插管与肠胃外营养临床应用的全面普及，造血干细胞移植（HSCT）尤其是无关供者异基因造血干细胞移植（allo-HSCT）、半倍体 allo-HSCT 及脐带血 allo-HSCT 治疗恶性血液病病例数逐年增多。中性粒细胞缺乏患者细菌、真菌、病毒等病原微生物感染发生率呈现逐年增加的趋势。特别是耐碳青霉烯肠杆菌科细菌（CRE）、多药耐药铜绿假单胞菌菌血症患者死亡率高达 50% 以上。侵袭性真菌感染、革兰阴性杆菌败血症、各种病原菌引起肺炎是引起中性粒细胞缺乏（简称粒缺）患者死亡的独立危险因素。

中性粒细胞缺乏的定义是中性粒细胞绝对计数（ANC）小于 $0.5 \times 10^9/L$ 或 ANC 小于 $1.0 \times 10^9/L$ 但预计未来 48 小时会下降至 $0.5 \times 10^9/L$ 以下；严重粒缺：ANC≤$0.1 \times 10^9/L$。发热的定义：不明原因出现单次口温>38.3℃或 38.0℃超过 1 小时。注意日常工作中所用的腋温较口温低 0.3～0.5℃。化疗引起粒缺期间出现的发热可能是严重潜在性感染存在的唯一征象。根据患者粒缺程度与持续时间及临床合并症等确定其感染的危险程度对于指导治疗具有重要意义。

一、中性粒细胞缺乏伴发热患者感染危险度评估

（一）粒缺感染风险评估

1. 意义　粒缺乏伴发热患者首先应接受发生严重感染并发症的风险评估，可为治疗选择提供参考，如经验性抗生素给药方式（口服或静脉注射）、治疗场所（住院或门诊）及抗生素使用疗程的选择等。应注意，无发热但有新发症状和体征提示存在感染的粒缺患者，也应接受经验性抗生素治疗。

2. 高危患者　符合以下一条标准即为高危患者，推荐住院给予经验性抗生素治疗。

（1）细胞毒性药物化疗后，预计严重粒缺持续时间较长（>7天）。

（2）出现以下任何一种合并症（但并不完全局限于此）：血流动力学不稳定，口腔或胃肠膜炎导致吞咽困难或严重腹泻，出现腹痛、恶心及呕吐等胃肠道症状，新发神经系统症状或精神状态改变，血管内插管感染，尤其是插管隧道感染、新发肺部浸润或发生低氧血症或具有潜在慢性肺脏疾病。

（3）肝功能受损（标准为血清转氨酶水平>5倍正常值）或肾功能不全（标准为肌酐清除率<30ml/min）。

3. 低危患者　指细胞毒性药物化疗后，预计粒缺期较短（≤7天），无并发症或并发症不明显。推荐给予口服经验性抗生素治疗。

4. 其他

（1）复杂感染风险评估：①休克、血流动力学不稳定、低血压、感觉丧失。②局灶性感染（肺炎、肠炎、中心静脉导管相关感染）。③住院。④长期和严重营养不良。⑤并发症（出血、脱水、器官衰竭、慢性病）。⑥高龄（60岁以上）。

（2）耐药菌感染风险评估：①先前有耐药菌定植或感染，尤其是产超广谱酶β内酰胺酶（ESBL）或产碳青霉烯酶的肠杆菌科细菌（CRE）；耐药非发酵菌：铜绿假单胞菌（PA）、鲍曼不动杆菌（AB）、嗜麦芽窄食单胞菌；耐甲氧西林金黄色葡萄球菌（MRSA），尤其是万古霉素最低抑菌浓度（MIC）≥2mg/L；耐

万古霉素肠球菌（VRE）。②先前接触过广谱抗菌药物（尤其是第三代头孢菌素类、喹诺酮类）。③重症疾病患者（晚期肿瘤、脓毒血症、肺炎）。④院内感染。⑤长期和/或反复住院。⑥使用导尿管。⑦老年患者。⑧留置重症监护病房。

（二）实验室检查及病原菌培养

开始经验性抗生素治疗的同时，应当进行以下检查：

（1）血常规+白细胞分类+血小板计数。

（2）血肌酐、尿素氮、电解质、肝功能转氨酶及总胆红素。

（3）至少同时采集两组病原菌血培养标本，其中有中心静脉置管的患者，一组血培养标本从中心静脉置管内采集，另一组从周围静脉采集；没有中心静脉置管的患者，两组血培养标本需从不同穿刺部位静脉采集。

（4）其他可疑感染部位病原菌培养。

（5）血清GM、G试验检测。

（6）出现呼吸道症状体征的患者，进行胸部影像学检查，尤其是高分辨CT检查。

二、中性粒细胞缺乏患者抗细菌感染防治规范

（一）初始经验性抗细菌治疗

1. **高危患者**　高危患者必须立即住院治疗，一般粒缺伴发热患者推荐单药治疗，必须迅速覆盖会引起感染性休克、肺炎等严重并发症的常见阴性菌尤其是铜绿假单胞菌、大肠杆菌、肺炎克雷伯菌等，起始给予具有抗假单胞菌活性的β-内酰胺制剂单药治疗，如哌拉西林–他唑巴坦、头孢哌酮–舒巴坦、碳青霉烯类（亚胺培南–西司他丁或美罗培南）、头孢吡肟。初始粒缺伴发热的患者用药前需根据危险度分层、耐药危险因素、当地病原菌和耐药流行病学数据及疾病的复杂性对患者进行个体化评估。医生选择何种药物治疗患者要充分考虑本医院及本病区细菌流行病学特点、患者的重要脏器功能状态及患者先前是否发生过耐药菌感染，粒缺发生前是否存在耐药菌定植、拟选择治疗药物在人体内PK/PD特点及药物相互作用。对于无复杂感染表现、不确定有无耐药菌定植、此前无耐药菌感染、耐药菌感染不是本病区粒缺伴发热的常见原因的患者及病情较轻的患者采取升阶梯治疗策略，通过经验性使用β-内酰胺酶抑制剂复合制剂（哌拉西林–他唑巴坦、头孢哌酮–舒巴坦）或抗假单胞菌头孢菌素头孢吡肟等广谱抗菌药物治疗，覆盖敏感肠杆菌科细菌及铜绿假单胞菌的抗菌药物，同时以减少因碳青霉烯类抗菌药物过度使用造成的细菌耐药率增高；对临床表现为复杂感染、存在耐药菌定植、有耐药菌感染病史、耐药菌感染是本病区粒缺伴发热常见原因的患者或尤其是临床表现危重（如血流动力学不稳定或感染性休克）的患者采取降阶梯策略，以改善预后，重症患者选择β-内酰胺类中的碳青霉烯类（亚胺培南–西司他丁、美罗培南、帕尼培南–倍他米隆）或抗假单胞菌β-内酰胺类药物联合氨基糖苷类或喹诺酮类，起始抗菌药物治疗需要覆盖患者定植的MDR菌或先前曾经感染的MDR菌（如ESBL-E、CRE-KPC、MDR-PA、MRSA等）或本病区近期主要感染的MDR菌，无耐药菌感染迹象而病情危重者宜选用碳青霉烯类抗菌药物，且药物尽可能在1小时内尽快应用。住院接受静脉抗生素治疗的一般患者，抗菌药物应该在发热开始后2小时内进行。初始经验性抗菌药物治疗药物选择流程见图6-1，各种抗生素抗菌谱及应用注意事项见表6-1。

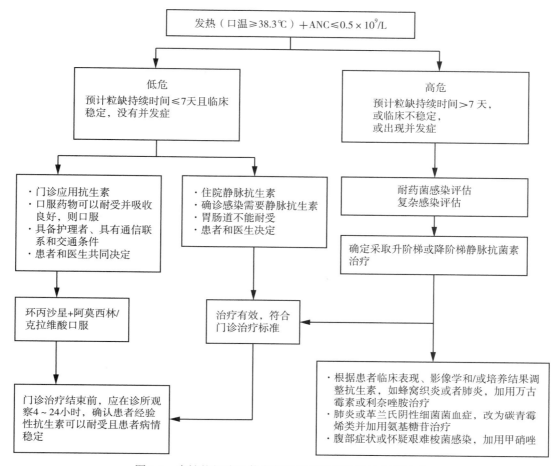

图6-1　中性粒细胞乏伴发热患者初始经验性抗细菌治疗

表6-1　各种用于中性粒细胞缺乏发热单药初始治疗的抗菌药其抗菌谱及应用注意事项

抗假单胞菌抗菌药	剂　量	抗菌谱	评价/注意事项
亚胺培南/西司他丁美罗培南	500mg iv q6h 1g iv q8h （脑膜炎患者美罗培兰 2g iv q8h）	对大多数G⁺菌、G⁻菌和厌氧菌具有广谱活性；对严重 ESBL 肠杆菌属感染疗效好 某些中心耐碳青霉烯 G⁻杆菌感染增加；对MRSA或VRE无活性	用于中性粒细胞缺乏发热经验性治疗（推荐级别1） 院内肺炎和腹腔内感染治疗有效；用于可疑腹腔内来源的感染；对可疑/证实的CNS感染，美罗培南优于亚胺培南 对CNS肿瘤或感染或肾功不全的患者，亚胺培南可降低癫痫发作阈值
哌拉西林/他唑巴坦	4.5g iv q6h	对大多数G⁺菌、G⁻菌和厌氧菌具有广谱活性 对MRSA或VRE无活性	用于中性粒细胞缺乏发热经验性治疗（推荐级别1） 用于可疑腹内来源的感染 不推荐治疗脑膜炎 可导致半乳甘露聚糖假阳性
头孢吡肟	2g iv q8h	对大多数G⁺和G⁻菌具有广谱抗菌活性 对大多数厌氧菌、MRSA和肠球菌无效	用于中性粒细胞缺乏发热经验性治疗（推荐级别1） 用于敏感菌所致的可疑/证实的CNS感染 在一些中心，对G⁻杆菌的耐药性增加
头孢他啶	2g iv q8h	G⁺菌活性相对较弱 有暴发性链球菌感染报道 对大多数厌氧菌、MRSA和肠球菌无效	用于中性粒细胞缺乏发热经验性治疗（推荐级别2B） 用于敏感菌所致的可疑/证实的CNS感染 对G⁻杆菌耐药性增加

由于 MDR 菌感染死亡率高,等到确诊后再治疗明显延误治疗时机,增加患者感染相关死亡率。近年不少学者建议采取靶向经验性治疗,对可疑 MDR-GNB 感染重症患者强调联合治疗。特别是对于多部位 CRE 定植的高危患者建议采用至少两个 CRE 敏感药物联合治疗或采用新药头孢他啶-阿维巴坦单药 2.5g q8h 靶向经验性治疗。高度怀疑存在其他耐药菌感染时采用如下方式选择抗菌药物:①ESBL-E:哌拉西林-他唑巴坦+/-氨基糖苷类;亚胺培南或美罗培南;碳青霉烯仍是治疗重症 ESBL-E 感染患者的首选药物,头孢吡肟疗效较碳青霉烯差,而哌拉西林-他唑巴坦足量应用(4.5g q6h)且延长输注时间可以获得与碳青霉烯同等疗效;②MDR-PA:哌拉西林-他唑巴坦、头孢哌酮-舒巴坦、碳青霉烯类、头孢吡肟、头孢他啶其中之一联合氨基糖苷类或多黏菌素或磷霉素或采用新药头孢他啶-阿维巴坦单药 2.5g q8h 治疗,头孢洛扎-他唑巴坦对 MDR-PA 具有较强抗菌活性,值得期待;③MDR-AB:美罗培南+多黏菌素、头孢哌酮-舒巴坦+多黏菌素、替加环素+多黏菌素等药物治疗。笔者认为,MDR 菌多部位定植而存在严重黏膜炎且怀疑 BSI 的患者应该联合用药覆盖定植时的耐药菌株;④MRSA 及早加用万古霉素、利奈唑胺或达托霉素;VRE 及早加用利奈唑胺或达托霉素。

粒缺发热患者初始经验性抗细菌治疗不推荐使用万古霉素等抗革兰阳性(G+)需氧球菌药物。这是因为粒缺发热患者菌血症最常见致病菌为凝固酶阴性葡萄球菌,相对毒力较弱,不会引起患者病情立即恶化,故无需立即使用万古霉素治疗;同时研究显示,一线治疗加用或不加用万古霉素,患者发热持续时间和死亡率无明显差异;并且万古霉素过度使用与 VRE 和 MRSA 感染发病率增加相关。因此,粒缺伴发热的患者初始经验性抗细菌治疗一般不加用万古霉素等抗 G+菌的药物。但值得注意的是,金黄色葡萄球菌引起的败血症休克等严重感染明显多于凝固酶阴性葡萄球菌,而具有 MRSA 定植的粒缺发热患者,经验性使用万古霉素等抗 G+菌的药物患者则明显受益;草绿色链球菌菌血症对 β-内酰胺制剂及氟喹诺酮类耐药率高,容易导致感染性休克及急性呼吸窘迫综合征;采用喹诺酮类预防的患者发生胃肠道黏膜炎,粒缺发热采用头孢他啶经验性治疗是发生草绿色链球菌菌血症的重要危险因素,且 10% ~ 25% 的草绿色链球菌对青霉素耐药,对氟喹诺酮类敏感性降低,早期使用万古霉素等抗 G+菌的药物治疗可使这类患者死亡率降低;同样,耐青霉素肺炎链球菌及 VRE 定植也是粒缺患者死亡的重要危险因素,宜早期使用合适药物治疗。因此,在以下特定情况下粒缺发热患者初始经验性抗细菌治疗中应该使用万古霉素、替考拉宁或利奈唑胺治疗。如影像学证实的肺炎、血流动力学不稳定或严重脓毒血症、血培养证明存在革兰阳性菌感染,而最终鉴定结果和药敏结果尚未得到,怀疑严重导管相关感染(如经导管输液时患者出现畏寒或寒战及导管周围蜂窝织炎),任何部位皮肤或软组织感染,患者发热前存在 MRSA、VRE 或耐青霉素肺炎球菌定植,患者发热前曾预防性应用喹诺酮类药物,发生严重黏膜炎而采用头孢他啶经验性治疗者。值得注意的是,万古霉素虽仍然是 IDSA 推荐粒缺发热耐 G+菌感染治疗的重要药物,但替考拉宁由于副作用低于万古霉素,且对于粒缺发热 G+菌菌血症、导管相关血流感染、肺炎及皮肤软组织感染疗效与万古霉素相当,成为万古霉素有效的替代治疗药物;利奈唑胺对 MRSA 肺炎患者疗效较万古霉素更佳,肾毒性明显较低;达托霉素治疗 MRSA 血流感染、导管相关血流感染及皮肤软组织感染疗效明显优于万古霉素。

2. 低危患者 最初可在一般诊所或医疗机构开始口服或静脉抗生素治疗,给予经验性剂量。如果病情发展到符合特定的临床标准时,可转至医院门诊或住院治疗。

(1)口服经验性治疗推荐使用环丙沙星联合阿莫西林-克拉维酸。其他口服治疗方案包括单用左氧氟沙星或环丙沙星,或环丙沙星联合克林霉素。

(2)接受喹诺酮类药物预防治疗的患者发生粒缺发热不能再以喹诺酮类药物进行经验性治疗。

(3)持续发热或感染症状与体征恶化时,患者需再次入院或继续留院治疗(图6-2,图6-3)。

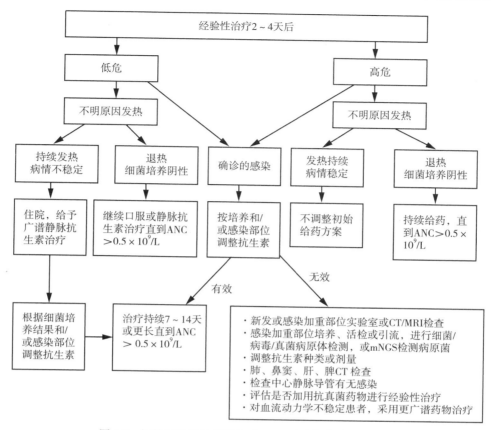

图6-2　初始经验性抗细菌治疗2~4天后抗菌药物的调整

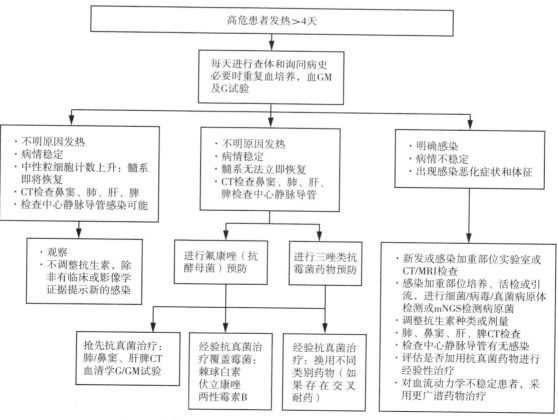

图6-3　初始经验性抗细菌治疗4天后仍发热患者治疗的调整

（二）初始经验性抗细菌治疗的调整

1. 初始经验性抗细菌治疗方案的调整应依据临床和微生物学数据进行。

2. 若治疗过程中患者的一般状态平稳，即使发热持续而病原菌不明，无明确感染灶，也极少需要更改经验性抗菌治疗的初治方案。但一旦感染原因明确，就应相应地调整抗生素。

3. 对临床和/或微生物学确诊的感染须使用针对相应感染部位疗效确切以及针对特定病菌敏感的抗生素。

4. 初始治疗若含有万古霉素等对 G⁺细菌敏感的药物，如果给药 2 天后仍未找到 G⁺细菌感染的证据或血液标本进行病原菌培养 48 小时，证实无 G⁺细菌感染，则应停止使用。

5. 粒缺发热患者经起始标准剂量抗生素经验性治疗后仍然存在血流动力学不稳定，应调整抗生素，拓宽抗菌谱以覆盖耐药 G⁻细菌、G⁺细菌、厌氧菌和真菌。应将初始用头孢菌素改为碳青霉烯类药物（亚胺培南或美罗培南），同时立即加用氨基糖苷类、喹诺酮类或氨曲南和万古霉素治疗。

6. 低危患者经初始住院静脉或口服抗生素治疗后如病情稳定可以简化其治疗：①患者临床病情稳定且胃肠道吸收良好者可以将静脉制剂改为口服用药。②低危患者可以出院接受静脉或口服抗生素治疗，但应确保患者每天接受充分随访。如果持续发热或 48 小时内再度发热的院外患者，推荐再次收住院，按照高危患者处理。

7. 高危患者经广谱抗生素治疗 4～7 天后仍持续发热并且病原菌不明者，应该再次进行全面检查，包括血培养、GM 及 G 试验及 mNGS 检测病原菌、肺、鼻窦、肝脾 CT 检查及仔细检查中心静脉导管是否存在感染的可能，以寻找感染源，必要时可拔出中心静脉导管。对于严重粒缺患者，特别是急性白血病诱导或者在诱导化疗患者，中性粒细胞缺乏时间预计超过 10 天者可以评估是否给予经验性抗真菌治疗（图 6-2，图 6-3）。

（三）经验性抗细菌治疗疗程

1. 具有明确临床或微生物感染证据的患者，治疗持续时间由特定微生物和感染部位决定；至少应在粒缺期（直到 ANC>0.5 × 10⁹/L）持续使用或根据临床需要使用更长时间。

2. 不明原因发热者，高危组推荐抗生素使用至骨髓造血恢复，传统的终点是 ANC>0.5 × 10⁹/L，而低危组患者可以转换为口服抗生素治疗。

3. 当患者已经完成恰当的治疗过程，且明确的感染症状和体征已经消失，但仍处于粒缺期时，可考虑重新给予口服氟喹诺酮预防直到骨髓造血恢复。

（四）确诊感染的治疗

1. G⁻菌血流感染一旦明确诊断，应尽快采用 β-内酰胺或碳青霉烯类药物联合氨基糖苷类或氟喹诺酮治疗，以拓宽抗菌谱，覆盖多药耐药病原菌。CRE-KPC 菌血症与肺炎，建议采用三药联合方案，包括 2 个对 CRE 敏感的药物如氨基糖苷类、大剂量替加环素（100mg q12h）或多黏菌素 E450 万单位 q12h，加上大剂量美罗培南（2g，输注时间超过 3 小时，q8h）能明显降低 CRE 感染患者死亡率。但美罗培南应在其 MIC≤8mg/L 时应用，多黏菌素 E 宜给予负荷剂量 900 万单位以快速获得有效血药浓度。磷霉素 4g q4h 对有些患者也有效，可以联合应用。此外，采用新药头孢他啶-阿维巴坦 2.5g q8h 单药治疗可以取得较其他药物联合治疗更好的疗效，对于产金属酶 CRE 感染，则推荐头孢他啶-阿维巴坦 2.5g q8h 联合氨曲南 2g q8h 治疗。值得注意的是，氨基糖苷类、磷霉素、多黏菌素等药物单独应用容易快速发生耐药，均宜联合应用。氨基糖苷类、多黏菌素对 MDR-PA、MDR-AB 感染也有效。

2. 肺炎诊断一旦明确，应尽快采用 β-内酰胺或碳青霉烯类药物联合氨基糖苷类或抗假单胞菌的氟喹诺酮治疗，对于严重的肺炎病例，出现低氧血症或广泛性浸润者，怀疑 MRSA 感染，有必要添加利奈唑胺或万古霉素治疗。

（五）预防性抗细菌治疗

1. 高危患者（ANC≤0.1×10^9/L且持续时间>7天）可采用氟喹诺酮预防。一般认为左氧氟沙星和环丙沙星预防效果大体相当，左氧氟沙星在高危口腔黏膜炎相关的草绿色链球菌感染中作用较好。应监测氟喹诺酮耐药的G^-菌感染的发生。

2. 不推荐在氟喹诺酮预防治疗的基础上添加G^+活性药物。

3. 对于低危患者不推荐预防性抗生素治疗。

三、中性粒细胞缺乏患者抗真菌防治规范

（一）治疗

1. **高危患者**　一般认为，急性髓细胞白血病（AML）及骨髓增生异常综合征（MDS）患者诱导化疗或再诱导化疗是IFD高危患者。高危粒缺患者经广谱抗生素治疗4～7天后仍持续发热，或者起初有效但4～7天后再次发热且预计粒缺持续时间>10天，应进行胸部、鼻窦、肝脾CT等有关侵袭性真菌感染的检查，如果胸部、鼻窦及肝脾CT检查无侵袭性真菌感染征象，血清学检查GM试验、G试验均阴性，身体任何部位没有存在侵袭性真菌（如念珠菌属或曲霉菌属）感染证据且病情稳定，可以暂缓经验性抗真菌药物治疗。对于真菌感染的检查条件有限的单位且属于高危IFD患者则可开始经验性抗真菌治疗。经验性治疗可选卡泊芬净、脂质体两性霉素B、伏立康唑等药物。医生应根据本病区或本医院侵袭性真菌感染的流行病学特点，选用对本病区或本医院常见真菌敏感的广谱抗真菌药物；氟康唑由于抗菌谱较窄，除非本病区以白色念珠菌感染为主，否则不适合于粒缺发热患者经验性抗真菌治疗。对于已经接受抗真菌药物预防治疗的患者，采用何种药物进行经验性抗真菌治疗尚无统一意见，一般考虑选择不同类别抗真菌药物静脉给药。经验性抗真菌治疗应注意早期、广谱、足量（尤其应该注意负荷剂量的给予）、足疗程，同时也要注意药物之间的相互作用。进行经验性抗真菌治疗的同时应积极寻找侵袭性真菌感染的证据。接受经验性抗真菌治疗的患者如果体温恢复正常、中性粒细胞恢复、一般状态良好且没有找到侵袭性真菌感染的证据则可以停止经验性抗真菌治疗。

抢先抗真菌治疗是粒缺发热患者重要治疗手段，如果患者CT显示肺部致密影，结节样及楔形状病变、节段性及大片实变，尤其是出现晕轮征者，侵袭性曲霉菌感染的可能性较大。此外，出现肺部病变新月征、鼻窦炎、血清或肺泡灌洗液GM试验阳性或经广谱抗生素治疗4～7天后患者仍然发热，CT检查出现上述病变或GM试验阳性，高度怀疑曲霉菌感染，应首选伏立康唑治疗，脂质体两性霉素B、卡泊芬净、泊沙康唑也可作为重要替代治疗手段；而CT显示肺部出现逆向晕轮征的患者，高度怀疑毛霉菌感染，则需选用脂质体两性霉素B或泊沙康唑治疗；中枢神经系统脓肿或脑膜炎，高度怀疑侵袭性真菌感染，推荐采用伏立康唑、脂质体两性霉素B治疗；对于怀疑侵袭性真菌感染的中枢神经系统脓肿，只要患者身体状况容许，结合手术引流治疗十分必要。对于白血病患者采用唑类抗真菌预防，发生念珠菌病者，有研究者建议采用卡泊芬净、伏立康唑、阿尼芬净、米卡芬净等药物抗真菌治疗；曲霉菌病患者选用伏立康唑、脂质体两性霉素B、卡泊芬净治疗。

2. **低危患者**　由于其侵袭性真菌感染的危险较低，不推荐进行经验性抗真菌治疗。

（二）预防

1. 高危患者

（1）侵袭性念珠菌感染高危人群，如异基因造血干细胞移植（allo-HSCT）受者造血重建前或正在接受强烈诱导化疗或补救诱导化疗的AML及MDS患者，推荐预防念珠菌感染。氟康唑400mg/d静脉或口服仅适合于allo-HSCT患者预处理后粒缺期预防，前提是该患者allo-HSCT前无IFD病史。米卡芬净是allo-HSCT后粒缺期有效的抗真菌预防药物，且耐受性较好，有学者对血液病患者allo-HSCT后采用米卡芬净

序贯泊沙康唑口服液预防IFD取得良好效果。但应注意，随着氟康唑预防的广泛使用，念珠菌血症的流行病学特点发生了变化，导致对氟康唑不敏感念珠菌属（即光滑和克柔假丝酵母菌）发生率增加。血液病患者如果移植前无侵袭性真菌感染病史，allo-HSCT后造血重建之前可以采用氟康唑预防侵袭性念珠菌病，而米卡芬净是首选预防选择。急性白血病强烈诱导或补救化疗后多数医院往往以侵袭性曲霉菌感染为主，因此，对于这类患者抗真菌预防应该首选泊沙康唑预防，伏立康唑、米卡芬净也是值得选择的有效药物。

（2）侵袭性曲霉菌病感染高危人群（表6-2），如正在接受强烈诱导化疗或补救化疗的AML或MDS患者、无关供者或HLA不全相合亲缘供者allo-HSCT、发生Ⅱ～Ⅳ度急性移植物抗宿主病（GVHD）或广泛型慢性GVHD患者、ANC<0.1×10⁹/L持续3周以上、ANC<0.5×10⁹/L持续5周以上、采用皮质激素2mg/kg体重，治疗时间>2周、ANC<1×10⁹/L，同时应用皮质激素>1mg/kg体重治疗时间>1周等。对这类高危患者推荐采用泊沙康唑口服液200mg，每日三次进行预防（泊沙康唑片300mg/d口服更佳）。伏立康唑、米卡芬净也是有效的预防药物选择。

表6-2　血液病患者侵袭性真菌感染危险度分层

高　危	中　危	低　危
· ANC<0.1×10⁹/L，持续时间>3周，或<0.5×10⁹/L，持续时间>5周 · 无关或配型不相合亲缘供者allo-HSCT · Ⅱ～Ⅳ度aGVHD或广泛型cGVHD · 大剂量阿糖胞苷 · 应用皮质激素>1mg/kg，同时伴中性粒细胞<1×10⁹/L，持续时间>1周 · 应用皮质激素>2mg/kg，持续时间>2周 · AML及MDS强烈诱导化疗及再诱导化疗	· 一个部位真菌定植，同时伴ANC（0.1～0.5）×10⁹/L，持续3～5周 · 一个部位以上的真菌定植 · 存在中心静脉插管 · TBI · 同胞供者allo-HSCT · ANC（0.1～0.5）×10⁹/L，持续时间<3周 · 淋巴细胞减少<0.5×10⁹/L，同时应用抗菌药物 · 老龄	· ASCT · 淋巴瘤 · 儿童ALL

注：MDS：骨髓增生异常综合征；AML：急性髓系白血病；aGVHD：移植物抗宿主病；cGVHD：慢性移植物抗宿主病；HSCT：造血干细胞移植；TBI：全身照射。

（3）allo-HSCT患者，移植前具有侵袭性真菌感染病史的血液病患者，预计移植后粒缺期超过2周，推荐进行allo-HSCT后IFIs的二级预防。应选用患者移植前抗真菌治疗过程中有效的药物。

（4）高危患者抗真菌预防持续时间长短尚无定论。急性白血病患者通常认为在髓系造血恢复后［ANC>（0.5～1）×10⁹/L］考虑停用预防性抗真菌药物。Allo-HSCT患者应该在粒缺期及中性粒细胞恢复后一段时间内坚持预防，至少用至移植后75天（有学者建议移植后112天）或发生严重GVHD者直至GVHD控制，皮质激素等免疫抑制剂减停。

2. 低危患者　对于预计中性粒细胞缺乏持续期<7天的低危患者，不推荐抗真菌预防治疗。

四、各种确诊感染患者治疗疗程

1. 皮肤/软组织　7～14天。
2. 血流感染（无并发症）　①革兰阴性菌：10～14天。②革兰阳性菌：7～14天。③金黄色葡萄球菌：第一次血培养阴性后至少2周。④酵母菌：血培养第一次阴性后至少2周。
3. 鼻窦炎　10～21天。
4. 细菌性肺炎　10～21天。

5. 曲霉菌肺炎　一般 6 ~ 12 周。

五、中性粒细胞缺乏伴发热患者造血生长因子（G-CSF 或 GM-CSF）的应用

1. 当预计患者粒缺乏伴发热的风险 >20% 时，可以考虑使用粒细胞集落刺激因子。预防性应用粒细胞集落刺激因子能降低患者粒缺伴发热的发生率，降低感染相关死亡率及总死亡率。粒细胞集落刺激因子应用应该在联合化疗结束后尽早进行。

2. 对于已经存在粒缺发热的患者不常规推荐 CSFs 治疗。

六、中性粒细胞缺乏患者导管相关感染的诊断和处理

1. 中心静脉导管相关血流感染（CLABSI）指同时在中心静脉导管（CVC）和周围静脉采血进行病原菌定量血培养，两者获得阳性结果的时间差异（DTP）>120 分钟。

2. 金黄色葡萄球菌、铜绿假单胞菌、念珠菌、分枝杆菌等所致 CLABSI，建议拔除 CVC，并给予全身抗生素治疗至少 14 天。此外，插管隧道感染或输液港感染、脓毒性血栓形成、心内膜炎、血流动力学不稳定的脓毒血症患者或尽管接受了合适抗生素治疗但血流感染仍持续存在者，也推荐拔除导管。

3. 凝固酶阴性葡萄球菌所致 CLABSI，经全身伴/不伴局部抗生素治疗后，可考虑保留导管。

4. 复杂 CLABSI（如并存深部组织感染、心内膜炎或脓毒性血栓形成）者，拔除中心静脉导管并经合理抗生素治疗 72 小时后菌血症或真菌血症仍持续存在的患者，应延长治疗时间（4 ~ 6 周）。

5. 整个 CVC 留置期间，应注意医护人员及患者手的卫生、CVC 无菌保护以及采用氯己定定期皮肤消毒处理。

七、中性粒细胞缺乏患者周围环境要求

1. 医护人员、患者及陪护者手的卫生是预防院内感染传播的最有效方法。所有进入粒缺患者病房的人员均应清洁洗手及进行手消毒。所有接触粒缺患者的人员采取非特异性保护措施（穿灭菌后的外套、戴无菌手套及口罩等）也十分必要。同房间患者可能发生体液接触时，应有适当保护隔离措施。

2. 对某些特定感染（如 MRSA、VRE 等）的患者采取保护性隔离。

3. allo-HSCT 患者的应住层流病房，采取 >12 次/小时的空气交换和高效空气颗粒（HEPA）过滤。

4. 粒缺患者的病房不允许放置植物和干、鲜花，不允许宠物进入。

5. 粒缺患者应进食新鲜精细烹调的食物，仔细清洗的非烹调水果与蔬菜可以使用。

6. 粒缺患者应注意全身皮肤、口腔、会阴部卫生。建议粒缺期间每日洗澡，每日软牙刷刷牙两次，漱口 4 ~ 6 次，对会阴部进行冲洗并保持干燥。

（陈　欣　冯四洲）

第二节
异基因造血干细胞移植（同胞/半倍体/无关）

一、异基因造血干细胞移植（同胞/半倍体/无关）诊断

（一）目的
确立异基因造血干细胞移植一般诊疗的标准操作规程，确保患者诊疗的正确性和规范性。

（二）范围
接受异基因造血干细胞移植的患者的诊疗。

（三）诊断依据
1. *Haematopoietic Stem Cell Transplantation*，*The EBMT Handbook*（7th Edition）。
2. *Thomas Hematopoietic Cell Transplantation*（5th Edition）。

二、异基因造血干细胞移植适应证

（一）恶性血液病
急性髓系白血病、急性淋巴细胞白血病、慢性粒细胞白血病、慢性淋巴细胞白血病、骨髓增生异常综合征、多发性骨髓瘤、毛细胞白血病、少见类型白血病、霍奇金病和非霍奇金淋巴瘤等。

（二）恶性非血液病
神经母细胞瘤、肺癌、乳腺癌和其他实体瘤等。

（三）非恶性疾病
重型再生障碍性贫血、骨髓增殖症、自身免疫性疾病、先天性免疫缺陷病、先天性造血异常症、先天性骨骼异常、黏多糖贮积症、黏蛋白脂质代谢病和微粒体病等。

三、移植前准备

（一）供者选择
1. 受者及可能供者进行 HLA-A/B/C/DRB1/DQB1 位点高分辨检测。
2. 受者及可能供者进行 KIR 基因型检测。
3. 拟行半倍体及无关供者移植时，在确定供者前，受者需要先行群体反应性抗体（PRA）检测，如果阳性进一步进行供者特异性 HLA 抗体（DSA）检测，仍阳性进一步进行 C1q 检测。
4. 供者的选择顺序 按 HLA-A/B/C/DRB1/DQB1 高分辨全相合同胞兄弟姐妹、HLA-A/B/C/DRB1/DQB1 高分辨半相合同胞兄弟姐妹或父母或子女、无关供者的顺序进行。
5. 当受者针对特定供者 DSA 强阳性时，原则上应更换供者，无供者可替换的情况下需要对受者进行治疗。治疗方案包括：去除 B 细胞或产生抗体的浆细胞，利妥昔单抗或硼替佐米；去除表达的抗体：血浆置换或供者血小板输注（仅限于 HLA 一类抗体阳性，推荐输注剂量至少 2 个治疗量）；去除抗体导致的细胞毒反应：静脉丙球蛋白 100mg/kg，回输干细胞前一天应用。

（二）受者评估
1. 进行仔细的移植前讨论，核实诊断、适应证与禁忌证，并再度核实患者及家属意见。

2．受者详细病史及体检

（1）核实诊断：包括病理、细胞遗传学、分子标记、疾病进程以及髓外疾病的部位等，最好有确诊时的病理及骨髓标本。

（2）原有疾病治疗史：包括化疗方案及治疗反应等，注意有无放射治疗史。

（3）其他疾病史：心、肺、肝、肾、神经精神、疱疹、水痘等病史。

（4）输血史。

（5）药物过敏或易感史。

（6）Karnofsky评分。

（7）女性患者：怀孕史、月经史及是否上环。

（8）男性患者：病变有无侵犯睾丸及治疗史。

（9）外周血和骨髓冷冻保存的相关数据（必要时）。

（10）全面体检，特别注意口腔、肛周等处有无病灶。

3．受者检查计划

（1）常规：血常规、尿常规、便常规+潜血。

（2）受者家系血型，血清抗体滴度。

（3）骨髓：①骨髓分类。②骨髓病理活检。③染色体核型（必要时行荧光原位免疫杂交）。④标志癌基因。⑤P170，MDR1。⑥干细胞培养。⑦短串联重复序列（STR）。

（4）溶血全套：血浆游离血红蛋白、结合珠蛋白、血红蛋白A2、血红蛋白F测定、Ham试验、库姆试验。

（5）生化：①肝肾功能。②电解质六项。③乳酸脱氢酶及同工酶。④心肌酶谱。⑤血脂全套。⑥铁四项、铁蛋白。⑦β_2-MG。⑧24小时内生肌酐清除率。⑨内分泌功能：甲状腺功能、糖耐量、激素四项。

（6）凝血八项。

（7）免疫学：①循环免疫复合物、抗核抗体。②ENA抗体谱。③风湿三项：补体、类风湿因子和抗链球菌溶血素、C反应蛋白。④免疫球蛋白定量。⑤免疫细胞亚群。⑥病毒全项。⑦巨细胞病毒（CMV）DNA-PCR。⑧肝炎全项：乙肝两对半、甲肝抗体、丙肝抗体，若抗原（+），则需进一步查相应HBV-DNA或HCV-RNA。⑨免疫缺陷病毒抗体。⑩梅毒螺旋体抗体。

（8）T细胞斑点检测结核分枝杆菌感染（T-SPOT.TB）。

（9）特殊检查：头/胸/腹部CT、腹部B超、动态心电图（Holter）、肺功能、血气分析、心脏彩超。

（10）眼、耳鼻喉、口腔科会诊（尽早清除感染病灶）。

（11）多部位细菌、真菌培养（咽、肛周）。

（12）女患者戴避孕环的提早取环。

（三）供者评估

1．合理性　包括采集造血干细胞过程供者可能发生的危险以及通过输血而传播疾病致使受者获得感染的危险性评估。

2．病史采集及全面体格检查。

3．供者造血干细胞采集前实验室检查

（1）常规：血常规、尿常规、便常规+潜血。

（2）家系血型，血清抗体滴度。

（3）骨髓：①骨髓分类。②骨髓病理活检。③染色体核型（必要时行荧光原位免疫杂交）。④受者阳性之标志癌基因。⑤P170，MDR1。⑥干细胞培养。⑦STR。⑧血液病基因突变初筛。

（4）生化：①肝肾功能、空腹血糖。②电解质六项。③乳酸脱氢酶及其同工酶。④心肌酶谱。⑤血脂全套。⑥铁四项、铁蛋白。

（5）凝血八项。

（6）免疫学：①循环免疫复合物、抗核抗体。②ENA抗体谱。③风湿三项：补体、类风湿因子和抗链球菌溶血素、C反应蛋白。④免疫球蛋白定量。⑤免疫细胞亚群。⑥病毒全项。⑦巨细胞病毒（CMV）DNA-PCR。⑧肝炎全项：乙肝两对半、甲肝抗体、丙肝抗体，若抗原（+），则需进一步查相应HBV-DNA或HCV-RNA。⑨免疫缺陷病毒抗体。⑩梅毒螺旋体抗体。

（7）T-SPOT.TB。

（8）特殊检查：心电图、胸部CT、心脏及腹部B超。

4．供者动员外周血干细胞过程及注意事项

（1）动员前、动员后第4天、采集后3~5天B超监测脾脏大小。

（2）在动员前检查供者眼底情况。

（3）动员前及动员后每天查血常规，采集当日尽早查血常规，采集结束后每2~3天复查血常规直至正常为止。

（4）动员前查CD34$^+$、淋巴细胞亚群、细胞因子浓度；采集当日查CD34$^+$、淋巴细胞亚群、细胞因子浓度及采集物CD34$^+$、采集物干细胞培养、采集物淋巴细胞亚群。

（5）动员剂用G-CSF 250μg或300μg，皮下注射，1日2次，−4天开始。

（6）用药后4~5天为采集时间（即移植0天），采集有核细胞数为（5~8）×10^8/kg。

（7）注意事项：①向家属及患者交代病情，供者签署采集周血干细胞赞同书。②采集周血干细胞会诊单必须提前一周送血库及细胞冷冻培养室。③提前一天为供者准备好钙剂及生理盐水。④嘱供者准备好糖水，当日不得进食油性食物。⑤采集当日带当日血常规去血库，血库需要HCT来调整机器参数。⑥采集当日（动员第5日）G-CSF注射时间为早5点，8点开始采集，当日询问采集细胞数目，如细胞数目不足，当日晚及次日早晨5点各注射一支G-CSF，电话通知血库，第6日继续采集所需细胞数目；如果采集数目足够就不需再打针。⑦脑血管意外为动员禁忌。⑧动员过程中WBC大于70×10^9/L应将G-CSF减量。

5．供者献髓过程及注意事项

（1）备自身血1000~1200ml：每次300~400ml，每周1次，共需3周时间。备血过程中，给供者口服叶酸、维生素B$_{12}$、铁剂等造血原料。

（2）采髓前要与供者谈话，在采髓赞同书上签字。

（3）采髓手术通知单提前一周送手术室，同时送采髓会诊单（或日程表）给细胞冷冻培养室，通知供应室消毒采髓包。

（4）采髓前备皮，前一天开约自体血通知单送血库，采髓当日早晨8点取血送手术室。

（5）采髓前一晚，可给供者口服哌替啶，使供者休息好。嘱供者夜里12点后不要进食，采髓当日早晨给予阿托品0.5mg、哌替啶50mg肌内注射。

（6）术后注意检测血压，每日伤口换药1次，常规给予抗生素预防感染3日。

（四）移植前需完成的图表

1．移植日程表。

2．移植赞同书签字。

3．患者委托书签字。

4．供者骨髓/外周血干细胞采集赞同书签字。

四、移植

（一）预处理方案

1．TBI+Cy±其他药物方案

（1）TBI+Cy方案

TBI 7Gy（肺<6Gy），-7d

Cy 60mg/kg，-6，-5 d

（2）TBI+Cy+Flu+Ara-C方案

TBI 7Gy（肺<6Gy），-7d

Cy 40mg/kg，-6，-5d

Flu 30mg/m²，-4，-3，-2d

Ara-C 2g/m²，-4，-3，-2d

2．Bu+Cy±其他药物方案

（1）患者年龄<50岁，Karnofsky评分>90分患者，选择下列之一进行预处理：

1）Bu+Cy方案

静脉Bu 3.2mg/kg，-7，-6，-5，-4d

Cy 60mg/kg，-3，-2d

2）Bu+Cy+Flu+Ara-C方案

静脉Bu 3.2mg/kg，-9，-8，-7d

Cy 40mg/kg，-6，-5d

Flu 30mg/m²，-4，-3，-2d

Ara-C 2g/m²，-4，-3，-2d

3）Bu+Mel+Flu +Ara-C方案

静脉Bu 3.2mg/kg，-8，-7，-6d

静脉Mel 100mg/m²，-5d

Flu 30mg/m²，-4，-3，-2d

Ara-C 1g/m²，-4，-3，-2d

4）Bu+Cy+Flu+IDA方案

静脉Bu 3.2mg/kg，-9，-8，-7d

Cy 40mg/kg，-6，-5d

Flu 30mg/m²，-4，-3，-2d

IDA 12g/m²，-4，-3，-2d

5）DAC+Bu+Cy+Flu+Ara-C方案

DAC 20mg/m²，-9，-8，-7，-6，-5d

静脉Bu 3.2mg/kg，-9，-8，-7d

Cy 40mg/kg，-6，-5d

Flu 30mg/m²，-4，-3，-2d

Ara-C 2g/m²，-4，-3，-2d

6）DAC+Bu+Cy+Flu+IDA方案

DAC 20mg/m²，-9，-8，-7，-6，-5d

静脉 Bu 3.2mg/kg，−9，−8，−7d

Cy 40mg/kg，−6，−5d

Flu 30mg/m²，−4，−3，−2d

IDA 12/m²，−4，−3，−2d

7）Vp-16+Bu+Cy方案

Vp-16 20mg/kg，−8，−7d

静脉 Bu 3.2mg/kg，−6，−5，−4d

Cy 40mg/kg，−3，−2d

（2）患者年龄>50岁，Karnofsky评分<90分患者采用以下方案：

静脉 Bu 3.2mg/kg，−7，−6，−5d

Flu 30mg/m²，−4，−3，−2d

Ara-C 1g/m²，−4，−3，−2d

3Cy+ ATG ± 其他药物方案：

1）Cy+ ATG方案

Cy 50mg/kg，−5，−4，−3，−2d

ATG 30mg/kg，−4，−3，−2d

2）Cy+ATG+Flu方案

Cy 30mg/kg，−4，−3，−2d

ATG 2.5mg/kg，−9，−8，−7，−6，−5d

Flu 30mg/m²，−9，−8，−7，−6，−5d

3）Bu +Cy+ATG+Flu+Ara-C方案

静脉 Bu 3.2mg/kg，−8，−7d

ATG 2.5mg/kg，−8，−7，−6，−5d

Cy 40mg/kg，−4，−3，−2d

Flu 30mg/m²，−4，−3，−2d

Ara-C 2g/m²，−4，−3，−2d

（二）肝静脉闭塞病（VOD）的预防

1. 肝素12.5mg，皮下注射，q12h，−9d开始，PLT<50×10⁹/L时停用。

1. 肝素12.5mg，皮下注射，q12h，−9d开始，PLT$<50 \times 10^9$/L时停用。

2. 丹参10ml，静脉滴注，q12h，−9d开始，PLT$<20 \times 10^9$/L时停用。

3. 熊去氧胆酸12mg/（kg·d），分两次餐中口服，预处理前两周到+90d。

（三）急性移植物抗宿主病（aGVHD）的预防

1. 方案　以短疗程MTX联合他克莫司（FK-506）或CsA预防急性GVHD。HLA不全相合的同胞供者或无关供者移植于−9d开始加用吗替麦考酚酯（MMF），同时在预处理中加用ATG。

2. 有关药物用量及用法

FK-506/CsA同胞全相合供者从−1d，同胞不全相合或无关供者从−3d开始，用至移植后1年左右。

FK-506 0.03mg/kg持续静脉滴注24小时，能口服时改口服，FK-506静脉和口服的剂量比为1.5～2。

CsA 1mg/kg，q12h，持续静脉滴注，能口服时改口服，CsA静脉和口服的剂量比为1：1.5～2。

MTX 15mg/m²，+1d，10mg/m²，+3，+6，+11d，静脉滴注。

MMF 0.5～0.75g，每日2～3次。

3. 用药期间有关指标的监测

（1）血药浓度：CsA全血浓度保持在300～400ng/ml。改口服后 C_0 保持在100～200ng/ml；C_2 保持在

400～500ng/ml。FK-506 浓度保持在 10～20ng/ml。改口服后 C_0 保持在 10ng/ml 以下。C_2 保持在 10～20ng/ml。

（2）每1～2周查一次肝肾功能、尿常规、血糖，每日测血压。

（3）CsA、FK-506应用过程中出现 BUN、Cr 上升需减量，Cr 升至 177μmol/L 时需停药，改用其他免疫抑制剂。

（四）卡氏肺孢子菌病的预防

复方新诺明（SMZco），1g，bid，连用7天，移植前2两周内完成。

（五）口腔黏膜炎的防治

1．日常注意保持口腔卫生。

2．漱口，用生理盐水或碳酸氢钠漱口，每30～60分钟一次。

3．少食刺激性及辛辣饮食。

4．局部措施

（1）对接受大剂量马法兰的患者，在给药前15～30分钟开始含入冰片，并持续在给药期间以及给药后至少4～6小时。

（2）局麻：利多卡因、苯佐卡因和苯海拉明等。

（3）黏膜保护剂：抗酸剂、纤维素薄膜形成剂和凝胶等。

（六）病毒感染的防治

1．巨细胞病毒（CMV）疾病

（1）CMV病的预防：采用更昔洛韦或膦甲酸钠。

更昔洛韦，250 mg，ivgtt，bid，连用7天，移植前2两周内完成；

膦甲酸钠，3g，ivgtt，bid，连用7天，移植前2两周内完成。

（2）CMV的监测：①+100d 以内每周监测 PP65 和/或 CMV-DNA；②>+100d，但前100天接受 CMV 抗原血症治疗的患者、使用激素或其他免疫抑制剂（吗替麦考酚酯或 T 细胞抗体）治疗急慢性 GVHD 的患者，每周监测 PP65 和/或 CMV-DNA 一次；③>+100d，接受低剂量免疫抑制剂治疗患者（如肾上腺皮质激素<1mg/kg/d）和连续3次 CMV 监测均阴性的患者，可以隔周监测一次；④>+100d，缺乏上述高危因素的患者，不建议晚期监测。

（3）症状前治疗：①阈值：+100d 以内，出现任何水平抗原血症均应给予更昔洛韦、缬更昔洛韦或膦甲酸钠的治疗。>+100d，监测和症状前治疗仅限于高危患者；②剂量：诱导治疗静脉注射更昔洛韦 5mg/kg，每天2次，直至病毒负荷得到控制；维持治疗静脉注射更昔洛韦 5mg/kg，每天1次，或口服缬更昔洛韦900mg，每天1次。

2．单纯疱疹病毒（HSV）和带状疱疹病毒（VZV）的预防和治疗　所有 HSV 和/或 VZV 血清学阳性的患者，均给予阿昔洛韦预防治疗至+100天。

（七）其他并发症

1．aGVHD治疗后外源性类固醇减量程序

（1）确定治疗有效，制定类固醇减量程序。

（2）减量开始为每晚减量 0.2mg/kg，连续5天。

（3）当晚间减完后，即开始晨药连续5天减量，每早减量 0.2mg/kg。

（4）泼尼松剂量减至 15mg/d 后，即开始交替减量程序。

2．高血糖的处理

（1）维持血糖低于 10mmol/L，减少尿糖、多尿、多饮和电解质紊乱的发生。

（2）维持血糖高于 3.89mmol/L，防止低血糖。

3．骨质疏松的防治

（1）减少糖皮质激素的每日剂量和累积剂量。

（2）优化钙和维生素D的摄入。

（3）参加承重锻炼。

（4）提供激素替代治疗。

（5）双膦酸盐治疗适于部分患者。

（八）干细胞和血制品的输入

1．骨髓造血干细胞的输注标准操作规范

（1）总指南：未经处理的新鲜骨髓造血干细胞和少浆的骨髓静脉输入时，不需过滤，不能照射。

（2）输注时间：预处理结束后输入，一般输注开始时间与末次化疗间隔36小时以上。

（3）输入量：未经处理的新鲜骨髓造血干细胞为患者体重10～15ml/kg，去红细胞的骨髓量为150～400ml。儿童患者如果超过患者体重15ml/kg，输入前需与儿科主治医师商量。

（4）ABO血型不合骨髓造血干细胞的处理：①移植前对供、受者血浆凝集素滴度进行测定。②ABO血型主要不合，当患者的抗体滴度>1：16，去除RBC。ABO血型次要不合，当供者抗体滴度≥1：256，去除血浆（如果血浆>200ml）。ABO血型主次要不合，当受者滴度>1：16，供者滴度≤128，去除红细胞；受者滴度>1：16，供者滴度≥256，去除RBC，去除血浆（如果血浆>200ml）；受者滴度≤16，供者滴度≥256，去除血浆（如果血浆>200ml）；受者滴度≤16，供者滴度≤128，不需处理。

2．外周血造血干细胞的输注标准操作规范

（1）总指南：未经处理的新鲜外周血造血干细胞静脉输入时，不需过滤，不能照射。

（2）输注时间：预处理结束后输入，一般输注开始时间与末次化疗间隔36小时以上。

（3）输入量：未经处理的新鲜外周血造血干细胞一般≤250ml。

3．供受者ABO血型不合时的血液制品输注标准操作规范

（1）血液制品输注的选择（表6-3）

表6-3　血液制品输注的选择

不合性质	血型（供→受）	血制品	移植后早期	移植后晚期
主要不合	A，B，AB→O	RBC	受者	供者
	AB→A，B	PLT	供者	供者
次要不合	O，A，B→AB	RBC	供者	供者
	O→A，B	PLT	受者	受者
主次均不合	A→B	RBC	O	供者
	B→A	PLT	AB	AB

（2）移植后患者血制品输注须经过过滤和照射后才可使用。

4．ABO血型不合患者移植后接受ABO抗体滴度的动态检测。

五、移植后

（一）移植后早期评估指南（100天以内）

1．血常规，每日进行直至ANC>0.5×10⁹/L，PLT>20×10⁹/L，持续5天，然后至少1～2周检查1次，

直至移植后100天。更昔洛韦治疗的患者每周检查3次。

2. 骨髓，0d、14d、28d、56d、3个月进行分类、干细胞培养、VNTR、染色体核型、标志癌基因-PCR、标志癌基因-FISH、性染色体FISH（性别不合）、微小残留病（预留，必要时送检）和活检（骨纤时）等检查。

3. 电解质，预处理期间每天检测2次，预处理后到正常进食前每日1次，恢复正常饮食后每周1次。

4. 生化全套（含血脂），预处理期间每天1次，以后每周3次，出院后每周1次。

5. 免疫指标，免疫细胞亚群（细胞治疗室）、免疫球蛋白定量每月1次。

5. 铁代谢指标，血清铁四项、铁蛋白每月1次。

6. 内分泌，甲状腺功能、激素四项、EPO每月1次。

7. CsA或FK-506血药浓度，全量预防、全量治疗时每周检测1次。

8. PCR-CMV-DNA，移植后100天以内每周1次。

9. 血型、血型抗体效价（ABO血型不合时），造血重建后每2周1次。

10. 特殊检查，胸片或胸部CT、心电图、腹部B超、心脏彩超每周1次或根据具体情况。

（二）移植后晚期随访指南（100天以后）

1. 血常规每次复诊时均需检测，服用复方新诺明、吗替麦考酚酯、更昔洛韦等药物的患者每周检查1次。

2. 肝功能每次复诊时均需检测，接受免疫抑制药物或者其他肝毒性药物如伊曲康唑、伏立康唑等，每两周监测1次。

3. 肾功能每次复诊时均需检测，接受免疫抑制药物或者其他肾毒性药物每周监测。

4. PCR-CMV-DNA，>100天，但前100天接受CMV抗原血症治疗的患者、使用激素或其他免疫抑制剂（骁悉或T细胞抗体）治疗急慢性GVHD的患者，每周监测PP65和/或CMV-DNA一次；>100天，接受低剂量免疫抑制剂治疗患者［如肾上腺皮质激素<1mg/（kg·d）］和连续3次CMV监测均阴性的患者，可以隔周监测一次；>100天，缺乏上述高危因素的患者，可不监测。

5. 骨髓 每3个月直至移植后3年进行分类、干细胞培养、VNTR、染色体核型、标志癌基因-PCR、标志癌基因-FISH、性染色体FISH（性别不合）、微小残留病（预留，必要时送检）和活检（骨纤时）等检查。

6. 慢性GVHD（cGVHD）的相关检测

（1）除外可能同时发生的其他因素，Karnofsky或者Lansky临床评分<60%，体重下降>15%，反复感染常是广泛性cGVHD征兆。

（2）cGVHD的临床表现：注意检查有无皮肤、指甲、毛发、口腔、眼睛、阴道/会阴、肝、肺、胃肠道、筋膜炎、肌肉及关节病变等。

（3）cGVHD的实验室检查：①眼睛：5分钟Schirmer试验均值≤5mm，或者6~10mm伴有症状，或者裂隙灯检查出角膜炎。②肝脏：肝功能异常排除其他原因。③肺：肺功能提示阻塞性肺疾患、肺泡灌洗液无微生物、肺活检证实等。④食管：钡餐、内镜或测压发现食管黏膜蹼状改变、狭窄或活动异常。⑤肌肉：醛缩酶和肌酸磷酸激酶水平增高，肌炎伴肌电图异常。⑥血液：血小板减少、嗜酸性粒细胞增多、低丙种球蛋白血症；少数出现自身抗体或高丙种球蛋白血症。

六、异基因造血干细胞移植诊疗流程

异基因造血干细胞移植诊疗流程见图6-4。

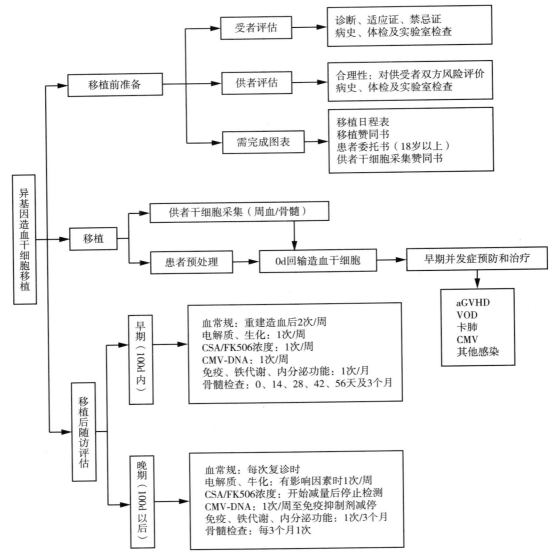

图 6-4 异基因造血干细胞移植诊疗流程

七、异基因造血干细胞移植（同胞/无关/半倍体）临床治疗表单

适用对象：拟行异基因造血干细胞移植的患者

患者姓名：_____性别：_____年龄：____门诊号：_____住院号：_____

住院日期：__年__月__日　出院日期：__年__月__日　标准住院日：73 天内

时间	住院第1天	住院第2～7天
主要诊疗工作	□ 询问病史及体格检查 □ 完成病历书写 □ 开化验单 □ 再次核实患者及家属移植意愿 □ 上级医师查房与初步移植前评估 □ 患者家属签署骨穿同意书、腰穿同意书（必要时）、输血知情同意书、静脉插管同意书（必要时） □ 根据血象及凝血象决定是否成分输血	□ 上级医师查房 □ 住院医师完成上级医师查房记录等病历书写 □ 完成入院检查 □ 完成必要的相关科室会诊，清除感染灶 □ 进行 Karnofsky 评分 □ 骨穿：骨髓形态学检查、细胞遗传学、发病时标志融合基因和预后相关基因突变检测、干细胞培养、VNTR □ 完成移植前评估 □ 患者和/或家属签署移植赞同书、授权委托书、供者骨髓/外周血干细胞采集赞同书
重要医嘱	长期医嘱： □ 血液病二级护理常规 □ 饮食：◎普食◎糖尿病饮食◎其他 □ 其他医嘱 临时医嘱： □ 血、尿、便常规，血型，血生化，电解质，凝血功能 □ 家系血型，血清抗体滴度 □ 溶血全套 □ 甲状腺功能、糖耐量、激素四项 □ 循环免疫复合物、抗核抗体、ENA抗体谱、风湿三项 □ 免疫球蛋白定量、免疫细胞亚群 □ 病毒全项、CMV-DNA、肝炎全项 □ 梅毒螺旋体抗体 □ 静脉插管术（必要时） □ 其他医嘱	长期医嘱： □ 患者既往基础用药 □ 其他医嘱 临时医嘱： □ 骨穿 □ 骨髓形态学、免疫分型、细胞遗传学、组合融合基因和预后相关基因突变检测（有条件时） □ PPD试验 □ 头胸腹CT、腹部B超 □ 心电图、超声心动及24小时动态心电图 □ 肺功能、血气分析 □ 病原微生物培养 □ 其他医嘱
主要护理工作	□ 介绍病房环境、设施和设备 □ 入院护理评估	□ 宣教（血液病知识）
病情变异记录	□ 无　□ 有，原因： 1. 2.	□ 无　□ 有，原因： 1. 2.
护士签名		
医师签名		

时间	住院第 8～14 天	
主要诊疗工作	□ 上级医师查房 □ 住院医师完成病程记录 □ 制定移植日程表 □ 进行抗病毒及卡氏肺孢子菌病的预防	□ 进舱前 1 天备皮、肠虫清 2 片，导泻（20% 甘露醇 125ml） □ 清洁洗澡
重要医嘱	**长期医嘱:** □ CMV 预防（以下方案选一） □ 更昔洛韦 250mg/d×7 天 □ 膦甲酸钠 3g/d×7 天 □ 卡氏肺孢子菌病的预防 □ SMZco 1g bid×7 天 □ 其他医嘱 **临时医嘱:** □ 备皮、理发、剪指甲，进舱前 1 天 □ 清洁洗澡，进舱前 1 天 □ 肠虫清 2 片，进舱前 1 天 □ 20% 甘露醇 125ml，po，进舱前 1 天 □ 其他医嘱	
主要护理工作	□ 随时观察患者病情变化 □ 心理与生活护理	
病情变异记录	□ 无　□ 有，原因: 1. 2.	
护士签名		
医师签名		

时间	住院第15~48天	
主要诊疗工作	□ 上级医师查房 □ 住院医师完成病程记录 □ 药浴入层流 □ 进行移植预处理 □ 0天回输供者干细胞 □ 每日复查血常规	□ 预处理期间碱化利尿要均匀，24h尿量>2500ml/m²，尿pH值保持6.8~7.5 □ 预处理期间每日查2次电解质 □ 每周查肝肾功能及尿常规2次 □ 预处理后监测出凝血象 □ 按日程表进行预处理 □ 0，+14，+28天骨穿
重要医嘱	**长期医嘱:** □ 预处理（以下方案选一） □ TBI+Cy：TBI 7Gy（肺<6Gy），−7d；Cy 60mg/kg，−6，−5 d □ TBI+Cy+Flu+Ara-C：TBI 7Gy（肺<6Gy），−7d；Cy 40mg/kg，−6，−5d； 　　Flu 30mg/m²，−4，−3，−2d；Ara-c 2g/m²，−4，−3，−2d □ Bu+Cy：静脉 Bu 3.2mg/kg，−7，−6，−5，−4d；Cy 60mg/kg，−3，−2d □ Bu+Cy+Flu+Ara-C：静脉 Bu 3.2mg/kg，−9，−8，−7d；Cy 40mg/kg，−6，−5d； 　　Flu 30mg/m²，−4，−3，−2d；　　Ara-c 2g/m²，−4，−3，−2d □ Bu+Mel+Flu +Ara-C：静脉 Bu 3.2mg/kg，−8，−7，−6d；静脉 Mel 100mg/m²，−5d； 　　Flu 30mg/m²，−4，−3，−2d；　　Ara-C 1g/m²，−4，−3，−2d □ Cy+ ATG：Cy 50mg/kg，−5，−4，−3，−2d；ATG 30mg/kg，−4，−3，−2d □ Cy+ATG+Flu：Cy 30mg/kg，−4，−3，−2d；ATG 2.5mg/kg，−9，−8，−7，−6，−5d； 　　Flu 30mg/m²，−9，−8，−7，−6，−5d □ Bu +Cy+ATG+Flu+Ara-C：静脉 Bu 3.2mg/kg，−8，−7d；ATG 2.5mg/kg，−8，−7，−6，−5d； 　　Cy 40mg/kg，−4，−3，−2d；Flu 30mg/m²，−4，−3，−2d； 　　Ara-C 2g/m²，−4，−3，−2d □ GVHD预防 □ VOD预防 □ 镇吐、抗感染等对症支持治疗 □ 补液治疗（预处理期间水化、碱化及利尿） □ 静脉高营养支持治疗（无法正常进食时） □ 重要脏器功能保护：防止尿酸肾病（别嘌醇）、保肝 □ 苯妥英钠（预处理含Bu者） □ 其他医嘱 **临时医嘱:** □ 输血医嘱（必要时）　　　□ 心电监护（必要时） □ 每日复查血常规　　　　　□ 血培养（高热时） □ 每周查肝肾功能及尿常规2次　□ 预处理期间每日查2次电解质 □ 其他医嘱	
主要护理工作	□ 随时观察患者病情变化 □ 心理与生活护理	
病情变异记录	□ 无　□ 有，原因： 1. 2.	
护士签名		
医师签名		

时间	住院第49～72天	出院日
主要诊疗工作	□ 上级医师查房 □ 住院医师完成病程记录 □ 每3日复查血常规 □ 每周肝肾功能 □ 每周查CsA或FK-506浓度 □ 每周复查CMV-DNA	□ 上级医师查房，进行原发疾病及移植并发症评估，明确是否出院 □ 完成出院记录、病案首页、出院证明书等 □ 每3日复查血常规 □ 向患者交代出院后的注意事项
重要医嘱	**长期医嘱：** □ GVHD预防药物 □ 保肝药物 □ 补钙药物 □ 丙种球蛋白（必要时） □ 成分输血、抗感染等支持治疗（必要时） □ 阿昔洛韦或其他抗病毒药物（必要时） □ 其他医嘱 **临时医嘱：** □ 输血医嘱（必要时） □ 心电监护（必要时） □ 每日复查血常规 □ 血培养（高热时） □ 每周查肝肾功能及尿常规2次 □ 预处理期间每日查2次电解质 □ 其他医嘱	□ 出院带药（必要时） □ 定期门诊随访 □ 监测血常规至恢复正常
主要护理工作	□ 随时观察患者病情变化 □ 心理与生活护理	□ 指导患者办理出院手续
病情变异记录	□ 无　□ 有，原因： 1. 2.	□ 无　□ 有，原因： 1. 2.
护士签名		
医师签名		

（何　祎　韩明哲）

第三节

造血干细胞采集术

一、说明

（一）目的
确立造血干细胞采集术诊疗标准操作规程，确保患者诊疗的正确性和规范性。

（二）范围
接受造血干细胞采集的患者及正常供者的诊疗。

（三）诊断依据
1. *Haematopoietic Stem Cell Transplantation*，*The EBMT Handbook*（7th Edition）。
2. *Thomas Hematopoietic Cell Transplantation*（5th Edition）。

二、骨髓造血干细胞采集

（一）自体骨髓采集条件与准备
1. 采集前提　血液系统恶性疾患已取得完全缓解/实体肿瘤未累及骨髓。自体骨髓的采髓时机要根据病情，如急性白血病取得完全缓解后再经3～4个疗程巩固强化治疗后可考虑采髓；实体肿瘤如尚未侵犯骨髓则可在放/化疗之前采髓保存，已累及骨髓者则需经治疗使骨髓中查不到瘤细胞时再采。

2. 采髓前必须进行充分的体格检查及全身主要脏器功能的实验室及物理检查（详见自体造血干细胞移植前检查部分）。

3. 采集骨髓前应履行告知程序，并签署知情同意书，危险性较小，威胁生命的并发症发生率<0.5%，但仍可能发生麻醉意外、感染及严重出血等。

4. 术前准备好自身血，化疗后恢复期Hb>100g/L即可开始采血，餐后采集，每周采集1～2次，每次200～400ml，需2～3周时间。采血过程中应有医师在场，当出现头痛、头晕、恶心、心悸、多汗、血压偏低等不适时可予10%葡萄糖注射液输注。采血后给患者口服叶酸、维生素B₁₂及铁剂等造血原料，如果采血间隔时间长，可将前次采集血液回输后再采。备自身血800～1000ml。不适合采集自身血者需在采髓前几日约同型全血1000～1200ml或相当剂量红细胞及血浆，过滤并照射25Gy，以防发生输血相关移植物抗宿主病，采髓当日送手术室。

5. 采髓手术通知单提前一周送手术室，同时通知细胞治疗室准备骨髓保养液，供应室消毒采髓包。

6. 采髓前一天开自体血用血通知单送血库，采髓当日取血送手术室。

7. 术前清洁洗澡，备皮，采髓前夜可给患者口服哌替啶，12点后禁食水，采髓当日早晨给予阿托品0.5mg、哌替啶50mg肌内注射，查全项血常规。

8. 术后注意检测血压，每日伤口换药一次，常规给予抗生素预防感染2日。

（二）异体骨髓采集条件与准备
1. 年龄　亲缘供者无年龄限制，无关供者规定18～55岁。

2. 供者病史　采髓前应充分了解供者病史，包括牛痘接种史、输血史、热带国家旅游史、过敏史、感染性疾病、自身免疫性疾病、癌症病史及高发因素。对女性供者还应询问怀孕、流产史。

3. 供者采髓前必须进行充分的体格检查及全身主要脏器功能的物理及实验室检查（详见异基因造

血干细胞移植前供者检查部分）。

4. 采集骨髓前应履行告知采髓过程及麻醉的潜在危险，并签署知情同意书。儿童供者需要父母或监护人同意。

5. 备自身血　由于为正常供者，应尽可能避免输注异体血液，采髓前采集自身血 800~1200ml 备用。每次 200~300ml，每周 1 次，共需 3 周时间。餐后采集，采血过程中应有医师在场，当出现头痛、头晕、恶心、心悸、多汗、血压偏低等不适时可予 10% 葡萄糖注射液输注。备血过程中，给供者口服叶酸、维生素 B_{12}、铁剂等造血原料。采髓当日送手术室。

6. 采髓手术通知单提前一周送手术室，同时通知细胞治疗室准备骨髓保养液，供应室消毒采髓包。

7. 采髓前一天开自体血用血通知单送血库，采髓当日取血送手术室。

8. 术前清洁洗澡，备皮，采髓前夜可给患者口服哌替啶，12 点后禁食水，采髓当日早晨给予阿托品 0.5mg、哌替啶 50mg 肌内注射，查全项血常规。

9. 术后注意检测血压，每日伤口换药 1 次，常规给予抗生素预防感染 2 日。

（三）骨髓采集方法

1. 在洁净手术室进行，整个操作过程应保持无菌。麻醉方式采用全麻或连续硬膜外麻醉。

2. 采集部位首选双侧髂后上棘，必要时可采髂前上棘或胸骨。第一针骨穿吸髓 0.3ml，不抗凝，涂片分类计数，患者需再次确认为完全缓解状态。骨髓抽取采取多个部位、分层次、多方向进行。每次抽取 4~6ml，每点间隔 1cm 左右。

3. 骨髓保养液为含肝素的灭菌 RPMI1640 或 TC199，每 100ml 上述保养液中加入肝素 4000U、庆大霉素 2000U，一般 1ml 保养液可抗凝 3~8ml 骨髓。

4. 采出的骨髓液经 100 目金属网过滤，医科院血液病医院移植中心采用严文伟教授设计的密闭式不锈钢过滤罐进行过滤，即简便易行又能有效防止开放式过滤骨髓引起的骨髓污染。

5. 采髓局部应严密消毒，无菌纱布加压包扎、压迫止血，返病房后仰卧 4 小时，观察体温、局部疼痛、出血、尿量、肠鸣音等。

6. 采髓量根据具体情况不同而不同，一般控制在 10~20ml/kg 供者体重，最低有核细胞数量 2×10^8/kg 受者体重，一般要采集 3×10^8/kg 受者体重以上。

（四）骨髓采集物处理

1. 一般处理　采集的骨髓经 100 目金属网过滤除去小粒后，离心挤出脂肪。

2. 自体骨髓采集物　经离心浓缩体积后 4℃ 或冷冻保存。

3. 异体骨髓采集物　ABO 主要血型不合者，需要去除供体骨髓中红细胞，可采用 CS 3000 或 Cobe 等细胞分离机的骨髓淘洗程序、淋巴细胞分离液或羟乙基淀粉沉淀红细胞后分离出单个核细胞；ABO 次要血型不合者，需要离心去除供体骨髓中血浆；ABO 血型主次均不合者在去除红细胞的同时去除血浆。

4. 骨髓的保存　异基因骨髓采集物一般不需要特殊保存，在受者预处理 0d 采髓，经处理后即可回输患者。自体骨髓可保存于 4℃ 或冷冻保存。

（五）骨髓的回输

1. 骨髓回输采用静脉输注，所用输血器去掉滤网，以防止干细胞黏附。

2. 回输前准备好急救药品及急救器械，检查输液系统的通畅性。输髓前给予地塞米松 5mg 及抗组胺药物。

3. 深低温保存的骨髓从液氮中取出后立即置于 39~41℃ 水浴中解冻，在 1 分钟内融化，不加处理即刻从静脉快速回输给患者，10 分钟内输完。输注过程中应进行血压、血氧饱和度和心电监护。

三、外周血造血干细胞采集

（一）患者自体外周血造血干细胞的动员和采集

1. 患者进行外周血造血干细胞动员的前提　恶性血液病取得完全缓解后再经 3 ~ 4 个疗程巩固强化治疗，骨髓检查提示体内恶性肿瘤细胞负荷较低时可考虑进行自体外周血造血干细胞采集。

2. 采集外周血造血干细胞前应履行告知程序，并签署知情同意书。

3. 患者自体外周血造血干细胞动员以大剂量化疗加 G-CSF 5μg/（kg·d）为最佳方案，一般在大剂量化疗停药第 8 ~ 10 天开始 G-CSF 250 或 300μg，1 次/日，皮下注射。

4. 应用 G-CSF 后每日测血象，WBC>1×10^9/L 后，每天追查结果，WBC≥5×10^9/L 时开始采集，必要时可检测外周血 CD34$^+$细胞比例判断采集时机。

5. 干细胞动员剂应用后，初步预定采集时间，通知细胞治疗室，做好冷冻保存准备。

6. 提前一天为供者准备好钙剂，采集前必须服用。

7. 采集当日带当日或前一日血象去单采室，单采室需要 HCT 来调整机器参数。单采开始前至少 3 小时 G-CSF 250 或 300μg，皮下注射。

8. 采集物送检免疫细胞亚群、干祖细胞培养、CD34$^+$细胞计数及微小残留病检测（流式及有分子学标识的检测相应分子学标识）。

9. 采集细胞数依照具体情况决定，一般要单个核细胞数量（3 ~ 5）× 10^8/kg 受者体重，CD34$^+$细胞在 2×10^6/kg 受者体重以上。采集数量不足或贫动员的患者可进一步采集骨髓干细胞。

（二）正常供者造血干细胞的动员和采集

1. 采集外周血造血干细胞前应履行告知程序，向家属及患者交代病情，供者签署采集周血干细胞赞同书。

2. 采集供者病史　同正常供者采髓前。

3. 供者查体　动员前必须进行充分的体格检查及全身主要脏器功能的物理及实验室检查包括眼底情况（详见异基因造血干细胞移植前供者检查部分）。

4. 单采会诊单提前送单采室及细胞治疗室。

5. 供者动员前、动员后第 4 天、采集后 3 ~ 5 天 B 超监测脾脏大小。动员前及动员后每天查血常规，采集当日尽早查血常规，采集结束后每 2 ~ 3 天复查血常规直至正常为止。

6. 采集周血干细胞前为供者准备好钙剂及生理盐水。

7. 采集当日带当日血常规去单采室，单采室需要 HCT 来调整机器参数。

8. 移植-4 天开始供者动员，动员剂用 G-CSF 250 或 300μg，皮下注射，一日 2 次，用药后 4 ~ 5 天为采集时间（即移植 0 天）。采集当日（动员第 5 日）G-CSF 注射时间为早 5 点，8 点开始采集，当日询问采集细胞数目，如细胞数目不足，当日晚及次日早晨 5 点各注射一支 G-CSF，电话通知单采室，第 6 日继续采集所需细胞数目。如果采集数目足够就不需再打针。

9. 一般采集目标单个核细胞数为（5 ~ 8）× 10^8/kg，CD34$^+$细胞在 2×10^6/kg 受者体重以上。

10. 采集物送检 CD34$^+$、干细胞培养、免疫细胞亚群。

11. 脑血管意外为动员禁忌。

12. 动员过程中 WBC 大于 70×10^9/L 应将 G-CSF 减量。

四、骨髓造血干细胞采集流程

骨髓造血干细胞采集流程见图 6-5。

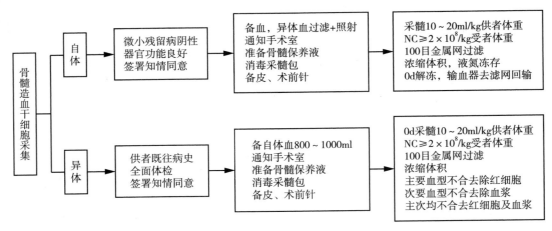

图6-5　骨髓造血干细胞采集流程

五、外周血造血干细胞采集流程

外周血造血干细胞采集流程见图6-6。

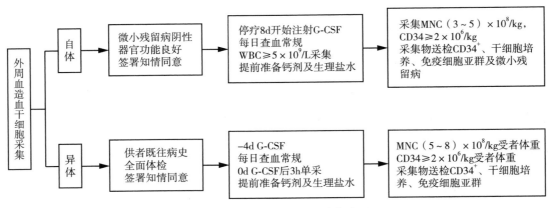

图6-6　外周血造血干细胞采集流程

六、造血干细胞采集临床治疗表单

（一）自体骨髓造血干细胞采集临床治疗表单

适用对象：拟行自体骨髓造血干细胞采集的患者

患者姓名：_____　性别：_____　年龄：____　门诊号：_____　住院号：_____

住院日期：__年__月__日　出院日期：__年__月__日　标准住院日：18 天内

时间	住院第1天	住院第2～5天
主要诊疗工作	□ 询问病史及体格检查 □ 完成病历书写 □ 开化验单 □ 再次核实患者及家属自体骨髓干细胞采集意愿 □ 上级医师查房与初步采髓前评估 □ 患者家属签署骨穿同意书（必要时）、输血知情同意书、静脉插管同意书（必要时） □ 根据血象及凝血象决定是否成分输血	□ 上级医师查房 □ 住院医师完成上级医师查房记录等病历书写 □ 完成入院检查 □ 完成必要的相关科室会诊，清除感染灶 □ 进行 Karnofsky 评分 □ 骨穿：骨髓形态学检查、细胞遗传学、发病时标志融合基因和预后相关基因突变检测、干细胞培养 □ 完成采髓前危险评估 □ 患者和/或家属签署采髓知情同意书 □ 血象允许采集自体血300ml
重要医嘱	**长期医嘱：** □ 血液病二级护理常规 □ 饮食：◎普食◎糖尿病饮食◎其他 □ 其他医嘱 **临时医嘱：** □ 血、尿、便常规、血型、血生化、电解质、凝血功能 □ 甲状腺功能、糖耐量、激素四项 □ 循环免疫复合物、抗核抗体、ENA抗体谱、风湿三项 □ 免疫球蛋白定量、免疫细胞亚群 □ 病毒全项、CMV-DNA、肝炎全项 □ 梅毒螺旋体抗体 □ 静脉插管术（必要时） □ 其他医嘱	**长期医嘱：** □ 患者既往基础用药 □ 铁剂、叶酸、维生素 B_{12}（进行自体血采集者） □ 其他医嘱 **临时医嘱：** □ 骨穿 □ 骨髓形态学、细胞遗传学、发病时标志融合基因和预后相关基因突变检测、干细胞培养 □ 采集自身血300ml（血象允许时） □ 头胸腹CT、腹部B超 □ 心电图、超声心动及24小时动态心电图 □ 肺功能、血气分析 □ 病原微生物培养 □ 其他医嘱
主要护理工作	□ 介绍病房环境、设施和设备 □ 入院护理评估	□ 宣教（血液病知识）
病情变异记录	□ 无　□ 有，原因： 1. 2.	□ 无　□ 有，原因： 1. 2.
护士签名		
医师签名		

时间	住院第 6 ~ 10 天	住院第 11 ~ 14 天
主要诊疗工作	□ 上级医师查房 □ 住院医师完成病程记录 □ 制定采髓计划 □ 血象允许采集自身血 300ml	□ 上级医师查房 □ 住院医师完成病程记录 □ 血象允许采集自身血 400ml □ 骨髓采集前 1 天备皮 □ 清洁洗澡
重要医嘱	长期医嘱： □ 铁剂、叶酸、维生素 B_{12}（进行自体血采集者） □ 患者既往基础用药 □ 其他医嘱 临时医嘱： □ 采集自身血 300ml（必要时） □ 每 3 日复查血常规 □ 复查凝血八项 □ 其他医嘱	长期医嘱： □ 患者既往基础用药 □ 铁剂、叶酸、维生素 B_{12}（进行自体血采集者） □ 其他医嘱 临时医嘱： □ 采集自身血 400ml（必要时） □ 复查血常规 □ 清洁洗澡 □ 备皮 □ 口服地西泮（采髓前夜） □ 禁食水（采髓前夜 0 点后） □ 其他医嘱
主要护理工作	□ 随时观察患者病情变化 □ 心理与生活护理	□ 随时观察患者病情变化 □ 心理与生活护理
病情变异记录	□ 无　□ 有，原因： 1. 2.	□ 无　□ 有，原因： 1. 2.
护士签名		
医师签名		

时间	住院第15～16天	出院日
主要诊疗工作	□ 上级医师查房 □ 住院医师完成病程记录 □ 采髓日早晨给予阿托品0.5mg、哌替啶50mg肌内注射 □ 采髓日查血常规 □ 全麻/持续硬膜外麻醉下完成采髓术 □ 抗生素预防感染 □ 术后换药	□ 上级医师查房，进行原发疾病及采髓并发症评估，明确是否出院 □ 完成出院记录、病案首页、出院证明书等 □ 每3日复查血常规 □ 向患者交代出院后的注意事项
重要医嘱	**长期医嘱：** □ 患者既往基础用药（麻醉后允许时） □ 铁剂、叶酸、维生素B_{12}（进行自体血采集者麻醉后允许时） □ 抗生素 □ 其他医嘱 **临时医嘱：** □ 阿托品0.5mg肌内注射（采髓日晨） □ 哌替啶50mg肌内注射（采髓日晨） □ 换药（采髓术后第2天） □ 其他医嘱	□ 出院带药 □ 定期门诊随访 □ 监测血常规、血生化及电解质
主要护理工作	□ 随时观察患者病情变化 □ 心理与生活护理	□ 指导患者办理出院手续
病情变异记录	□ 无　□ 有，原因： 1. 2.	□ 无　□ 有，原因： 1. 2.
护士签名		
医师签名		

（二）正常供者骨髓造血干细胞采集临床治疗表单

适用对象：拟行骨髓造血干细胞捐献的正常供者

患者姓名：_____ 性别：_____ 年龄：____ 门诊号：_____ 住院号：_____

住院日期：__年__月__日　出院日期：__年__月__日　标准住院日：18天内

时间	住院第1天	住院第2~5天
主要诊疗工作	□ 询问病史及体格检查 □ 完成病历书写 □ 开化验单 □ 再次核实供者及家属捐献骨髓干细胞的意愿 □ 上级医师查房与初步采髓前评估 □ 输血知情同意书（必要时）	□ 上级医师查房 □ 住院医师完成上级医师查房记录等病历书写 □ 完成入院检查 □ 完成采髓前危险评估 □ 患者和/或家属签署采髓知情同意书 □ 采集自体血300ml
重要医嘱	长期医嘱： □ 血液病二级护理常规 □ 饮食：◎普食◎糖尿病饮食◎其他 □ 其他医嘱 临时医嘱： □ 血尿便常规、血型、血生化、电解质、凝血功能 □ 病毒全项、CMV-DNA、肝炎全项 □ 梅毒螺旋体抗体 □ 其他医嘱	长期医嘱： □ 患者既往基础用药 □ 铁剂、叶酸、维生素B_{12}（进行自体血采集者） □ 其他医嘱 临时医嘱： □ 采集自身血300ml □ 采集自身血前后复查血常规 □ 其他医嘱
主要护理工作	□ 介绍病房环境、设施和设备 □ 入院护理评估	□ 宣教（血液病知识）
病情变异记录	□ 无　□ 有，原因： 1. 2.	□ 无　□ 有，原因： 1. 2.
护士签名		
医师签名		

时间	住院第6~10天	住院第11~14天
主要诊疗工作	□ 上级医师查房 □ 住院医师完成病程记录 □ 参照移植日程制定采髓计划 □ 采集自体血300ml	□ 上级医师查房 □ 住院医师完成病程记录 □ 采集自身血400ml □ 骨髓采集前1天备皮 □ 清洁洗澡
重要医嘱	**长期医嘱：** □ 铁剂、叶酸、维生素B$_{12}$（进行自体血采集者） □ 患者既往基础用药 □ 其他医嘱 **临时医嘱：** □ 采集自身血300ml □ 每3日复查血常规 □ 复查凝血八项 □ 其他医嘱	**长期医嘱：** □ 患者既往基础用药 □ 铁剂、叶酸、维生素B$_{12}$（进行自体血采集者） □ 其他医嘱 **临时医嘱：** □ 采集自身血400ml □ 复查血常规 □ 清洁洗澡 □ 备皮 □ 口服地西泮（采髓前夜） □ 禁食水（采髓前夜0点后） □ 其他医嘱
主要护理工作	□ 随时观察患者病情变化 □ 心理与生活护理	□ 随时观察患者病情变化 □ 心理与生活护理
病情变异记录	□ 无 □ 有，原因： 1. 2.	□ 无 □ 有，原因： 1. 2.
护士签名		
医师签名		

时间	住院第 15～16 天	出院日
主要诊疗工作	□ 上级医师查房 □ 住院医师完成病程记录 □ 采髓日早晨给予阿托品 0.5mg、哌替啶 50mg 肌内注射 □ 采髓日查血常规 □ 全麻/持续硬膜外麻醉下完成采髓术 □ 抗生素预防感染 □ 术后换药	□ 上级医师查房，进行原发疾病及采髓并发症评估，明确是否出院 □ 完成出院记录、病案首页、出院证明书等 □ 每 3 日复查血常规 □ 向患者交代出院后的注意事项
重要医嘱	**长期医嘱:** □ 患者既往基础用药（麻醉后允许时） □ 铁剂、叶酸、维生素 B_{12}（麻醉后允许时） □ 抗生素 □ 其他医嘱 **临时医嘱:** □ 阿托品 0.5mg 肌内注射（采髓日晨） □ 哌替啶 50mg 肌内注射（采髓日晨） □ 换药（采髓术后第二天） □ 其他医嘱	□ 出院带药 □ 定期门诊随访 □ 监测血常规
主要护理工作	□ 随时观察患者病情变化 □ 心理与生活护理	□ 指导患者办理出院手续
病情变异记录	□ 无　□ 有，原因: 1. 2.	□ 无　□ 有，原因: 1. 2.
护士签名		
医师签名		

（三）自体外周血造血干细胞采集临床治疗表单

适用对象：拟行自体外周血造血干细胞采集的患者

患者姓名：_____ 性别：_____ 年龄：___ 门诊号：_____ 住院号：_____

住院日期：__年__月__日 出院日期：__年__月__日 标准住院日：30天内

时间	住院第1天	住院第2~3天
主要诊疗工作	□ 询问病史及体格检查 □ 完成病历书写 □ 开化验单 □ 再次核实患者及家属自体外周血干细胞采集意愿 □ 上级医师查房与初步外周血干细胞动员前评估 □ 患者家属签署骨穿同意书（必要时）、输血知情同意书、静脉插管同意书（必要时） □ 根据血象及凝血象决定是否成分输血	□ 上级医师查房 □ 住院医师完成上级医师查房记录等病历书写 □ 完成入院检查 □ 骨穿：骨髓形态学检查、细胞遗传学、发病时标志融合基因和预后相关基因突变检测、干细胞培养 □ 确定疾病阶段适合外周血干细胞采集 □ 完成外周血干细胞动员采集前危险评估 □ 患者和/或家属签署外周血干细胞采集知情同意书
重要医嘱	长期医嘱： □ 血液病二级护理常规 □ 饮食：◎普食◎糖尿病饮食◎其他 □ 其他医嘱 临时医嘱： □ 血、尿、便常规，血型，血生化，电解质，凝血功能 □ 病毒全项、CMV-DNA、肝炎全项 □ 梅毒螺旋体抗体 □ 静脉插管术（必要时） □ 其他医嘱	长期医嘱： □ 患者既往基础用药 □ 其他医嘱 临时医嘱： □ 骨穿 □ 骨髓形态学、细胞遗传学、发病时标志融合基因和预后相关基因突变检测、干细胞培养 □ 胸CT、腹部B超 □ 心电图 □ 病原微生物培养 □ 其他医嘱
主要护理工作	□ 介绍病房环境、设施和设备 □ 入院护理评估	□ 宣教（血液病知识）
病情变异记录	□ 无 □ 有，原因： 1. 2.	□ 无 □ 有，原因： 1. 2.
护士签名		
医师签名		

时间	住院第 4～10 天	住院第 11～28 天	出院日
主要诊疗工作	□ 上级医师查房 □ 住院医师完成病程记录 □ 制定外周血干细胞动员采集计划 □ 按计划进行动员前化疗 □ 重要脏器保护 □ 镇吐	□ 上级医师查房，注意病情变化 □ 住院医师完成病程记录 □ 根据血常规情况，停化疗 8～10 天 G-CSF 动员 □ G-CSF 动员后每日查血常规 □ 白细胞≥5×10⁹/L开始单采外周血干细胞 □ 采集物送检 CD34、微小残留病、干祖细胞培养、免疫细胞亚群	□ 上级医师查房，进行原发疾病及采髓并发症评估，明确是否出院 □ 完成出院记录、病案首页、出院证明书等 □ 每 3 日复查血常规 □ 向患者交代出院后的注意事项
重要医嘱	长期医嘱： □ 动员前化疗医嘱 □ 镇吐、抗感染等对症支持治疗医嘱 □ 补液治疗（水化、碱化） □ 重要脏器功能保护：保心、肝、肾等 临时医嘱： □ 心电监护（必要时） □ 每 3 日复查血常规、电解质 □ 血培养（高热时） □ 静脉插管维护、换药 □ 其他医嘱	长期医嘱： □ 洁净饮食 □ 抗感染等支持治疗（必要时） □ 其他医嘱 临时医嘱： □ 血、尿、便常规 □ 血生化、电解质 □ 输血及血小板医嘱（必要时） □ G-CSF 5μg/（kg·d）（停化疗 8～10 天开始） □ G-CSF 动员后每日查血常规 □ 单采外周血干细胞（白细胞≥5×10⁹/L时） □ 钙剂及生理盐水带单采室 □ 采集物送检 CD34、微小残留病、干祖细胞培养、免疫细胞亚群	□ 出院带药 □ 定期门诊随访 □ 监测血常规、血生化及电解质
主要护理工作	□ 随时观察患者病情变化 □ 心理与生活护理	□ 随时观察患者病情变化 □ 心理与生活护理	□ 指导患者办理出院手续
病情变异记录	□ 无 □ 有，原因： 1. 2.	□ 无 □ 有，原因： 1. 2.	□ 无 □ 有，原因： 1. 2.
护士签名			
医师签名			

（四）正常供者外周血造血干细胞采集临床治疗表单

适用对象：拟行外周血造血干细胞捐献的正常供者

患者姓名：_____性别：_____年龄：____门诊号：_____住院号：_____

住院日期：__年__月__日　出院日期：__年__月__日　标准住院日：8天内

时间	住院第1天	住院第2天
主要诊疗工作	□ 询问病史及体格检查 □ 完成病历书写 □ 开化验单 □ 再次核实患者及家属捐献外周血干细胞意愿 □ 上级医师查房与初步外周血干细胞动员前评估 □ 患者家属签署静脉插管同意书（必要时）	□ 上级医师查房 □ 住院医师完成上级医师查房记录等病历书写 □ 完成入院检查 □ 患者和/或家属签署外周血干细胞采集知情同意书
重要医嘱	长期医嘱： □ 血液病二级护理常规 □ 饮食：◎普食◎糖尿病饮食◎其他 □ 其他医嘱 临时医嘱： □ 血、尿、便常规，凝血功能 □ 静脉插管术（必要时） □ 其他医嘱	长期医嘱： □ 血液病二级护理常规 □ 饮食：◎普食◎糖尿病饮食◎其他 □ 其他医嘱 临时医嘱： □ 血常规检查 □ 其他医嘱
主要护理工作	□ 介绍病房环境、设施和设备 □ 入院护理评估	□ 宣教（血液病知识）
病情变异记录	□无　□有，原因： 1. 2.	□无　□有，原因： 1. 2.
护士签名		
医师签名		

时间	住院第 3~7 天	出院日
主要诊疗工作	□ 上级医师查房 □ 住院医师完成病程记录 □ 按移植日程表进行外周血干细胞动员和采集 □ 白细胞≥70×10⁹/L，G-CSF 减量 □ 采集物送检 CD34、干祖细胞培养、免疫细胞亚群	□ 上级医师查房，明确是否出院 □ 完成出院记录、病案首页、出院证明书等 □ 复查血常规 □ 向患者交代出院后的注意事项
重要医嘱	**长期医嘱：** □ G-CSF 5~6μg/（kg·d）bid **临时医嘱：** □ 每日检查血常规 □ B 超监测脾脏大小 □ 0d 单采外周血干细胞 □ 钙剂及生理盐水带单采室 □ 采集物送检 CD34、干祖细胞培养、免疫细胞亚群	□ 出院带药（必要时） □ 定期门诊随访 □ 监测血常规至恢复正常
主要护理工作	□ 随时观察患者病情变化 □ 心理与生活护理	□ 指导患者办理出院手续
病情变异记录	□ 无　□ 有，原因： 1. 2.	□ 无　□ 有，原因： 1. 2.
护士签名		
医师签名		

（何　祎　韩明哲）

第四节

造血干细胞移植适应证

一、急性淋巴细胞白血病造血干细胞移植适应证

大多数儿童急性淋巴细胞白血病（ALL）患者经过化疗可获得较高的治愈率。然而，极高危组以及复发患者预后较差，这些患者在获得完全缓解（CR）后需要进行更强烈的巩固治疗。异基因造血干细胞移植（allo-HSCT）可通过移植物抗白血病（GVL）效应取得对ALL的有效控制，但移植相关死亡率（TRM）仍然严重。因此，对ALL患者必须前瞻性地指出造血干细胞移植（HSCT）的适应证，且随着化疗策略的修正和改进，定期进行重新评价和界定。儿童ALL在诊断时就可发现一些可导致预后差的危险因素，如细胞遗传学特征。此外，通过形态学和/或微小残留病（MRD）的检测观察患者对诱导治疗的反应也有较强的预后价值，在复发患者中复发的时间与部位也是重要的预后因素。

相比于儿童ALL超过80%的5年总体生存率（OS），成人ALL的预后较差，18~60岁患者平均OS为35%，这与多方面因素有关，包括预后不良标志如Ph染色体出现概率更高和预后良好亚型比例降低。尽管来自不同协作组所得出的结论并不一致，在过去的10~15年里，成人ALL在CR1期进行allo-HSCT越来越得到提倡。MRD的评估无疑明显提高了对成人ALL危险组的界定。成人ALL治疗中最受争议的问题是患者在接受强烈诱导治疗后获得CR1后该选择什么样的最佳巩固治疗措施。积极的观点建议所有有HLA相合同胞供者的患者均应行allo-HSCT，更多则倾向于鉴别出那些不经过allo-HSCT就有治愈希望的患者，而仅将HSCT应用于高危患者。因此如何根据患细胞遗传学和分子学异常、免疫分型以及其他预后因素对成人ALL患者进行分层治疗，将成为进一步提高成人ALL患者疗效的关键（表6-4）。

（一）CR1儿童ALL的HSCT适应证

儿童ALL CR1进行HSCT的适应证仅限于高危组，大部分研究机构认为这些患者预计无事件生存率（EFS）低于50%。易导致高复发风险的因素有已知的分子生物学标志、染色体异常，以及对化疗的反应，包括对初始化疗耐药以及持续存在MRD。这类患者可选择来自相合同胞或无关供者的allo-HSCT，极高危患者也可选择HLA不全相合供者allo-HSCT。

目前没有哪种细胞遗传学异常是各大研究机构中未形成共识的CR1行allo-HSCT的绝对适应证，被广泛接受的提示不良预后的因素包括：早期治疗反应差的Ph染色体阳性ALL、早期前体T-ALL、婴儿ALL伴MLL重排。

早期前体T-ALL是近期被确认的T-ALL的一个亚型，它具有不成熟的遗传学和免疫表型特征，化疗效果差，EFS约22%，allo-HSCT能否提高其治疗效果尚需观察。与既往研究相比，T-ALL经过强烈化疗治疗效果已有明显提高，因此不再是allo-HSCT的指征。

另外一个高危预后标志是MLL重排，包括t（4；11），主要见于年幼儿童和婴儿。多个回顾性研究并未显示移植比单纯化疗在EFS方面存在优势。

MRD在特定时间点的存在有助于鉴定出一大类预后不良的患者。一项大型试验以Ig和TCR基因重排为PCR检测指标，引入标准化定量检测MRD方法，将患者划分为以下几组：MRD标危组（MRD-SR）：第33天、78天MRD均阴性；MRD中危组（MRD-IR）：第33天或78天MRD阳性，且第78天MRD$<10^{-3}$；MRD高危组（MRD-HR）：第78天MRD$\geq10^{-3}$，三者7年EFS分别为91.1%、80.6%、49.8%。MRD在时间点1（Time Point 1，TP 1，通常取第33天）阴性者预后最好（表6-5）。

表 6-4　ALL 患者 CR1 期 HSCT 指征（BFM 标准）

| HR 标准（按分层顺序） | | PCR-MRD 结果 | | | | 无 MRD 结果 |
| | | MRD-SR | MRD-MR | MRD-HR | | |
				MRD-TP2≥10^{-3}	MRD-TP2≥10^{-2}	
HR 标准（按分层顺序）	d33 未达 CR	MSD/MD/MMD	MSD/MD/MMD	MSD/MD/MMD	MSD/MD/MMD	MSD/MD/MMD
	PPR+（9；22）	MSD/MD/MMD	MSD/MD/MMD	MSD/MD/MMD	MSD/MD/MMD	MSD/MD/MMD
	PPR+（4；11）	MSD/MD	MSD/MD	MSD/MD	MSD/MD/MMD	MSD/MD
	PGR+（9；22）	no	MSD/MD	MSD/MD	MSD/MD/MMD	MSD/MD
	PGR+（4；11）	MSD	MSD	MSD/MD	MSD/MD/MMD	MSD
	PPR+*	no	no	MSD/MD	MSD/MD/MMD	MSD/MD
	良好 PPR**	no	no	MSD/MD	MSD/MD/MMD	no

注：PPR（prednisone poor response），对泼尼松反应差；PGR（prednisone good response），对泼尼松反应佳；no，无 HSCT 指征。

*PPR+pro-B ALL 或 T-ALL 和/或第 15 天骨髓原始细胞>20% 和/或 WBC>100 000/μl；**PPR 不伴上述任何情况。

MRD-SR：利用两种相互独立且敏感度≤10^{-4} 的指标进行检测，在 4 周和 12 周诱导治疗后 MRD 均阴性；MRD-MR：4 周和 12 周诱导治疗后只要有一次 MRD 阳性，但在 12 周（TP2）MRD<10^{-3}；MRD-HR：在 12 周 MRD≥10^{-3}。

表 6-5　HLA 相合程度及与供者分组关系的定义

HLA 等位基因*	同胞供者	家庭成员供者	无关供者**
10/10	MSD	MD	MD
9/10	MD		MD
<9/10	MMD		MMD

注：*指 HLA-A、HLA-B、HLA-C、HLA-DRB1.HLA-DQB1 高分辨配型；**如果无合适供者，6/6 相合无关脐血供者也可作为相合供者（MD），<6/6 相合无关脐血供者也可作为 MMD（仅在 ALL-HSCT-BFMi 试验有效）。

MSD：matched sibling donor；MD：matched donor；MMD：mismatched donor。

　　今后 MRD 的检测也可包含在 allo-HSCT 的治疗过程中，研究显示 MRD 的存在可影响生存。此外，移植前 MRD 状态也是一个重要的预后指标。这些数据的回顾性研究也有助于今后制定最佳治疗措施。

（二）CR2 及更晚期儿童 ALL 的 HSCT 适应证

　　经过常规化疗后早期骨髓复发的患者预后较差，尽管接近 90% 的患者可获得 CR2，但大部分患者病情会进展。这类患者是相合的同胞供者和无关供者 allo-HSCT 的适应证。如果无法到相合的同胞供者或无关供者，脐带血、不全相合的无关供者或同胞供者也可作为极高危组患者移植来源的选择。在复发的 ALL 患者，根据复发的时间、复发部位以及免疫表型对患者进行危险度分组，见表 6-6。

　　CR3 期的 ALL 患者单靠化疗有极高风险随之复发，而 HSCT 由于药物蓄积导致的严重脏器毒性亦可导致较高风险的 TRM。这类患者缓解后的最佳治疗仍无定论，但是，如果有相合同胞供者（MSD）或者无关供者（MUD），allo-HSCT 也被认为是一种合理的选择。如果没有相合供者（MD），不合供者（MMD）移植也可考虑。

表6-6 第一次复发的ALL患者allo-HSCT的指征（BFM标准）

极高危复发组	
T系：任何骨髓受累	
BCP-ALL：非常早期复发累及骨髓，早期复发仅限于骨髓	MSD/MD/MMD
>CR2：根据TRM风险	
高危复发组（MRD*≥10⁻³）	MSD/MD
BCP-ALL：早期其他部位复发伴骨髓复发，晚期复发骨髓受累	
中危组（MRD*<10⁻³）	MSD
BCP-ALL：早期其他部位复发伴骨髓复发，晚期复发骨髓受累	

注：*MRD在第二次诱导治疗结束后检测，如果没有MRD结果，可选择MSD-HSCT，也可在常规临床预后因素基础上选择MD-HSCT。复发时间点：非常早期指最初诊断后<18个月；早期指最初诊断后≥18个月，且一线治疗停止后<6个月；晚期指一线治疗停止后≥6个月。

（三）成人ALL的HSCT适应证

多数欧洲研究组将成人ALL的allo-HSCT适应证定为有高危特征和不良预后因素的患者，这些因素使患者单靠化疗生存率可能低于40%。预后模型和年龄上限在不同研究组之间可能不同。高危状态一般由患者的特征和治疗前的疾病状态来界定。MRC UKALL Ⅻ/ECOG E2993试验将存在Ph染色体t（9；22）、WBC>30×10⁹/L的B-ALL、WBC>100×10⁹/L的T-ALL归为高危组，年龄>35岁也被认为是高危疾病。MRC/ECOG研究强调了其他细胞遗传学高危组，包括t（4；11）、t（8；14）、低亚二倍体，近三倍体以及复杂核型。除以上疾病相关危险因素，患者年龄、供者特征、HLA相合程度等预后因素也需要用来评价HSCT本身的风险。对危险因素进行综合评估，有助于更准确地确定移植适应证，对机体合并症的评估也有助于决定预处理方案的强度。第一次巩固化疗后MRD也应该作为选择HSCT的重要依据。GMALL、NILG、PETHEMA研究组的结果显示，即使是高危ALL患者，只要不具备恶性程度最高的特征（WBC>100×10⁹/L，pre/pro/成熟T表型，极高危细胞遗传学），如果MRD阴性，即使不进行allo-HSCT，也可以从化疗中获益。这一数据也意味着许多MRD阴性患者可以在首次缓解时免于HSCT。综上所述，目前比较公认的成人ALL预后相关因素包括：诊断时年龄>35岁；白细胞>30×10⁹/L（B-ALL）或>100×10⁹/L（T-ALL）；免疫分型为前体B（pro-B）或早期T（early-T）；细胞遗传学异常如t（9；22）/BCR/ABL（+）、t（4；11）/AML1-AF4（+）、t（8；14）/MYC/IGH（+）、复杂核型、低亚二倍或近三倍体等；CR1期>4周；微小残留病变（MRD）在诱导治疗后≥10⁻³或巩固治疗后≥10⁻⁴。具有一项以上不良因素的患者为高危组，反之则为标危组，其中细胞和分子遗传学异常以及MRD监测是最有意义的预后因素。

根据EBMT和CIBMTR的统计，成人ALL CR1期行HLA相合同胞供者allo-HSCT整体生存率大约50%。累计复发率和非复发相关死亡率（NRM）都在25%到30%之间。对于没有合适的同胞供者的成人ALL，无关供者可也可选择。CR1患者生存率为40%～45%，与相合同胞移植相比复发率较低，而NRM较高（30%～40%）。2007年美国血液学年会（ASH）给出了<55岁成人ALL根据风险分层进行allo-HSCT的建议：<40岁患者，若有HLA相合同胞供者，无论高危或标危，CR1推荐HLA相合同胞供者HSCT；若无HLA相合同胞供者，高危患者CR1建议HLA相合无关供者HSCT。对具有不良预后因素（Ph阳性ALL，诱导治疗后MRD≥10⁻³、≥CR2或原发难治ALL患者，只要有HLA相合供者均推荐allo-HSCT。由此可见，相比CR1状态，所有CR2及CR2以上的患者都是allo-HSCT的适应证，这一点已形成共识。

1. Ph染色体阳性急性淋巴细胞白血病

（1）CR1期：年轻成人（<40岁，AYA）经TKI联合化疗诱导治疗获得血液学CR后，巩固阶段包括TKI+强化化疗+CNSL预防，若有HLA相合供者可以考虑接受allo-HSCT；如在化疗后MRD下降速度较快者（诱导治疗后3个月内达到分子生物学缓解）也可选择自体造血干细胞移植（ASCT）。移植后还应接

受 2～3 年维持治疗，包括 TKI、加或不加每月一次长春新碱/泼尼松方案小化疗；若能耐受副作用，也可加用低剂量甲氨蝶呤（每周）+6-巯嘌呤（每日）方案小化疗。

40 岁以上成人，若年龄小于 65 岁或不伴有复杂并发症，缓解后的治疗类似年轻成人（<40 岁），allo-HSCT 指征和移植后维持治疗方案也与之类似。

（2）复发或难治性：初始治疗方案含 TKI 的复发或难治性患者，需要检测 ABL 突变，然后根据这些突变选择敏感 TKI 挽救治疗。如含 Y253H、E255K/V、F359V/C/I 突变的复发难治患者，若之前未使用过达沙替尼者，可接受含达沙替尼或 Ponatinib 的挽救治疗；含 V299L、T315A、F317L/V/I/C 突变者，可接受 Ponatinib 或尼洛替尼治疗；而含 T315I 突变者的挽救治疗应当选择 Ponatnib 或 allo-HSCT 或进入临床试验。所有这些患者若有可能，在接下来的治疗中应考虑接受 allo-HSCT 治疗。对于 allo-HSCT 后复发患者，在接受新的 TKI 基础上，可考虑二次 allo-HSCT 和/或 DLI。

2. Ph 阴性急性淋巴细胞白血病

（1）CR1 期：MRD 阳性、伴有高危的遗传学特征

年轻成人（<40 岁，AYA）患者获得 CR 后，需要常规强化、维持化疗及 CNS 预防，同时检测评价 MRD。MRD 持续阳性的患者若有可能建议接受 allo-HSCT 强化治疗。诊断时具有高危遗传学特征的患者，如亚二倍体、复杂核型、MLL 重排等，在 CR1 期如有可能也建议接受 allo-HSCT 治疗。

40 岁以上成人，若年龄小于 65 岁或不伴有复杂并发症，缓解后的治疗类似年轻成人（<40 岁），allo-HSCT 指征也与之类似。

（2）复发难治性：晚期复发患者（诊断至复发时间>36 个月）可接受原方案再次诱导，也可首选临床试验。早期复发者的挽救治疗可选择 clofarabine、nelarabine（T 系 ALL）、单克隆抗体等，一旦获得 CR2，如可能应接受 allo-HSCT 强化治疗。2017 年 8 月 30 日，美国食品和药品管理局（FDA）批准了 Novartis 的 tisagenlecleucel（CTL-019，Kymriah），一种抗 CD19 嵌合抗原受体（CAR）T 细胞用于治疗复发/难治性 B-ALL。临床试验结果表明，抗 CD19 CAR T 细胞疗法可成功诱导 B-ALL 患者获得缓解。但其相关毒性，如细胞因子释放综合征和 CAR T 细胞相关的脑病综合征等也值得重视。

（四）ASCT 的地位

大剂量化疗后进行 ASCT 也被认为可作为一种治疗选择。大多数随机研究未发现化疗与 ASCT 之间存在差异，对比研究显示 ASCT 效果差于 allo-HSCT。尽管根据 EBMT 的建议 ASCT 在成人 ALL 治疗中的地位仍有待探讨，但 GRALL 的 Ⅱ 期试验 GRAAPH-2003 显示，在经伊马替尼+化疗治疗获得 CR 及良好分子遗传学反应的患者中，allo-HSCT（n=22）与 ASCT（n=10）的疗效相当（4 年 OS 为 55% 和 54%），均好于未接受 HSCT 者（25%）。CALGB 研究结果显示接受 ASCT 或 allo-HSCT 患者的 OS 和 DFS 相似。因此，近年来 ASCT 治疗策略已经重新引起一些研究者的兴趣，尤其对那些 MRD 阴性的患者（指的是患者和自体干细胞同时 MRD 阴性）。积极充分的移植后维持治疗、选择更适合的患者和预处理方案可以进一步提高 ASCT 的疗效。中国医学科学院血液病医院的结果显示，对于 3 个月内获得主要分子生物学缓解的患者，ASCT 后无一例复发，而 3 个月内未获得缓解的患者移植后复发率达 77.5%。法国和意大利北部研究小组的结果也证实，ASCT 治疗患者 DFS 超过 60%，法国小组已经建议对低水平的 MRD 患者首选 ASCT 治疗。

二、急性髓性白血病造血干细胞移植适应证

对于初次或再次缓解的急性髓性白血病（AML），allo-HSCT 是一种巩固治疗的有效方法。与化疗相比，allo-HSCT 具有独特的 GVL 效应，但需要注意的是，虽然 allo-HSCT 可以明显减少白血病的复发率，但大剂量放化疗和供受者 HLA 不匹配导致的移植后并发症，以及相对较高的移植相关死亡率（TRM）使

其实际疗效受到影响，因此目前allo-HSCT仍限于复发风险较高的AML患者。如何选择适合移植的患者、进一步优化预处理方案、选择合适的干细胞类型以及提高支持治疗的水平是进一步提高allo-HSCT疗效的关键。

细胞遗传学改变和一些基因突变，如FLT3-ITD、C-Kit、CEBPA和NPM1，以及越来越多新的分子突变如RUNX1.ASXL1.TP53等均被证实具有预后判断作用。基于这些细胞和分子遗传学的危险度的分层对指导AML的治疗至关重要。根据美国NCCN指南和欧洲ELN指南，可以将AML患者分为预后良好、中等和不良组。首次完全缓解的预后良好组AML接受大剂量化疗的复发率低于35%，而allo-HSCT的复发率15%~20%，TRM 10%~15%，因此这些患者不宜首选allo-HSCT。但即使预后良好组AML之间仍存在一定的异质性，第一或第二个巩固化疗后的MRD水平也是决定这组患者预后的关键。对于MRD下降不理想的患者应作为高危患者对待，CR后接受allo-HSCT作为巩固治疗，而其他低危组AML应首选大剂量阿糖胞苷治疗或ASCT。预后中等组AML接受大剂量化疗的复发率约50%，中国医学科学院血液病医院的数据显示，对于第一个巩固化疗后MRD转阴的中危患者，ASCT后3年OS近100%，因此应选择ASCT作为巩固治疗；而MRD阳性患者ASCT后复发率大于90%，而allo-HSCT的复发率约30%，因此应该将allo-HSCT作为首选治疗方案。预后不良组AML化疗的复发率高达60%~80%，而且复发后再诱导缓解率很低，作为一线巩固治疗方案，ASCT可以显著提高OS，因此年龄低于60岁的预后不良组AML，都应该将allo-HSCT作为首选治疗。

对于再次缓解的预后良好、预后中等和年龄低于60岁的预后不良组AML，虽然allo-HSCT的TRM和复发率有所增加（分别为25%~35%和40%~45%），但是如果条件允许，仍建议选择allo-HSCT，这是改善此类患者预后的最佳方案。对常规化疗（包括大剂量阿糖胞苷）耐药的难治性AML通常预后较差，近年来的研究结果证实，allo-HSCT可以改善这些患者的预后，因此诱导治疗失败的难治性AML应选择allo-HSCT作为解救方案，15%~40%患者可获治愈。借鉴德国FLAMSA-RIC预处理方案，先用挽救性化疗减轻肿瘤负荷，然后序贯清髓预处理，并联合过继细胞免疫治疗的GVL效应以逐步彻底清除残存的白血病细胞。与标准预处理方案相比提高了移植疗效，而且移植前体能状态评分较好的患者可以耐受强化预处理方案。

由于只有少数细胞遗传学预后良好的AML患者在CR1阶段不需要接受allo-HSCT，因此建议所有年龄在56岁以下、无明显移植禁忌证的AML患者在诊断后应尽早行HLA配型，以便在CR1能够及时行allo-HSCT，以免延误最佳移植时机。在没有HLA全相合同胞供者情况下，尽可能选择供者特异性HLA抗体阴性、年轻、男性、非遗传母系抗原不合的单倍体供者；对于高复发风险的患者，单倍体供者与全合供者比较可能有更强的GVL作用。外周血造血干细胞移植（PBSCT）造血重建速度较快，减少移植后早期感染的发生率，同时具有易采集等优点，因此近年来逐渐得到广泛应用。国际骨髓移植登记处（IBMTR）的回顾性分析和另一个大系列随机对照临床研究的结果显示，PBSCT可以延长CR1以上患者的无复发生存期。虽然PBSC中CD3$^+$T淋巴细胞的数量是骨髓中的10倍，但移植后急性GVHD的发生率并没有增加，同时应用G-CSF动员可以使供者T淋巴细胞向Th2型细胞转化，从而减少Th1型细胞因子的释放，可能会减少急性GVHD的发生。但PBSCT后慢性GVHD的发生率增加，可能会影响长期生存患者的生活质量，这一点在选择时应加以重视。

三、骨髓增生异常综合征造血干细胞移植适应证

尽管近年来骨髓增生异常综合征（MDS）的治疗有所进展，但allo-HSCT依然是治愈MDS的唯一手段。随着造血干细胞移植技术的进步，越来越多的MDS患者有机会接受allo-HSCT治疗。总体原则是，相对高危组MDS患者尽早行allo-HSCT，而相对低危组MDS患者在保守治疗无效或病情出现进展时也应

考虑移植。NCCN 指南根据 IPSS、IPSS-R、WPSS 将 MDS 患者分为相对低危组和相对高危组，相对低危组包括 IPSS 低危和中危-1 组，预后相对良好，选择保守治疗，包括支持治疗、免疫抑制治疗、免疫调节治疗、去甲基化治疗和低强度化疗，治疗无效或病情进展可考虑 allo-HSCT；高危组包括 IPSS 中危-2 组和高危组，预后差，应给予高强度治疗，如患者年龄、全身状态适宜并有合适供者，应选择 allo-HSCT。因此，NCCN 指南推荐中危-2 组及高危组 MDS 患者尽早行 allo-HSCT，而低危和中危-1 组 MDS 患者应尽可能进行非 HSCT 治疗，当保守治疗无效或病情出现进展也应考虑移植。

然而，有新的研究显示，IPSS 中危-1 组患者早期移植可能疗效更佳。有研究发现，IPSS 中危-1 组患者移植后 OS 率明显优于同等危险度接受最好支持治疗的患者，而其他患者无类似的生存优势。该研究也发现，IPSS 中危-1 组患者移植后 OS 率明显优于 IPSS 中危-2 组患者。该结果提示，IPSS 中危-1 组 MDS 患者可能获益于早期移植。中国医学科学院血液病医院的数据显示，IPSS-R 中危及中危以下患者 allo-HSCT 的 5 年 OS 为 90.4%，显著优于相对高危患者。但在其他相关研究资料中，中危-1 组 MDS 患者是否进行早期移植仍存在争议，尽管早期移植可以减慢疾病进程和减少 RR，但需要考虑 TRM 率和评估患者生存质量。

四、原发性骨髓纤维化（PMF）的造血干细胞移植适应证

PMF 是预后较差的骨髓增殖性肿瘤，生存时间数月到数年不等。骨髓衰竭和急性白血病转化是主要死亡原因。Allo-HSCT 是治愈 PMF 的唯一方法，但是在移植的选择以及如何提高移植疗效等方面仍面临诸多问题。在 PMF 的发生中，骨髓纤维化是一个多因素渐进的过程，其核心机制是失调的 JAK 激酶/信号转导子和转录的激活因子（JAK-STAT）途径，JAK-STAT 通路持续激活导致造血干细胞的异常增殖，异常增殖的造血干细胞释放生长因子刺激成纤维细胞反应性增生，形成骨髓纤维化。消除突变的恶性造血干细胞克隆就可以减少造血微环境中生长因子的释放，减少成纤维细胞的增生，从而逆转骨髓纤维化的进程。因此，allo-HSCT 治疗 MF 的主要机制是通过预处理和 GVL 效应消除恶性造血干细胞克隆，而不是为患者提供正常的骨髓基质细胞。

用于指导 PMF 治疗的评分系统包括 IPSS、DIPSS、DIPSS-Plus 等。IPSS 系统基于年龄>65 岁、WBC >25×10⁹、Hb<100g/L、全身症状（半年内体重下降 10%，夜间盗汗，不明原因发热>37.5℃）和外周血原始细胞比例>1% 五个风险因素评估预后，仅适用于未做治疗的初诊 PMF 患者。DIPSS 基于相同的五个风险因素，但可用于疾病的任何阶段，也是目前临床中最常用的评分系统。DIPSS-Plus 在 DIPSS 的基础上增加了三个因素：PLT<100×10⁹、红细胞输注需要和预后不良染色体核型。预后不良染色体核型包括：+8、−7/7q−、i（17q）、−5/5q−、12p−、inv（3）和 11q23 重排及复杂染色体核型。

欧洲骨髓移植工作组（EBMT）/欧洲白血病工作组（ELN）（2015）建议：对于所有 IPSS、DIPSS、DIPSS-plus 中危-2 或高危患者，如年龄<70 岁应考虑 allo-HSCT。年龄<65 岁的中危-1 患者，若有反复的输血依赖性贫血、外周血原始细胞比例>2% 或预后不良细胞遗传学也应考虑 allo-HSCT。低危患者不考虑 allo-HSCT，但应长期监测，当病情进展时应进行移植评估。如果患者出现其他不利的细胞遗传畸变和/或疾病进展的明显迹象（如细胞增多和血小板减少恶化），可能意味着即将转化为急性白血病，其中位生存期小于 1 年，应化疗缓解后尽快进行 allo-HSCT。CARL 突变阳性 PMF 患者的生存率高于 JAK2 和 MPL 突变阳性患者，而三阴性患者（无 CALR、JAK2 和 MPL 突变）的白血病转化率较高，生存率明显低于前三者。此外，具有"高分子风险（HMR）"组突变（ASXL1、SRSF2、EZH2、IDH1/2）的 PMF 患者生存率降低，白血病转化风险增加。因此，CALR、JAK2、MPL 突变三阴性和 HMR 突变的患者适合选择 allo-HSCT。事实上在临床工作中，MF 治疗不局限于危险分层的指导，对于不属于高危或中危-2 的患者还应考虑到其独特的病情和临床需求，从而达到个体化治疗决策。

五、获得性再生障碍性贫血造血干细胞移植适应证

HLA相合的同胞供者allo-HSCT作为治疗重型再生障碍性贫血（SAA）的一线治疗手段，年龄<20岁者5年OS可达88%，20～50岁者72%，而>50岁者为43%。与免疫抑制剂治疗（IST）相比，OS及FFS高，复发率低，且生活质量亦较好。目前已有30年OS高达82%的报道。对于初次allo-HSCT治疗失败的病例，行第二次allo-HSCT的8年OS亦达58.4%。因此对于年龄<40岁，有匹配同胞供者的SAA/VSAA应首选相合的同胞供者allo-HSCT（注：EBMT-SAASP已将年龄放宽到50岁）。而对于以下情况者应首选IST：输血依赖的NSAA；年龄>40岁；年龄<40岁但无匹配的同胞供者。

首次IST治疗失败，如有匹配的无关供者且年龄<50岁者，应推荐行相合的无关供者allo-HSCT。对于50～65岁者，如身体一般状况良好，亦可考虑无关供者allo-HSCT（EBMT建议65岁以下者均应行无关供者allo-HSCT）或半相合移植。鉴于半相合移植和无关供者allo-HSCT的疗效逐年增高，尤其在儿童及青少年中获得很大突破，已经有学者建议对于儿童及青少年初诊的SAA/VSAA，可以将半相合移植和无关供者allo-HSCT作为一线治疗替代IST，但目前尚缺乏大规模临床试验证实，故目前大部分指南仍将半相合移植和无关供者allo-HSCT列为IST治疗失败后的挽救治疗。应首选匹配的无关供者（HLA-A、B、C、DR位点8/8，或HLA-A、B、C、DR、DQ位点10/10相合）。EBMT的资料显示，若改进预处理方案（如加入低剂量TBI 2Gy）7/8位点相合者，移植疗效亦较理想。

由于首次IST的反应一般需3～6个月，所以对IST失败的病例行半相合移植和无关供者allo-HSCT的确切时机尚无定论。鉴于移植距诊断时间>2年者，其TRM明显增高，一些指南建议首次IST治疗6个月若无效即可考虑行半相合移植或无关供者allo-HSCT。

六、Fanconi贫血造血干细胞移植适应证

Allo-HSCT是治疗Fanconi贫血（FA）的唯一有效手段，虽然不能改变患者其他脏器组织DNA修复功能的缺陷，但可以恢复造血功能，避免MDS、AML等恶性血液病的发生。

全相合同胞供者移植是FA的首选移植方式，5年OS可达80%～90%。但对于缺乏同胞供者的患者，无关供者、脐带血等替代供者移植亦可作为备选方案。存在以下情况者建议行全相合同胞供者allo-HSCT：①明显的造血功能衰竭（Hb<90g/L，PLT<40×10⁹/L，N<1.0×10⁹/L）。②输血依赖者。③具有向MDS转化的高风险人群如：持续存在或逐渐增加的某些细胞遗传学异常（3q26q29或–7/7q–）或骨髓中幼稚细胞比例>5%。④已转为AML者。

存在以下情况且无全相合同胞供者可以考虑行无关供者、脐带血或半相合allo-HSCT：①严重的骨髓造血衰竭（Hb<80g/L，PLT<20×10⁹/L，N<0.5×10⁹/L）。②具有高度向MDS转化风险者。③已转为AML者。

（姜尔烈　韩明哲）

第五节

自体造血干细胞移植

一、说明

（一）目的
确立自体造血干细胞移植一般诊疗的标准操作规程，确保患者诊疗的正确性和规范性。

（二）范围
接受自体造血干细胞移植的患者的诊疗。

（三）诊断依据
1. *Haematopoietic Stem Cell Transplantation*，*The EBMT Handbook*（2019）。
2. *Thomas Hematopoietic Cell Transplantation*（4th Edition）。

二、恶性血液病自体造血干细胞移植适应证

（一）急性髓系白血病（AML）
根据起病时细胞遗传学、分子生物学特征、白血病相关基因突变以及对诱导化疗的反应将 AML 的预后分为高、中、低危。处于缓解期的高、中危组患者符合以下特点可以考虑接受自体造血干细胞移植：白血病微小残留病阴性（MRD）、老年患者（年龄≤65 岁）、APL-第二次分子学缓解期、无 HLA 相合同胞或无关供者的年轻患者。

（二）急性淋巴细胞白血病（ALL）
根据起病时年龄、细胞遗传学、分子生物学特征、白血病相关基因突变以及对诱导化疗的反应将 ALL 的预后分为高、中、低危。白血病微小残留病阴性且无 HLA 相合同胞或无关供者的中、高危组 CR1 年轻患者、CR2 患者。

（三）恶性淋巴瘤
1. 高度恶性非霍奇金淋巴瘤（如弥漫大 B 细胞淋巴瘤、外周 T 细胞淋巴瘤等） CR1 期年轻患者（年龄≤60 岁）、复发或难治性患者经挽救化疗后获得缓解者（年龄≤60 岁）。
2. 低度恶性非霍奇金淋巴瘤（如滤泡淋巴瘤） 复发或 CR2/CR3 期进展期患者。
3. 霍奇金淋巴瘤 难治性或 CR2 期患者。

（四）多发性骨髓瘤
65 岁以下、临床状态 2 分以下、肾功能正常的患者可以采取大剂量化疗+自体造血干细胞移植治疗。

三、移植前准备

（一）移植前化疗和造血干细胞采集
1. 获得血液学完全缓解后，巩固化疗 2~4 个疗程。
2. 采集造血干细胞，其中外周血单个核细胞（3~5）×10^8/kg 体重或骨髓有核细胞数（1~3）×10^8/kg 体重、CD34$^+$细胞数≥2×10^6/kg 体重。
3. 移植前骨髓及采集物均为 MRD 阴性。

（二）患者评估

1．进行仔细的移植前讨论，核实诊断、适应证与禁忌证，并再度核实患者及家属意见。

2．患者详细病史及体检

（1）核实诊断：包括病理、细胞遗传学、分子标记、疾病进程以及髓外疾病的部位等，最好有确诊时的病理及骨髓标本。

（2）原有疾病治疗史：包括化疗方案及治疗反应等，注意有无放射治疗史。

（3）其他疾病史：心、肺、肝、肾、神经精神、疱疹、水痘等病史。

（4）输血史。

（5）药物过敏或易感史。

（6）Karnofsky评分。

（7）女性患者：怀孕史、月经史及是否上环。

（8）男性患者：病变有无侵犯睾丸及治疗史。

（9）外周血和骨髓冷冻保存的相关数据（必要时）。

（10）全面体检，特别注意口腔、肛周等处有无病灶。

3．患者检查计划

（1）常规：血常规、血型、尿常规、便常规+潜血。

（2）骨髓：①骨髓分类。②骨髓病理活检。③染色体核型（必要时行荧光原位免疫杂交）。④MRD检测。⑤P170，MDR1（必要时）。⑥干细胞培养。

（3）溶血全套：血浆游离血红蛋白、结合珠蛋白、血红蛋白A2、血红蛋白F测定、Ham试验、库姆试验。

（4）生化：①肝肾功能。②电解质六项。③乳酸脱氢酶及同工酶。④心肌酶谱。⑤血脂全套。⑥铁四项、铁蛋白。⑦$β_2$-MG。⑧24小时内生肌酐清除率。⑨内分泌功能：甲状腺功能，糖耐量，激素四项。

（5）凝血八项。

（6）免疫学：①循环免疫复合物、抗核抗体。②ENA抗体谱。③风湿三项：补体、类风湿因子和抗链球菌溶血素、C反应蛋白。④免疫球蛋白定量。⑤免疫细胞亚群。⑥病毒全项。⑦巨细胞病毒（CMV）DNA-PCR，EB病毒（EBV）DNA-PCR。⑧肝炎全项：乙肝两对半、甲肝抗体、丙肝抗体，若抗原（+），则需进一步查相应HBV-DNA或HCV-RNA。⑨免疫缺陷病毒抗体。⑩梅毒螺旋体抗体。

（7）T-SPOT。

（8）特殊检查：头胸腹部CT、腹部B超、心电图、动态心电图（Holter）、肺功能、血气分析、心脏彩超。

（9）眼、耳鼻喉、口腔科会诊（尽早清除感染病灶）。

（10）多部位细菌、真菌培养（咽、肛周）。

（11）女患者戴避孕环的提早取环。

（三）移植前需完成的图表

1．移植日程表。

2．移植赞同书签字。

3．患者委托书签字。

4．供者骨髓/外周血干细胞采集赞同书签字。

四、移植

（一）预处理方案

1．急性白血病

（1）含TBI

TBI 8Gy（肺<7Gy）

Cy 40 ~ 50mg/kg × 2d

Flu 30mg/m^2 × 3d

Ara-C 2g/m^2 × 3d

（2）不含TBI

Bu 3.2mg/kg × 3d

Cy 40 ~ 50mg/kg × 2d

Flu 30mg/m^2 × 3d

Ara-C 2g/m^2 × 3d

2．恶性淋巴瘤

（1）BEAM方案

BCNU 300mg/m^2

VP-16 150 ~ 200mg/m^2 × 4d

Ara-C 200 ~ 400mg/m^2 × 4d

Mel 140mg/m^2

（2）CBV方案

BCNU 100 ~ 200mg/m^2 × 3d

VP-16 250 ~ 800mg/m^2 × 3d

Cy 1.2 ~ 1.8g/m^2 × 4d

3．多发性骨髓瘤

Mel 140 ~ 200mg/m^2

（二）肝静脉闭塞病（VOD）的预防

1．肝素12.5mg，皮下注射，q12h，自预处理第一天开始，PLT<50 × 10^9/L时停用。

2．丹参10ml，静脉滴注，q12h，自预处理第一天开始，PLT<20 × 10^9/L时停用。

3．熊去氧胆酸12mg/（kg·d），分两次餐中口服，预处理前两周到+90天。

（三）卡氏肺孢子菌病的预防

复方新诺明（SMZco），1g，bid，连用5 ~ 7天，移植前2两周内完成。

（四）巨细胞病毒（CMV）疾病的预防：

采用更昔洛韦或膦甲酸钠。

更昔洛韦，250mg，ivgtt，bid，连用5 ~ 7天，移植前2两周内完成。

膦甲酸钠，3g，ivgtt，bid，连用5 ~ 7天，移植前2两周内完成。

（五）造血干细胞输注

1．冻存细胞经37℃水浴箱快速解冻。每袋细胞在10分钟内快速输注。

2．观测生命体征。

3．输注前骨髓检查　形态学、免疫学、分子生物/细胞遗传学、干细胞培养。

4. 回输物检测　CD34$^+$细胞计数、干细胞培养、淋巴细胞亚群。

五、移植后维持治疗及检查评价

（一）移植后实验室检查

1. 造血指标　定期血常规、骨髓形态学、干细胞培养。

2. 免疫功能　定期淋巴细胞亚群、细胞因子、免疫球蛋白定量。

3. 微小残留病　骨髓形态学、分子遗传学、M蛋白、β_2-MG。

4. 感染　定期影像学、超声检查，必要时肺功能检查、血气分析。

（1）病毒：肝炎病毒免疫、CMV-DNA、EBV-DNA、HSV-Ig、HIV-Ig。

（2）真菌：血培养、G试验、GM试验。

（3）细菌：血培养、可疑部位培养。

5. 生化指标　定期电解质、肝肾心功能、血脂、血糖、铁代谢。

6. 其他　定期检测原癌/抑癌基因、超声波、MRI等，监测第二肿瘤的发生。

（二）移植后维持化疗

1. 急性髓系白血病　常规无需维持化疗。

2. 急性淋巴细胞白血病　造血重建后开始维持化疗，方案包括VTCP/VP、MM等，疗程1.5～2年；Ph染色体阳性ALL给予酪氨酸激酶抑制剂，疗程6～12个月。

（1）VTCP/VTP方案

VCR 2mg，d1，d8

THP 40mg，d1，d8

Pred 40～60mg，d1～14

CTX 400～600mg/m^2，d1

（2）VP方案

VCR 2mg，d1，d8

Pred 40～60mg，d1～14

（3）MM方案

MTX 15～20mg/m^2，d1、d8

6-MP 60mg/m^2，d1～14

3. 恶性淋巴瘤　恶性程度高的淋巴瘤如外周T细胞淋巴瘤可以给予类似急性淋巴细胞白血病的维持化疗；弥漫大B细胞淋巴瘤给予抗CD20单克隆抗体维持治疗。

4. 多发性骨髓瘤　低危患者给予干扰素、沙利度胺或双膦酸盐类药物维持治疗；高危患者有条件者可在自体移植半年后给予异基因造血干细胞移植。

六、自体造血干细胞移植诊疗流程

自体造血干细胞移植诊疗流程见图6-7。

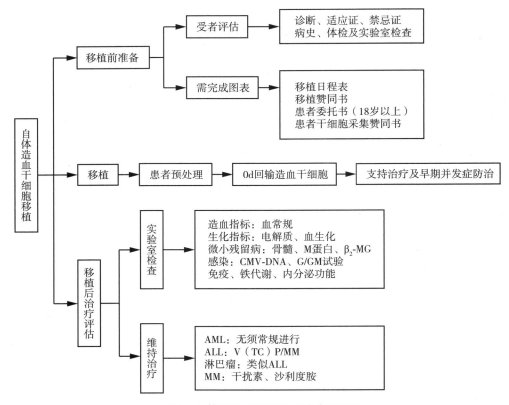

图6-7　自体造血干细胞移植诊疗流程图

七、自体造血干细胞移植临床治疗表单

适用对象：拟行自体造血干细胞移植的患者

患者姓名：_____ 性别：_____ 年龄：____ 门诊号：_____ 住院号：_____

住院日期：__年__月__日 出院日期：__年__月__日 标准住院日：60天内

时间		住院第1天	住院第2~7天
主要诊疗工作		□ 询问病史及体格检查 □ 完成病历书写 □ 开化验单 □ 再次核实患者及家属移植意愿 □ 上级医师查房与初步移植前评估 □ 患者家属签署骨穿同意书、腰穿同意书（必要时）、输血知情同意书、静脉插管同意书（必要时） □ 根据血象及凝血象决定是否成分输血	□ 上级医师查房 □ 住院医师完成上级医师查房记录等病历书写 □ 完成入院检查 □ 完成必要的相关科室会诊，清除感染灶 □ 进行Karnofsky评分 □ 骨穿：骨髓形态学检查、细胞遗传学、免疫学、发病时标志融合基因和预后相关基因突变检测、干细胞培养 □ 完成移植前评估 □ 患者和/或家属签署移植赞同书、授权委托书、骨髓/外周血干细胞采集赞同书
重要医嘱		长期医嘱： □ 血液病二级护理常规 □ 饮食：◎普食◎糖尿病饮食◎其他 □ 其他医嘱 临时医嘱： □ 血、尿、便常规，血型，血生化，电解质，凝血功能 □ 溶血全套 □ 甲状腺功能、糖耐量、激素四项 □ 循环免疫复合物、抗核抗体、ENA抗体谱、风湿三项 □ 免疫球蛋白定量、免疫细胞亚群 □ 病毒全项、CMV-DNA、肝炎全项 □ 梅毒螺旋体抗体 □ 静脉插管术（必要时） □ 其他医嘱	长期医嘱： □ 患者既往基础用药 □ 其他医嘱 临时医嘱： □ 骨穿 □ 骨髓形态学、免疫分型、细胞遗传学、组合融合基因和预后相关基因突变检测（有条件时） □ T-SPOT □ 头胸腹CT、腹部B超 □ 心电图、超声心动及24小时动态心电图 □ 肺功能、血气分析 □ 病原微生物培养 □ 其他医嘱
主要护理工作		□ 介绍病房环境、设施和设备 □ 入院护理评估	□ 宣教（血液病知识）
病情变异记录		□无 □有，原因： 1. 2.	□无 □有，原因： 1. 2.
护士签名			
医师签名			

时间	住院第8~14天	住院第15~48天
主要诊疗工作	□ 上级医师查房　　　□ 进仓前1天备皮 □ 住院医师完成病程记录　□ 清洁洗澡 □ 制定移植日程表 □ 进行抗病毒及卡氏肺孢子菌病的预防	□ 上级医师查房　　□ 预处理期间碱化利尿要均匀， 　　　　　　　　　　24h尿量>2500~3000ml/m²， 　　　　　　　　　　尿PH值保持6.8~7.5 □ 住院医师完成病程记录　□ 预处理期间每日查2次电解质 □ 药浴入层流　　　□ 每周查肝肾功及血常规2次 □ 进行移植预处理　□ 预处理后监测出凝血功能 □ 0天回输自体干细胞　□ 按日程表进行预处理 □ 每日复查血常规　□ 0，+14，+28天骨穿
重要医嘱	**长期医嘱：** □ CMV预防（以下方案选一） □ 更昔洛韦250mg bid×7天 □ 膦甲酸钠3g bid×7天 □ 卡氏肺孢子菌病的预防 □ SMZco：1g bid×7天 □ 其他医嘱 **临时医嘱：** □ 备皮、理发、剪指甲，进舱前1天 □ 清洁洗澡，进舱前1天 □ 肠虫清2片，进舱前1天 □ 20%甘露醇125ml，po，进舱前1天 □ 其他医嘱	**长期医嘱：** □ 预处理（以下方案选一） □ TBI+Cy：TBI 7Gy（肺<6Gy），−7d；Cy 60mg/kg，−6，−5d □ TBI+Cy+Flu+Ara-C：TBI 8Gy（肺<7Gy），−7d； 　Cy 40~50mg/kg，−6，−5d；Flu 30mg/m²，−4，−3，−2d； 　Ara-C 2g/m²，−4，−3，−2d □ Bu+Cy：静脉Bu 3.2mg/kg，−7，−6，−5，−4d； 　Cy 60mg/kg，−3，−2d □ Bu+Cy+Flu+Ara-C：静脉Bu 3.2mg/kg，−9，−8，−7d； 　Cy 40~50mg/kg，−6，−5d；Flu 30mg/m²，−4，−3，−2d； 　Ara-C 2g/m²，−4，−3，−2d □ Bu+Mel+Flu+Ara-C：静脉Bu 3.2mg/kg，−8，−7，−6d； 　静脉Mel 100mg/m²，−5d； 　Flu 30mg/m²，−4，−3，−2d；Ara-C 1g/m²，−4，−3，−2d □ BEAM：BCNU 300mg/m²；VP-16 150~200mg/m²×4d； 　Ara-C 200~400mg/m²×4d；静脉Mel 140mg/m² □ CBV：BCNU 100~200mg/m²×3d；VP-16 250~800mg/m²× 　3d；Cy 1.2~1.8g/m²×4d □ Mel：静脉Mel 140~200mg/m² □ VOD预防 □ 镇吐、抗感染等对症支持治疗 □ 补液治疗（预处理期间水化、碱化及利尿） □ 静脉高营养支持治疗（无法正常进食时） □ 重要脏器功能保护：防止尿酸肾病（别嘌醇）、保肝 □ 苯妥英钠（预处理含Bu者） □ 其他医嘱 **临时医嘱：** □ 输血医嘱（必要时） □ 心电监护（必要时） □ 每日复查血常规 □ 血培养（发热时） □ 每周查肝肾功及尿常规2次 □ 预处理期间每日查2次电解质 □ 其他医嘱
主要护理工作	□ 随时观察患者病情变化 □ 心理与生活护理	□ 随时观察患者病情变化 □ 心理与生活护理
病情变异记录	□ 无　□ 有，原因： 1. 2.	□ 无　□ 有，原因： 1. 2.
护士签名		
医师签名		

时间	住院第49～56天	出院日
主要诊疗工作	□ 上级医师查房 □ 住院医师完成病程记录 □ 每3日复查血常规 □ 每周肝肾功能 □ 每周复查CMV-DNA	□ 上级医师查房，进行原发疾病及移植并发症评估，明确是否出院 □ 完成出院记录、病案首页、出院证明书等 □ 每3日复查血常规 □ 向患者交代出院后的注意事项
重要医嘱	长期医嘱： □ 保肝药物 □ 补钙药物 □ 丙种球蛋白（必要时） □ 成分输血、抗感染等支持治疗（必要时） □ 阿昔洛韦或其他抗病毒药物（必要时） □ 其他医嘱 临时医嘱： □ 输血医嘱（必要时） □ 心电监护（必要时） □ 每日复查血常规 □ 血培养（发热时） □ 每周查肝肾功及尿常规2次 □ 预处理期间每日查2次电解质 □ 其他医嘱	□ 出院带药（必要时） □ 定期门诊随访 □ 监测血常规至恢复正常
主要护理工作	□ 随时观察患者病情变化 □ 心理与生活护理	□ 指导患者办理出院手续
病情变异记录	□ 无　□ 有，原因： 1. 2.	□ 无　□ 有，原因： 1. 2.
护士签名		
医师签名		

（张荣莉　韩明哲）

第七章
儿科白血病诊疗规范

第一节

儿童急性早幼粒细胞白血病

一、儿童急性早幼粒细胞白血病诊断

（一）目的

确立儿童急性早幼粒细胞白血病（acute promyelocytic leukemia，APL）一般诊疗的标准操作规程，确保患儿诊疗的正确性和规范性。

（二）范围

适用儿童急性早幼粒细胞白血病（ICD10：M9866/3）的诊疗。

（三）诊断要点与依据

诊断及疗效判断根据《血液病诊断及疗效标准》（第4版，科学出版社）白细胞疾病部分的诊断及疗效标准。

1. 临床表现　不能用感染解释的发热；早期即可出现贫血，随病程进展贫血可进行性加重，可出现与贫血相关的临床症状，如面色苍白、乏力、心悸等；常以出血为首发症状，常见的出血部位为皮肤、黏膜，偶有颅内及消化道的致命性出血。白血病细胞大量增生，使骨髓腔内压力增高或浸润破坏骨皮质引起骨痛；白血病细胞可浸润多脏器引起相应的临床症状和体征，如肝、脾及淋巴结肿大。

2. 实验室检查

（1）血常规：可有不同程度的贫血，多为正细胞正色素性贫血；约半数以上患儿血小板<50×10^9/L；外周血白细胞多数在（$1 \sim 500$）$\times 10^9$/L，约20%患儿诊断时白细胞>100×10^9/L。周血中幼稚细胞比例不定，低白细胞者周血中可无幼稚细胞。

（2）细胞形态学：骨髓增生程度多为活跃及明显活跃，骨髓中以多颗粒的早幼粒细胞为主>30%。胞质颗粒增多，粗大色黑，常覆盖细胞核，核不规则，呈折叠或肾形，常含束捆状Auer小体，MPO强阳性。M3v的形态学特征是细胞呈双叶状或胞质呈肾型，细胞质内以细颗粒为主。与典型的M3型细胞一样，MPO和SBB强阳性。M3v与M3型细胞的免疫表型也完全相同，且具有相同的染色体异常t（15；17）。

（3）流式细胞术免疫学分型：APL白血病细胞免疫表型特征为HLA-DR阴性，均一性CD33$^+$，CD13强弱不一，CD34表达呈异质性。通常CD14$^-$、CD15$^-$，可以CD34$^-$CD15$^-$/CD34$^-$CD15$^+$/CD34$^+$CD15$^-$。单一群体细胞CD34CD15表达异质性，结合CD13异质性表达，高度提示存在PML/RARa重排。

（4）细胞遗传学：核型分析［t（15；17）］，FISH（必要时）。

（5）分子生物学：PML/RARα融合基因。

（四）诊断规程

1. 采集病历

（1）现病史：包括患儿症状（贫血、出血、感染）初始时间、严重程度以及相关治疗情况。

（2）既往史、个人史：包括疫苗接种史、家庭装修史、放射线等接触史、母亲孕期感染史及生产史，生长发育史，有无不良饮食习惯，是否有肿瘤病史以及肿瘤家族史；询问其他重要脏器疾病史。

（3）体检：包括贫血、出血相关体征，肝、脾、淋巴结肿大情况，有无感染病灶等。

2．入院检查

（1）初诊时必要检查（含主要鉴别诊断，治疗选择相关，预后判断相关）。①常规：血常规、尿常规、便常规+潜血、血型。②骨髓：骨髓分类（应包括三系病态造血的具体描述）；骨髓活检病理，包括免疫组织化学染色（儿童通常在骨髓干抽取材困难时行此项检查，包括石蜡包埋同时进行骨髓病理免疫组织化学染色）；全套组化；巨核细胞酶；染色体核型；流式细胞仪免疫表型分析；分子生物学：PML/RARα及其变异型。③生化：肝肾心功能、空腹血糖；乙肝两对半、丙肝抗体、甲肝抗体；电解质六项；乳酸脱氢酶及同工酶；心肌酶谱。④其他：免疫球蛋白定量；淋巴细胞亚群；凝血八项，蛋白S，蛋白C；心电图、胸片、肺CT、腹部B超、头CT；眼底、口腔、耳鼻喉检查；脑脊液检查，包括压力、常规、生化，流式细胞术微小残留病检测（第一次腰穿时和疑诊中枢神经系统白血病时）。

（2）初诊时需要检查（与鉴别诊断相关）。骨髓，包括电镜形态及免疫组织化学（MPO、PPO）和髓外浸润（病理活检及免疫组化）。

（3）入院时可选检查。①骨髓：必选项目，如PML/RAR融合基因及其变异型、NPM1突变、c-Kit突变、IDH1突变、WT1突变表达水平、FLT3/ITD、FLT3/TKD；可选项目（根据患者个体情况选择），如二代测序。应用FISH方法检测：PML/RARa融合、RARa断裂。②其他：胆固醇、甘油三酯；免疫学；细菌、真菌培养+药敏；入院时常规送鼻、口、肛周、痰培养及感染部位分泌物培养（需要）；住院中体温大于38.5℃、持续2天以上，非感染原因难以解释送可疑部位分泌物培养；患者第一次发热及有畏寒、寒战者留取血培养，并送可疑部位分泌物培养。

3．诱导治疗期检查 疗程结束后15～21天，复查骨髓分类，同时监测MRD（PCR检测PML/RARa融合基因）。复查出凝血。

4．缓解后治疗期检查

（1）每次化疗前行骨髓穿刺分类及融合基因检测，监测残留病。

（2）若有初诊时染色体核型异常及其他分子生物学标志物（如FLT3及NPM1异常等），复查至正常。

（3）缓解后复查免疫球蛋白定量。

（4）淋巴细胞亚群于缓解后、3、6、12、18、24个月复查。

5．复发后检查

（1）骨髓分类。

（2）染色体核型。

（3）流式细胞术免疫表型。

（4）融合基因检测PML/RARa融合基因及其变异型，以及C-Kit、FLT3/ITD，FLT3/TKD等。

（5）多药耐药基因（MDR1）、多药耐药表型（P170）。

（6）周血淋巴细胞亚群。

（7）免疫球蛋白定量。

二、选择治疗方案的依据

根据《急性早幼粒细胞白血病治疗的专家共识》（中华医学会血液学分会，白血病学组）及《儿童急性早幼粒细胞白血病临床路径》（2017年版）。

（一）诱导治疗

1．ATRA联合ATO

ATRA 25～30mg/（m²·d）×28～40d

ATO 0.16～0.2mg/（kg·d）×28～35d

可根据治疗过程中白细胞数量变化适量加用Ara-C、羟基脲等细胞毒药物。

WBC>5×10^9/L者使用羟基脲$20\sim50$mg/（kg·d），3天以上并建议一直持续到WBC下降到$\leq10\times10^9$/L。

ATRA+ATO治疗过程中WBC$\geq50\times10^9$/L者，可同时给予Ara-C 50mg/m² 2小时静滴q12h，建议直到WBC下降到$\leq10\times10^9$/L。

2. 单独使用ATRA或联合使用DNR　ATRA $25\sim30$mg/（m²·d）×$28\sim40$d；如联合DNR，DNR在ATRA治疗后第4天开始，最大量可达120mg/m²，至少拆分为3天给予。

（二）缓解后巩固治疗

1. 有条件进行残留病检测的［白血病相关基因（PML/RARa）的定性、定量］的单位，依据初诊白细胞及残留病检测的结果分组。①低危组：ATRA 和/或 ATO 治疗前外周血WBC<10×10^9/L，而且治疗反应良好（两个巩固治疗后PML-RARA持续阴性）；②高危组：ATRA 和/或 ATO 治疗前WBC$\geq10\times10^9$/L，或治疗反应不理想（原低危组经诱导治疗未达完全缓解或原低危组患者因巩固治疗2个疗程后PML-RARA未转阴或转阴后连续2次阳性）。

（1）低危组巩固治疗：①ATRA $25\sim30$mg/（m²·d），分$2\sim3$次口服。②复方黄黛片60mg/（kg·d），分三次口服；第一、二两个巩固治疗每一疗程4周，休息2周；第三、四两个巩固治疗每一疗程3周，休息3周。

（2）高危组巩固治疗：①ATRA $25\sim30$mg/（m²·d），分$2\sim3$次口服，d1~28，d43~70。②复方黄黛片60mg/（kg·d），分三次口服，d1~28，d43~70。③IDA 8mg/（m²·d），qd，d1~3，d43~45。

2. 无条件进行残留病检测的（白血病相关基因（PML/RARa）的定性、定量）的单位，可行$2\sim3$疗程化疗（可单用蒽环类药物）及1疗程ATO联合ATRA，可供选择的方案如下：

（1）单用DNR：40mg/（m²·d）×3d。

（2）单用MTZ：$6\sim10$mg/（m²·d）×3d。

（3）ATRA联合ATO：ATRA $25\sim30$mg/（m²·d）×28d，ATO $0.16\sim0.2$mg/（kg·d）×28d。

（三）中枢神经白血病的防治

低危组于缓解时行腰穿及鞘内注射一次，若正常，则之后不再行腰穿；高危组于缓解后行腰穿及鞘内注射二次，若正常，则之后不再行腰穿。确诊中枢神经白血病退出本路径。鞘注方案如表7-1所示。

表7-1　鞘注方案

年龄	MTX	Ara-C	DX	NS
<12个月	6mg	15mg	2.5mg	2ml
12~36个月	9mg	25mg	2.5mg	2ml
≥36个月	12.5mg（max）	35mg	5.0mg	2ml

（四）缓解后维持治疗

1. 有条件进行残留病检测的［白血病相关基因（PML/RAR）的定性、定量］的单位（每$2\sim3$个月行骨穿检测）

（1）低危组维持治疗：复方黄黛片3周，ATRA 6周，复方黄黛片3周，ATRA 6周，复方黄黛片3周（剂量同上）。

（2）高危组维持治疗：共5组，每组由以下治疗组成：①ATRA $25\sim30$mg/（m²·d），分$2\sim3$次口服，d1~21，d43~63。②复方黄黛片60mg/（kg·d），分三次口服，d1~21。③6-MP 50mg/（m²·d）qn，口

服，d29起共8周。④MTX 25mg/m²，QW，口服，d29起共8周。

2. 无条件进行残留病检测［白血病相关基因（PML/RARa）的定性、定量］的单位，序贯应用ATO、ATRA+6-MP+MTX方案，共5周期。

（1）（第一个月）ATO 0.16～0.2mg/（kg·d）×28d。

（2）（休息半月后接第二个月）ATRA 25～30mg/（m²·d）d1～14。6-MP 50mg/（m²·d），d15～28；MTX 20mg/m²，d15，22。

> 注意：应用砷剂，包括亚砷酸和复方黄黛片过程中，需注意监测肝肾心功能和注意每周检测心电图：一旦发现QTc超过460ms或在基线水平上增加10%以上者应该减少50%剂量，并密切观察，纠正电解质紊乱，停用可能引起QT间期延长的可疑药物（大环内酯类抗生素、唑类抗真菌药以及抗心律失常药等），并且至少每周复查一次心电图；QTc超过500ms或在基线水平上增加20%以上应该暂时停止给药，并在1～2天后复查心电图；一旦发生扭转型心动过速，应该永久禁用砷剂。

若诱导治疗失败、巩固治疗后PML-RARa未转阴或转阴后连续2次阳性（PML-RARa在2周内连续检测2次阳性）的骨髓/分子遗传学复发的患儿，建议行造血干细胞移植。

三、化疗前准备及支持治疗

见第一章第一节。

四、PICC 的护理

见相关规范。

五、化疗后恢复期21天内，复查的检查项目

1. 血常规、生化、电解质。
2. 脏器功能评估。
3. 骨髓检查（若血象仍处于恢复过程中，可延长至出院日之前）。
4. 残留病检测。

六、化疗中及化疗后治疗

1. 感染防治　参见第一章第七节。
2. 脏器功能损伤的相应防治　参见第一章第一节急性白血病诊疗常规，并遵循儿童补液原则。
3. 成分输血　参见第一章第一节急性白血病诊疗常规。
4. 造血生长因子　参见第一章第一节。

七、出院标准

1. 一般情况良好。
2. 没有需要住院处理的并发症和/或合并症。

附：几点说明

1. 本方案应用于儿童APL伴PML/RARA（+）。

2. 诱导治疗后，在血常规检查结果中白细胞、血小板计数正常后骨穿检查，评价疗效。诱导治疗的时间最长到60天，若行骨穿检查未缓解，则加用化疗。

3. 若诱导治疗时出现全反式维A酸（砷剂）副作用，经相应处理（加用地塞米松、脱水剂、镇痛药等）仍不能耐受，可在（副）主任医师指导下将全反式维A酸（砷剂）减量或停用，待原症状、体征消失或（副）主任医师指导下恢复原剂量。

4. 诱导治疗中，若WBC≥10×10⁹/L者则开始加用HU。若仍不能控制，加用Ara-C或HHT。

5. PLT维持在50×10⁹/L以上，纤维蛋白原维持在1.5g/L以上。有肺部症状（咳嗽、胸痛、呼吸困难等）者行肺CT检查。砷剂应用过程中（尤其前2周）注意心脏症状：心悸，心律失常，心动过缓等，必要时查ECG、Holter、心电监护。

6. 患者停化疗第一年每3个月复查融合基因等，第二年可每6个月复查，第三年可隔1年复查。

初治儿童急性早幼粒细胞白血病

一、初治儿童 APL 诊疗规范标准住院流程

（一）标准住院日为 40 天内

（二）进入路径标准

1. 第一诊断必须符合儿童急性早幼粒细胞白血病（APL）疾病编码（ICD-10：C92.401，M9866/3）。

2. 当患者同时具有其他疾病诊断时，但在住院期间不需要特殊处理，也不影响第一诊断的临床路径流程实施时，可以进入路径。

（三）明确诊断及入院常规检查需 3~5 天（指工作日）

1. 必需的检查项目

（1）血常规、尿常规、便常规。

（2）肝肾功能、电解质、凝血功能、血型、输血前检查。

（3）胸部 X 线平片、心电图、腹部 B 超、眼底检查。

2. 发热或疑有感染者可选择病原微生物培养、影像学检查。

3. 骨髓检查（形态学包括组化）、免疫分型、细胞遗传学、白血病相关基因（PML/RARa）检测。

4. 患者及家属签署以下同意书　病重或病危通知书、骨穿同意书、腰穿及鞘内注射同意书、化疗知情同意书、输血知情同意书、静脉插管同意书（有条件时）。

（四）化疗前准备

1. 发热患者建议立即进行病原微生物培养并使用抗菌药物，可选用头孢类（或青霉素类）抗炎治疗，3 天后发热不缓解者，可考虑更换碳青霉烯类和/或糖肽类和/或抗真菌治疗；有明确脏器感染患者应根据感染部位及病原微生物培养结果选用相应抗菌药物。

2. 对于 Hb<80g/L，PLT<30×10⁹/L 或有活动性出血的患者，分别输浓缩红细胞、单采或多采血小板，若存在弥散性血管内凝血（DIC）倾向则 PLT<50×10⁹/L 即应输注单采血小板。有心功能不全者可放宽输血指征。

3. 有凝血功能异常，输相关血液制品。纤维蛋白原<1.5g/L，输新鲜血浆或浓缩纤维蛋白原。

（五）化疗开始于诊断明确第 1 天

（六）化疗方案

可选用下列方案之一进行诱导治疗

1. ATRA　ATRA 25~30mg/（m²·d）×28~40d。

2. ATRA+DNR　ATRA 25~30mg/（m²·d）×28~40d，DNR 在 ATRA 治疗后第 4 天开始，最大量可达 120mg/m²，至少拆分为 3 天给予。

3. ATRA+ATO　ATRA 25~30mg/（m²·d）×28~40d，ATO 0.16~0.2mg/（kg·d）×28~35d，可根据治疗过程中白细胞数量变化适量加用 Ara-C、羟基脲等细胞毒药物。

（七）治疗后 30 天内必须复查的检查项目

1. 血常规、肝肾功能、电解质、凝血功能。

2. 脏器功能评估，心电图等。

3. 骨髓检查（如30天时血液学反应不充分，可延长至出院日之前）。

4. 微小残留病变检测（有条件时）。

（八）化疗中及化疗后治疗

1. 感染防治　发热患者建议立即进行病原微生物培养并使用抗菌药物，可选用头孢类（或青霉素类）抗炎治疗；3天后发热不缓解者，可考虑更换碳青霉烯类和/或糖肽类和/或抗真菌药物治疗；有明确脏器感染的患者，应根据感染部位及病原微生物培养结果选用相应抗菌药物。

2. 防治脏器功能损伤　镇吐、保肝、水化、碱化、防治尿酸肾病（别嘌醇）、治疗诱导分化综合征（地塞米松）、抑酸剂等。

3. 成分输血　适用于Hb<80g/L，PLT<30×10^9/L或有活动性出血的患者，分别输浓缩红细胞、单采或多采血小板，若存在DIC倾向则PLT<50×10^9/L即应输注血小板并使用肝素等DIC治疗药物。有心功能不全者可放宽输血指征。

4. 有凝血功能异常的患者，输注相关血液制品。必要时输注新鲜血浆或浓缩纤维蛋白原。

5. 造血生长因子：化疗后ANC≤1.0×10^9/L，伴感染发热的患者，可使用G-CSF 5μg/（kg·d）。

（九）出院标准

1. 一般情况良好。

2. 没有需要住院处理的并发症和/或合并症。

（十）变异及原因分析

1. 治疗前、中、后有感染、贫血、出血及其他合并症者，需进行相关的诊断和治疗，可能延长住院时间并致费用增加。

2. 诱导分化治疗40天未达完全缓解者退出路径。

3. 若腰穿后脑脊液检查示存在CNSL，退出此路径，进入相关路径。

二、初治儿童急性早幼粒细胞白血病临床治疗表单

适用对象：第一诊断为初治儿童急性早幼粒细胞白血病（ICD-10：C92.401，M9866/3）拟行诱导化疗

患者姓名：＿＿＿性别：＿＿＿年龄：＿＿门诊号：＿＿＿住院号：＿＿＿

住院日期：＿年＿月＿日 出院日期：＿年＿月＿日 标准住院日：40天内

时间	住院第1天	住院第2天
主要诊疗工作	□ 询问病史及体格检查 □ 完成病历书写 □ 开化验单 □ 上级医师查房与化疗前评估 □ 根据血象及凝血功能决定是否成分输血 □ 确定治疗方案和日期 □ 向家属告病重或病危并签署病重或病危通知书 □ 患者家属签署骨穿同意书、腰穿同意书、输血知情同意书、静脉插管同意书（必要时）	□ 上级医师查房 □ 完成入院检查 □ 骨穿：骨髓形态学检查、免疫分型、细胞遗传学、白血病相关基因（PML/RARα）检测 □ 根据血象及凝血象决定是否成分输血 □ 完成必要的相关科室会诊 □ 住院医师完成上级医师查房记录等病历书写
重要医嘱	长期医嘱： □ 儿科血液病护理常规 □ 饮食 □ 抗菌药物（必要时） □ 补液治疗（水化、碱化） □ ATRA 25～30mg/（m²·d），ATO 0.16～0.2mg/（kg·d）（可选） □ 重要脏器功能保护 □ 其他医嘱 临时医嘱： □ 血、尿、便常规 □ 肝肾功能、电解质、凝血功能、血型、输血前检查 □ 胸部X线平片、心电图、腹部B超 □ 超声心动图（视患者情况而定） □ 静脉插管术（条件允许时） □ 病原微生物培养（必要时） □ 输血医嘱（必要时） □ 眼科会诊（眼底检查） □ 其他医嘱	长期医嘱： □ 患者既往基础用药 □ 抗菌药物（必要时） □ 补液治疗（水化、碱化） □ ATRA 25～30mg/（m²·d） □ ATO 0.16～0.2mg/（kg·d）（可选） □ 重要脏器功能保护：防治尿酸肾病（别嘌醇）、保肝等 □ 其他医嘱 临时医嘱： □ 骨穿 □ 骨髓形态学、免疫分型、染色体核型、FISH（必要时）、白血病相关基因（PML/RARα）检测 □ 血常规 □ 输血医嘱（必要时） □ 其他医嘱
主要护理工作	□ 介绍病房环境、设施和设备 □ 入院护理评估	□ 宣教（血液病知识）
病情变异记录	□ 无 □ 有，原因： 1. 2.	□ 无 □ 有，原因： 1. 2.
护士签名		
医师签名		

时间	住院第 3～7 天	住院第 8～21 天
主要诊疗工作	□ 上级医师查房 □ 根据初步骨髓结果制定治疗方案 □ 患者家属签署化疗知情同意书 □ 化疗 □ 复查血常规、凝血功能 □ 住院医师完成病程记录 □ 重要脏器保护 □ 镇吐	□ 上级医师查房，注意病情变化 □ 住院医师完成病历书写 □ 每日复查血常规 □ 复查凝血功能、肝肾功能、电解质 □ 注意观察体温、血压、体重等 □ 成分输血、抗感染等支持治疗（必要时） □ 造血生长因子（必要时）
重要医嘱	长期医嘱： □ DNR 可在 ATRA 治疗后第 4 天开始，最大量可达 120mg/m² ，至少拆分为 3 天（可选） □ 羟基脲（可选） □ 重要脏器功能保护：镇吐、保肝等 □ 其他医嘱 临时医嘱： □ 输血医嘱（必要时） □ 心电监护（必要时） □ 根据需要复查肝肾功能、电解质、凝血功能 □ 每天复查血常规 □ 影像学检查（必要时） □ 血培养（高热时） □ 病原微生物培养（必要时） □ 静脉插管护理、换药 □ 其他医嘱	长期医嘱： □ 洁净饮食 □ 羟基脲（可选） □ 地塞米松（治疗诱导分化综合征） □ 重要脏器功能保护：保肝、抑酸等 □ 抗感染等支持治疗（必要时） □ 其他医嘱 临时医嘱： □ 输血医嘱（必要时） □ 血常规、尿常规、便常规 □ 肝肾功能、电解质、凝血功能 □ G-CSF 5μg/（kg·d）（必要时） □ 影像学检查（必要时） □ 血培养（高热时） □ 病原微生物培养（必要时） □ 静脉插管护理、换药 □ 其他医嘱
主要护理工作	□ 观察患者病情变化 □ 心理与生活护理 □ 化疗期间嘱患者多饮水	□ 观察患者情况 □ 心理与生活护理
病情变异记录	□ 无　□ 有，原因： 1. 2.	□ 无　□ 有，原因： 1. 2.
护士签名		
医师签名		

时间	住院第 22～39 天	出院日
主要诊疗工作	□ 上级医师查房 □ 住院医师完成常规病历书写 □ 根据血常规情况，决定复查骨穿	□ 上级医师查房，进行化疗（根据骨穿）评估，确定有无并发症情况，明确是否出院 □ 完成出院记录、病案首页、出院证明书等 □ 向患者交代出院后的注意事项，如返院复诊的时间、地点，发生紧急情况时的处理等
重要医嘱	长期医嘱： □ 洁净饮食 □ 停抗菌药物（根据体温及症状、体征及影像学） □ 其他医嘱 临时医嘱： □ 骨穿 □ 骨髓形态学、微小残留病检测 □ 血常规、尿常规、便常规 □ 肝肾功能、电解质 □ 心电图 □ 输血医嘱（必要时） □ G-CSF 5μg/（kg·d）（必要时） □ 完全缓解后可行腰穿、鞘内注射（具体剂量见住院流程） □ 脑脊液常规、生化、甩片（有条件时） □ 其他医嘱	出院医嘱： □ 出院带药 □ 定期门诊随访 □ 监测血常规、肝肾功能、电解质等
主要护理工作	□ 观察患者情况 □ 心理与生活护理 □ 指导患者生活护理	□ 指导患者办理出院手续
病情变异记录	□ 无 □ 有，原因： 1. 2.	□ 无 □ 有，原因： 1. 2.
护士签名		
医师签名		

完全缓解的儿童急性早幼粒细胞白血病

一、完全缓解的儿童急性早幼粒细胞白血病临床路径标准住院流程

（一）标准住院日为 28 天内

（二）进入路径标准

1. 第一诊断必须符合儿童急性早幼粒细胞白血病（APL）疾病编码（ICD-10：C92.402，M9866/3）。

2. 经诱导化疗达完全缓解（CR）。

3. 当患者同时具有其他疾病诊断时，但在住院期间不需要特殊处理，也不影响第一诊断的临床路径流程实施时，可以进入路径。

（三）完善入院常规检查需 2 天（指工作日）

1. 必需的检查项目

（1）血、尿、便常规。

（2）肝肾功能、电解质、凝血功能、血型、输血前检查。

（3）胸部 X 线平片、心电图、腹部 B 超。

2. 发热或疑有某系统感染者可选择病原微生物培养、影像学检查。

3. 骨髓涂片检查和/或活检（必要时）、微小残留病变检测。

4. 患者及家属签署以下同意书　化疗知情同意书、骨穿同意书、腰穿及鞘内注射同意书、输血知情同意书、静脉插管知情同意书。

（四）化疗开始于入院第 3 天内

若为低危组，可检测残留病的单位，可带口服 ATRA 和复方黄黛片出院，院外治疗。

二、完全缓解的儿童急性早幼粒细胞白血病临床治疗表单

适用对象：第一诊断为儿童急性早幼粒细胞白血病 CR 者（ICD-10：C92.402，M9866/3）拟行巩固化疗

患者姓名：_____ 性别：_____ 年龄：____ 门诊号：_____ 住院号：_____

住院日期：__ 年__ 月__ 日 出院日期：__ 年__ 月__ 日   标准住院日：28 天内

时间	住院第 1 天	住院第 2 天
主要诊疗工作	□ 询问病史及体格检查 □ 完成病历书写 □ 开化验单 □ 上级医师查房与化疗前评估 □ 患者家属签署输血同意书、骨穿同意书、腰穿同意书、静脉插管同意书	□ 上级医师查房 □ 完成入院检查 □ 骨穿（骨髓形态学检查、微小残留病变检测） □ 腰穿+鞘内注射 □ 根据血象决定是否成分输血 □ 完成必要的相关科室会诊 □ 住院医师完成上级医师查房记录等病历书写 □ 确定化疗方案和日期
重要医嘱	长期医嘱： □ 儿科血液病护理常规 □ 饮食 □ 抗菌药物（必要时） □ 其他医嘱 临时医嘱： □ 血、尿、便常规 □ 肝肾功能、电解质、凝血功能、血型、输血前检查 □ 胸部 X 线平片、心电图、腹部 B 超 □ 超声心动（视患者情况而定） □ 静脉插管术（有条件时） □ 病原微生物培养（必要时） □ 输血医嘱（必要时） □ 其他医嘱	长期医嘱： □ 患者既往基础用药 □ 抗菌药物（必要时） □ 其他医嘱 临时医嘱： □ 骨穿（必要时） □ 骨髓形态学、微小残留病检测（必要时） □ 腰穿，鞘内注射（具体剂量见住院流程） □ 脑脊液常规、生化、细胞形态（有条件时） □ 输血医嘱（必要时） □ 其他医嘱
主要护理工作	□ 介绍病房环境、设施和设备 □ 入院护理评估	□ 宣教（血液病知识）
病情变异记录	□ 无　□ 有，原因： 1. 2.	□ 无　□ 有，原因： 1. 2.
护士签名		
医师签名		

时间	住院第3天	
主要诊疗工作	□ 患者家属签署化疗知情同意书 □ 上级医师查房，制定化疗方案 □ 住院医师完成病程记录	□ 化疗 □ 重要脏器功能保护 □ 镇吐
重要医嘱	**长期医嘱：** □ 化疗医嘱（以下方案选一） □ ATRA 25～30mg/（m²·d），分2～3次口服 　复方黄黛片60mg/（kg·d），分3次口服 　第一、二两个巩固治疗每一疗程4周，休息2周 　第三、四两个巩固治疗每一疗程3周，休息3周 □ 单用DNR 　DNR 40mg/（m²·d）×3天 □ ATRA+ATO 　ATRA 25～30mg/（m²·d）×28天 　ATO 0.16～0.2mg/（kg·d）×28天 □ ATO 　ATO 0.16～0.2mg/（kg·d）×14～28天 □ 补液治疗（水化、碱化） □ 镇吐、保肝、抗感染等医嘱 □ 其他医嘱 **临时医嘱：** □ 输血医嘱（必要时） □ 心电监护（必要时） □ 血常规 □ 血培养（高热时） □ 静脉插管维护、换药 □ 其他医嘱	□ ATRA 25～30 mg/（m²·d），分2～3次口服，d1～28，d43～70 　复方黄黛片60mg/（kg·d），分3次口服，d1～28，d43～70 　IDA 8mg/（m²·d），QD，d1～3，d43～45（高危组） □ 单用MTZ 　MTZ 6～10mg/（m²·d）×3d □ 维持方案（高危组） 　ATRA 25～30mg/（m²·d），分2～3次口服，d1～21，d43～63 　复方黄黛片60mg/（kg·d），分三次口服，d1～21 　6-MP 50mg/（m²·d）qn，口服，d29起共8周 　MTX 25mg/m² qw，口服，d29起共8周
主要护理工作	□ 观察患者病情变化 □ 心理与生活护理 □ 化疗期间嘱患者多饮水	
病情变异记录	□ 无　□ 有，原因： 1. 2.	
护士签名		
医师签名		

时间	住院第 4 ~ 27 天	出院日
主要诊疗工作	□ 上级医师查房，注意病情变化 □ 住院医师完成常规病历书写 □ 复查血常规、心电图等 □ 注意观察体温、血压、体重等 □ 成分输血、抗感染等支持治疗（必要时） □ 造血生长因子（必要时）	□ 上级医师查房，确定有无并发症情况，明确是否出院 □ 完成出院记录、病案首页、出院证明书等，向患者交代出院后的注意事项，如返院复诊的时间、地点，发生紧急情况时的处理等
重要医嘱	长期医嘱： □ 洁净饮食 □ 抗感染等支持治疗 □ 其他医嘱 临时医嘱： □ 血常规、尿常规、便常规 □ 肝肾功能、电解质 □ 输血医嘱（必要时） □ G-CSF 5μg/（kg·d）（必要时） □ 影像学检查（必要时） □ 血培养（高热时） □ 病原微生物培养（必要时） □ 静脉插管护理、换药 □ 其他医嘱	出院医嘱： □ 出院带药 □ 定期门诊随访 □ 监测血常规、肝肾功能、电解质等
主要护理工作	□ 观察患者情况 □ 心理与生活护理 □ 化疗期间嘱患者多饮水	□ 指导患者办理出院手续
病情变异记录	□ 无 □ 有，原因： 1. 2.	□ 无 □ 有，原因： 1. 2.
护士签名		
医师签名		

（张　丽　竺晓凡）

第二节

儿童急性淋巴细胞白血病

一、急性淋巴细胞白血病诊断

（一）目的

确立儿童急性淋巴细胞白血病一般诊疗的标准操作规程，确保患者诊疗的正确性和规范性。

（二）范围

适用急性淋巴细胞白血病患儿的诊疗。

（三）诊断要点及依据

根据 *World Health Organization Classification of Tumors.Pathology and Genetic of Tumors of Haematopoietic and Lymphoid Tissue*（2018），《血液病诊断及疗效标准》（第4版，科学出版社）及CCLG-2008协作组方案。

1. 临床表现　不能用感染解释的发热、皮肤出血点、淤斑、倦怠、乏力、面色苍白等症状，不明原因的骨、关节疼痛。

2. 实验室检查

（1）血常规：白细胞计数增高或降低，血红蛋白正常或降低，血小板正常或减少。白细胞分类可见淋巴细胞比例增高，原始及幼稚淋巴细胞的比例多在20%以上，部分病例外周血无原始及幼稚细胞；外周血白细胞计数大于10×10^9/L者，分类中原始及幼稚淋巴细胞比例常大于30%。

（2）细胞形态学：骨髓增生程度多为活跃、明显活跃甚至极度活跃，部分病例骨髓增生减低。骨髓增生减低者多伴有骨髓纤维化或由于白血病细胞过度增生导致骨髓"干抽"，应进行骨髓活检或行胸骨穿刺检查以明确诊断。骨髓有核细胞分类原始和幼稚淋巴细胞≥20%即可诊断本病。粒系、红系及巨核系细胞增生受抑。少数情况下，白血病细胞可能在骨髓内分布不均一。如临床症状符合ALL，而骨髓象不支持，需进行多部位骨髓穿刺以证实。非霍奇金淋巴瘤累及骨髓，原始和幼稚淋巴细胞>25%时，应诊断为ALL，并按ALL进行分型和治疗。细胞组织化学染色：ALL的过氧化物酶（POX）染色和苏丹黑（SB）染色阴性；糖原（PAS）染色（±）~（+++）；酸性磷酸酶（-）~（±），T-ALL时酸性磷酸酶呈阳性反应，酶型为块状或颗粒状；非特异性酯酶阴性。

（3）免疫学分型：1994年在法国召开了欧洲白血病免疫学分型协作组（EGIL）会议，提出EGIL免疫分型（表7-2）。

（4）细胞遗传学：细胞遗传学特征（表7-3）。

（5）分子生物学：分子遗传学特征（表7-3）。

（6）ALL的形态学、免疫学、细胞遗传学、基因分型（MICM分型）：具体分型见表7-4，表7-5。

（7）几种新的特殊类型ALL。①BCR-ABL1样ALL：BCR-ABL1阴性，但常涉及其他酪氨酸激酶的易位、CRLF2易位，还包括EPO受体截断重排、激活等。酪氨酸激酶的易位可能累及ABL1、ABL2、PDGFRB、NTRK3、TYK2、CSF1R、JAK2等。②ALL伴iAMP21：采用RUNX1探针、FISH法可发现5个或5个以上基因拷贝，或中期分裂细胞的一条染色体上有3个以上拷贝。③早期前体T淋巴母细胞白血病（ETP）：表型特点为CD7阳性，CD1a和CD8阴性，CD2、cCD3阳性，CD4可以阳性，CD5一般阴性，或阳性率低于75%。髓系/干细胞抗原CD34、CD117、HLA-DR、CD13、CD33、CD11b或CD65一个或多个阳性。

表 7-2 急性淋巴细胞白血病的免疫学分型

B-淋巴细胞系 ALL（CD19+和/或 CD79a+和/或 CD22+，至少两个阳性）	
早期前 B-ALL	无其他 B 细胞分化抗原表达
普通型 B-ALL	CD10+
前 B-ALL	胞质 IgM+
成熟 B-ALL	胞质或膜 κ+或 λ+
T-淋巴细胞系 ALL（胞质/膜 CD3+）	
早期前 T-ALL	CD7+
前 T-ALL	CD2+和/或 CD5+和/或 CD8+
皮质 T-ALL	CD1a+
成熟 T-ALL	膜 CD3+，CD1a+
α/β+T-ALL	抗 TCRα/β+
γ/δ+T-ALL	抗 TCRγ/δ+
伴髓系抗原表达的 ALL	表达一个或 2 个髓系标志，但不满足杂合性急性白血病的诊断标准

表 7-3 急性淋巴细胞白血病细胞遗传学及分子遗传学特征

分型	细胞遗传学	分子遗传学
急性前体 B 淋巴细胞白血病	t（9；22）（q34；q11）	BCR-ABL1
	t（v；11q23）；	AF4/MLL 重排
	t（1；19）（q23；p13）	PBX1/TCF3（E2A）
	t（12；21）（p12；q22）	ETV6（TEL）/RUNX1（AML1）
	染色体数目>50	
急性前体 T 淋巴细胞白血病	t（1；7）（p32；q35）	TAL1/TCRB
	t（1；14）（p32；q11）	TAL1/TCRA
	t（1；14）（p34；q11）	LCK/TCRD
	t（7；7）（p15；q11）	TCRG
	t（7；9）（q34-35；q32）	TCRB/TAL2
	t（7；11）（q35；p13）	TCRB/LOM2
	t（7；14）（q34-35；q11）	TCRB/TCRD
	t（7；19）（q34-35；p13）	TCRB/LYL1
	t（8；14）（q24；q11）	MYC/TCRA
	del（9p），t（9p）	CDKN2A
	t（10；14）（q24；q11）	HOX11/TCRA
	t（11；14）（p13；q21）	LOM2/TCRA
	t（11；14）（p15；q21）	LOM1/TCRA
	inv（14）（q11q32）	TCRA/IGH
	inv（14）（q11q32）	TCRA/TCL1
	t（14；14）（q11；q32）	TCRA/IGH
Burkitt 细胞白血病	t（8；14）（q24；q32）	MYC/IGH
	t（2；8）（p12；q24）	IGK/MYC
	t（8；22）（q24；q11）	MYC/IGL

表 7-4　B-ALL 的 MICM 分型

亚型	核型	细胞标志							
		CD19	TdT	Ia	CD10	CyIg	SmIg	FAB形态学	基因异常
早B前体-ALL		+	+	+	−		−	L1, L2	
	t（4；11）								MLL/AF4
	t（11；19）								MLL/ENL
	t（12；21）								TEL/AML1
	t（9；22）								BCR/ABL
	t（17；19）								E2A/HLF
	t（5；14）								IL3/IGH
普通型-ALL		+	+	+	+	−	−	L1, L2	
	6q−								
	近单倍体								
	t或del（12p）								
	t（9；22）								BCR/ABL
前 B-ALL		+	+	+	+	+	−	L1	
	t（1；19）								E2A/PBX1
	t（9；22）								BCR/ABL
B细胞 ALL		+	−	+	+/−	−/+	+	L3	
	t（8；14）								MYC/IGH
	t（2；8）								IGK/MYC
	t（8；22）								MYC/IGL
	6q−								

表 7-5　T-ALL 的 MICM 分型

亚型	核型	细胞标志				
		CD7	CD2	TdT	FAB形态学	基因异常
早T-前体 ALL		+	−	+	L1, L2	
	t或del（9p）					
T细胞 ALL		+	+	+	L1, L2	
	t（11；14）					RHOM/TCRD
	t（1；14）					TAL1/TCRD
	t（7；11）					TCRB/RHOM2
	t（7；19）					TCRB/LYL1
前 B-ALL	t（10；14）					HOX11/TCRD
	t（8；14）					MYC/TCRA
	t（7；10）					TCRB/HOX11
	t（1；7）					LCK/TCRB
	6q−					

3. 鉴别诊断要点　当血象仅表现为单一血细胞减少或全血细胞减少等情况时应与原发性血小板减少性紫癜（ITP）、再生障碍性贫血（AA）以及其他病毒感染相关的感染性疾病相鉴别。部分病例以骨关节疼痛为首发表现，应与幼年型类风湿关节炎、其他肿瘤等疾病相鉴别。

（1）神经母细胞瘤及其他转移瘤：ALL与神经母细胞瘤（NB）具有相似的临床表现，如骨骼疼痛、发热及全血细胞减少。儿童NB常有肝脏、淋巴结、骨骼浸润，骨髓浸润亦较常见。偶尔在外周血涂片可见与原始或幼稚淋巴细胞极为相似的神经母细胞瘤细胞。NB的患儿有突眼、常为单侧，尿VMA增高，且常可找到原发病灶。

（2）传染性单核细胞增多症：常有白细胞计数增高，肝、脾及淋巴结肿大，但血常规检查白细胞分类中无幼稚淋巴细胞，可有异型淋巴细胞。嗜异凝集试验阳性，与ALL容易鉴别。

（3）原发性血小板减少性紫癜（ITP）：ITP是小儿时期的常见出血性疾病，临床上常于上呼吸道感染后出现皮肤出血点或淤斑。外周血检查为单纯血小板减少，白细胞分类多正常。部分儿童ALL临床表现与其相近，血象可表现为单一血小板减少。因此血细胞减少的患儿必须进行骨髓穿刺检查，以免误诊。

（4）再生障碍性贫血（AA）：儿童AA可表现为全血细胞减少或两系减少（血小板减少和贫血或血小板减少和白细胞减少），临床可有发热、贫血及出血，易与ALL混淆。临床上有1%～2%的ALL在典型ALL前有几天或几周的一过性全血细胞减少，骨髓增生低下，呈典型的AA改变，常被称为ALL前AA综合征，免疫分型多为前体B细胞型，也可发生于T细胞ALL。在疾病进程中密切随访、通过骨髓穿刺及骨髓活检等检查可进行鉴别。

（5）幼年型类风湿性关节炎与结缔组织病：约25%的患儿以骨或关节疼痛起病，同时伴有不同程度的发热，白细胞计数增高，与幼年型类风湿性关节炎及系统性红斑狼疮（SLE）表现相似。通过白细胞分类、骨髓穿刺检查及血清的免疫学检查可做出鉴别。

（四）诊断规程

1. 采集病历

（1）现病史：包括患儿症状（贫血、出血、感染以及髓外浸润等相关症状）、初始时间、严重程度以及相关治疗情况。

（2）既往史、个人史：包括是否有肿瘤病史以及肿瘤家族史；询问其他重要脏器疾病史。应注意其母孕期间有无感染史，家庭装修史，放射线、毒物接触史，有无不良饮食习惯；疫苗接种史及输血史。

（3）体检：包括贫血、出血相关体征，肝、脾、淋巴结肿大情况，有无感染病灶等。

2. 入院检查

（1）初诊时必要检查（含主要鉴别诊断，治疗选择相关，预后判断相关）。①常规：血常规、尿常规、便常规+潜血、血型。②骨髓：骨髓分类（应包括三系病态造血的具体描述）；骨髓活检病理，包括免疫组织化学染色；全套组化；巨核细胞酶标；染色体核型（荧光原位免疫杂交入需要项目）；流式细胞仪免疫表型分析；分子生物学，包括TEL/AML1、MLL/AF4、BCR-ABL1 P210、BCR-ABL1 P190、E2A/PBX1、SIL/TAL1、C-MYC、FLT3/ITD、FLT3/TDK、Ph-like 29种基因。③生化：肝肾功能、空腹血糖；乙肝两对半、丙肝抗体、甲肝抗体、HIV、梅毒螺旋体抗体；电解质六项；乳酸脱氢酶及同工酶；心肌酶谱。④其他：免疫球蛋白定量；淋巴细胞亚群；凝血八项，蛋白C、S；心电图、胸片、肺CT、腹部B超、头CT；眼底、口腔、耳鼻喉检查；脑脊液检查，包括压力、常规、生化、β_2微球蛋白，流式细胞术微小残留病检测（第一次腰穿时和疑诊中枢神经系统白血病时）。

（2）初诊时需要检查（与鉴别诊断相关）。骨髓，包括电镜形态及免疫组织化学（MPO，PPO）及髓外浸润（病理活检及免疫组化）。

（3）入院时可选检查（有必要开展但医科院血液病医院尚未开展的、研究相关的；可能的并发症等）。①骨髓：必选项目，如Runx1突变、IDH1突变、WT1突变、IKZF1、CRLF2、CDKN2A/B、PDG-FRA、PDGFRB、MLL-PTD，BAALC、EGR、MN1表达水平；可选项目（根据患者个体情况选择）有NPM1突变、c-Kit突变、CEBPα突变，可选项目如MLL、EVI1、RUNX1等相关基因异常筛查、Micro-RNA筛查、血液肿瘤基因突变筛查；白血病综合药敏；P170蛋白（耐药免疫表型）；MDR1（多药耐药基因）。②其他：胆固醇、甘油三酯；免疫学；细菌、真菌培养+药敏；入院时常规送鼻、口、肛周、痰培养及感染部位分泌物培养（需要）；住院中体温大于38.5℃，持续2天以上，非感染原因难以解释送可疑部位分泌物培养，静脉血葡聚糖试验检测；患者第一次发热及有畏寒、寒战者留取血培养，并送可疑部位分泌物培养。③脑脊液流式细胞仪检测。④药物代谢基因突变：可选TPMT突变、NUDT15突变。

3. 诱导治疗期检查　疗程第15天及33天，复查骨髓分类，同时做MRD，有异常分子标志者复查。若第33天骨髓抑制不能评判疗效者1周后复查骨髓。

4. 缓解后治疗期检查

（1）化疗2个月，即标危、中危组HD-MTX第一次化疗，高危组HR-1第一次化疗时行骨髓穿刺分类、MRD（采用流式细胞仪，并注明治疗前特点）。

（2）初诊时有细胞/分子遗传学标志者进行复查。

（3）缓解后复查免疫球蛋白定量。

（4）淋巴细胞亚群于缓解后，3、6、12、18、24个月复查。

5. 复发后检查

（1）骨髓分类。

（2）染色体核型。

（3）流式细胞术免疫表型。

（4）FLT3/ITD、FLT3/TKD、IKZF1、CRLF2、CDKN2A/B、PDGFRA、PDGFRB、血液肿瘤基因突变筛查。

（5）多药耐药基因（MDR1）、多药耐药表型（P170）、白血病综合药敏。

（6）周血淋巴细胞亚群。

（7）免疫球蛋白定量。

二、治疗方案的选择

（一）化疗方案

化疗方案选择原则，年龄在0～18岁的初治患者，符合进入ALL治疗路径的患者，入组后首先进行危险度分组，具体标准见图7-1，并根据危险分组分别采用相应的治疗，详细治疗方案及流程参见图7-2。

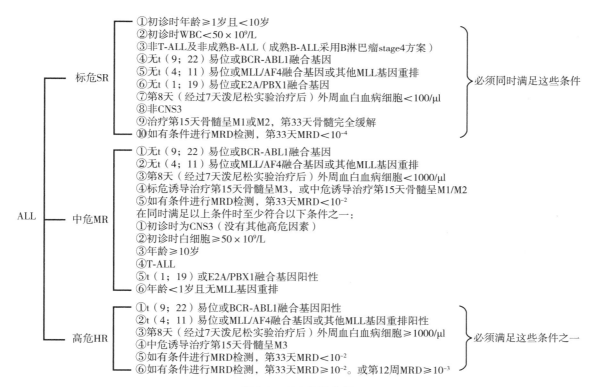

图7-1　ALL危险分组

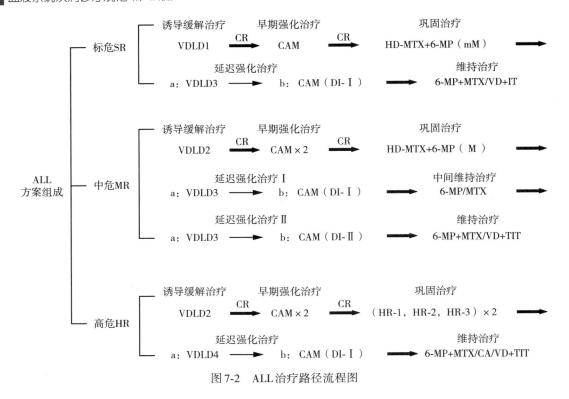

图7-2 ALL治疗路径流程图

具体化疗方案如下：

1. 标危组（SR）

（1）VDLD1：疗程5周（诱导治疗）

Pred 60mg/（m²·d），d1~7，从足量的25%加起，以50%-75%-100%，递增逐渐加量至足量，7天内累积剂量>210mg/m²

DXM 6mg/（m²·d）d8~28，d29开始减量，每3天减半量，9天减完

DNR 25mg/（m²·d），d8、15

VCR 1.5mg/（m²·d），d8、15、22、29

ASP 5000U/（m²·d），d8、11、14、17、20、23、26、29，共8次；或培门冬酶2500U/m²（每次最大剂量3750U），d8、22，共2次

（2）CAM：疗程2周

如血象恢复中，符合以下条件开始化疗：白细胞≥2.0×10⁹/L；粒细胞≥0.5×10⁹/L；血小板≥50×10⁹/L。

CTX 1000mg/（m²·d），d1~14

Ara-C 75mg/（m²·d），d3~7、10~13

6-MP 60mg/（m²·d），po，qn，d1~14

IT MTX：d3、10

开始给予Ara-C后最好不要中断，如果Ara-C延迟使用或中断，则也应同时停用6-MP，减用的6-MP剂量应在后面补足。

（3）mM：疗程8周（髓外白血病预防）

肝功能ALT/AST≤10倍正常上限值；胆红素<3倍正常上限值；血象呈上升趋势：白细胞≥1.5×10⁹/L；粒细胞≥0.5×10⁹/L；血小板≥50×10⁹/L。符合以上条件开始化疗。

6-MP 25mg/（m²·d），po，qn，d1～56

MTX 2g/（m²·d），24小时静点（1/10量于30分钟内给入，9/10量持续静点23.5小时），d8、22、36、50，共4次

IT MTX于HD-MTX后2小时进行，d8、22、36、50，共4次

> 注意：①水化、碱化，保证尿pH 7.0～8.0；记出入量q12h，如入量>出量400ml/（m²·12h），给予呋塞米0.5mg/kg（最大20mg），静推。②CF解救原则：每次15mg/m²，iv，共3次，42小时按每次15mg/m²解救，48小时及以后按MTX血药浓度解救（具体标准见图7-3），每6小时1次，最少解救3次。若48小时MTX血浓度>5μmol/L，CF解救剂量（mg）=MTX（μmol/L）×体重（kg），应用依据6小时前MTX水平（即42小时的结果）。注意为避免高钙血症，CF剂量应小于20mg/kg，1小时输注给药。

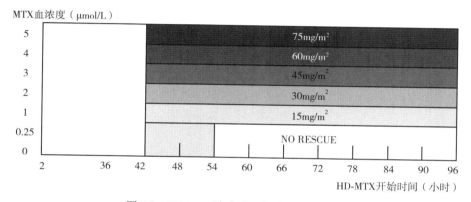

图7-3 HD-MTX治疗时四氢叶酸钙解救图

（4）DI：疗程6周（延迟强化）

DI/a（VDLD3）：血象呈上升趋势且符合以下条件时开始化疗：白细胞≥2.5×10⁹/L；粒细胞≥1×10⁹/L；血小板≥100×10⁹/L。

DXM 10 mg/（m²·d），d1～7，d15～21，无须减停

ADM 25mg/（m²·d），iv，1h，d1、8、15

VCR 1.5mg/（m²·d）（最大每次2 mg），iv，d1、8、15

P-ASP 2500U/（m²·d）（最大每次3750U），im，d1、15；或ASP 10 000U/（m²·d）d1、4、7、10，共4次

DI/b（CAM）：血象呈上升趋势：白细胞≥2×10⁹/L；粒细胞≥0.5×10⁹/L；血小板≥50×10⁹/L。具体方案同上（2）。

（5）6-MP+MTX/VD+IT（维持治疗）。每8周一个循环，共10个循环。

6-MP 50mg/（m²·d），po，qn，d1～56

MTX 20mg/（m²·d），po，d1、8、15、22、29、36、43、50

DXM 6 mg/（m²·d），d1～5、29～33

VCR 1.5 mg/（m²·d）（最大2 mg），d1、29

IT MTX d1×6次（整个化疗过程中共17次）

2. 中、高危组（SR、HR）

（1）VDLD2：疗程5周（诱导治疗）

Pred 60mg/（m²·d），d1～7，Pred从足量的25%用起，根据临床反应逐渐加至足量60mg/（m²·d）（如以50%-75%-100%递增），7天内累积剂量>210mg/m²

DXM 6mg/（m²·d），po，tid，d8～28，d29开始减量，每3天减半量，9天减完

ASP（E. Coli）5000U/（m²·d），im/iv，d8、11、14、17、20、23、29，共8次；或P-ASP：2500U/（m²·d）（最大每次3750U），im，d8、22

VCR 1.5mg/（m²·d）（最大每次2mg），iv，d8、15、22、29

IDA 6mg/（m²·d），iv，d8、15；或DNR 25mg/（m²·d），d8、15、22、29、22、29

（2）VDLD4：疗程4周（高危延迟强化）

DXM 10mg/（m²·d），d1～7，d15～21

ADM 25mg/（m²·d），iv，1h，d8、15、22、29

VCR 1.5mg/（m²·d）（最大每次2mg），iv，d8、15、22、29

P-ASP 2500U/（m²·d）（最大每次3750U），im，d8、22；或ASP（E.Coli）5000U/（m²·d），im/iv，d1、4、7、10

（3）6-MP+MTX/VD+TIT（维持治疗）：每8周一个循环，男11个循环，女8个循环。

6-MP 50mg/（m²·d），po，qn，d1～56

MTX 20mg/（m²·d），po，d1、8、15、22、29、36、43、50

DXM 6mg/（m²·d），d1～5、29～33

VCR 1.5mg/（m²·d）（最大2mg），d1、29

TIT MTX d1×6次（整个化疗过程中共17次）

（4）HR-1（高危强化治疗）。ALT/AST≤10倍正常值上限；胆红素≤3倍正常值上限；血象恢复中，粒细胞和血小板计数呈上升趋势；粒细胞≥1×10⁹/L；血小板≥100×10⁹/L。符合以上条件行骨穿并开始化疗。

DXM 20mg/（m²·d），po/iv，d1～5

VCR 1.5mg/（m²·d）（最大每次2mg），iv，d1、6

HD-MTX 5g/（m²·d），iv，24h，d1，1/10量于30分钟内给入，9/10量持续静点23.5小时

> 注意：①水化、碱化，保证尿pH 7.0～8.0；记出入量，如24小时入量>出量400ml/m²，给予呋塞米0.5mg/kg（最大20mg），静推。②CF解救原则：42小时统一按15mg/m²解救，48小时以后按MTX血药浓度解救（图7-3）。

CTX 每次200mg/m²，iv，1h，q12h，d2～4，共5次，HD-MTX结束后7小时开始给予。水化、碱化；预防出血性膀胱炎。

Ara-C 每次2000mg/m²，iv，3小时以上，q12h，d5，共2次。

从第5天起使用激素眼膏×2天，预防角膜结膜炎。

大剂量维生素B₆（预防神经毒性）150mg/m²，q12h×2天，第5天起。

P-ASP 2500U/（m²·d）（最大每次3750U），im，d6；或ASP（E.Coli）25 000 U/（m²·d），im/iv，d6、11

TIT d1，HD-MTX输注后2小时进行

（5）HR-2（高危强化治疗）

DXM 20mg/（m²·d），d1～5

VDS 3mg/（m²·d）（最大5mg），iv，d1、6

HD-MTX 5g/（m²·d），iv，24 h，d1

IFO 每次 800mg/m²，iv，q12h，d2~4，共5次。HD-MTX结束后7小时开始。

水化、碱化；预防出血性膀胱炎。

P-ASP 2500U/（m²·d）（最大每次3750U），im，d6；或 ASP（E.Coli）25 000U/（m²·d），im/iv，d6、11

DNR 30mg/（m²·d），iv，d5

TIT d1，HD-MTX 输注后2小时

CNS3 在d5增加1次三联鞘注。

（6）HR-3（高危强化治疗）

DXM 20mg/（m²·d），d1~5

HD-Ara-C 每次2000mg/m²，iv，3h，q12h×4次，d1、2

从第1天开始水化6天以上

从第1天起使用激素眼膏×3天预防角膜结膜炎

大剂量维生素B₆（预防神经毒性）150mg/m²，q12h×3天，第1天起

VP-16 每次100mg/m²，iv，1小时以上，q12h×5次，d3~5

P-ASP 2500U/（m²·d）（最大每次3750u），im，d6；或 ASP（E.Coli）25 000U/（m²·d），im/iv，d6、11

TIT d5

（7）6-MP+MTX/CA/VD+TIT（高危维持），每4周一循环

第1~2周：

6-MP 50mg/（m²·d），po，d1~14

MTX 20mg/（m²·d），po，d1、8

第3周：

CTX 300mg/（m²·d），iv，d15

Ara-C 300mg/（m²·d），iv，1h，d15、18

（从维持治疗的第49周开始，由6-MP/MTX代替）

第4周：

DXM 6mg/（m²·d），d22~26

VCR 2mg/（m²·d）（最大每次2mg），iv，d22

（从维持治疗的第81周开始，由6-MP/MTX代替）

TIT 维持治疗每4周1次×10次（d15），整个化疗过程中共23次。

男/女：1~48周，共12个循环，6-MP+MTX/CA/VD

男：49~80周，共8个循环，6-MP+MTX/VD

女：49~68周，共5个循环，6-MP+MTX/VD

男：81~92周，共3个循环，6-MP+MTX

总疗程：女孩2年，男孩2.5年。

（二）诱导治疗失败

诱导治疗失败的患儿进入新药临床试验。

（三）符合条件行HSCT的患者

符合条件行HSCT的患者进行HSCT（标准见表7-6）。

表 7-6 造血干细胞移植的适应证

	HLA 相合同胞移植	HLA 相合无关供者或脐血移植	不匹配的相关或无关骨髓移植
诱导治疗失败	√	√	√
t（9；22）+未使用酪氨酸激酶抑制剂	√	√	√
t（4；11）+年龄<6 个月或 WBC >300 × 10⁹/L	√	√	MRD>10^{-2}
PPR+T-ALL	MRD>10^{-3}	MRD>10^{-3}	MRD>10^{-2}
PPR+WBC>100 × 10⁹/L	MRD>10^{-3}	MRD>10^{-3}	MRD>10^{-2}
MRD 水平	MRD>10^{-3}	MRD>10^{-3}	MRD>10^{-2}

（四）合并 BCR-ABL1 融合基因阳性者

合并 BCR-ABL1 融合基因阳性者加用伊马替尼 260～340mg/（m²·d）或达沙替尼 60～80mg/（m²·d）至维持治疗结束。

（五）Ph-like 检测显示 ABL1、ABL2、CSF1R、PDGFRA、PDGFRB、LYN 阳性者

可加用伊马替尼或达沙替尼（同合并 BCR/ABL 融合基因阳性者）；CRLF2、JAK2、EPOR、TSLP、IL2RB 阳性者可考虑加用 JAK 抑制剂。

（六）中枢神经系统白血病（CNSL）的防治

CNSL 的预防及治疗流程参见图 7-4，治疗原则参见图 7-5，鞘注具体方案参见表 7-7。脑脊液分级标准主要依据临床表现、影像学改变、脑脊液细胞目力计数及脑脊液细胞形态学（离心涂片法及流式细胞仪检测）参见图 7-6。

注意：在诊断时第一次腰穿对脑脊液分级很重要，应在充足的镇静状态下，由有经验的医生操作，以避免创伤性腰穿。血小板计数低伴有出血需输血小板后进行。

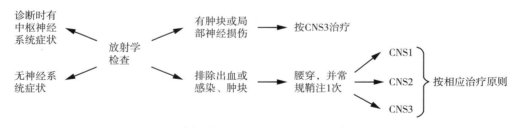

图 7-4 中枢神经系统白血病的预防及治疗流程

表 7-7 鞘注剂量

年龄（岁）	MTS（mg）	Ara-C（mg）	DXM（mg）
<1	6	18	2
≥1<2	8	24	2.5
≥2<3	10	30	3
≥3	12	36	4

CNS1治疗
- 无颅脑放疗，所有患者均接受预防性单联/三联鞘注
- SR：预防性单剂MTX鞘注，大剂量MTX剂量为2g/m²×4
- IR：预防性三联鞘注，大剂量MTX剂量为5g/m²×4
- HR：预防性三联鞘注，大剂量MTX+大剂量ARA-C

CNS2治疗
- 无颅脑放疗
- SR：在诱导缓解VDLD中（第8、22天）增加2次MTX鞘注
- IR：在诱导缓解VDLD中（第8、22天）增加2次三联鞘注
- HR：在诱导缓解VDLD中（第8、22天）增加2次三联鞘注
- 即在诱导治疗中第1、8、15、22、33天时行5次鞘注治疗

CNS3治疗
- 包括颅脑放疗
- IR：在诱导缓解VDLD中（第8、22天）增加2次三联鞘注
- HR：在诱导缓解VDLD中（第8、22天）增加2次三联鞘注，在巩固治疗HR-2中第5天各增加1次三联鞘注
- 即在诱导治疗中每周1次鞘注治疗（第1、8、15、22、33天），直至脑脊液检查正常，至少5次
- 颅脑放疗：在完成延迟强化治疗后接受颅脑放疗，＜1岁不放疗；1岁≤年龄＜2岁剂量为12Gy；年龄≥2岁剂量为18Gy

鞘注总次数
- SR：预防性单剂MTX鞘注共17次，CNS2增加2次
- IR：预防性三联鞘注共17次，CNS2、CNS3各增加2次
- T-ALL：预防性三联鞘注共23次，CNS2、CNS3各增加2次
- HR：预防性三联鞘注共23次，CNS2增加2次、CNS3增加4次

全身性化疗
- SR：HD-MTX剂量为2g/m²
- IR：HD-MTX剂量为5g/m²
- HR：HD-MTX剂量为5g/m²；HD-Ara-C剂量为2g/m²

图7-5 中枢神经系统白血病的预防及治疗原则

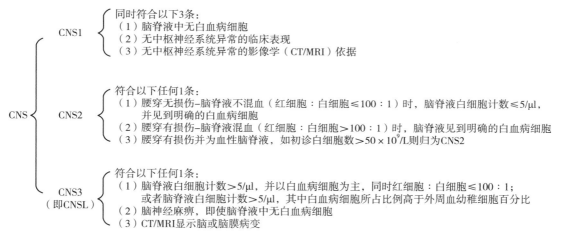

图7-6 脑脊液分级标准

（七）复发患儿采用VIP-ASPD方案化疗

疗程4周。

DXM 10mg/（m²·d），d1~28

IDA 6mg/（m²·d），iv，1h，d1、8、15、22

VDS 3mg/（m²·d）（最大每次5mg），iv，d1、8、15、22

P-ASP 2500U/（m²·d）（最大每次3750U），im，d3、17

三、化疗前准备及支持治疗

见相关路径。

四、PICC 维护管理

见相关路径。

五、化疗后35天内，必须复查的检查项目

1. 血常规，血生化、电解质。
2. 脏器功能评估。
3. 骨髓检查（如33天时血象仍处于恢复过程中，可延长至40天）。
4. 微小残留病变检测（有条件时）。

六、化疗中及化疗后对症支持治疗

1. 感染防治　参见血液科患者的抗生素使用。
2. 脏器功能损伤的相应防治　参见相关路径。
3. 成分输血　参见相关路径。
4. 造血生长因子　参见相关路径。

七、出院标准

1. 一般情况良好。
2. 没有需要住院处理的并发症和/或合并症。

八、初治急性淋巴细胞白血病临床治疗表单

适用对象：第一诊断为急性淋巴细胞白血病（ICD10：M9840/3；M9861/3；M9867/3；M9870-4/3；M9891-7/3；M9910/3；M9920/3），行诱导化疗

患者姓名：_____性别：_____年龄：____门诊号：_____住院号：_____

住院日期：__年__月__日 出院日期：__年__月__日 标准住院日：32天内

时间	住院第1天	住院第2天
主要诊疗工作	□ 向家属告病重或病危并签署病重或病危通知书 □ 患者家属签署骨穿同意书、腰穿同意书、输血知情同意书、静脉插管同意书（条件允许时） □ 询问病史及体格检查 □ 完成病历书写 □ 开化验单 □ 上级医师查房与化疗前评估 □ 根据血象及凝血象决定是否成分输血、是否白细胞单采、是否用羟基脲	□ 上级医师查房 □ 完成入院检查 □ 骨穿：骨髓形态学检查、免疫分型、细胞遗传学、组合融合基因和预后相关基因突变检测 □ 根据骨髓、血象及凝血象决定是否成分输血、是否白细胞单采、是否用羟基脲、Pred □ 完成必要的相关科室会诊 □ 住院医师完成上级医师查房记录等病历书写
重要医嘱	**长期医嘱：** □ 血液病一级护理常规 □ 饮食：◎普食◎低脂饮食◎其他 □ 抗生素（必要时） □ 补液治疗（水化、碱化） □ 其他医嘱 **临时医嘱：** □ 血、尿、便常规，血型，血生化，电解质，凝血功能，输血前检查 □ 胸片、心电图、腹部B超 □ 超声心动（视患者情况而定） □ 静脉插管术（条件允许时） □ 病原微生物培养（必要时） □ 输血医嘱（必要时） □ 白细胞单采术（必要时） □ 羟基脲（必要时） □ Pred（必要时） □ 其他医嘱	**长期医嘱：** □ 患者既往基础用药 □ 抗生素（必要时） □ 补液治疗（水化、碱化） □ 防治尿酸肾病（别嘌醇） □ 其他医嘱 **临时医嘱：** □ 骨穿 □ 骨髓形态学、免疫分型、细胞遗传学、组合融合基因和预后相关基因突变检测（有条件时） □ 血常规 □ 输血医嘱（必要时） □ 白细胞单采术（必要时） □ 羟基脲（必要时） □ Pred □ 其他医嘱
主要护理工作	□ 介绍病房环境、设施和设备 □ 入院护理评估	□ 宣教（血液病知识）
病情变异记录	□ 无 □ 有，原因： 1. 2.	□ 无 □ 有，原因： 1. 2.
护士签名		
医师签名		

时间	住院第 3~5 天	
主要诊疗工作	☐ 根据初步骨髓结果制定治疗方案 ☐ 患者家属签署化疗知情同意书 ☐ 住院医师完成病程记录 ☐ 上级医师查房	☐ 化疗 ☐ 重要脏器保护 ☐ 镇吐 ☐ 补钙
重要医嘱	**长期医嘱：** ☐ 化疗医嘱（以下方案选一） ☐ VDLD1：Pred 60mg/（m²·d）×7天，从足量的25%加起，以50%-75%-100%递增逐渐加量至足量，7天内累积剂量 　　>210mg/m² 　　DXM 6mg/（m²·d），d8~28，d29开始减量，每3天减半量，9天减完 　　DNR 25mg/（m²·d），d8、15 　　VCR 1.5mg/（m²·d），d8、15、22、29 　　ASP 5000U/（m²·d），d8、11、14、17、20、23、26、29，共8次 　　或P-ASP：2500U/（m²·d）（最大每次3750U），im，d8、22 ☐ VDLD2：Pred 60mg/（m²·d）×7天，从足量的25%加起，以50%-75%-100%递增逐渐加量至足量，7天内累积剂量 　　>210mg/m² 　　DXM 6mg/（m²·d）d8~28，d29开始减量，每3天减半量，9天减完 　　DNR 25mg/（m²·d）d8、15、22、29 　　或IDA 6mg/（m²·d），iv，d8、15 　　VCR 1.5mg/（m²·d）d8、15、22、29 　　ASP 5000U/（m²·d）d8、11、14、17、20、23、26、29，共8次 　　或P-ASP：2500U/（m²·d）（最大每次3750U），im，d8、22 ☐ 镇吐、抗感染等对症支持治疗医嘱 ☐ 补液治疗（水化、碱化） ☐ 重要脏器功能保护：防治尿酸肾病（别嘌醇）、保肝、护心、保护胃肠黏膜等 ☐ 其他医嘱 **临时医嘱：** ☐ 输血医嘱（必要时） ☐ 心电监护（必要时） ☐ 每周复查血生化、电解质 ☐ 每天复查血常规 ☐ 血培养（高热时） ☐ 静脉插管维护、换药 ☐ 其他医嘱	
主要护理工作	☐ 随时观察患者病情变化 ☐ 心理与生活护理 ☐ 化疗期间嘱患者多饮水	
病情变异记录	☐ 无　☐ 有　原因： 1. 2.	
护士签名		
医师签名		

时间	住院第8~15天	住院第16~33天	出院日
主要诊疗工作	□ 上级医师查房，注意病情变化 □ 住院医师完成病历书写 □ 每日复查血常规 □ 每周检测出凝血 □ 外周血细胞图片分类（化疗第8天可选） □ 注意观察体温、血压、体重、血糖等 □ 成分输血、抗感染等支持治疗（必要时） □ 造血生长因子（必要时） □ 骨髓检查（化疗第15天可选） □ 腰穿检查（第1次腰穿不正常者化疗第8天可选） □ 腰穿检查（化疗第15天可选）	□ 上级医师查房 □ 住院医师完成常规病历书写 □ 根据血常规情况，决定复查骨穿	□ 上级医师查房，进行化疗（根据骨穿）评估，确定有无并发症情况，明确是否出院 □ 完成出院记录、病案首页、出院证明书等 □ 向患者交代出院后的注意事项，如返院复诊的时间、地点，发生紧急情况时的处理等
重要医嘱	长期医嘱： □ 洁净饮食 □ 抗感染等支持治疗（必要时） □ 其他医嘱 临时医嘱： □ 血、尿、便常规 □ 血生化、电解质 □ 出凝血 □ 输血医嘱（必要时） □ G-CSF 5μg/（kg·d）（必要时） □ 影像学检查（必要） □ 病原微生物培养（必要时） □ 血培养（发热时） □ 静脉插管维护、换药 □ 骨穿 □ 骨髓形态学、MRD检测 □ 腰穿，鞘内注射（MTX 8~12mg，Ara-C 28~36mg，DXM 2~4mg） □ 腰穿，鞘内注射（MTX8~12mg） □ 脑脊液常规、生化 □ 脑脊液流式、甩片（可选） □ 其他医嘱	长期医嘱： □ 洁净饮食 □ 停抗生素（根据体温及症状、体征及影像学） □ 其他医嘱 临时医嘱： □ 骨穿 □ 骨髓形态学、微小残留病检测 □ 血、尿、便常规 □ 出凝血 □ 血生化、电解质 □ HLA配型（符合造血干细胞移植条件者） □ G-CSF 5μg/（kg·d）（必要时） □ 输血医嘱（必要时） □ 腰穿，鞘内注射（MTX 8~12mg，Ara-C 28~36mg，DXM 2~4mg） □ 脑脊液常规、生化、甩片（有条件时） □ 检测心电图、超声心动 □ 其他医嘱	出院医嘱： □ 出院带药 □ 定期门诊随访 □ 监测血常规、血生化、电解质
主要护理工作	□ 随时观察患者情况 □ 心理与生活护理 □ 化疗期间嘱患者多饮水	□ 随时观察患者情况 □ 心理与生活护理 □ 指导患者生活护理	□ 指导患者办理出院手续
病情变异记录	□ 无　□ 有，原因： 1. 2.	□ 无　□ 有，原因： 1. 2.	无　□ 有，原因： 1. 2.
护士签名			
医师签名			

九、完全缓解的急性淋巴细胞白血病临床治疗表单

适用对象：第一诊断急性淋巴细胞白血病（获 CR 者）（ICD10：M9840/3 M9861/3；M9867/3；M9870-4/3；M9891-7/3；M9910/3；M9920/3）拟行早期强化治疗

患者姓名：_____ 性别：_____ 年龄：____ 门诊号：_____ 住院号：_____

住院日期：__年__月__日　出院日期：__年__月__日　标准住院日：21 天

时间	住院第 1 天	住院第 2 天
主要诊疗工作	□ 患者家属签署输血同意书、骨穿同意书、腰穿同意书、静脉插管同意书 □ 询问病史及体格检查 □ 完成病历书写 □ 开化验单 □ 上级医师查房与化疗前评估	□ 上级医师查房 □ 完成入院检查 □ 骨穿（骨髓形态学检查、微小残留病变检测） □ 腰穿+鞘内注射 □ 根据血象决定是否成分输血 □ 完成必要的相关科室会诊 □ 住院医师完成上级医师查房记录等病历书写 □ 确定化疗方案和日期
重要医嘱	长期医嘱： □ 血液病二级护理常规 □ 饮食：◎普食◎糖尿病饮食◎其他 □ 抗生素（必要时） □ 其他医嘱 临时医嘱： □ 血、尿、便常规，血型，血生化，电解质，凝血功能，输血前检查 □ 胸片、心电图、腹部 B 超 □ 超声心动（视患者情况而定） □ 病原微生物培养（必要时） □ 输血医嘱（必要时） □ 其他医嘱	长期医嘱： □ 患者既往基础用药 □ 抗生素（必要时） □ 其他医嘱 临时医嘱： □ 骨穿 □ 骨髓形态学、微小残留病检测 □ 血常规 □ 骨穿（可选） □ 骨髓形态学、MRD 检测（可选） □ 腰穿，鞘内注射（MTX 8～12mg，Ara-C 28～36mg，DXM 2～4mg） □ 腰穿，鞘内注射（MTX 8～12mg） □ 脑脊液常规、生化 □ 脑脊液流式、甩片（可选） □ 输血医嘱（必要时） □ 其他医嘱
主要护理工作	□ 介绍病房环境、设施和设备 □ 入院护理评估	□ 宣教（血液病知识）
病情变异记录	□ 无　□ 有，原因： 1. 2.	□ 无　□ 有，原因： 1. 2.
护士签名		
医师签名		

时间	住院第3～13天
主要诊疗工作	□ 患者家属签署化疗知情同意书 □ 住院医师完成病程记录 □ 上级医师查房、制定化疗方案 □ 化疗 □ 重要脏器保护 □ 镇吐
重要医嘱	**长期医嘱：** 化疗医嘱 □ CAM 　　CTX 1000mg/（m²·d），d1 　　Ara-C 75mg/（m²·d），d3～7，10～13 　　6-MP 60mg/（m²·d），d1～14 □ 补液治疗（水化、碱化） □ 镇吐、保肝、保护胃肠黏膜、抗感染等医嘱 □ 记24小时出入量 □ 其他医嘱 **临时医嘱：** □ 输血医嘱（必要时） □ 心电监护（必要时） □ 每周复查血生化、电解质 □ 每日复查血常规 □ 血培养（高热时） □ 静脉插管维护、换药 □ 其他医嘱
主要护理工作	□ 随时观察患者病情变化 □ 心理与生活护理 □ 化疗期间嘱患者多饮水
病情变异记录	□ 无　□ 有，原因： 1. 2.
护士签名	
医师签名	

时间	住院第 14～28 天	出院日
主要诊疗工作	□ 上级医师查房，注意病情变化 □ 住院医师完成常规病历书写 □ 复查血常规 □ 注意观察体温、血压、体重等 □ 成分输血、抗感染等支持治疗（必要时） □ 造血生长因子（必要时）	□ 上级医师查房，确定有无并发症情况，明确是否出院 □ 完成出院记录、病案首页、出院证明书等，向患者交代出院后的注意事项，如返院复诊的时间、地点，发生紧急情况时的处理等
重要医嘱	**长期医嘱：** □ 洁净饮食 □ 抗感染等支持治疗 □ 其他医嘱 **临时医嘱：** □ 血、尿、便常规 □ 血生化、电解质 □ 输血医嘱（必要时） □ G-CSF 5μg/（kg·d）（必要时） □ 影像学检查（必要时） □ 病原微生物培养（必要时） □ 静脉插管维护、换药 □ 其他医嘱	**出院医嘱：** □ 出院带药 □ 定期门诊随访 □ 监测血常规、血生化、电解质
主要护理工作	□ 随时观察患者情况 □ 心理与生活护理 □ 化疗期间嘱患者多饮水	□ 指导患者办理出院手续
病情变异记录	□ 无　□ 有，原因： 1. 2.	□ 无　□ 有，原因： 1. 2.
护士签名		
医师签名		

十、完全缓解的急性淋巴细胞白血病临床治疗表单

适用对象：第一诊断急性淋巴细胞白血病（获 CR 者）（ICD10：M9840/3 M9861/3；M9867/3；M9870-4/3；M9891-7/3；M9910/3；M9920/3），拟行巩固治疗

患者姓名：_____ 性别：_____ 年龄：____ 门诊号：_____ 住院号：_____

住院日期：__年__月__日 出院日期：__年__月__日 标准住院日：21天

时间	住院第1天	住院第2天
主要诊疗工作	□ 患者家属签署输血同意书、骨穿同意书、腰穿同意书、静脉插管同意书 □ 询问病史及体格检查 □ 完成病历书写 □ 开化验单 □ 上级医师查房与化疗前评估	□ 上级医师查房 □ 完成入院检查 □ 骨穿（骨髓形态学检查、微小残留病变检测） □ 腰穿+鞘内注射 □ 根据血象决定是否成分输血 □ 完成必要的相关科室会诊 □ 住院医师完成上级医师查房记录等病历书写 □ 确定化疗方案和日期
重要医嘱	**长期医嘱：** □ 血液病二级护理常规 □ 饮食：◎普食 ◎糖尿病饮食 ◎其他 □ 抗生素（必要时） □ 其他医嘱 **临时医嘱：** □ 血、尿、便常规，血型，血生化，电解质，凝血功能，输血前检查 □ 胸片、心电图、腹部B超 □ 超声心动（视患者情况而定） □ 静脉插管术（有条件时） □ 病原微生物培养（必要时） □ 输血医嘱（必要时） □ 其他医嘱	**长期医嘱：** □ 患者既往基础用药 □ 抗生素（必要时） □ 其他医嘱 **临时医嘱：** □ 骨穿 □ 骨髓形态学、微小残留病检测 □ 血常规 □ 腰穿，鞘内注射（MTX 10～15mg，Ara-C 40～50mg，DXM 5mg） □ 脑脊液常规、生化、细胞形态、流式细胞仪检测白血病细胞 □ 输血医嘱（必要时） □ 其他医嘱
主要护理工作	□ 介绍病房环境、设施和设备 □ 入院护理评估	□ 宣教（血液病知识）
病情变异记录	□ 无 □ 有，原因： 1. 2.	□ 无 □ 有，原因： 1. 2.
护士签名		
医师签名		

时间	住院第 3 天	
主要 诊疗 工作	□ 患者家属签署化疗知情同意书 □ 上级医师查房、制定化疗方案 □ 重要脏器保护	□ 住院医师完成病程记录 □ 化疗 □ 镇吐
重 要 医 嘱	**长期医嘱：** □ 化疗医嘱（以下方案选一） □ mM 　6-MP：25mg/（m²·d），po，qn，d1～56 　MTX：2g/（m²·d），24 小时静点（1/10 量于 30 分钟内给入，9/10 量持续静点 23.5 小时），d8、22、36、50，共 4 次 　IT：MTX 于 HD-MTX 后 2 小时进行，d8、22、36、50，共 4 次 　CF 解救：42 小时开始按每次 15 mg/m²，iv，有 MTX 血药浓度按其值解救，每 6 小时 1 次，最少解救 3 次。 □ HR-1 　DXM：20mg/（m²·d），iv，d1～5 　VCR：1.5mg/（m²·d）（最大每次 2mg），iv，d1、6 　HD-MTX：5g/（m²·d），iv，24h，d1，1/10 量于 30 分钟内，9/10 量持续静点 23.5 小时 　CF 解救：42 小时开始按每次 15mg/m²，iv，有 MTX 血药浓度按其值解救，每 6 小时 1 次，最少解救 3 次 　CTX：每次 200mg/m²，iv，1 小时，q12h，d2～4，共 5 次，HD-MTX 结束后 7 小时开始给予 　Ara-C：每次 2000mg/m²，iv，3 小时以上，q12h，d5，共 2 次 　从第 5 天起使用激素眼膏×2 天预防角膜结膜炎 　维生素 B₆：150mg/m²，q12h×2 天，第 5 天起 　P-ASP：2500U/（m²·d）（最大每次 3750U），im，d6 或 ASP（E.Coli）25 000U/（m²·d），im/iv，d6、11 　TIT：d1，HD-MTX 输注后 2 小时进行 □ HR-2 　DXM：20mg/（m²·d），d1～5 　VDS：3mg/（m²·d）（最大 5mg），iv，d1、6 　HD-MTX：5g/（m²·d），iv，24 h，d1 　IFO：每次 800mg/m²，iv，q12h，d2～4，共 5 次 　HD-MTX 结束后 7 小时开始。美司钠解救：IFO 的 20%/次，IFO 后 0、4、8 小时 　P-ASP：2500U/（m²·d）（最大每次 3750U），im，d6 或 ASP（E.Coli）25 000 U/（m²·d），im/iv，d6、11 　DNR：30mg/（m²·d），iv，d5 　TIT：d1，HD-MTX 输注后 2 小时。CNS3 在 d5 增加 1 次三联鞘注 □ HR-3 　DXM：20mg/（m²·d），d1～5 　HD-Ara-C：每次 2000mg/m²，iv，3 小时，q12h×4 次，d1、2 　从第 1 天起使用激素眼膏×3 天预防角膜结膜炎 　维生素 B₆：150mg/m²，q12h×3 天，d1～3 　VP-16：每次 100mg/m²，iv，1 小时以上，q12h×5 次，d3～5 　P-ASP：2500U/（m²·d）（最大每次 3750U），im，d6 或 ASP（E.Coli）25 000U/（m²·d），im/iv，d6、11 　TIT：d5 **临时医嘱：** □ 输血医嘱（必要时）　　　□ 心电监护（必要时） □ 每周复查血生化、电解质　□ 每日复查血常规 □ 血培养（高热时）　　　　□ 静脉插管维护、换药 □ 其他医嘱	
主要 护理 工作	□ 随时观察患者病情变化 □ 心理与生活护理 □ 化疗期间嘱患者多饮水	
病情 变异 记录	□ 无　□ 有，原因： 1. 2.	
护士 签名		
医师 签名		

时间	住院第4~20天	出院日
主要诊疗工作	□ 上级医师查房，注意病情变化 □ 住院医师完成常规病历书写 □ 复查血常规 □ 注意观察体温、血压、体重等 □ 成分输血、抗感染等支持治疗（必要时） □ 造血生长因子（必要时）	□ 上级医师查房，确定有无并发症情况，明确是否出院 □ 完成出院记录、病案首页、出院证明书等，向患者交代出院后的注意事项，如返院复诊的时间、地点，发生紧急情况时的处理等
重要医嘱	长期医嘱： □ 洁净饮食 □ 抗感染等支持治疗 □ 其他医嘱 临时医嘱： □ 血、尿、便常规 □ 血生化、电解质 □ 出凝血 □ 输血医嘱（必要时） □ G-CSF 5μg/（kg·d）（必要时） □ 影像学检查（必要时） □ 病原微生物培养（必要时） □ 静脉插管维护、换药 其他医嘱	出院医嘱： □ 出院带药 □ 定期门诊随访 □ 监测血常规、血生化、电解质
主要护理工作	□ 随时观察患者情况 □ 心理与生活护理 □ 化疗期间嘱患者多饮水	□ 指导患者办理出院手续
病情变异记录	□ 无　□ 有，原因： 1. 2.	□ 无　□ 有，原因： 1. 2.
护士签名		
医师签名		

十一、完全缓解的急性淋巴细胞白血病临床治疗表单

适用对象：第一诊断急性淋巴细胞白血病（获 CR 者）（ICD10：M9840/3 M9861/3；M9867/3；M9870-4/3；M9891-7/3；M9910/3；M9920/3），拟行延迟强化治疗

患者姓名：＿＿＿＿性别：＿＿＿＿年龄：＿＿＿门诊号：＿＿＿＿住院号：＿＿＿＿

住院日期：＿年＿月＿日 出院日期：＿年＿月＿日 标准住院日：21 天

时间	住院第1天	住院第2天
主要诊疗工作	□ 患者家属签署输血同意书、骨穿同意书、腰穿同意书、静脉插管同意书 □ 询问病史及体格检查 □ 完成病历书写 □ 开化验单 □ 上级医师查房与化疗前评估	□ 上级医师查房 □ 完成入院检查 □ 骨穿（骨髓形态学检查、微小残留病变检测） □ 腰穿+鞘内注射 □ 根据血象决定是否成分输血 □ 完成必要的相关科室会诊 □ 住院医师完成上级医师查房记录等病历书写 □ 确定化疗方案和日期
重要医嘱	长期医嘱： □ 血液病二级护理常规 □ 饮食：◎普食◎糖尿病饮食◎其他 □ 抗生素（必要时） □ 其他医嘱 临时医嘱： □ 血、尿、便常规，血型，血生化，电解质，凝血功能，输血前检查 □ 胸片、心电图、腹部B超 □ 超声心动（视患者情况而定） □ 静脉插管术（有条件时） □ 病原微生物培养（必要时） □ 输血医嘱（必要时） □ 其他医嘱	长期医嘱： □ 患者既往基础用药 □ 抗生素（必要时） □ 其他医嘱 临时医嘱： □ 骨穿 □ 骨髓形态学、微小残留病检测 □ 血常规 □ 腰穿，鞘内注射（MTX 10～15mg，Ara-C 40～50mg，DXM 5mg） □ 脑脊液常规、生化、细胞形态、流式细胞仪检测白血病细胞 □ 输血医嘱（必要时） □ 其他医嘱
主要护理工作	□ 介绍病房环境、设施和设备 □ 入院护理评估	□ 宣教（血液病知识）
病情变异记录	□ 无 □ 有，原因： 1. 2.	□ 无 □ 有，原因： 1. 2.
护士签名		
医师签名		

时间	住院第2天
主 要 诊 疗 工 作	□ 患者家属签署化疗知情同意书 □ 住院医师完成病程记录 □ 上级医师查房、制定化疗方案 □ 化疗 □ 重要脏器保护 □ 镇吐
重 要 医 嘱	**长期医嘱：** 化疗医嘱（以下方案选一） □ VDLD3 　　DXM 10mg/（m²·d），d1~7，d15~21 　　DOX 25mg/（m²·d），d1、8、15 　　VCR 1.5mg/（m²·d），d1、8、15 　　P-ASP 2500U/（m²·d），d3、17或ASP 10 000U/（m²·d），d1、4、7、10，共4次 □ VDLD4 　　DXM 10mg/（m²·d），d1~7，d15~21 　　DOX 25mg/（m²·d），d8、15、22、29 　　VCR 1.5mg/（m²·d），d8、15、22、29 　　P-ASP 2500U/（m²·d），d3、17或ASP 10 000U/（m²·d）d1、4、7、10，共4次 □ CAM 　　CTX 1000mg/（m²·d），iv，1h，d1 　　Ara-C 75mg/（m²·d），iv，d3~6，d10~13 　　6-MP 60mg/（m²·d），po，qn，d1~14 □ 补液治疗（水化、碱化） □ 镇吐、保肝、保护胃肠黏膜、抗感染等医嘱 □ 补钙治疗 □ 其他医嘱 **临时医嘱：** □ 输血医嘱（必要时） □ 心电监护（必要时） □ 每周复查血生化、电解质 □ 每周监测出凝血 □ 每日复查血常规 □ 血培养（高热时） □ 静脉插管维护、换药 □ 其他医嘱
主要 护理 工作	□ 随时观察患者病情变化 □ 心理与生活护理 □ 化疗期间嘱患者多饮水
病情 变异 记录	□ 无　□ 有，原因： 1. 2.
护士 签名	
医师 签名	

时间	住院第3~14天	出院日
主要诊疗工作	□ 上级医师查房，注意病情变化 □ 住院医师完成常规病历书写 □ 复查血常规 □ 注意观察体温、血压、体重等 □ 成分输血、抗感染等支持治疗（必要时） □ 造血生长因子（必要时）	□ 上级医师查房，确定有无并发症情况，明确是否出院 □ 完成出院记录、病案首页、出院证明书等，向患者交代出院后的注意事项，如返院复诊的时间、地点，发生紧急情况时的处理等
重要医嘱	长期医嘱： □ 洁净饮食 □ 抗感染等支持治疗 □ 其他医嘱 临时医嘱： □ 血、尿、便常规 □ 血生化、电解质 □ 出凝血（可选） □ 输血医嘱（必要时） □ 腰穿（可选） □ G-CSF 5μg/（kg·d）（必要时） □ 影像学检查（必要时） □ 病原微生物培养（必要时） □ 静脉插管维护、换药 其他医嘱	出院医嘱： □ 出院带药 □ 定期门诊随访 □ 监测血常规、血生化、电解质
主要护理工作	□ 随时观察患者情况 □ 心理与生活护理 □ 化疗期间嘱患者多饮水	□ 指导患者办理出院手续
病情变异记录	□ 无　□ 有，原因： 1. 2.	□ 无　□ 有，原因： 1. 2.
护士签名		
医师签名		

（陈晓娟　竺晓凡）

第三节
儿童急性髓系白血病（非急性早幼粒细胞白血病）

一、儿童急性髓系白血病（非急性早幼粒细胞白血病）诊断

（一）目的
确立儿童急性髓系白血病一般诊疗的标准操作规程，确保患儿诊疗的正确性和规范性。

（二）范围
适用儿童急性髓系白血病（非急性早幼粒细胞白血病）患儿的诊疗。

（三）诊断要点及依据
根据《WHO造血和淋巴组织肿瘤分类》（2008年第四版及2016年修订版），《血液病诊断及疗效标准》（第四版，科学出版社），中国医学科学院血液病医院儿童血液病诊疗中心CAMS-AML-2009方案及CAMS-AML-2016方案修订。

1. 临床表现　不能用感染解释的发热；早期可出现贫血，随病程进展贫血进行性加重，并出现与贫血相关的临床症状，如面色苍白、乏力、心悸等，贫血程度与疾病严重程度及预后无关；常见的出血部位为皮肤、黏膜，偶有颅内及消化道的致命性出血，急性早幼粒细胞白血病及急性单核细胞白血病常以出血为首发症状；而白血病细胞大量增生，可使骨髓腔内压力增高或浸润破坏骨皮质引起骨痛；且白血病细胞可浸润多脏器引起相应的临床症状和体征，如肝、脾及淋巴结肿大，但不如ALL常见；M_4和M_5型患儿可有牙龈增生；伴有t（8；21）的AML患儿易见脊髓浸润表现出的相应症状（如下肢麻木甚至截瘫）、脑神经浸润表现（如斜视、复视等症状）；白血病细胞浸润骨膜、硬脑膜等部位可形成绿色瘤（绿色瘤的好发部位为眼眶骨膜之下，引起突眼及周围组织淤血样改变）。

2. 实验室检查

（1）血常规：可有不同程度的贫血，多为正细胞正色素性贫血；约半数以上患儿血小板$<50 \times 10^9/L$；外周血白细胞多数在（$1 \sim 500$）$\times 10^9/L$，约20%患儿诊断时白细胞$>100 \times 10^9/L$。周血中幼稚细胞比例不定，部分低白细胞者周血中可无幼稚细胞。

（2）细胞形态学：骨髓增生程度多为活跃及明显活跃，分类中最主要的特征是被累及的血细胞系列有原始和幼稚（早幼）细胞大量增生，具体形态学特征见FAB分型标准（表7-8）。

表7-8　急性髓系白血病FAB分型（1985年修订）标准

分型名称	FAB分型标准
M1 急性粒细胞白血病微分化型	骨髓原粒细胞（Ⅰ+Ⅱ型）在非红细胞（NEC）中≥90%，≥3%原粒细胞MPO、SBB阳性，早幼粒细胞以下的各阶段粒细胞或单核细胞<10%
M2 急性粒细胞白血病部分成熟型	骨髓原粒细胞（Ⅰ+Ⅱ型）30%～89%（NEC）；早幼粒细胞以下阶段细胞>10%，单核细胞<20%
M3 多颗粒型急性早幼粒细胞白血病	骨髓中以多颗粒的早幼粒细胞为主>30%。胞质粗黑颗粒，常覆盖细胞核，核不规则，呈折叠或肾形，含束捆状Auer小体，MPO强阳性
M3v 变异型急性早幼粒细胞白血病	特征是细胞呈双叶状或胞质呈肾型，细胞质内以细颗粒为主。与典型的M3型细胞一样，MPO和SBB强阳性。M3v与M3型细胞的免疫表型也完全相同，且具有相同的染色体异常t（15；17）

分型名称	FAB分型标准
M4 急性粒-单核细胞白血病	有下列多种情况：①骨髓中原始细胞（NEC）>30%，原粒细胞加早幼、中性中幼及其他中性粒细胞在30%～79%，不同成熟阶段的单核细胞>20%；②骨髓象如上述，外周血中单核细胞系（包括原始、幼稚及单核细胞）≥5×10⁹/L；③外周血单核细胞系<5.0×10⁹/L，而血清溶菌酶以及细胞化学支持单核细胞系的细胞有显著数量者；④骨髓象类似M2，而单核细胞系>20%，或血清溶菌酶超过正常（11.5±4）mg/L的3倍或尿溶菌酶超过正常（2.5mg/L）的3倍；⑤骨髓象类似M2，外周血单核细胞≥5×10⁹/L时亦可划分为M4
M4E0 急性粒单细胞白血病伴嗜酸细胞增多	骨髓中嗜酸粒细胞（NEC）>5%，这些嗜酸粒细胞较异常，除有典型的嗜酸颗粒外，还有大的嗜碱（不成熟）颗粒，还可有不分叶的核，细胞化学染色氯乙酸酯酶及PAS染色明显阳性
M5a 急性单核细胞白血病未分化型	骨髓原始单核细胞（NEC）≥80%
M5b 急性单核细胞白血病分化型	骨髓原始单核细胞Ⅰ+Ⅱ型（NEC）<80%，其余为幼稚及成熟单核细胞等
M6 急性红白血病	骨髓（NEC）原始细胞（原粒细胞或原始单核细胞）Ⅰ+Ⅱ型≥30%，红细胞系≥50%
M7 急性巨核细胞白血病	急性巨核细胞白血病：骨髓中原始+幼稚巨核细胞≥30%，如原始细胞呈未分化型，形态不能确定时，应做电镜血小板过氧化物酶检查，或用血小板膜糖蛋白单克隆抗体（CD41、CD61、CD42）以证明其为巨核细胞系。如骨髓干抽，有骨髓纤维化，则需骨髓活体组织检查，用免疫酶标技术证实有原巨核细胞增多

注：1.1990年补充诊断急性髓细胞白血病未分化型-M0：①形态上呈原始细胞特征，胞质大多透亮或中度嗜碱，无嗜天青颗粒及Auer小体，核仁明显，类似ALL-L2；②组化：POX及SBB染色<3%；③免疫标志：髓系CD33及/或CD13可阳性；淋系抗原阴性；可有CD7、TdT阳性；④电镜MPO阳性；⑤常伴有del（7q）、-7、del5q、-5染色体异常。

2. 国内将M2分为M2a和M2b。M2b形态学特点与t（8；21）M2一致，骨髓中原始及幼粒细胞增多，以异常的中性中幼粒细胞增生为主（>30%），具有明显核浆发育不平衡，胞质中多空泡，核凹陷处有团块状特异颗粒。

（3）细胞组织化学染色：AML的不同亚型其细胞化学染色特点不尽相同，因此AML的细胞化学染色对该病的诊断十分重要。各型急性髓系白血病细胞化学染色特点见表7-9。

表7-9　急性髓系白血病细胞化学染色

AML分型	POX	SBB>3%	PAS	NAS-DCE	NAS-DAE	(+NaF)	NAP
M1、M2	-～++	++～+++	-～+	+～++	-～+	不抑制	↓
M3	+++～++++	+++～++++	+～+++	++～+++	+～+++	不抑制	↓
M4	-～++	+～+++	-～++	+～+++	+～+++	部分抑制	↑或↓
M5	-～+	-～++	-～++	-～±	++～+++	抑制	↑或↓
M6 （幼红细胞）	-	-～+	+～+++	-	-		↓
M7	-	-	+～+++	-	-		↓

（4）流式细胞术免疫学分型：免疫表型可以提示白血病细胞的分化系列及分化阶段，鉴别率高达98%。因此，对某些单纯以形态学难以分型的AML，如M0、M1、M7，急性未分化型白血病（acute undifferentiated leukemia，AUL）、混合表型急性白血病（mixed-phenotype acute leukemia，MPAL）等，免疫分型检查十分重要。根据WHO和EGIL要求，诊断AML至少需以下抗体组合：CD34、CD117、CD11b、CD11c、CD13、CD14、CD15、CD33、CD64、CD65、iMPO、i-lysozyme、CD41、CD61等；如考虑MPAL，还包括CD19、iCD79a、iCD22、CD10及iCD3等。①AML-M0和AML-M1：白血病细胞至少表达CD13或CD33，同时伴有HLA-DR的表达及不成熟细胞标志CD34和CD117的表达，通常不伴髓系成熟抗原，如CD15、CD11b或

CD14的表达，淋系抗原阴性。CD7和CD56阳性，特别是髓系细胞伴CD7$^+$，提示为白血病细胞。胞质MPO$^+$对髓系诊断更为特异，M0、M1的白血病细胞质MPO$^+$。②AML-M2：HLA-DR$^+$，小白血病细胞常CD34$^+$CD117$^+$，很少表达CD15等分化成熟抗原；大白血病细胞CD33表达强度减弱，出现CD13、CD15及CD11b等的表达。③t（8；21）AML：原始细胞CD34$^+$，80%以上患者的原始细胞表达CD19，50%左右的患者白血病细胞TdT可阳性。④t（15；17）APL：HLA-DR阴性，均一性CD33$^+$，CD13强弱不一，CD34表达呈异质性。通常CD14$^-$、CD15$^-$，可以CD34$^-$CD15$^-$/CD34$^-$CD15$^+$/CD34$^+$CD15$^-$。单一群体细胞CD34CD15表达异质性，结合CD13异质性表达，高度提示存在PML/RARa重排。⑤AML-M4Eo：免疫表型类似AML-M4，表达CD33、CD13、CD15、CD4、CD11c、CD14、CD64和HLA-DR，CD2$^+$及CD45强阳性（CD45bright）细胞增多高度提示该病。⑥AML-M5：原始细胞常与正常单核细胞区域部分重叠交叉，与正常粒单细胞难于分辨，因此，鉴别M5常需多个单抗进行分辨。通常CD33强阳性（CD33bright）CD13$^-$CD34$^-$表型或单核细胞相关抗原CD64、CD14高表达时才能提示AML-M5。CD11b与其他抗原（粒细胞HLA-DR$^-$CD45bright，单核细胞HLA-DR$^+$CD45dim）同时表达也能提示M5。其他方法，如CD36、CD56和CD4用于鉴别单核细胞，但均不具特异性。⑦AML-M6：免疫表型特征不典型。CD71及血型糖蛋白抗原高表达，原始细胞具有不成熟髓系细胞表型，此时易与MDS的RAEB和RAEB-t混淆。细胞对溶血过程敏感，因而FACS检测较为困难。⑧AML-M7：本型的诊断需CD41免疫组化（骨髓及外周血涂片）、免疫表型和/或电镜检查。原始巨核细胞常高表达CD41、CD61，需注意细胞黏附血小板造成的假阳性结果。CD42b为成熟巨核细胞标志，可在血小板表达，而不表达于CD61$^+$CD42$^-$的原始巨核细胞，可用于排除假阳性。

（5）细胞遗传学：79%～85%的儿童AML伴有染色体异常。其中约半数AML病例只以单独核型异常出现，其余伴有附加异常。采用高分辨技术，核型异常发现率高达90%以上。AML的染色体异常以结构畸变为主，高达39种之多，某些特殊的结构异常，如t（8；21）（q22；q22）、t（15；17）（q22；q11-12）和inv（16）（p13；q22）或t（16；16）（p13；q11），与良好预后相关。

（6）分子分型：在2016的WHO髓系肿瘤分类更新中，分子遗传学数据在不同层面更密切地整合到恶性血液病的临床病理分类中，其中对4个伴重现性遗传学异常AML的疾病名称略做改变（表7-10），分别为：APL伴PML-RARA；AML伴t（9；11）（p21.3；q23.3）MLLT3-KMT2A；AML伴inv（3）（q21.3q26.2）或t（3；3）（q21.3；q26.2）GATA2，MECOM；AML伴CEBPA双等位基因突变；新增2个暂定的分子遗传学类型，分别为：AML伴BCR-ABL1和AML伴RUNX1突变；分子分型的精确分层和临床预后密切相关（表7-10）。

AML伴t（8；21）（q22；q22.1）；RUNX1-RUNX1TI和AML伴inv（16）（p13.1；q22）或t（16；16）（p13.1；q22）；CBFβ/MYH11是儿童急性髓系白血病常见的重现性遗传学异常，而CBF-β和RUNX1（原称AML1）是核心结合因子（Core binding factor，CBF）的两个亚基，故又将t（8；21）/RUNX1-RUNX1T1阳性及inv（16）（p13；q22）或t（16；16）（p13；q22）/CBFB-MYH11阳性，称为CBF-AML，为预后较好的亚型；在儿童中，CBF、NPM1以及CEBPA三者占AML的30%～40%，比例明显高于成人，均被认为是低危组。而FLT3/ITDs在儿童AML中占10%～20%，大量资料证实此亚型预后不良。KMT2A（亦称MLL）重排在儿童AML中亦较成人多见，为20%～24%，迄今为止发现KMT2A大约有120多个伙伴基因，一项大系列多中心的回顾性研究显示，除t（1；11）（q21；q23）预后较好外，t（6；11）（q27；q23）、t（10；11）（p12；q23）以及t（10；11）（p11.2；q23）等均预后不良。急性原始巨核细胞性白血病（AMKL）在成人中非常少见，但在儿童却是比较常见的亚型，占3.1%～10%，由于原始幼稚巨核细胞的形态特征并不典型，所以诊断较困难。AMKL30%～40%的患儿合并骨髓纤维化，这部分患儿依据流式细胞术免疫分型确诊尤其困难，可依靠骨髓/外周血涂片免疫组化（CD41）染色进行诊断。AMKL中伴t（1；22）（p13.3；q13.3）；RBM15-MKL1者主要见于不足1岁的婴儿，多预后不良，但具有GATA1基因突变者预后较好。AML伴t（6；9）（p23；q34.1）；DEK-NUP214这一亚型在成人中亦相对少见，多发于年长儿童，临床预后不良，造血干细胞移植治疗可能增加疗效。

Down综合征相关髓系增殖症为儿童常发的髓系肿瘤，包括短暂的异常髓系增生（TAM）和Down综合征相关髓系白血病，两者通常伴有原始巨核细胞增殖。TAM发生于出生时或出生后数天之内，1～2个月之内可以消失。髓系白血病则较迟发生，通常在出生后的头三年内，事先可有或无TAM、TAM和Down综合征相关髓系白血病多伴有GATA1突变和JAK-STAT途径突变的特征。

补充：在WHO2016急性髓系白血病分型中，去除了原有"急性红白血病"分型，仅保留"纯红白血病"亚型（骨髓中幼稚红细胞>80%，原始粒细胞<20%）；在新的分类中，原始粒细胞被记入骨髓总有核细胞百分数，当原始粒细胞<20%时，应诊断为MDS；当骨髓中幼稚红细胞≥50%，原始粒细胞≥20%且通常伴有AML伴骨髓增生异常相关改变，应该诊断为"AML伴骨髓增生异常相关改变"。原始粒细胞≥20%但不符合"AML伴骨髓增生异常相关改变"诊断或AML伴重现性遗传学异常，应诊断为"AML非特殊类型"中的其他亚型（伴有重现性细胞遗传学异常的相应亚型）。此外，对于前期有MDS病史后期进展为AML的患者定义为AML伴MDS改变，诊断标准包括髓系两系或两系以上的细胞中有≥50%的细胞存在发育异常，或有骨髓增生异常相关细胞遗传学异常者。

表7-10　造血与淋巴组织恶性肿瘤WHO髓系肿瘤分型（2016）

AML伴重现性遗传学异常	1. AML伴t（8；21）（q22；q22.1）；RUNX1-RUNX1TI 2. AML伴inv（16）（p13.1；q22）或t（16；16）（p13.1；q22）；CBFβ/MYH11 3. AML伴PML-RARα 4. AML伴t（9；11）（p22.3；q23.3）；MLLT3-KMT2A 5. AML伴t（6；9）（p23；q34.1）；DEK-NUP214 6. AML伴inv（3）（q21.3；q26.2）或t（3；3）（q21.3；26.2）；GATA2，MECOM 7. AML（原始巨核细胞性）伴t（1；22）（p13.3；q13.3）；RBM15-MKL1 8. AML伴BCR-ABL1（暂命名） 9. AML伴NPM1突变 10. AML伴 CEBPA双等位基因突变 11. AML伴RUNX1突变（暂命名）
AML伴MDS相关改变	
治疗相关的髓系肿瘤	
AML非特指型	1. AML微分化型 2. AML不成熟型 3. AML成熟型 4. 急性粒-单核细胞白血病 5. 急性原始单核细胞白血病和急性单核细胞白血病 6. 纯红白血病 7. 急性巨核细胞白血病 8. 急性嗜碱性粒细胞白血病 9. 急性全髓增殖症伴骨髓纤维化
髓细胞肉瘤	
Down综合征相关髓系增殖症	1. 短暂的异常髓系增生（TAM） 2. Down综合征相关髓系白血病

3. 鉴别诊断要点　根据典型的临床表现及实验室检查AML的诊断并不困难。但儿童粒细胞缺乏的恢复期、某些感染所致的类白血病反应及神经母细胞瘤常有与AML类似的临床表现，需仔细鉴别。

（1）传染性单核细胞增多症：是由Epstein-Barr病毒（EBV）引起的急性单核-巨噬细胞系统增生性疾病，病程常具自限性。临床以不规则发热，咽峡炎，肝、脾及淋巴结肿大为特征，外周血白细胞总数不同程度增加，以大量异常淋巴细胞增多为主。血清嗜异凝集实验及EB病毒抗体可呈阳性。上述临床表现及实验室检查可与AML相鉴别。

（2）类白血病反应：类白血病反应是由于某些因素，如感染、中毒、恶性肿瘤骨髓转移及急性失血、溶血等原因刺激机体造血组织引起的一种类似白血病的血液学改变，如外周血白血病总数增高、分类中可见幼稚细胞、部分病例可同时伴有贫血及血小板减少，但并非真正的白血病。诊断时仔细询问病史并进行相应的实验室检查容易鉴别。

（3）神经母细胞瘤：神经母细胞瘤的患儿常以眼眶部骨浸润为首发表现，需与AML的绿色瘤相鉴别。

（四）诊断流程

1. 采集病史

（1）现病史：包括患儿症状（贫血、出血、感染以及髓外浸润等相关症状）初始时间、严重程度以及相关治疗情况。

（2）有无髓外浸润（主要指中枢神经系统白血病、皮肤浸润、髓系肉瘤）

（3）既往史、个人史：包括疫苗接种史、家庭装修史、放射线等接触史、母亲孕期感染史及生产史，生长发育史，有无不良饮食习惯，是否有肿瘤病史以及肿瘤家族史（注意是否有血液病病史，如骨髓增生异常综合征；是否有唐氏综合征；是否有父系、母系三代内的肿瘤疾病史）；询问其他重要脏器疾病史。

（4）体检：包括贫血、出血相关体征，肝、脾、淋巴结肿大情况，有无感染病灶等。

2. 入院检查

（1）初诊时必要检查（含主要鉴别诊断，治疗选择相关，预后判断相关）。①常规：血常规、尿常规、便常规+潜血、血型。②骨髓：骨髓分类（应包括三系病态造血的具体描述）；骨髓活检病理，包括免疫组织化学染色（儿童通常在骨髓干抽取材困难时行此项检查，包括石蜡包埋同时进行骨髓病理免疫组织化学染色；髓系加NPM1）；全套组化；巨核细胞酶标；染色体核型分析；荧光原位免疫杂交（FISH）；流式细胞仪免疫表型分析；分子生物学，包括PML/RARa、AML1/ETO、MLL重排、MYH11/CBFβ、BCR/ABL融合基因、NPM1突变、c-Kit突变、CEBPα突变、FLT3/ITD、FLT3/TKD、TP53、RUNX1（AML1）、ASXL1、IDH1、IDH2、基因突变，这些检查是急性髓系白血病（AML）分型、危险度分组和靶向治疗的基础。③生化：肝肾功能、空腹血糖；乙肝两对半、丙肝抗体、甲肝抗体、HIV、梅毒螺旋体抗体测定；电解质六项；乳酸脱氢酶及同工酶；心肌酶谱。④其他：免疫球蛋白定量；淋巴细胞亚群；凝血八项；心电图、胸片、肺CT、腹部B超、头CT；眼底、口腔、耳鼻喉检查；脑脊液检查，包括压力、常规、生化、$β_2$微球蛋白，流式细胞术微小残留病检测（第一次腰穿时和疑诊中枢神经系统白血病时）。

（2）初诊时需要检查（与鉴别诊断相关）。骨髓，包括电镜形态、免疫组织化学（MPO，PPO）及髓外浸润（病理活检及免疫组化）。

（3）入院时次选检查。①骨髓：如DNMT3a、TET2及RNA剪接染色质修饰基因突变（包括SF3B1、U2AF1、SRSF2、ZRSR2、EZH2、BCOR、STAG2），这些检查对于AML的预后判断及治疗药物选择具有一定的指导意义，可选择血液系统肿瘤基因筛查。②其他：胆固醇、甘油三酯；免疫学；细菌、真菌培养+药敏；入院时常规送鼻、口、肛周、痰培养及感染部位分泌物培养（需要）；住院中体温大于38.5℃，持续2天以上，非感染原因难以解释送可疑部位分泌物培养；患者第一次发热及有畏寒、寒战者留取血培养，并送可疑部位分泌物培养。

（4）有意愿行allo-HSCT的患者可以行HLA配型。

3. 诱导治疗期检查　疗程结束后15～21天，复查骨髓涂片分类，同时监测MRD（以流式细胞术检测或以PCR检测有异常分子生物学表达者）。如此次骨髓检查结果无法评估诱导治疗疗效，则需在下一疗程之前再次进行骨髓相关检查。

4. 缓解后治疗期检查　巩固治疗期间，白细胞计数≥$2×10^9$/L或中性粒细胞计数≥$1×10^9$/L，血小板计数≥$100×10^9$/L，可复查骨髓（化疗间歇期以28～35天为标准，最长可延长1周，若血象仍无法达标，亦需复查骨髓并进行下步治疗）。

（1）每次化疗前行骨髓穿刺分类及微小残留病（MRD）检测，此后定期查初诊阳性FISH、融合基因及免疫分型等评价MRD。

（2）若有初诊时染色体核型异常及其他分子生物学标志物（如FLT3及NPM1异常等），复查至正常。

（3）缓解后复查免疫球蛋白定量。

（4）淋巴细胞亚群于缓解后、3、6、12、18、24个月复查。

5. 治疗完成后检查　诊断起2年内每3个月复查1次，2～3年期间每6个月复查1次，复查项目包括血常规、生化、免疫、骨髓形态及MRD、心电图、B超等；3年后门诊随诊。

6. 复发后检查

（1）骨髓分类。

（2）染色体核型。

（3）流式细胞术免疫表型。

（4）血液系统肿瘤基因筛查。

（5）WT1定量等。

（6）外周血淋巴细胞亚群。

（7）免疫球蛋白定量。

二、治疗方案的选择

（一）分组标准

首先将儿童AML划分CBF-AML及非CBF-AML。

非CBF-AML危险度分组标准：

低危组：符合以下任一条件且1疗程诱导治疗后CR：①伴t（1；11）（q21；q23）（MLL-MLLT11（AF1Q）阳性）；②GATA1阳性；③FLT3/ITD（-）伴NPM1/IDH1/IDH2突变；④年龄<2岁且不伴高危因素；

中危组：非低危或高危组患儿，且1疗程诱导治疗后CR。

高危组：①再诱导治疗后再次评价达CR/PR者；②除外MLL-MLLT11、AF9的其他MLLr-AML；③-7、-5或del（5q）；④FLT3/ITD阳性；⑤-17/TP53阳性；⑥伴RPN1-MECOM、RUNX1-EVI1、MLF1-NPM1、PRDM16-RPN1、DEK-NUP214、ETV6（TEL）-HLXB9（MNX1）、NUP98-NSD1；

（二）诱导化疗方案

1. 诱导A（IAE）

VP-16 150mg/m²维持2小时，d1～5

Ara-C 200mg/m²维持12小时，d6～12

IDA 8mg/m²，d6～8

TIT d6

2. 诱导B（HAG）

HHT 1mg/（m²·d），d1～14（如治疗过程中发生重症感染可减至d1～10）

Ara-C 10mg/m²，q12h，d1～14，皮下注射，第1剂需在G-CSF后12小时，共28剂（不能耐受者可调整为20mg/（m²·d）静脉点滴维持12小时，d1～14）

G-CSF 200μg/（m²·d）（最大量：300μg/d），d1～14皮下注射（WBC≥20×10⁹/L停用）

TIT 1次

3. 诱导C（C+HAG）

克拉屈滨 5mg/（m²·d），d1～5，维持2～3小时

HHT 1mg/（m²·d），d1～14（如治疗过程中发生重症感染可减至d1～10）

Ara-C 10mg/m²，q12h，d1～14，皮下注射，第1剂需在G-CSF后12小时，共28剂（不能耐受者可调整为20mg/（m²·d）静脉点滴维持12小时，d1～14）

G-CSF 200μg/（m²·d）（最大量：300μg/d），d1～14皮下注射（WBC≥20×10⁹/L停用）

TIT 1次

（三）巩固强化治疗方案

1. HD-Ara-C

Ara-C 3g/m²维持3小时，q12h，d1～4

TIT d1

2. HAD

HHT 1mg/（m²·d），d1～7

Ara-C 100～150g/m²，d1～7维持8～12小时

DNR 40～60mg/（m²·d），d1～3

TIT d1

年龄0～15岁初治患儿诱导化疗方案及流程选择原则参照图7-7。

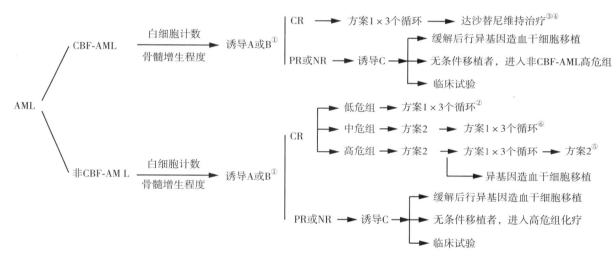

注：①根据患儿初诊时白细胞计数及骨髓增生程度确定治疗方案：如WBC≥4×10⁹/L或骨髓增生程度达活跃以上则接受IAE诱导治疗；WBC<4×10⁹/L且骨髓增生程度为活跃及以下则接受HAG方案诱导治疗。

②低危组：仅用联合化疗；若治疗过程中MRD持续阳性或由阴性转为阳性（流式细胞术MRD阳性水平定义为≥0.01%），需2周后复查，若阳性，则建议行造血干细胞移植；无条件移植者，进入高危组治疗。

③CBF-AML患儿2个巩固治疗后融合基因定量下降<3个log值或持续>0.01%或治疗过程中升高，具备造血干细胞移植指征；无条件移植者，进入非CBF-AML高危组治疗。

④达沙替尼：60～80mg/（m²·d），qd。诱导治疗结束后中性粒细胞≥0.5×10⁹/L开始口服，2周后停药进入巩固治疗；巩固治疗化疗间期继续口服60～80mg/（m²·d），qd×14d，巩固治疗结束后持续口服6个月。

⑤高危组：推荐在CR1后行异基因造血干细胞移植，包括无关/相合同胞供者的造血干细胞移植；无条件移植者，进入高危组治疗或临床试验。

⑥中危组：可序贯化疗；亦可完成巩固治疗2～3个疗程后联合自体造血干细胞移植；若治疗过程中MRD持续阳性或由阴性转为阳性（流式细胞术MRD阳性水平定义为≥0.01%），需2周后复查，若阳性，则建议行造血干细胞移植；无条件移植者，进入高危组治疗或临床试验；

⑦骨髓缓解状态定义：

M1状态：幼稚细胞<5%

M2状态：5%≤幼稚细胞<20%

M3状态：幼稚细胞≥20%

⑧使用中大剂量阿糖胞苷时，可以预防性使用激素眼膏×2天预防角膜结膜炎；同时可使用大剂量维生素B6预防神经毒性：150mg/m²，iv/po，q12h×2天。

⑨所有治疗患者诱导治疗结束后第15～21天行骨髓形态学监测，若骨髓增生低下者，可予血象恢复后复查，进一步评价。

⑩诱导治疗期间若出现严重感染或其他严重并发症等，可中断治疗，病情好转后可继续原中断化疗方案。

图7-7　儿童AML诱导及巩固强化治疗流程图

（四）中枢神经白血病（CNSL）的防治

CNSL的预防及治疗参见图7-8。

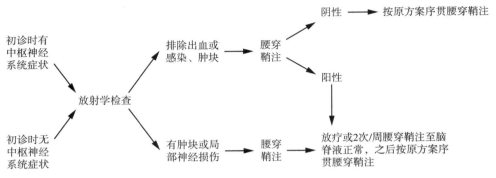

图7-8　中枢神经白血病防治原则

根据年龄确定腰穿鞘注药物剂量（表7-11）：

表7-11　腰穿鞘注药物剂量

药物/mg	<3个月	<1岁	<2岁	<3岁	>3岁
MTX	3	6	7.5	10	12.5
Ara-C	6	12	15	20	25
DXM	2	2	2.5	3	4

注：在诊断时第一次腰穿对脑脊液分级很重要，应在充足的镇静状态下，由有经验的医生操作，以避免创伤性腰穿。血小板计数低伴有出血需输血小板。

脑脊液状态主要依据临床表现、影像学改变、脑脊液细胞压力计数及脑脊液细胞形态学（离心涂片法）。

（五）诱导以及巩固治疗结束后的随访监测治疗

AML患者完成全部治疗后仍需随访监测3~5年，详情参见图7-9，有条件应行免疫功能监测（包括免疫球蛋白定量、免疫细胞亚群分析）。

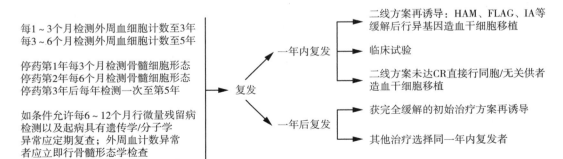

图7-9　诱导巩固治疗结束后的随访监测治疗

三、化疗前准备及支持治疗

见相关路径。

四、PICC的护理

见相关路径。

五、化疗

开始于入院第3~5天。

六、化疗后恢复期21天内，必须复查的检查项目

1. 血常规、血生化、电解质。
2. 脏器功能评估。
3. 骨髓检查（如21天时血象仍处于恢复过程中，可延长至出院日之前）。
4. 微小残留病变检测（有条件时）。

七、化疗中及化疗后治疗

1. 感染防治　参见血液科患者的抗生素使用。
2. 脏器功能损伤的相应防治　参见支持治疗相关路径。
3. 成分输血　参见支持治疗相关路径。
4. 造血生长因子　参见支持治疗相关路径。

八、出院标准

1. 一般情况良好
2. 没有需要住院处理的并发症和/或合并症。

九、初治急性髓系白血病（非APL）临床治疗表单

适用对象：第一诊断为急性髓系白血病（初治非APL）（ICD10：M9840/3；M9861/3；M9867/3；M9870-4/3；M9891-7/3；M9910/3；M9920/3），行诱导化疗

患者姓名：_____ 性别：_____ 年龄：____ 门诊号：_____ 住院号：_____

住院日期：__年__月__日　出院日期：__年__月__日　标准住院日：32天内

时间	住院第1天	住院第2天
主要诊疗工作	□ 向家属告病重或病危并签署病重或病危通知书 □ 患者家属签署骨穿同意书、腰穿同意书、输血知情同意书、静脉插管同意书（条件允许时） □ 询问病史及体格检查 □ 完成病历书写 □ 开化验单 □ 上级医师查房与化疗前评估 □ 根据血象及凝血象决定是否成分输血、是否白细胞单采、是否用羟基脲	□ 上级医师查房 □ 完成入院检查 □ 骨穿：骨髓形态学检查、免疫分型、细胞遗传学、组合融合基因和预后相关基因突变检测 □ 根据骨髓、血象及凝血功能决定是否成分输血、是否白细胞单采、是否用羟基脲、Ara-C □ 完成必要的相关科室会诊 □ 住院医师完成上级医师查房记录等病历书写
重要医嘱	长期医嘱： □ 血液病一级护理常规 □ 饮食：◎普食◎其他 □ 抗生素（必要时） □ 补液治疗（水化、碱化） □ 其他医嘱 临时医嘱： □ 血、尿、便常规，血型，血生化、电解质，凝血功能，输血前检查 □ 胸片、心电图、腹部B超 □ 超声心动（视患者情况而定） □ 静脉插管术（条件允许时） □ 病原微生物培养（必要时） □ 输血医嘱（必要时） □ 白细胞单采术（必要时） □ 羟基脲（必要时） □ Ara-c □ 其他医嘱	长期医嘱： □ 患者既往基础用药 □ 抗生素（必要时） □ 补液治疗（水化、碱化） □ 防治尿酸肾病（别嘌醇） □ 其他医嘱 临时医嘱： □ 骨穿 □ 骨髓形态学、免疫分型、细胞遗传学、组合融合基因和预后相关基因突变检测（有条件时） □ 血常规 □ 输血医嘱（必要时） □ 白细胞单采术（必要时） □ 羟基脲（必要时） □ Ara-C □ 其他医嘱
主要护理工作	□ 介绍病房环境、设施和设备 □ 入院护理评估	□ 宣教（血液病知识）
病情变异记录	□ 无　□ 有，原因： 1. 2.	□ 无　□ 有，原因： 1. 2.
护士签名		
医师签名		

时间	住院第 3 ~ 5 天
主要诊疗工作	☐ 根据初步骨髓结果制定治疗方案☐ 化疗 ☐ 患者家属签署化疗知情同意书☐ 重要脏器保护 ☐ 住院医师完成病程记录☐ 镇吐 ☐ 上级医师查房
重要医嘱	**长期医嘱：** ☐ 化疗医嘱（以下方案选一） ☐ IAE 　VP-16　150mg/（m²·d），维持 2 小时，第 1 ~ 5 天， 　Ara-C　200mg/（m²·d），维持 12 小时，第 6 ~ 12 天 　IDA　8mg/（m²·d），第 6 ~ 8 天，维持 1 小时 　三联鞘注：第 6 天 ☐ HAG 　HHT　1mg/（m²·d），第 1 ~ 14 天（或第 1 ~ 10 天） 　Ara-C　10mg/m²，q12h，第 1 ~ 14 皮下注射，第 1 剂需在 G-CSF 后 12 小时，共 28 剂 　G-CSF　200mg/（m²·d）（最大量：300ug/d），第 1 ~ 14 天，皮下注射 　（WBC≥20×10⁹/L 停用） 　三联鞘注：第 6 天 ☐ 达沙替尼：60 ~ 80mg/（m²·d），诱导治疗结束后 ANC≥0.5×10⁹/L 开始口服，2 周后停药 ☐ 镇吐、抗感染等对症支持治疗医嘱 ☐ 补液治疗（水化、碱化） ☐ 重要脏器功能保护：防治尿酸肾病（别嘌醇）、保肝等 ☐ 其他医嘱 **临时医嘱：** ☐ 输血医嘱（必要时） ☐ 心电监护（必要时） ☐ 每周复查血生化、电解质 ☐ 每天复查血常规 ☐ 血培养（高热时） ☐ 静脉插管维护、换药 ☐ 其他医嘱
主要护理工作	☐ 随时观察患者病情变化 ☐ 心理与生活护理 ☐ 化疗期间嘱患者多饮水
病情变异记录	☐ 无　☐ 有，原因： 1. 2.
护士签名	
医师签名	

时间	住院第 6~21 天	住院第 22~31 天	出院日
主要诊疗工作	□ 上级医师查房，注意病情变化 □ 住院医师完成病历书写 □ 每日复查血常规 □ 注意观察体温、血压、体重等 □ 成分输血、抗感染等支持治疗（必要时） □ 造血生长因子（必要时） □ 骨髓检查（化疗后21天可选）	□ 上级医师查房 □ 住院医师完成常规病历书写 □ 根据血常规情况，决定复查骨穿	□ 上级医师查房，进行化疗（根据骨穿）评估，确定有无并发症情况，明确是否出院 □ 完成出院记录、病案首页、出院证明书等 □ 向患者交代出院后的注意事项，如返院复诊的时间、地点，发生紧急情况时的处理等
重要医嘱	长期医嘱： □ 洁净饮食 □ 抗感染等支持治疗（必要时） □ 其他医嘱 临时医嘱： □ 血、尿、便常规 □ 血生化、电解质 □ 输血医嘱（必要时） □ G-CSF 5μg/（kg·d）（必要时） □ 影像学检查（必要） □ 病原微生物培养（必要时） □ 血培养（高热时） □ 静脉插管维护、换药 □ 骨穿（可选） □ 骨髓形态学（可选） □ 其他医嘱	长期医嘱： □ 洁净饮食 □ 停抗生素（根据体温及症状、体征及影像学） □ 其他医嘱 临时医嘱： □ 骨穿 □ 骨髓形态学、微小残留病检测 □ 血、尿、便常规 □ HLA 配型（符合造血干细胞移植条件者） □ G-CSF 5μg/（kg·d）（必要时） □ 输血医嘱（必要时） □ 按照方案要求可行腰穿，鞘内注射（剂量根据其年龄制定） □ 脑脊液常规、生化、甩片和流式（有条件时） □ 其他医嘱	出院医嘱： □ 出院带药 □ 定期门诊随访 □ 监测血常规、血生化、电解质
主要护理工作	□ 随时观察患者情况 □ 心理与生活护理 □ 化疗期间嘱患者多饮水	□ 随时观察患者情况 □ 心理与生活护理 □ 指导患者生活护理	□ 指导患者办理出院手续
病情变异记录	□ 无　□ 有，原因： 1. 2.	□ 无　□ 有，原因： 1. 2.	□ 无　□ 有，原因： 1. 2.
护士签名			
医师签名			

十、完全缓解的AML（非APL）临床治疗表单

适用对象：第一诊断急性髓系白血病（非 APL 获 CR 者）（ICD10：M9840/3 M9861/3；M9867/3；M9870-4/3；M9891-7/3；M9910/3；M9920/3），拟行巩固化疗

患者姓名：_____ 性别：_____ 年龄：_____ 门诊号：_____ 住院号：_____

住院日期：__年__月__日 出院日期：__年__月__日 标准住院日：21 天

时间	住院第1天	住院第2天
主要诊疗工作	□ 患者家属签署输血同意书、骨穿同意书、腰穿同意书、静脉插管同意书 □ 询问病史及体格检查 □ 完成病历书写 □ 开化验单 □ 上级医师查房与化疗前评估	□ 上级医师查房 □ 完成入院检查 □ 骨穿（骨髓形态学检查、微小残留病变检测） □ 腰穿+鞘内注射 □ 根据血象决定是否成分输血 □ 完成必要的相关科室会诊 □ 住院医师完成上级医师查房记录等病历书写 □ 确定化疗方案和日期
重要医嘱	**长期医嘱：** □ 血液病二级护理常规 □ 饮食：◎普食◎其他 □ 抗生素（必要时） □ 其他医嘱 **临时医嘱：** □ 血、尿、便常规，血型，血生化，电解质，凝血功能，输血前检查 □ 胸片、心电图、腹部B超 □ 超声心动（视患者情况而定） □ 静脉插管术（有条件时） □ 病原微生物培养（必要时） □ 输血医嘱（必要时） □ 其他医嘱	**长期医嘱：** □ 患者既往基础用药 □ 抗生素（必要时） □ 其他医嘱 **临时医嘱：** □ 骨穿 □ 骨髓形态学、微小残留病检测 □ 血常规 □ 腰穿，鞘内注射（剂量根据其年龄制定） □ 脑脊液常规、生化、细胞形态、流式细胞仪检测白血病细胞 □ 输血医嘱（必要时） □ 其他医嘱
主要护理工作	□ 介绍病房环境、设施和设备 □ 入院护理评估	□ 宣教（血液病知识）
病情变异记录	□ 无 □ 有，原因： 1. 2.	□ 无 □ 有，原因： 1. 2.
护士签名		
医师签名		

时间	住院第 3 天
主要 诊疗 工作	☐ 患者家属签署化疗知情同意书　☐ 住院医师完成病程记录 ☐ 上级医师查房、制定化疗方案　☐ 化疗 ☐ 重要脏器保护　☐ 镇吐
重 要 医 嘱	**长期医嘱：** ☐ 化疗医嘱（以下方案选一） ☐ HAD 　　HHT 1mg/（m²·d），维持 2 小时，第 1～7 天 　　Ara-C　100～150 mg/（m²·d），　维持 8～12 小时，第 1～7 天 　　DNR　40～60mg/（m²·d），维持 1 小时，第 1～3 天 　　三联鞘注：第 1 天 ☐ HIDC 　　Ara-C　3g/m²，维持 3 小时，Q12h，第 1～4 天 　　三联鞘注：第 1 天 ☐ CdA+HAG 　　CdA 5mg/（m²·d），维持 2～3 小时，第 1～5 天 　　HHT 1mg/（m²·d），第 1～14 天（或第 1～10 天） 　　Ara-C　10mg/m²，q12h，第 1～14 皮下注射，第 1 剂需在 G-CSF 后 12 小时，共 28 剂 　　G-CSF　200mg/（m²·d）（最大量 300ug/d），第 1～14 天，皮下注射 　　（WBC≥20×10⁹/L 停用） 　　三联鞘注：第 1 天 ☐ 达沙替尼：60～80mg/（m²·d），巩固治疗结束后中性粒细胞≥0.5×10⁹/L 开始口服，2 周后停药 ☐ 补液治疗（水化、碱化） ☐ 镇吐、保肝、抗感染等医嘱 ☐ 其他医嘱 **临时医嘱：** ☐ 输血医嘱（必要时） ☐ 心电监护（必要时） ☐ 每周复查血生化、电解质 ☐ 每日复查血常规 ☐ 血培养（高热时） ☐ 静脉插管维护、换药 ☐ 其他医嘱
主要 护理 工作	☐ 随时观察患者病情变化 ☐ 心理与生活护理 ☐ 化疗期间嘱患者多饮水
病情 变异 记录	☐ 无　☐ 有，原因： 1. 2.
护士 签名	
医师 签名	

时间	住院第 4~20 天	出院日
主要诊疗工作	□ 上级医师查房，注意病情变化 □ 住院医师完成常规病历书写 □ 复查血常规 □ 注意观察体温、血压、体重等 □ 成分输血、抗感染等支持治疗（必要时） □ 造血生长因子（必要时）	□ 上级医师查房，确定有无并发症情况，明确是否出院 □ 完成出院记录、病案首页、出院证明书等，向患者交代出院后的注意事项，如返院复诊的时间、地点，发生紧急情况时的处理等
重要医嘱	**长期医嘱：** □ 洁净饮食 □ 抗感染等支持治疗 □ 其他医嘱 **临时医嘱：** □ 血、尿、便常规 □ 血生化、电解质 □ 输血医嘱（必要时） □ G-CSF 5μg/（kg·d）（必要时） □ 影像学检查（必要时） □ 病原微生物培养（必要时） □ 静脉插管维护、换药 □ 其他医嘱	**出院医嘱：** □ 出院带药 □ 定期门诊随访 □ 监测血常规、血生化、电解质
主要护理工作	□ 随时观察患者情况 □ 心理与生活护理 □ 化疗期间嘱患者多饮水	□ 指导患者办理出院手续
病情变异记录	□ 无　□ 有，原因： 1. 2.	□ 无　□ 有，原因： 1. 2.
护士签名		
医师签名		

（郭　晔　竺晓凡）

致 读 者

　　本书中介绍的药物剂量和用法是编委专家根据当前医疗观点和临床经验慎重制定的，并与通用标准保持一致，编校人员也尽了最大努力来保证书中所推荐药物剂量的准确性。必须强调的是，临床医师开出的每一个医嘱都必须以自己的理论知识、临床实践为基础，以高度的责任心对患者负责。本书列举的药物用法和用量主要供临床医师参考，并且主要针对疾病诊断明确、临床表现典型的患者。读者在选用药物时，还应该认真研读药品说明书中所列出的适应证、禁忌证、用法、用量、不良反应等，并参考《中华人民共和国药典》《中国国家处方集》等权威著作为据。此书仅为参考，我社不对使用此书所造成的医疗后果负责。

中国协和医科大学出版社总编室